Hartman
Guía Básica
para el Cuidado por Asistentes de Enfermería

por Hartman Publishing, Inc.
con Jetta Fuzy, RN, MS

TERCERA EDICIÓN

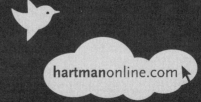

Reconocimientos

Editora Ejecutiva
Susan Alvare Hedman

Traductora
Maria del Roble Mantecón

Revisión del Texto en Español:
Gina Patricia Saenz, MD, BS, MEd, Instructor de CNA

Diseñadora
Kirsten Browne

Ilustrador
Thaddeus Castillo

Ilustrador de Portada
Jo Tronc

Diseño de Páginas
Thaddeus Castillo

Fotografías
Art Clifton/Dick Ruddy/Pat Berrett

Revisión del Texto
Kristin Calderon/Beth Northcut

Ventas/Mercadotecnia
Debbie Rinker/Caroyl Scott/Kendra Robertson/Erika Walker

Servicio al Cliente
Fran Desmond/Tom Noble/Angela Storey/Cheryl Garcia

Coordinador de Bodega
Cody Pinkert

Información de Derechos de Autor (Copyright)

© 2010 por Hartman Publishing, Inc.
8529 Indian School Road, NE
Albuquerque, New Mexico 87112
(505) 291-1274
Internet: hartmanonline.com
Correo electrónico: orders@hartmanonline.com

Todos los derechos reservados. Ninguna parte de este libro puede ser reproducida, de ninguna forma o por ningún medio, sin la autorización por escrito de la editorial.

ISBN 978-1-60425-017-6

IMPRESO EN USA

Aviso para los lectores

Aunque las guías y los procedimientos contenidos en este texto se basan en consultas con profesionistas del cuidado de la salud, no deben ser consideradas como recomendaciones absolutas. El instructor y los lectores deben seguir las guías federales, estatales, locales y del empleador en relación con las prácticas del cuidado de la salud. Estos lineamientos cambian y es responsabilidad del lector mantenerse informado sobre estos cambios, así como de las reglas y de los procedimientos de la institución de cuidado para la salud en la que trabaje.

La casa editora, el autor, los editores, los críticos y el traductor no pueden aceptar ninguna responsabilidad por errores u omisiones o por cualquier consecuencia que se presente por la aplicación de la información contenida en este libro y no brinda ninguna garantía, expresa o im-

plícita, con respecto al contenido del libro. La casa editora no garantiza ni brinda garantía alguna sobre cualquiera de los productos aquí descritos o realiza ningún análisis en conexión con cualquier información del producto aquí presentado.

Agradecimiento Especial

Un agradecimiento especial le mandamos a nuestros maravillosos y conocedores críticos, los cuales mencionamos a continuación en orden alfabético:

Gwen C. Brocklehurst, RN
Cross Hill, SC

Diane Doiron RN, BSHSA
Tempe, AZ

Marie Johnston, RN
Harrisburg, PA

Sally Lyle, RN, BSN
Rock Hill, SC

Christine A. Mettille, RN, MSN
Suffolk, VA

Yolonda Moll, LPN
Gentry, AR

Wendy Pickard-Tanios RN, BS, ONC
Round Rock, TX

Gloria Stafford, RN
Austin, TX

Jean P. Stanhagen, RN, BSN
Bethel Park, PA

Virginia Vollmer, PhD, RN
Signal Mountain, TN

Muchas de las fotografías informativas se obtuvieron de las siguientes fuentes:

* Dr. Jeffrey T. Behr
* The Briggs Corporation
* Detecto
* Dr. Tamara D. Fishman y The Wound Care Institute, Inc.
* Harrisburg Area Community College
* Hollister Incorporated
* Innovative Products Unlimited
* Lenjoy Medical Engineering
* Motion Control, Inc.
* North Coast Medical, Inc.
* Dr. Frederick Miller
* Nova Ortho Med, Inc.
* Lee Penner of Penner Tubs
* RG Medical Diagnostics of Southfield, MI
* Vancare, Inc.

Uso gramatical del género

Este libro de texto utiliza los pronombres masculinos y femeninos de manera intercambiable para denotar a los integrantes del equipo de cuidado de la salud y a los residentes.

Etapas del duelo, TB, hepatitis

iii

Contenido

Página

1 La Asistente de Enfermería en el Cuidado a Largo Plazo

1. Comparar el cuidado a largo plazo con otras instituciones del cuidado de la salud ... 1

2. Describir una institución típica de cuidado a largo plazo ... 3

3. Explicar Medicare y Medicaid ... 4

4. Describir el papel del asistente de enfermería ... 4

5. Describir el equipo de cuidado y la cadena de mando ... 5

6. Definir reglas, procedimientos y profesionalismo ... 9

7. Mencionar ejemplos de comportamiento ético y legal y explicar los Derechos de los Residentes ... 11

8. Explicar los aspectos legales del expediente médico del residente ... 19

9. Explicar la Hoja de Serie de Datos Mínimos (MDS) ... 21

10. Explicar los reportes de incidentes ... 21

2 Las Bases Fundamentales del Cuidado del Residente

1. Entender la importancia de la comunicación verbal y escrita ... 23

2. Describir las barreras de comunicación ... 26

3. Mencionar la guía de procedimientos para comunicarse con los residentes que tienen necesidades especiales ... 28

4. Identificar maneras de promover la seguridad y de manejar las emergencias que no sean médicas ... 33

5. Demostrar la manera de reconocer y de responder ante emergencias médicas ... 40

6. Describir y demostrar las prácticas para la prevención de infecciones ... 49

3 Entendiendo a los Residentes

1. Identificar las necesidades básicas del ser humano ... 64

2. Definir el "cuidado completo" ... 66

3. Explicar la importancia de promover la independencia y el cuidado de uno mismo ... 67

4. Identificar las formas de adaptar las diferencias culturales ... 68

5. Describir la necesidad de las actividades ... 69

6. Explicar el rol de la familia y su importancia en el cuidado de la salud ... 70

Objetivo de Aprendizaje   **Página**

7. Describir las etapas del desarrollo humano ... 71

8. Explicar las necesidades de las personas con discapacidades del desarrollo ... 74

9. Describir las enfermedades mentales, la depresión y su cuidado ... 75

10. Explicar cómo cuidar a los residentes agonizantes ... 77

11. Definir las metas de un programa de hospicio ... 82

4 Los Sistemas del Cuerpo y sus Condiciones Relacionadas

1. Describir el sistema integumentario ... 84

2. Describir el sistema músculo-esquelético y sus condiciones relacionadas ... 86

3. Describir el sistema nervioso y sus condiciones relacionadas ... 90

4. Describir el sistema circulatorio y sus condiciones relacionadas ... 97

5. Describir el sistema respiratorio y sus condiciones relacionadas ... 101

6. Describir el sistema urinario y sus condiciones relacionadas ... 103

7. Describir el sistema gastrointestinal y sus condiciones relacionadas ... 105

8. Describir el sistema endocrino y sus condiciones relacionadas ... 109

9. Describir el sistema reproductor y sus condiciones relacionadas ... 112

10. Describir los sistemas inmune y linfático y sus condiciones relacionadas ... 114

5 Confusión, Demencia y la Enfermedad de Alzheimer

1. Explicar confusión y delirio ... 120

2. Describir la demencia y explicar la enfermedad de Alzheimer ... 121

3. Mencionar la lista de estrategias para mejorar la comunicación con residentes que tienen enfermedad de Alzheimer ... 123

4. Mencionar y describir las intervenciones para problemas con las actividades comunes de la vida diaria (ADL) ... 125

5. Mencionar y describir las intervenciones para los comportamientos comunes más difíciles relacionados con la enfermedad de Alzheimer ... 128

Objetivo de Aprendizaje	_Página_

6. Describir terapias creativas para residentes con enfermedad de Alzheimer — 132

6 Técnicas para el Cuidado Personal

1. Explicar el cuidado personal de los residentes — 134

2. Identificar la guía de procedimientos para brindar cuidado de la piel y prevenir úlceras por presión — 135

3. Describir la guía de procedimientos para ayudar con el baño — 139

4. Describir la guía de procedimientos para ayudar con el arreglo personal — 149

5. Mencionar la lista de guías de procedimientos para ayudar al residente a vestirse — 155

6. Identificar la guía de procedimientos para una higiene bucal apropiada — 159

7. Explicar la guía de procedimientos para ayudar a usar el baño — 164

8. Explicar la guía de procedimientos para posicionar y trasladar residentes de manera segura — 169

7 Técnicas Básicas de Enfermería

1. Explicar la admisión, el traslado y dar de alta a un residente — 183

2. Explicar la importancia de monitorear los signos vitales — 188

3. Explicar cómo medir el peso y la altura — 202

4. Explicar las restricciones y la manera de promover un ambiente libre de restricciones — 205

5. Definir el balance de fluidos y explicar los ingresos y egresos (I&O) — 208

6. Explicar la guía de procedimientos para los diferentes tipos de sondas — 213

7. Explicar la habitación del residente y el cuidado de ésta — 217

8. Explicar la importancia de dormir bien y de tender la cama apropiadamente — 218

9. Explicar la limpieza de heridas y los vendajes — 223

8 Nutrición e Hidratación

1. Identificar los seis nutrientes básicos y explicar Mi Pirámide nutricional — 226

2. Describir factores que tienen influencia sobre las preferencias de la comida — 230

3. Explicar las dietas especiales — 231

Objetivo de Aprendizaje	_Página_

4. Describir la manera de ayudar a los residentes a mantener un balance de fluidos — 234

5. Mencionar la lista de formas para identificar y prevenir la pérdida de peso involuntaria — 236

6. Identificar maneras de promover el apetito en la hora de la comida — 237

7. Demostrar la manera de ayudar con la alimentación — 238

8. Identificar los signos y síntomas de problemas para deglutir — 242

9. Describir la manera de ayudar a los residentes con necesidades especiales — 244

9 Cuidado de Rehabilitación y Restauración

1. Explicar el cuidado de rehabilitación y de restauración — 246

2. Describir la importancia de promover la independencia y mencionar la manera en que el ejercicio mejora la salud — 247

3. Explicar la ambulación, el equipo y los aparatos de asistencia — 247

4. Explicar la guía de procedimientos para mantener una alineación apropiada del cuerpo — 252

5. Describir la guía de procedimientos del cuidado para los aparatos prostéticos — 253

6. Describir la manera de ayudar con los ejercicios del arco de movimiento — 254

7. Mencionar la guía de procedimientos para ayudar a volver a entrenar la vejiga y el intestino — 259

10 El Cuidado de Uno Mismo

1. Describir la manera de encontrar trabajo — 261

2. Explicar una descripción estándar de trabajo — 264

3. Explicar la manera de manejar y resolver conflictos — 264

4. Describir las evaluaciones de los empleados y explicar las respuestas apropiadas ante las críticas — 265

5. Explicar la certificación y el registro del estado — 266

6. Describir la educación continua — 266

7. Explicar las maneras de manejar el estrés — 267

Abreviaturas	**270**
Glosario	**272**
Índice	**284**

Procedimiento	Página

Procedimientos

Realizar presiones abdominales en una persona consciente	42
Reaccionar ante un shock	42
Reaccionar ante un ataque al corazón	43
Controlar el sangrado	44
Tratamiento para quemaduras	45
Reaccionar ante los desmayos	45
Reaccionar ante las convulsiones	47
Reaccionar ante el vómito	48
Lavado de manos	53
Cómo usar (ponerse) la bata	54
Cómo usar (ponerse) la mascarilla y los lentes	55
Cómo usar (ponerse) los guantes	56
Cómo remover (quitarse) los guantes	56
El cuidado de una ostomía	108
Brindar un baño completo de cama	140
Brindar un masaje en la espalda	143
Lavar el cabello con champú en la cama	145
Brindar un baño en la ducha o en la bañera	147
Brindar cuidado para las uñas	150
Brindar cuidado de los pies	151
Peinar o cepillar el cabello	153
Afeitar a un residente	154
Vestir a un residente con el brazo derecho afectado (débil)	156
Poner una media elástica hasta la rodilla en un residente	158
Brindar cuidado bucal	159
Brindar cuidado bucal al residente inconsciente	161
Limpiar los dientes con hilo dental	162
Limpiar y almacenar las dentaduras postizas	163
Ayudar al residente con el uso del cómodo de baño	165
Ayudar a un residente del sexo masculino con un urinal (pato)	167
Ayudar a un residente a usar un inodoro portátil	169
Mover a un residente hacia arriba de la cama	170

Procedimiento	Página
Mover a un residente hacia un lado de la cama	172
Voltear a un residente	173
Girar a un residente con ayuda de un compañero	174
Ayudar a un residente a sentarse a un lado de la cama: quedar colgado	176
Trasladar a un residente de la cama a la silla de ruedas	179
Trasladar a un residente utilizando un elevador mecánico	181
Admitir a un residente	185
Trasladar a un residente	186
Dar de alta a un residente	187
Tomar y registrar la temperatura oral	190
Tomar y registrar la temperatura rectal	192
Tomar y registrar la temperatura timpánica	193
Tomar y registrar la temperatura axilar	194
Tomar y registrar el pulso radial; contar y registrar las respiraciones	196
Tomar y registrar la presión sanguínea (método de un paso)	198
Tomar y registrar la presión sanguínea (método de dos pasos)	199
Medir y registrar el peso de un residente ambulatorio (que camina)	202
Medir y registrar la altura de un residente	204
Medir y registrar los egresos de orina	209
Recolectar un espécimen de orina rutinario	210
Recolectar un espécimen de orina de toma limpia (mitad de la micción)	211
Recolectar un espécimen de excremento	212
Brindar cuidado del catéter	214
Tender una cama ocupada	220
Tender una cama desocupada	223
Cambiar un vendaje seco usando la técnica no estéril	224
Servir agua fresca	236
Alimentar a un residente que no puede hacerlo solo	240
Ayudar a un residente a ambular	248
Ayudar a un residente a ambular utilizando bastón, andador o muletas	250
Ayudar con los ejercicios pasivos del arco de movimiento	255

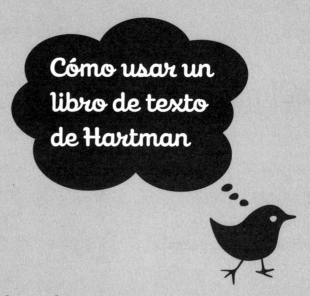

Cómo usar un libro de texto de Hartman

¡Entender la manera en que su libro está organizado y cuáles son las características especiales le ayudará a utilizar este recurso al máximo!

Le hemos asignado a cada capítulo su propia etiqueta. Cada una contiene el número del capítulo y el título y usted lo observará en la parte lateral de cada página.

1. Mencione ejemplos de comportamiento ético y legal

Todo lo que se incluye en este libro, en el libro de actividades para el estudiante y en el material de enseñanza para su instructor está organizado alrededor de objetivos de aprendizaje. Un objetivo de aprendizaje es una pieza específica de conocimiento o una habilidad muy específica. Después de leer el texto, si usted puede realizar lo que dice el objetivo de aprendizaje, usted sabe que ha obtenido los conocimientos máximos acerca del material.

Patógenos transmitidos por la sangre

Usted encontrará términos clave con letras resaltadas en el texto, seguido por su definición. También se mencionan en el glosario en la parte final de este libro.

Tender una cama ocupada

Todos los procedimientos para el cuidado están resaltados por una barra negra para referencia fácil.

Guía de Procedimientos: Prevenir Caída

Las Guías de Procedimientos y las Observaciones y Reportes son enfatizados de esta manera para referencia fácil.

Derechos de los Residentes
El Abuso / Enfermedad de Alzheimer

Estos recuadros presentan información importante sobre la manera de apoyar y promover los Derechos de los Residentes, así como brindan otros tipos de información importante.

1

La Asistente de Enfermería en el Cuidado a Largo Plazo

1. Comparar el cuidado a largo plazo con otras instituciones del cuidado de la salud

Bienvenidos al mundo del cuidado de la salud. El cuidado de la salud se brinda en muchos lugares. Las asistentes de enfermería trabajan en muchas de estas instituciones. En cada una de ellas se realizarán tareas similares; sin embargo, cada institución es a su vez única.

Este libro de texto se enfocará en el cuidado a largo plazo. El **cuidado a largo plazo (LTC por sus siglas en inglés)** se brinda en las instituciones de cuidado a largo plazo (LTCF por sus siglas en inglés) para las personas que necesitan cuidado de enfermería supervisado las 24 horas del día. Este tipo de cuidado se brinda a las personas que necesitan un alto nivel de cuidado debido a sus condiciones continuas. Anteriormente, se utilizaba con frecuencia el término "casas de reposo" (asilos) para referirse a estas instituciones; sin embargo, ahora se les llaman instituciones de cuidado a largo plazo, instituciones de enfermería especializada, instituciones residenciales, centros de rehabilitación o instituciones de cuidado extendido.

Las personas que viven en estas instituciones pueden estar discapacitadas y/o ser ancianas. Estas personas pueden venir de hospitales o de otras instituciones de cuidado para la salud. La **duración de la estancia** (el número de días que una persona se queda en una institución de cuidado) puede ser corta, de unos cuantos días o unos meses, o hasta por más de seis meses.

Algunas de estas personas tendrán una **enfermedad terminal**; esto significa que se espera que la persona muera debido a la enfermedad. Otras personas pueden recuperarse y regresar a sus hogares, a vivir en otras instituciones o en otro entorno.

La mayoría de las condiciones que se presentan en el cuidado a largo plazo son **crónicas**. Esto significa que las condiciones duran un largo tiempo, incluso toda la vida. Las condiciones crónicas incluyen discapacidades físicas, enfermedades del corazón, embolia y demencia (usted aprenderá más sobre estas enfermedades y padecimientos en los capítulos 4 y 5).

Las personas que viven en las instituciones de cuidado a largo plazo usualmente se les llaman "residentes" porque dicha institución es el lugar donde ellos residen o viven. Estas instituciones serán su hogar durante su estancia.

Las personas que necesitan cuidado a largo plazo tendrán diferentes **diagnósticos** o condiciones médicas determinadas por un doctor. Las etapas de una enfermedad o de un padecimiento determinan qué tan enfermas se encuentran las personas y qué tanto cuidado necesitarán. El trabajo de las asistentes de enfermería también variará. Esto es debido a los diferentes síntomas, habilidades y necesidades de cada persona.

Otros tipos de instituciones del cuidado de la salud incluyen:

El **cuidado de la salud en el hogar** se brinda en el hogar de la persona (Fig. 1-1). Este tipo de cuidado generalmente también se brinda a personas que son mayores y que están crónicamente enfermos, pero que pueden y que desean quedarse en su hogar. El cuidado en el hogar también puede ser necesario cuando una persona se encuentra débil después de una estancia reciente en el hospital. El cuidado en el hogar incluye muchos de los servicios que se ofrecen en otras instituciones.

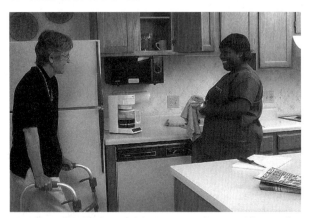

Fig. 1-1. El cuidado en el hogar se realiza en el hogar de la persona.

Las **instituciones con servicios de asistencia** brindan algo de ayuda con el cuidado diario, como bañarse, comer y vestirse. También pueden brindar ayuda para tomar medicamento. Las personas que viven en este tipo de instituciones no necesitan cuidado especializado durante las 24 horas del día. Las instituciones con servicios de asistencia permiten que las personas tengan una vida más independiente dentro de un ambiente parecido al hogar. Una institución con servicios de asistencia puede ser parte de una institución de cuidado a largo plazo o puede encontrarse sola.

El **cuidado diurno para adultos** se brinda en una institución durante el día y en horas de trabajo regulares. En general, el cuidado diurno para adultos se brinda para las personas que necesitan algún tipo de ayuda, pero que no tienen enfermedades o discapacidades serias. Los centros de cuidado diurno para adultos brindan diferentes niveles de cuidado; también pueden brindar un descanso para los esposos, familiares y amigos.

El **cuidado agudo** se realiza en hospitales y en centros de cirugía ambulatoria. Este cuidado es para personas que tienen un padecimiento urgente. Las personas son admitidas por estancias cortas debido a cirugías o enfermedades. El cuidado agudo brinda cuidado especializado durante las 24 horas para enfermedades o lesiones que son serias, pero temporales (Fig. 1-2).

El **cuidado especializado** es el cuidado que es médicamente necesario y lo brinda una enfermera o un terapeuta especializado. Este cuidado está disponible durante las 24 horas del día, es ordenado por un doctor y requiere un plan de tratamiento.

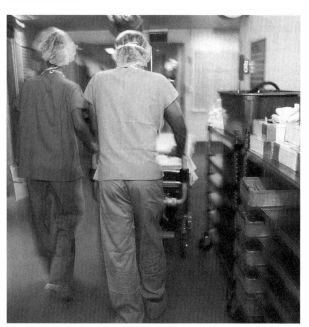

Fig. 1-2. El cuidado agudo es realizado en hospitales para las enfermedades o lesiones que requieren cuidado inmediato.

El **cuidado subagudo** puede brindarse tanto en un hospital como en una institución de cuidado a largo plazo. El cuidado subagudo se brinda a personas que han sufrido una enfermedad, un problema o una lesión aguda como resultado de un padecimiento. Estos pacientes necesitan tratamiento que requiere más cuidado que el que le puede brindar una institución de cuidado a largo plazo y menos del que requieren las enfermedades agudas. El costo es usualmente menor que el de un hospital, pero mayor que el de una institución de cuidado a largo plazo.

El **cuidado ambulatorio** usualmente se brinda por períodos menores de 24 horas. Este servicio es para las personas que han tenido tratamientos o cirugías y que requieren cuidado especializado a corto plazo.

La **rehabilitación** es el cuidado que se brinda en instituciones o en el hogar por un especial-lista. Los fisioterapeutas, así como los terapeutas ocupacionales y los terapeutas del lenguaje, restablecen o mejoran la función después de que se ha presentado una enfermedad o lesión. Usted aprenderá más sobre la rehabilitación y sus cuidados en el capítulo 9.

El **cuidado de hospicio** se brinda en instituciones o en el hogar a las personas que tienen seis meses o menos de vida. El personal del cuidado de hospicio brinda comodidad y cuidado, tanto físico como emocional; también apoyan a las familias. Usted aprenderá más sobre el cuidado de hospicio en el capítulo 3.

2. Describir una institución típica de cuidado a largo plazo

Las instituciones de cuidado a largo plazo (LTCF por sus siglas en inglés) son negocios que brindan cuidado de enfermería especializado durante las 24 horas del día. Estas instituciones pueden ofrecer servicios de asistencia, cuidado para demencia o cuidado subagudo. Algunas instituciones ofrecen cuidado especializado y otras brindan cuidado para todo tipo de residentes. Una institución típica de cuidado a largo plazo ofrece cuidado personal para todos los residentes y cuidado enfocado para residentes con necesidades especiales. El cuidado personal incluye bañarse, cuidado de la piel, cuidado de las uñas y del cabello, así como asistencia para caminar, comer, vestirse, trasladarse e ir al baño. Todas estas tareas del cuidado diario personal se les llama **"actividades de la vida diaria"** o **ADL** (por sus siglas en inglés). Otros servicios comunes que se ofrecen en las LTCF incluyen lo siguiente:

- Terapia física, ocupacional y del lenguaje

- Cuidado para las heridas

- Cuidado de diferentes tipos de tubos y catéteres (un tubo delgado que se introduce en el cuerpo y que se utiliza para drenar o inyectar fluidos)

- Terapia de nutrición

- Manejo de enfermedades crónicas, como AIDS (SIDA, a lo que en este libro se le hará referencia como AIDS por sus siglas en inglés), diabetes, enfermedad pulmonar obstructiva crónica (COPD por sus siglas en inglés), cáncer e insuficiencia cardiaca congestiva (CHF por sus siglas en inglés)

Cuando se ofrece el cuidado especializado en las instituciones de cuidado a largo plazo, los empleados deben recibir entrenamiento especial. Los residentes con necesidades similares pueden ser colocados juntos en la misma unidad. Las organizaciones sin fines de lucro y las empresas con fines de lucro pueden ser dueñas de las instituciones de cuidado a largo plazo.

Derechos de los Residentes
Cambio Cultural

Algunas instituciones de cuidado a largo plazo están adoptando modelos más nuevos de cuidado. Estos modelos promueven un ambiente significativo con acercamiento individualizado para brindar el cuidado. El **cambio cultural** es un término que se le da al proceso de transformar los servicios para los ancianos de manera que estén basados en los valores y en las costumbres de la persona que recibe el cuidado. El cambio cultural involucra respetar tanto a los ancianos como a aquellas personas que trabajan con ellos. Los valores principales son elección, dignidad, respeto, auto-determinación y vivir con un propósito. Para honrar el cambio cultural, es posible que las instituciones de cuidado tengan que cambiar las prácticas de la organización, el ambiente físico y las relaciones en todos los niveles. Para mayor información, visite la página de Internet de "Pioneer Network" (Red Pionera): pioneernetwork.net y la página de Internet de "The Eden Alternativa" (La Alternativa de Edén): edenalt.org.

3. Explicar Medicare y Medicaid

Los Centros para los Servicios de Medicare y Medicaid (CMS por sus siglas en inglés), antes conocidos como la Administración para el Financiamiento de los Servicios de la Salud (HCFA por sus siglas en inglés), son una agencia federal que forma parte del Departamento de Salud y Servicios Humanos de Estados Unidos (Fig. 1-3). El CMS tiene dos programas nacionales para el cuidado de la salud, que son el Medicare y el Medicaid. Ambos programas ayudan a pagar el cuidado de la salud y los seguros médicos para millones de estadounidenses. El CMS también tiene muchas otras responsabilidades.

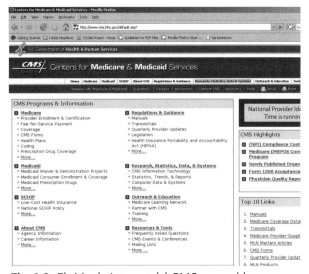

Fig. 1-3. El sitio de Internet del CMS es cms.hhs.gov.

Medicare es un programa de seguro médico establecido en 1965 para las personas que tienen 65 años o más. También cubre a las personas de cualquier edad que tengan insuficiencia renal permanente o ciertas discapacidades. Medicare tiene cuatro divisiones. La parte A ayuda a pagar el cuidado en un hospital o en una institución de servicio de enfermería especializado o el cuidado que se necesita de parte de una agencia de cuidado de la salud en el hogar o un hospicio. La parte B ayuda a pagar los servicios del doctor, otros servicios médicos y el equipo médico. La parte C permite que las empresas privadas de seguros médicos brinden los beneficios del Medicare. La parte D ayuda a pagar el medicamento recetado para el tratamiento. Medicare únicamente pagará el cuidado que considere médicamente necesario.

Medicaid es un programa de asistencia médica para personas que tienen ingresos bajos. Los fondos de este programa vienen tanto del gobierno federal como del estatal. La elegibilidad para este programa es determinada por el ingreso o el sueldo de la persona, así como por circunstancias especiales. Las personas deben calificar para obtener beneficios de este programa.

Los programas de Medicare y Medicaid pagan una cantidad fija a las instituciones de cuidado a largo plazo por los servicios brindados. Esta cantidad se basa en las necesidades del residente al momento de ser admitido.

4. Describir el papel del asistente de enfermería

Los asistentes de enfermería pueden tener muchos títulos diferentes. Algunos ejemplos son "ayudantes de enfermería", "ayudante de enfermería certificado", "técnico del cuidado del paciente" y "asistente de enfermería certificado". Este libro utilizará el término de "asistente de enfermería".

Las asistentes de enfermería (NA por sus siglas en inglés) realizan tareas de enfermería asignadas como tomar la temperatura de un residente. Los asistentes de enfermería también brindan cuidado personal como bañar a los residentes, ayudarles a comer, a tomar líquidos y con el cuidado del cabello (Fig. 1-4). Promover la independencia y el cuidado propio son otras tareas muy importantes que realizan las asistentes de enfermería. Otras obligaciones de las asistentes de enfermería incluyen lo siguiente:

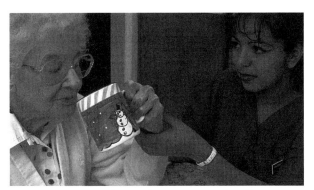

Fig. 1-4. Motivar a los residentes a tomar líquidos con frecuencia será una parte importante de su trabajo.

- Ayudar a los residentes con las necesidades de ir al baño
- Ayudar a los residentes a trasladarse de manera segura
- Mantener limpias y ordenadas las áreas donde viven los residentes
- Cuidar los materiales y el equipo
- Ayudar a los residentes a vestirse
- Tender las camas
- Dar masajes en la espalda
- Ayudar a los residentes con el cuidado bucal

Generalmente, los asistentes de enfermería no tienen permitido dar medicamento; las enfermeras son responsables de dar el medicamento. Algunos estados del país permiten que los asistentes de enfermería trabajen con medicamentos después de haber recibido un entrenamiento especial. Algunos ejemplos de otras tareas que los asistentes de enfermería no tienen permitido realizar son introducir o remover tubos, cambiar gasas estériles y dar alimento por tubo.

Los asistentes de enfermería pasan más tiempo con los residentes que cualquier otro integrante del equipo de cuidado. Ellos actúan como los "ojos y oídos" del equipo. Observar cambios en la condición de un residente y reportar dichos cambios son tareas muy importantes de las NA. El cuidado de los residentes puede ser revisado o actualizado conforme cambien las condiciones. Otro rol importante del NA es escribir información importante sobre el residente (Fig. 1-5). A esto se le llama **documentar en el expediente**.

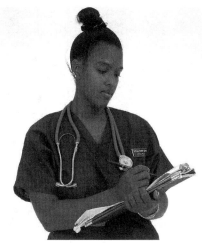

Fig. 1-5. Observar cuidadosamente y reportar de manera precisa son algunas de las tareas más importantes que usted tendrá.

Los asistentes de enfermería son parte de un equipo de profesionistas de la salud. El equipo incluye doctores, enfermeras, trabajadores sociales, terapeutas, nutriólogos y especialistas. El residente y la familia del residente son parte del equipo. Todos, incluyendo el residente, trabajan muy de cerca para cumplir con las metas del equipo, las cuales incluyen ayudar a los residentes a recuperarse de enfermedades o a que realicen todo lo que sea posible por ellos mismos.

> **Derechos de los Residentes**
>
> **Responsabilidad sobre los Residentes**
>
> Todos los residentes son la responsabilidad de cada asistente de enfermería. Usted recibirá asignaciones de trabajo para realizar las tareas, para realizar el cuidado y la papelería de ciertos residentes. Si usted ve a un residente que necesita ayuda, aunque dicha persona no se encuentre en su hoja de asignaciones, brinde el cuidado necesario.

5. Describir el equipo de cuidado y la cadena de mando

Los residentes tendrán diferentes necesidades y problemas. Los profesionistas del cuidado de la salud con diferentes tipos de educación y experiencia ayudarán con el cuidado (Fig. 1-6). A este grupo se le conoce como el "equipo de cuidado". Los integrantes del equipo de cuidado incluyen a los siguientes profesionistas:

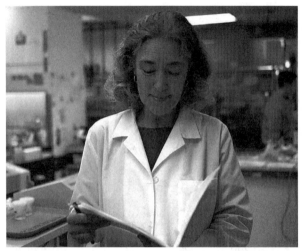

Fig. 1-6. El equipo de cuidado está formado por muchos profesionistas diferentes del cuidado de la salud.

Asistente de Enfermería (NA por sus siglas en inglés) o Asistente de Enfermería Certificado (CNA por sus siglas en inglés). El asistente de enfermería (NA) realiza tareas asignadas como tomar los signos vitales. Los NA también realizan actividades de rutina para el cuidado personal como bañar a los residentes y ayudarles a ir al baño. Los asistentes de enfermería deben tener por lo menos 75 horas de entrenamiento y, en muchos estados del país, el entrenamiento excede las 100 horas.

Enfermera Certificada (RN por sus siglas en inglés). Una enfermera certificada es una profesionista con licencia que ha terminado de dos a cuatro años de educación profesional. Las RN tienen diplomas o títulos de universidad. Deben pasar un examen del consejo estatal de enfermería para obtener su licencia. Las enfermeras certificadas pueden tener otros títulos académicos o educación adicional en áreas especializadas. En el cuidado a largo plazo, una RN coordina, administra y brinda cuidado de enfermería especializado. Esto incluye brindar tratamientos especiales y el medicamento recetado por un doctor. Una enfermera certificada también asigna las tareas y supervisa el cuidado diario de los residentes realizado por las asistentes de enfermería.

La RN también escribe y desarrolla los planes de cuidado. Un **plan de cuidado** se desarrolla para cada residente. El plan ayuda a que el residente logre sus metas. El residente participa en el desarrollo de su plan de cuidado. Este plan establece los pasos y las tareas que el equipo de cuidado debe realizar, así como la frecuencia en que se deben realizar y especifica la manera en que deben realizarse.

Licenciada en Enfermería Práctica (LPN por sus siglas en inglés) o Licenciada en Enfermería Vocacional (LVN por sus siglas en inglés). Una licenciada en enfermería práctica o una licenciada en enfermería vocacional es una profesionista certificada que ha terminado uno a dos años de educación profesional. Una LPN/LVN proporciona medicamentos y brinda tratamientos. Las LPN también pueden supervisar el cuidado diario que brindan las asistentes de enfermería a los residentes.

Médico o Doctor (MD o DO por sus siglas en inglés). La tarea del doctor es diagnosticar una enfermedad o discapacidad y prescribir un tratamiento. Los doctores se gradúan después de haber asistido a la escuela de medicina durante cuatro años, después de haber recibido el título de una licenciatura. Muchos doctores también asisten a programas de entrenamiento especializado después de haberse graduado de la escuela de medicina (Fig. 1-7) (las siglas "DO" se presentan para "doctor de medicina osteopática").

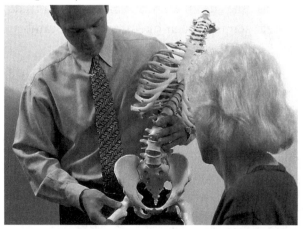

Fig. 1-7. Los doctores diagnostican enfermedades y prescriben el tratamiento.

Fisioterapeuta (PT por sus siglas en inglés). Un fisioterapeuta evalúa una persona y desarrolla un plan de tratamiento. Las metas son incrementar el movimiento, mejorar la circulación de la sangre, promover la curación, aminorar el dolor, prevenir discapacidades y recuperar o mantener la movilidad. Un PT brinda terapia en forma de calor, frío, masaje, ultrasonido, electricidad y ejercicio a los músculos, huesos y articulaciones; por ejemplo, un PT ayuda a que la persona utilice un andador, un bastón o una silla de ruedas de una manera segura (Fig. 1-8). Los programas de educación de terapia física se ofrecen en dos niveles universitarios: el doctorado y la maestría. Para ingresar a estos programas usualmente se requiere tener una licenciatura. Los programas de maestría generalmente duran dos años. Los programas de doctorado duran tres años. Los PT deben pasar un examen nacional y estatal para obtener su licencia antes de poder trabajar.

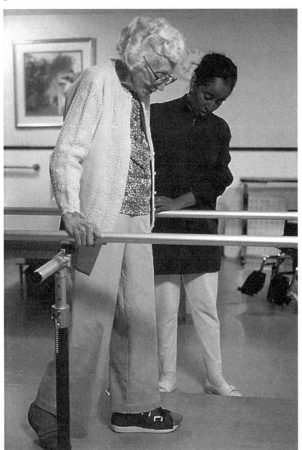

Fig. 1-8. Un fisioterapeuta ayudará a reestablecer habilidades específicas.

Terapeuta Ocupacional (OT por sus siglas en inglés). Un terapeuta ocupacional ayuda que los residentes aprendan a compensar sus discapacidades. Un OT ayuda a que los residentes realicen actividades de la vida diaria (ADL por sus siglas en inglés). Con frecuencia, esto involucra el uso de equipo llamado aparatos de asistencia o aparatos de adaptación; por ejemplo, un OT puede enseñar a una persona a usar un tenedor especial para alimentarse por sí mismo. El terapeuta ocupacional observa las necesidades del residente y planea un programa para el tratamiento. Los OT generalmente tienen una licenciatura antes de ser admitidos en un programa de maestría o doctorado. Los OT tienen que pasar un examen de certificación nacional y la mayoría deben tener licencia estatal.

Terapeuta del Habla y Lenguaje (SLP por sus siglas en inglés). Un patólogo del habla y lenguaje o un terapeuta del lenguaje ayudan con problemas del lenguaje y deglutación. Un SLP identifica los problemas de comunicación, se enfoca en los factores necesarios para la recuperación y desarrolla un plan de cuidado para cumplir con las metas de recuperación. Un SLP enseña ejercicios para ayudar al residente a mejorar o superar los problemas del lenguaje; por ejemplo, después de una embolia, una persona puede perder la capacidad de hablar por completo o de hablar claro. Un SLP puede utilizar un tablero con dibujos para ayudar a que la persona exprese sed o dolor. También evalúa la habilidad de la persona de deglutir la comida o de tomar líquidos. Los patólogos del habla y lenguaje generalmente requieren tener una maestría en patología del habla y lenguaje. La mayoría de los estados del país requieren que los SLP tengan licencia o certificación para trabajar.

Dietista Certificado (RD por sus siglas en inglés). Un dietista certificado o nutriólogo desarrolla dietas especiales para los residentes con necesidades especiales. Las dietas especiales pueden mejorar la salud y ayudar a controlar enfermedades. Los RD pueden supervisar la preparación y el servicio de los alimentos y educar a las personas sobre los hábitos alimenticios. Los dietistas certificados tienen que haber terminado una licenciatura y también pueden tener una maestría. De igual manera, pueden haber realizado trabajo de postgrado. La mayoría de los estados del país requieren que los RD tengan licencia o certificación.

Trabajador Social Médico (MSW por sus siglas en inglés). Un trabajador social médico determina las necesidades de los residentes y les ayuda a recibir servicios de apoyo como consejería. También puede ayudar a que los residentes tengan ropa y artículos personales, si la familia no está involucrada o si no lo visitan con frecuencia. Un trabajador social médico puede hacer citas y pedir transportación. Generalmente, los MSW tienen una maestría en trabajo social.

Director de Actividades. El director de actividades planea las actividades de los residentes para ayudarles a socializar y a mantenerse activos. Estas actividades tienen como objetivo mejorar y mantener al bienestar de los residentes y prevenir más complicaciones debido a la enfermedad o discapacidad. Un director de actividades puede tener una licenciatura, una carrera técnica o sólo experiencia en dicho trabajo. Un director de actividades puede ser llamado "terapeuta recreacional" dependiendo en la educación y la experiencia que tenga.

Residente y su Familia. El residente es un integrante importante del equipo de cuidado. El residente tiene el derecho de tomar decisiones sobre su propio cuidado. El residente ayuda a planear su cuidado y toma sus propias decisiones. Los familiares del residente también pueden estar involucrados en estas decisiones. La familia es un gran recurso para obtener información ya que conocen las preferencias personales del residente, su historial, dieta, rituales y rutinas.

Derechos de los Residentes
El Residente como Integrante del Equipo de Cuidado
Todos los miembros del equipo de cuidado deben enfocarse en el residente. El equipo gira alrededor del residente y de su condición, tratamiento y progreso. Sin el residente, no hay equipo.

Como asistente de enfermería, usted seguirá las instrucciones que le brinde la enfermera; ella actúa siguiendo las instrucciones del doctor o de algún otro integrante del equipo de cuidado. A esto se le llama **cadena de mando**, la cual describe la línea de autoridad y ayuda a asegurarse que sus residentes reciban el cuidado apropiado para su salud. La cadena de mando también lo protege a usted y a su empleador de alguna responsabilidad legal. La **responsabilidad legal** es un término legal que indica que una persona puede ser responsable por lastimar a alguien más; por ejemplo, imagine que un residente resultó lesionado por algo que usted hizo; sin embargo, lo que usted hizo estaba incluido en el plan de cuidado y lo realizó de acuerdo con las reglas y los procedimientos establecidos. Entonces, es posible que usted no sea responsable por lastimar al residente. Sin embargo, si usted realiza algo que no estaba incluido en el plan de cuidado y lastima a un residente, usted puede ser responsable por dicho acto. Es por esto que es importante que usted siga las instrucciones del plan de cuidado y conozca la cadena de mando (Fig. 1-9).

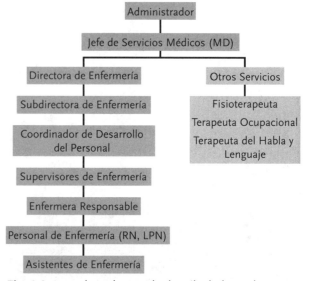

Fig. 1-9. *La cadena de mando describe la línea de autoridad en una institución y ayuda a asegurar que el residente reciba el cuidado apropiado.*

Los asistentes de enfermería deben entender lo que sí pueden y lo que no pueden hacer. Esto es para que usted no lastime a algún residente o se vea involucrado, tanto usted como su empleador, en una demanda legal. Algunos estados del país certifican que un asistente de enfermería está calificado para trabajar; sin embargo, los asistentes de enfermería no son proveedores del cuidado de salud con licencia. Todas las tareas que usted realiza en su trabajo son asignadas por un profesionista certificado (con licencia) en el cuidado de la salud. Usted trabaja bajo la autoridad de la certificación de otra persona. Ésta es la razón por la cual estos profesionistas mostrarán mucho interés en lo que usted hace y en la manera en la que lo hace.

Cada estado del país otorga el derecho de realizar trabajos en el cuidado de la salud por medio de certificaciones. Algunos ejemplos incluyen licencia para trabajar en el área de enfermería, medicina o terapia física. Todos los integrantes del equipo de cuidado trabajan bajo las "obligaciones de la práctica" de cada profesionista. Las **obligaciones de la práctica** definen las tareas que usted tiene permitido realizar y la manera en la que se realizan correctamente. Las leyes y normas sobre lo que las NA pueden y no pueden hacer varían en cada estado del país. Es importante conocer las tareas que son consideradas fuera de las obligaciones de la práctica.

6. Definir reglas, procedimientos y profesionalismo

Todas las instituciones deben tener manuales que resuman las reglas y los procedimientos. Una **regla** (o política) es un curso de acción que debe seguirse cada vez que se presente cierta situación. Una regla muy básica es que la información sobre el cuidado de la salud debe permanecer confidencial. Un **procedimiento** es un método o una manera de hacer algo. Cada institución tendrá un procedimiento para reportar información sobre los residentes. El pro-

cedimiento explica cuál es la forma que se debe llenar, cuándo y qué tan frecuente, así como a quién se le debe entregar. A usted le indicarán dónde encontrará la lista de reglamentaciones (políticas) y procedimientos que se espera que todo el personal siga.

Algunas de las reglas comunes de las instituciones de cuidado a largo plazo incluyen las siguientes:

- Toda la información de los residentes debe permanecer de manera confidencial. Esto no es sólo una regla de la institución, sino también es una ley. Más adelante, en este capítulo, usted obtendrá mayor información sobre la confidencialidad, incluyendo la Ley de Portabilidad y Responsabilidad de Seguro Médico (HIPAA por sus siglas en inglés).

- Siempre debe seguir el plan de cuidado. **Las actividades que no se encuentran en el plan de trabajo no deben realizarse.**

- Las asistentes de enfermería no deben realizar tareas que no se encuentren incluidas en su descripción de trabajo.

- Las asistentes de enfermería deben reportar a un enfermero los eventos o cambios importantes.

- Los problemas personales no deben discutirse con el residente o con la familia del residente.

- Las asistentes de enfermería no deben aceptar dinero o regalos de los residentes o de sus familias.

- Las asistentes de enfermería deben ser confiables y deben presentarse a trabajar a tiempo.

Su empleador tendrá reglas y procedimientos para la situación de cuidado de cada residente. Los procedimientos escritos pueden parecer largos y complicados, pero cada paso es importante. Familiarícese con las reglas y los procedimientos de la institución para la cual usted trabaje.

Profesional significa que está relacionado con el trabajo o con un empleo. Lo opuesto a profesional es **personal**. Esto se refiere a su vida fuera del trabajo, como su familia, sus amigos y su hogar. El **profesionalismo** es la forma en que usted se comporta cuando está en el trabajo, incluyendo la manera en que usted se viste, las palabras que utiliza y los temas sobre los que usted habla. También incluye presentarse a trabajar a tiempo, realizar las tareas y reportarse con la enfermera. Para una NA, el profesionalismo significa seguir el plan de cuidado, realizar observaciones cuidadosas y siempre realizar los reportes de manera precisa. Seguir las reglas y los procedimientos es una parte importante del profesionalismo.

Los residentes, los compañeros de trabajo y los supervisores respetan a los empleados que se comportan de una manera profesional. El profesionalismo le ayuda a mantener su trabajo, así como a ganar ascensos y aumentos de sueldo.

Una relación profesional con un residente incluye:

- Mantener una actitud positiva
- Realizar únicamente las tareas asignadas para las cuales usted está entrenado y que se encuentran incluidas en el plan de cuidado
- Mantener la información de todos los residentes de manera confidencial
- Ser amable y estar alegre, aún y cuando usted no se encuentre de buen humor (Fig. 1-10)
- No discutir sus problemas personales
- No utilizar malas palabras, aunque un residente las utilice
- Escuchar al residente
- Llamar a un residente "Señor", "Señora", "Señorita" o por el nombre que él o ella prefiera
- Nunca dar o aceptar regalos
- Siempre explicar el cuidado que usted brindará antes de realizarlo
- Seguir las prácticas necesarias para protegerse a usted y a los residentes, como el lavado de manos

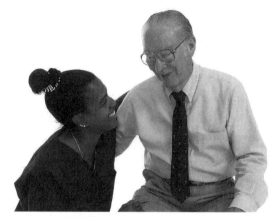

Fig. 1-10. Ser amable y alegre es algo que se esperará de usted.

Una relación profesional con un empleador incluye:

- Realizar las tareas de manera eficiente
- Siempre seguir todas las políticas y procedimientos
- Siempre documentar y reportar correcta y cuidadosamente
- Comunicar los problemas con los residentes o con las tareas
- Reportar cualquier cosa que no le permita realizar sus tareas
- Realizar preguntas cuando usted no sepa o no entienda algo
- Tomar instrucciones o críticas sin disgustarse
- Mantenerse limpio, bien vestido y arreglado (Fig. 1-11)
- Siempre estar a tiempo
- Informar a su empleador si no puede presentarse al trabajo
- Seguir la cadena de mando
- Participar en los programas de educación
- Ser un modelo de conducta positivo para su institución

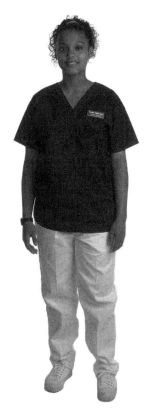

Fig. 1-11. Mantener su cabello bien peinado y sujetado, así como vestir un uniforme limpio son ejemplos de un comportamiento profesional.

Las asistentes de enfermería deben:

- **Ser compasivas**: Ser **compasivo** es ser afectuoso, empático, comprensivo y preocuparse por la otra persona. Demostrar **empatía** significa entender los sentimientos de los demás. Las personas compasivas entienden los problemas de los demás y se preocupan por ellos. Las personas compasivas también son comprensivas. Mostrar **simpatía** o comprensión significa compartir los sentimientos y las dificultades de los demás.

- **Ser honestas**: Una persona honesta dice la verdad y se puede confiar en ella. Los residentes necesitan sentir que pueden confiar en aquellas personas que los cuidan. El equipo de cuidado depende de su honestidad al realizar la planeación del cuidado. Los empleadores esperan registros verdaderos sobre el cuidado y las observaciones.

- **Tener tacto**: **Tacto** es la habilidad de entender lo que es correcto y apropiado cuando trata con otras personas. Es la habilidad de hablar y actuar sin ofender a los demás.

- **Ser conscientes**: Las personas que son **conscientes** siempre tratan de hacer su mejor esfuerzo. Son guiadas por un sentido del bien y el mal y tienen principios. Están alerta, son observadores, precisos y responsables. Brindar un cuidado consciente significa realizar reportes y observaciones precisas, seguir las tareas asignadas y tomar responsabilidad por las acciones.

- **Ser confiables**: Las asistentes de enfermería deben realizar y cumplir con sus obligaciones. Usted debe llegar a tiempo a su trabajo, debe realizar sus tareas hábilmente, debe evitar tener muchas faltas y ayudar a sus compañeros de trabajo cuando lo necesiten.

- **Ser respetuosas**: Ser respetuoso significa valorar la individualidad de las demás personas, incluyendo edad, religión, cultura, sentimientos, costumbres y creencias.

- **No tener prejuicios**: Usted trabajará con personas de diferentes procedencias. Brinde a cada residente el mismo cuidado de calidad sin importar edad, género, orientación sexual, religión, raza, origen étnico o condición.

- **Ser tolerantes**: Es posible que a usted no le guste o no esté de acuerdo con las cosas que los residentes o sus familiares hacen o han hecho; sin embargo, su trabajo es el de brindar cuidado a cada residente como le fue asignado, no el de juzgar. Deje a un lado sus opiniones y vea a cada residente como una persona individual que necesita su cuidado.

7. Mencionar ejemplos de comportamiento ético y legal y explicar los Derechos de los Residentes

La ética y las leyes guían el comportamiento. La **ética** es el conocimiento sobre el bien y el mal. Una persona ética tiene un sentido del deber hacia los demás y siempre trata de hacer lo que está bien. Las **leyes** son reglas establecidas por el gobierno para ayudar a las personas a vivir juntos en armonía y garantizar el orden y la seguridad. La ética y las leyes son muy importantes en el cuidado de la salud, pues protegen a las personas que reciben dicho cuidado y guían a las personas que lo brindan. Las NA y todos los integrantes del equipo deben ser guiados por un código de ética y deben conocer las leyes que aplican para su trabajo.

Guía de Procedimientos: Comportamiento Legal y Ético

G Sea honesto en todo momento.

G Proteja la privacidad de los residentes. No hable sobre sus casos, excepto con los otros integrantes del equipo de cuidado.

G Mantenga la información de los empleados de manera confidencial.

G Reporte el abuso o las sospechas de abuso de un residente y ayude a que los residentes reporten el abuso si ellos desean realizar una queja sobre el abuso.

G Siga el plan de cuidado y sus tareas. Si usted se equivoca, repórtelo de inmediato.

G No realice ninguna tarea fuera de sus obligaciones de la práctica.

G Reporte todas las observaciones e incidentes de los residentes a la enfermera.

G Documente de manera precisa y oportuna.

G Siga las reglas de seguridad y control de infecciones (ver el capítulo 2).

G No acepte regalos o propinas.

G Nunca se involucre de manera personal o sexual con los residentes, con sus familiares o con sus amigos.

Debido a los reportes de abuso y maltrato en las instituciones de cuidado a largo plazo, el gobierno de Estados Unidos aprobó la **Ley de Ómnibus de Reconciliación Presupuestaria (OBRA por sus siglas en inglés)** en 1987; la

cual ha sido actualizada en varias ocasiones. OBRA estableció estándares mínimos para el entrenamiento de las asistentes de enfermería. Las NA deben realizar al menos 75 horas de entrenamiento. Las NA también deben pasar una evaluación de aptitudes (programa de evaluación) antes de que puedan ser contratadas. Deben asistir a clases regulares de educación en el servicio para mantener sus habilidades actualizadas.

OBRA también requiere que los estados del país mantengan una lista actualizada de los asistentes de enfermería en un registro estatal. OBRA establece lineamientos sobre los requerimientos mínimos del personal y especifica los servicios mínimos que las instituciones de cuidado a largo plazo deben brindar. Otra parte importante de OBRA son los requerimientos de evaluación del residente. OBRA requiere que se realicen evaluaciones completas a cada residente. Las formas de evaluación son las mismas para cada institución.

OBRA realizó cambios importantes en el proceso de encuestas. Las encuestas son inspecciones realizadas para asegurarse que las instituciones de cuidado a largo plazo sigan los reglamentos federales y estatales. Las encuestas se realizan de cada 9 a 15 meses por una agencia estatal que brinda las licencias a las instituciones. Las encuestas deben realizarse con mayor frecuencia si una institución ha sido citada. **Citar** significa que se encontró un problema durante una encuesta. Las inspecciones pueden realizarse con menor frecuencia si la institución tiene un buen historial. Los equipos de inspección incluyen una variedad de profesionistas del cuidado de la salud entrenados. Los resultados de las encuestas se encuentran disponibles para el público y están desplegados en la institución.

OBRA también identifica derechos importantes para residentes en instituciones de cuidado a largo plazo. Los **Derechos de los Residentes** se relacionan con la manera en que los residentes deben ser tratados mientras que viven en una institución. Dichos derechos forman un código ético de conducta para los trabajadores del cuidado de la salud. Las instituciones les brindan a los residentes una lista de estos derechos y revisan cada uno con ellos. Usted necesita familiarizarse con los Derechos de los Residentes, los cuales están bien detallados. Estos derechos incluyen lo siguiente:

Calidad de vida: Los residentes tienen el derecho a recibir el mejor cuidado disponible. La dignidad, la toma de decisiones y la independencia son partes importantes de la calidad de vida.

Servicios y actividades para mantener un alto nivel de bienestar: Los residentes deben recibir el cuidado correcto que los mantenga todos los días tan saludables como sea posible. La salud no debe deteriorarse como resultado directo del cuidado que se brinda en la institución.

El derecho de estar completamente informado sobre sus derechos y servicios: Los residentes deben saber qué tipo de cuidado y servicios se encuentran disponibles. Se les debe informar los costos de cada servicio. Deben estar enterados sobre todos sus derechos legales, los cuales deben ser explicados en un lenguaje que ellos puedan entender. Esto incluye brindar una copia por escrito de sus derechos. Ellos tienen el derecho de ser notificados con anticipación sobre cualquier cambio de habitación o compañero de cuarto. Tienen el derecho de comunicarse con alguien que hable su idioma. Tienen el derecho de recibir ayuda para cualquier impedimento sensorial. La ceguera es un tipo de impedimento sensorial.

El derecho de participar en su propio cuidado: Los residentes tienen el derecho de participar en la planeación de su propio tratamiento, en su cuidado y al ser dados de alta. Los residentes tienen el derecho de rechazar medicamento, tratamiento, cuidado y restricciones. Tienen el derecho de ser informados sobre los cambios en su condición y de revisar su expediente médico. El consentimiento informado es un concepto que es parte de participar en el cuidado de uno mismo. Una persona tiene el derecho legal y

ético de dirigir lo que pasa en su cuerpo. Los doctores también tienen el deber ético de involucrar a la persona en el cuidado de su salud. El **consentimiento informado** es el proceso en el cual una persona, con la ayuda de un doctor, toma decisiones informadas sobre el cuidado de su salud.

El derecho de tomar decisiones independientes: Los residentes pueden tomar decisiones sobre sus doctores, su cuidado y sus tratamientos. Pueden tomar decisiones personales, como la ropa que quieren vestir y la manera en que quieren pasar el tiempo. Ellos pueden participar en las actividades de la comunidad, tanto dentro como afuera de la institución de cuidado.

Los derechos de privacidad y confidencialidad: Los residentes pueden esperar tener privacidad en el cuidado que se les brinda. Su información personal y médica no puede ser compartida con ninguna persona, más que con el equipo de cuidado. Los residentes tienen el derecho de comunicarse de manera privada y sin restricciones con cualquier persona.

El derecho a la dignidad, al respeto y a la libertad: Los residentes deben ser respetados y tratados con dignidad por sus proveedores de cuidado. Los residentes no pueden ser abusados, maltratados o ser víctimas de negligencia de ninguna manera.

El derecho a la seguridad de sus pertenencias: Las pertenencias personales de los residentes deben estar seguras en todo momento; ninguna persona las puede tomar o utilizar sin permiso del residente. Los residentes tienen el derecho de manejar sus propias finanzas o de escoger a alguien que lo haga por ellos. Los residentes pueden pedir a la institución de cuidado que maneje su dinero y, en este caso, el residente debe firmar una declaración escrita. Si la institución maneja los asuntos financieros de los residentes, ellos deben tener acceso a sus cuentas y registros financieros. Deben recibir estados de cuenta trimestrales, entre otras cosas.

Derechos durante traslados y al ser dados de alta: Los cambios de institución deben realizarse de manera segura con el conocimiento y consentimiento del residente. Los residentes tienen el derecho de quedarse en una institución, a menos que necesiten ser trasladados o dados de alta.

El derecho de quejarse: Los residentes tienen el derecho de quejarse sin miedo a recibir castigo. Las instituciones deben trabajar de manera rápida para tratar de resolver quejas.

El derecho de recibir visitas: Los residentes tienen el derecho de recibir visitas de familiares, amigos, doctores, integrantes del clero, asociaciones y otras personas (Fig. 1-12).

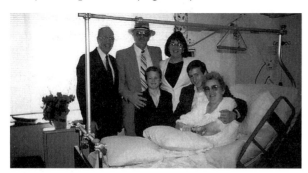

Fig. 1-12. *Los residentes tienen el derecho de recibir visitas.*

El derecho de servicios sociales: La institución debe brindar a los residentes acceso a servicios sociales. Esto incluye consejería, ayuda para resolver problemas con otras personas y ayudar a contactar profesionistas legales y financieros.

Proteja los derechos de sus residentes de la siguiente manera:

- Nunca abuse de un residente de manera física, emocional, verbal o sexual.

- Observe y reporte de inmediato cualquier signo de abuso o negligencia.

- Llame al residente por el nombre que él o ella prefiera.

- Involucre a los residentes en su planeación. Permita que los residentes tomen todas las decisiones que sean posible sobre cuándo, dónde y cómo se realiza el cuidado.

- Siempre explique el procedimiento al residente antes de realizarlo.

- No deje al descubierto de manera innecesaria a un residente mientras que le brinda el cuidado.

- Respete el derecho del residente de rechazar el cuidado. Los residentes tienen el derecho legal de rehusarse a recibir tratamiento y cuidado; sin embargo, repórtelo de inmediato a la enfermera.

- Informe a la enfermera si un residente tiene preguntas o preocupaciones sobre el tratamiento o las metas del cuidado.

- Sea sincero cuando documente el cuidado.

- No diga chismes o hable sobre los residentes. Mantenga toda la información de los residentes de manera confidencial.

- Toque la puerta y pida permiso antes de entrar a la habitación del residente.

- No acepte regalos o dinero (Fig. 1-13).

- No abra la correspondencia de un residente, ni registre sus pertenencias.

- Respete las pertenencias personales del residente y manéjelas con cuidado.

- Reporte sus observaciones sobre la condición o el cuidado del residente.

- Ayude a resolver conflictos reportándolos a la enfermera.

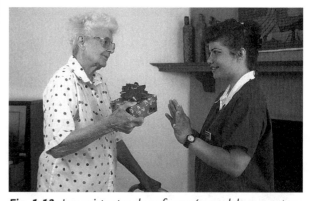

Fig. 1-13. *Las asistentes de enfermería no deben aceptar dinero o regalos porque es poco profesional y puede crear conflictos.*

Derechos de los Residentes

Mantener los Límites

En las relaciones profesionales, se deben establecer límites, los cuales determinan hasta dónde llega la relación. Las asistentes de enfermería se guían por el código de ética y por las leyes que establecen los límites de sus relaciones con los residentes. Estos límites ayudan a mantener una relación sana entre el residente y el proveedor del cuidado. Al trabajar con regularidad tan cerca con los residentes, es posible que sea más difícil respetar los límites. Los residentes pueden sentir que usted es su amigo. Si el trabajador y el residente se involucran de manera personal entre ellos, es más difícil hacer cumplir los reglamentos. El residente puede esperar que usted rompa las reglas porque piensa que son amigos. La unión emocional con los residentes debilita su juicio y no es profesional. Sea amigable, amable y atento con los residentes; pero compórtese de manera profesional y manténgase dentro de los límites establecidos. Siga las reglas de su institución y las instrucciones del plan de cuidado, las cuales han sido establecidas para la protección de todos.

Una parte muy importante sobre proteger los derechos de sus residentes es prevenir el abuso y la negligencia. Para poder hacer esto, es de gran ayuda entender más sobre los diferentes tipos de abuso y negligencia.

Ser negligente significa dañar a una persona física, mental o emocionalmente al no brindar el cuidado necesario. Ser negligente puede ser intencionado (**negligente activo**) o no intencionado (**negligente pasivo**). Algunos ejemplos de negligente activo es dejar solo a un residente que no se puede levantar de la cama por mucho tiempo o negarle a un residente comida, sus dentaduras postizas o sus anteojos. Con el negligente pasivo, el proveedor del cuidado tal vez no sabe cómo brindar el cuidado apropiadamente o tal vez no entiende las necesidades del residente.

Negligencia significa tomar acciones, no hacer nada o no brindar el cuidado apropiado a un residente, que tenga como resultado una lesión no intencionada. Un ejemplo de negligencia es que una NA olvide poner el freno en la silla de ruedas de un residente antes de trasladarlo, por lo que el residente se cae y se lesiona. Un caso

de **negligencia médica** ocurre cuando una persona se lesiona debido a una conducta profesional indebida a través de negligencia, descuido o falta de habilidades para realizar el cuidado.

El **abuso** es ocasionar intencionalmente lesiones o dolor físico, mental o emocional a alguna persona. Existen muchas formas de abuso, incluyendo las siguientes.

- El **abuso físico** es cualquier trato, ya sea intencional o no, que dañe el cuerpo de una persona. Esto incluye bofetadas, moretones, cortadas, quemaduras, restricciones físicas, empujones o agresiones e incluso trato brusco de los residentes.

- El **abuso psicológico** es dañar emocionalmente a una persona al realizar amenazas, asustar, humillar, intimidar, aislar, insultar o tratar a la persona como un niño.

- El **abuso verbal** involucra el uso de lenguaje -oral o escrito- que amenace, avergüence o insulte a una persona.

- La **agresión** es amenazar de tocar a una persona sin su permiso. La persona siente miedo de ser lastimada. Decirle a un residente que le dará una bofetada si no deja de gritar es un ejemplo de agresión.

- La **agresión física** significa que una persona ha sido realmente tocada sin su permiso. Un ejemplo es una NA que golpea o empuja a un residente; esto también es considerado abuso físico. El forzar a un residente a comer también es otro ejemplo de agresión física.

- El **abuso sexual** es forzar a una persona a realizar o participar en actos sexuales en contra de su voluntad. Esto incluye tocamientos no deseados y exponer las partes privadas a otra persona. Esto también incluye compartir material pornográfico.

- El **abuso financiero** es robar, tomar ventaja o utilizar de manera inapropiada el dinero, las pertenencias u otros recursos de otra persona.

- La **violencia doméstica** es el abuso realizado por cónyuges, parejas íntimas o familiares. La violencia puede ser física, sexual o emocional y la víctima puede ser una mujer o un hombre de cualquier edad o un niño.

- La **violencia en el lugar de trabajo** es el abuso de los empleados por parte de los residentes o de otros empleados. Puede ser violencia verbal, física o sexual, incluyendo tocamientos inapropiados y discusiones sobre temas sexuales.

- La **privación ilegal de la libertad** es la restricción ilegal de alguna persona que afecta su libertad de movimiento. Las amenazas de ser físicamente privado de la libertad como el hecho de privar físicamente a alguien de su libertad son consideradas como privación ilegal de la libertad. No permitir que el residente salga del edificio también es considerado privación ilegal de la libertad.

- El **aislamiento involuntario** es separar a una persona de los demás en contra de su voluntad; por ejemplo, una NA encierra a un residente en su habitación sin su consentimiento.

- El **acoso sexual** es cualquier comportamiento o acercamiento sexual no deseado que crea un ambiente de trabajo ofensivo, hostil o intimidante. Las peticiones de favores sexuales, tocamientos no deseados y de otras acciones de naturaleza sexual son ejemplos de acoso sexual.

- El **abuso de sustancias** es el uso de drogas o medicamentos legales o ilegales, de cigarros o alcohol de manera que se daña a uno mismo o a los demás.

Las asistentes de enfermería nunca deben abusar de los residentes de ninguna manera. También deben tratar de proteger a los residentes de otras personas que abusan de ellos. Si usted alguna vez observa o tiene sospechas de que otro proveedor del cuidado, familiar o residente está abusando de otro residente, repórtelo de inmediato a la enfermera a cargo. **Reportar el abuso no es un opción— es la ley.**

Observaciones y Reportes: Abuso y Negligencia

Éstas son "lesiones sospechosas" que deben ser reportadas:

- O/R Envenenamiento o lesión traumática
- O/R Marcas ocasionadas por mordeduras
- O/R Marcas ocasionadas por correas o hebillas de cinturón
- O/R Chipotes, contusiones y moretones viejos o nuevos
- O/R Cicatrices
- O/R Fracturas y dislocación de huesos
- O/R Quemaduras con formas inusuales o en lugares inusuales, quemaduras de cigarro
- O/R Quemaduras por líquido caliente
- O/R Rasguños y heridas punzantes
- O/R Cuero cabelludo sensible y falta de cabello en ciertas partes
- O/R Hinchazón de la cara, dientes quebrados o descarga nasal
- O/R Moretones, sangrado o descarga del área vaginal

Algunos signos que podrían indicar abuso incluyen:

- O/R Gritar obscenidades
- O/R Miedo, aprehensión o miedo de estar solo
- O/R Poco autocontrol
- O/R Dolor constante
- O/R Amenazas de lastimar a los demás
- O/R Abstinencia de actividades o apatía (Fig. 1-14)
- O/R Abuso de alcohol o drogas
- O/R Agitación o ansiedad, signos de estrés
- O/R Baja autoestima

- Cambios en el estado de ánimo, confusión, desorientación
- No se le permite al residente tener conversaciones privadas, o el familiar/ proveedor de cuidado siempre debe estar presente en todas las conversaciones
- El residente o la familia reporta cuidado dudoso

Algunos signos que podrían indicar negligencia incluyen:

- Úlceras por presión
- Cuerpo mal aseado
- Piojos corporales
- Llamadas de ayuda no atendidas
- Ropa de cama sucia o ropa interior no cambiada
- Ropa que no está bien puesta
- Rechazo a recibir cuidado
- Necesidades no atendidas relacionadas con aparatos de audición, anteojos, etc.
- Pérdida de peso, poco apetito
- Alimentos no ingeridos
- Deshidratación
- Agua fresca o bebidas que no se distribuyen durante cada turno

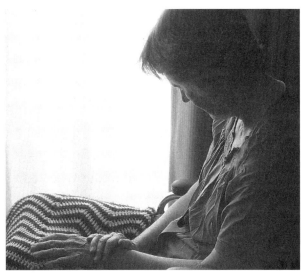

Fig. 1-14. El alejamiento de los demás es un cambio importante que debe reportarse.

Usted estará en una excelente posición para observar y reportar abuso o negligencia. Como se mencionó anteriormente, las NA tienen la responsabilidad legal y ética de observar signos de abuso y reportar los casos sospechosos a la enfermera. Las asistentes de enfermería deben seguir la cadena de mando cuando reporten abuso. Si no se toman las acciones necesarias, continúe reportando el abuso hacia el siguiente nivel de la cadena de mando y haga esto hasta que se tomen acciones en el caso. Si no se toman las acciones necesarias al nivel de la institución, llame a la línea gratuita para reportar abuso en la agencia estatal, en donde la llamada es anónima. Si usted es testigo de una situación de vida o muerte, lleve al residente a un lugar seguro, de ser posible. Busque ayuda de inmediato o pídale a alguien que busque ayuda. No deje solo al residente.

Si se tienen sospechas de abuso o se observa abuso, brinde a la enfermera toda la información que sea posible. Si los residentes quieren realizar una queja sobre abuso, usted debe ayudarles de todas las maneras posibles, incluyendo informarles sobre el proceso y sus derechos.

Nunca tome represalias (castigos) contra residentes que se quejen de abuso. Si usted observa a alguien que es cruel o abusivo hacia un residente que ha realizado una queja, usted debe reportarlo.

Un defensor del pueblo ("ombudsman" en inglés) también puede ayudar a los residentes. Un **defensor del pueblo** es asignado por ley como el abogado legal de los residentes. La Ley de Estadounidenses de la Tercera Edad (OAA por sus siglas en inglés) es una ley federal que requiere que todos los estados del país tengan un programa de defensa para el pueblo. El defensor del pueblo visita las instituciones, escucha a los residentes y decide qué acción se debe tomar si existen problemas. Los defensores del pueblo pueden ayudar a resolver conflictos y tomar acuerdos sobre disputas en relación con la salud del residente, su seguridad, bienestar y derechos.

El defensor del pueblo reunirá información y tratará de resolver el problema en representación del residente y puede sugerir maneras de resolver el problema. Los defensores del pueblo brindan una presencia continua en las instituciones de cuidado a largo plazo. Ellos monitorean el cuidado y las condiciones del cuidado (Fig. 1-15).

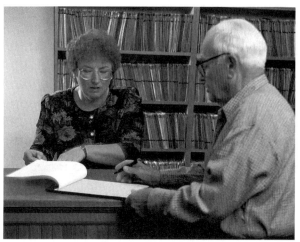

Fig. 1-15. Un defensor del pueblo es un defensor o abogado legal de los residentes. Él o ella pueden trabajar con otras agencias para resolver quejas.

Derechos de los Residentes

El Consejo de Residentes

El Consejo de Residentes es un grupo de residentes que se reúnen con regularidad para discutir asuntos relacionados con la institución de cuidado. Este consejo brinda a los residentes voz dentro de las operaciones de la institución. Los temas de discusión pueden incluir las reglamentaciones de la institución, así como las decisiones sobre las actividades, las preocupaciones y los problemas. El Consejo de Residentes ofrece a los residentes una oportunidad de brindar sugerencias para mejorar la calidad del cuidado. Los ejecutivos del consejo son elegidos por los residentes. Los integrantes de las familias de los residentes son invitados a asistir a las reuniones con o en representación de los residentes. El personal puede participar en este proceso cuando los integrantes del consejo los inviten.

Respetar la **confidencialidad** significa mantener las cosas que son privadas de manera privada. Usted conocerá información confidencial (privada) sobre sus residentes, incluyendo asuntos sobre salud, finanzas y relaciones. Ética y legalmente, usted debe proteger esta información. Usted no debe compartir esta información con nadie, excepto con los integrantes del equipo de cuidado del residente.

El Congreso aprobó la **Ley de Portabilidad y Responsabilidad de Seguro Médico (HIPAA por sus siglas en inglés)** en 1996. Esta ley fue revisada y modificada en el 2001 y en el 2002. Uno de sus objetivos es mantener la información médica de manera segura y privada. Todas las organizaciones del cuidado de la salud deben tomar precauciones especiales para proteger la información médica. Las organizaciones y sus empleados pueden ser multados y/o encarcelados si no cumplen con las reglas que protegen la privacidad del paciente. Esto aplica para todos los proveedores del cuidado de la salud, incluyendo doctores, enfermeras, asistentes de enfermería y todos los integrantes del equipo.

Bajo esta ley, la información sobre la salud debe mantenerse de manera privada. A esto se le llama información de salud protegida (PHI por sus siglas en inglés). El PHI incluye el nombre del paciente, dirección, número telefónico, número de seguro social, dirección de correo electrónico y número de expediente médico. Solamente aquellas personas que deben tener información para el cuidado o para procesar los registros deben conocer esta información y deben protegerla. Ninguna otra persona debe conocerla o utilizarla y debe mantenerse de manera confidencial.

Las NA no pueden brindar información sobre el residente a ninguna persona que no se encuentre directamente involucrado en el cuidado del residente, a menos de que el residente brinde un consentimiento oficial o a menos de que la ley así lo requiera; por ejemplo, si un vecino le pregunta a usted cómo está el residente, usted debe contestar: "Lo siento, pero no puedo compartir esa información; es confidencial". Ésta es la respuesta correcta que le puede dar a cualquier persona que no tiene una razón legal para tener información sobre el residente. Otras maneras de proteger la privacidad de los residentes están incluidas en la siguiente guía de procedimientos:

Guía de Procedimientos: Proteger la Privacidad

G Asegúrese que usted se encuentra en un área privada cuando escuche o lea sus mensajes.

G Infórmese quién es la persona con la que usted habla en el teléfono. Si usted no está seguro de quién es, pida el nombre y el número telefónico y regrese la llamada después de obtener autorización para dar información.

G No hable acerca de los residentes en público (Fig. 1-16). Las áreas públicas incluyen elevadores, supermercados, salas de estancia, salas de espera, estacionamientos, escuelas, restaurantes, etc.

G Utilice salas confidenciales para dar los reportes a otros integrantes del equipo de cuidado.

G Si usted ve a un familiar del residente o a un antiguo residente en un lugar público, tenga cuidado cuando lo salude; puede ser que la persona no quiera que otras personas sepan nada sobre su familiar o que esa persona fue un residente.

G No traiga familiares o amigos de usted a la institución a conocer a los residentes.

G Asegúrese que nadie pueda ver información sobre la salud en la pantalla de su computadora.

G Sálgase del sistema cuando no se encuentre usando su computadora.

G No envíe información confidencial en correos electrónicos. Usted nunca sabe quién tiene acceso a los mensajes.

G Asegúrese que los números de fax sean los correctos antes de enviar la información. Utilice una hoja de portada con un comunicado de confidencialidad.

G No deje documentos donde otras personas puedan verlos.

G Almacene, archive o destruya los documentos siguiendo las políticas de la institución.

Si usted encuentra documentos con información de un residente, entrégueselos a la enfermera.

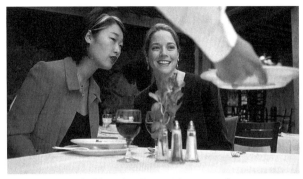

Fig. 1-16. No hable sobre los residentes en lugares públicos.

Todos los trabajadores del cuidado de la salud deben seguir las normas de la ley HIPAA sin importar dónde se encuentren o lo que estén haciendo. Existen multas importantes para las personas que infrinjan estas reglas, incluyendo:

- Multas desde $100 dólares hasta $250,000 dólares

- Sentencia en prisión hasta por diez años

Mantener la confidencialidad es una obligación legal y ética. Es una parte de respetar a sus residentes y sus derechos. Hablar sobre los asuntos personales o el cuidado del residente con cualquier persona que no sea un integrante del equipo de cuidado infringe la ley.

8. Explicar los aspectos legales del expediente médico del residente

El expediente médico del residente es un documento legal. Lo que está escrito en el expediente, es considerado en la corte como lo que en realidad pasó. En general, si algo no se encuentra dentro del expediente de un residente, legalmente no sucedió. No documentar el cuidado que usted brinda puede ocasionarle serios problemas legales a usted y a su empleador. También podría lastimar a su residente. Recuerde: si usted no lo documenta, usted no lo hizo. La documentación cuidadosa del expediente es muy importante por las siguientes razones:

- Es la única manera de garantizar una comunicación clara y completa entre todos los integrantes del equipo de cuidado.

- Es un registro legal del tratamiento de cada residente. Los expedientes médicos se pueden utilizar en la corte como evidencia legal.

- La documentación lo protege a usted y a su empleador de alguna responsabilidad legal comprobando lo que usted hizo.

- La documentación brinda un registro actualizado del estatus y del cuidado de cada residente (Fig. 1-17).

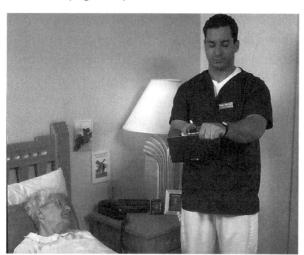

Fig. 1-17. La documentación brinda información importante y actualizada sobre el residente.

Guía de Procedimientos: Documentación Cuidadosa

G Escriba sus notas inmediatamente después de brindar el cuidado; esto le ayudará a recordar detalles importantes. **No registre el cuidado antes de realizarlo.**

G Piense lo que quiere decir antes de escribirlo; sea tan breve y claro como sea posible.

G Escriba hechos, no opiniones.

G Escriba de manera ordenada, utilizando tinta negra.

G Si usted se equivoca, marque una línea sobre el texto equivocado y escriba al lado la palabra o las palabras correctas. Escriba sus iniciales y la fecha. Nunca borre algo que usted haya escrito, ni utilice corrector líquido (Fig. 1-18).

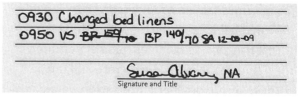

Fig. 1-18. Notas corregidas.

G Firme con su nombre completo y título. Escriba la fecha correcta.

G Documente como se indica en el plan de cuidado. Para documentar el cuidado, algunas instituciones tienen una hoja con un listado para "marcar las tareas realizadas". También se le conoce como una hoja de ADL (actividades de la vida diaria) u hoja de flujo.

G Tal vez sea necesario que documente sus actividades utilizando el reloj de 24 horas, o tiempo militar (Fig. 1-19). Para cambiar las horas regulares entre 1:00 p.m. y 11:59 p.m. a tiempo militar, agregue 12 al tiempo regular; por ejemplo, para cambiar de las 4:00 p.m. a tiempo militar, sume 4 + 12. El tiempo es expresado como 1600 horas (dieciséis horas).

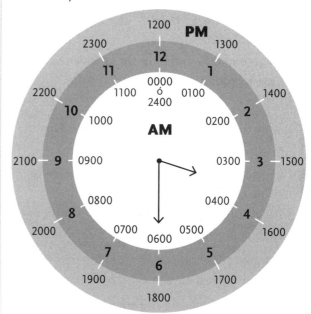

Fig. 1-19. Divisiones en el reloj de 24 horas.

Para cambiar de tiempo militar a tiempo regular, reste 12; por ejemplo, para cambiar las 2200 horas a tiempo regular, reste 22 - 12; la respuesta es 10:00 p.m.

Tanto el horario regular como el militar consideran los minutos y segundos de la misma manera. Los minutos y segundos no cambian cuando se convierte el tiempo regular a tiempo militar; por ejemplo, para cambiar las 4:22 p.m. a horario militar, sume 4 + 12. Los minutos no cambian. El tiempo es expresado como 1622 horas.

La medianoche es la única hora que difiere. La media noche puede ser escrita como 0000 y también puede ser escrita como 2400. Este caso sigue la regla de sumarle 12 al horario regular. Siga la política de la institución para la cual usted trabaje sobre si debe usar 0000 ó 2400 para la medianoche.

G Algunas instituciones utilizan computadoras para documentar la información. Las computadoras registran y almacenan información que puede ser recuperada cuando se necesite. Ésta es una manera más rápida y más exacta que escribir la información a mano. Si la institución utiliza computadoras para documentar el cuidado, usted recibirá capacitación para usarlas. Las normas de privacidad de la ley HIPAA aplican al uso de la computadora. Asegúrese que ninguna persona pueda ver en la pantalla de la computadora información personal o de salud que sea privada y protegida. No comparta información confidencial con nadie, excepto con el equipo de cuidado.

9. Explicar la Hoja de Serie de Datos Mínimos (MDS)

En 1990 se desarrolló un sistema de evaluación de residentes, el cual es revisado periódicamente. Se le llama la **Serie de Datos Mínimos (MDS por sus siglas en inglés)**. La hoja MDS es una guía detallada para evaluar a los residentes; también detalla lo que se debe hacer si se identifican problemas con el residente. Las instituciones deben llenar la hoja MDS para cada residente dentro de 14 días después de ser admitido y luego una nueva cada año. Adicionalmente, la hoja MDS de cada residente debe ser revisada cada tres meses. Se debe llenar una hoja MDS nueva cuando se presente un cambio considerable en la condición del residente.

Los reportes que usted realiza sobre los cambios de su residente pueden "disparar" la necesidad de realizar una evaluación. Siempre reporte a la enfermera los cambios que usted note, ya que pueden ser señal de una enfermedad o de un problema. Al reportarlos de manera oportuna, puede ser necesario realizar una evaluación nueva de MDS.

10. Explicar los reportes de incidentes

Un **incidente** es un accidente o un evento inesperado durante el cuidado. No es parte de la rutina normal de una institución. Un error en el cuidado, como brindarle los alimentos equivocados a un residente, es un incidente. Una caída o una lesión a un residente, empleado o visitante es otro tipo de incidente. Una acusación de un residente o de un familiar contra un empleado es otro tipo de incidentes. Las lesiones de los empleados también deben ser reportadas. Un **evento centinela** es un accidente o incidente que tiene como resultado una lesión grave, ya sea física o psicológica o incluso la muerte. En general, presente un reporte cuando ocurra cualquiera de los siguientes incidentes:

- Un residente se cae (se deben reportar todas las caídas, incluso si el residente dice que está bien)

- Usted o el residente rompen o dañan algo

- Usted se equivoca en el cuidado

- Un residente o un familiar le pide que usted realice algo que se encuentra fuera de sus obligaciones de la práctica

- Un residente o un familiar realiza algún comentario o acercamiento sexual

- Cualquier cosa que suceda que lo haga sentir incómodo, amenazado o inseguro

- Usted se lesiona en el trabajo

- Usted está expuesto a sangre o fluidos corporales

Reportar y documentar incidentes se lleva a cabo para proteger a todas las personas involucradas. Esto incluye al residente, a su empleador y a usted. Siempre llene un reporte de incidentes cuando ocurra un incidente. Llene este reporte tan pronto como sea posible y entrégueselo a la enfermera a cargo. Esto es importante para que usted no olvide ningún detalle.

Las normas estatales y federales requieren que los incidentes sean registrados dentro de un reporte de incidentes. La información en un reporte de incidentes es confidencial.

Si un residente se cae y usted no vio nada. No escriba "el Sr. G se cayó"; sino escriba "encontré al Sr. G en el piso", o "el Sr. G dice que se cayó". Para su protección, escriba una descripción breve y exacta sobre los eventos como ocurrieron. Nunca culpe a nadie o sugiera responsabilidad de alguien dentro del reporte de incidentes. Estos reportes ayudan a demostrar áreas donde se pueden realizar cambios para evitar que se repita el mismo incidente. Cuando realice un reporte de incidentes, siga esta guía de procedimientos:

Guía de Procedimientos: Reportes de Incidentes

G Diga lo pasó. Mencione la hora y la condición física y mental de la persona.

G Mencione cómo toleró la persona el incidente (su reacción).

G Mencione los hechos; no brinde opiniones.

G No escriba nada sobre el incidente en el expediente médico (los reportes de incidentes son confidenciales).

G Describa la acción que se tomó para brindar el cuidado.

G Incluya sugerencias para cambios.

2
Las Bases Fundamentales del Cuidado del Residente

1. Entender la importancia de la comunicación verbal y escrita

La comunicación efectiva es una parte muy importante del trabajo que usted realiza. Las asistentes de enfermería deben comunicarse con sus supervisores, con el equipo de cuidado para la salud, con los residentes y con sus familiares. La salud de un residente depende de qué tan bien usted comunique sus observaciones y preocupaciones a la enfermera.

Comunicación es el proceso de intercambiar información con los demás. Esto incluye enviar y recibir mensajes. Las personas se comunican por medio de signos y símbolos, tales como palabras, dibujos y retratos; también se comunican por medio de su comportamiento.

La **comunicación verbal** utiliza palabras o sonidos ya sean hablados o escritos; los reportes orales son un ejemplo de comunicación verbal. La **comunicación no verbal** es comunicarse sin utilizar palabras; algunos ejemplos son sacudir la cabeza o encoger los hombros. El lenguaje corporal es otra forma de comunicación no verbal. Los movimientos, las expresiones faciales y la postura pueden expresar diferentes actitudes o emociones. Ponga atención a su lenguaje corporal y a los gestos que usted hace al hablar (Fig. 2-1).

Derechos de los Residentes
Diferentes Idiomas
Los residentes pueden hablar un idioma diferente al suyo. Cuando cuide a los residentes, siempre utilice un lenguaje que ellos puedan entender o busque un intérprete (alguien que hable el idioma del residente). Usted puede necesitar el uso de dibujos o gestos para comunicarse. No use un idioma diferente cuando hable con otros empleados enfrente de los residentes.

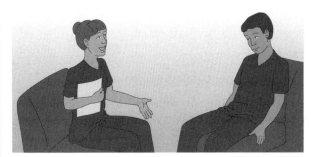

Fig. 2-1. Con frecuencia, el lenguaje corporal habla tan claro como las palabras. ¿Cuál de estas personas parece estar más interesada en la conversación?

Los asistentes de enfermería deben ser capaces de realizar reportes breves y precisos, tanto orales como escritos, para los residentes y el personal. Se necesita tener una buena comunicación para recaudar información sobre los residentes. Estas habilidades le ayudarán a obtener información de los residentes y de sus familiares para reportarla al equipo de cuidado. Esta información puede ser escrita o brindarse de manera oral al cambiar de un turno de trabajo al otro. Recuerde que toda la información de los residentes es confidencial; únicamente comparta esta información con los integrantes del equipo de cuidado de la salud.

Sus observaciones cuidadosas son importantes para la salud y el bienestar de todos los residentes. Los signos y síntomas que deben ser reportados serán mencionados en este libro. Algunas de sus observaciones necesitarán ser reportadas de inmediato a la enfermera. Decidir qué se debe reportar de inmediato requiere del uso de pensamientos críticos. Cualquier cosa que ponga en peligro a los residentes debe reportarlo de inmediato, incluyendo:

- Caídas
- Dolor en el pecho
- Dolor fuerte de cabeza
- Problemas con la respiración
- Presión sanguínea, respiración o pulso anormal
- Cambio en el estatus mental
- Pérdida de la movilidad o debilidad repentina
- Fiebre alta
- Pérdida del conocimiento
- Cambio en el nivel del conocimiento
- Sangrado
- Cambio en la condición del residente
- Moretones, heridas u otros signos de posible abuso

Cuando los residentes reporten síntomas, eventos o sentimientos, pídales que repitan lo que dijeron y que le brinden más información. Evite realizar preguntas que puedan ser contestadas con un simple "sí" o "no". En lugar de eso, realice preguntas que pidan información más detallada; por ejemplo, la pregunta: "¿Durmió usted bien anoche?", puede ser fácilmente contestada con un simple "sí" o "no"; sin embargo, el decir: "Dígame cómo pasó la noche y cómo durmió usted", motivará al residente a mencionar hechos y detalles.

Comunicación Apropiada

Cuando se comunique con los residentes, recuerde:

- Siempre salude al residente utilizando el nombre que él o ella prefiera.

- Identifíquese con el residente.
- Enfóquese en el tema apropiado para la conversación.
- Colóquese frente al residente mientras que usted esté hablando y evite mirar hacia otro lado.
- Platique con el residente mientras brinde el cuidado.
- Escuche y responda cuando el residente hable.
- Elogie al residente y sonría con frecuencia.
- Promueva en el residente la interacción con usted y con los demás.
- Sea cortés.
- Informe al residente cuando usted vaya a salir de la habitación.

Derechos de los Residentes
Nombres

Llame a los residentes por el nombre que ellos prefieran usar. Nunca se dirija a los residentes utilizando su primer nombre a menos que ellos le hayan dicho que está bien hacer eso. No utilice términos irrespetuosos como "cariño", "corazón" o "querido".

Cuando realice cualquier reporte, usted debe recaudar la información correcta antes de documentarla. Lo más útil para la enfermera y para el equipo de cuidado son los hechos y no las opiniones. Al realizar sus reportes, se necesitan dos tipos de información basada en los hechos. La **información objetiva** se basa en lo que usted ve, escucha, toca o huele; esta información se obtiene utilizando sus sentidos. La **información subjetiva** es algo que usted no puede observar o no observó. Esta información se basa en algo que el residente le reportó que puede ser cierto o no. Un ejemplo de información objetiva es el siguiente: "El Sr. McClain está sosteniendo su cabeza y frotándose la sien". Un ejemplo de un reporte subjetivo de la misma situación puede ser: "El Sr. McClain dice que tiene dolor de cabeza". La enfermera necesita información sobre los hechos para tomar decisiones sobre el cuidado y el tratamiento. Tanto los reportes objetivos como los subjetivos son importantes.

En cualquier reporte, asegúrese que lo que usted observa (signos) y lo que el residente le reporta a usted (síntomas) sean anotados de manera clara. "La Sra. Scott reporta dolor en el hombro izquierdo" es un ejemplo de un reporte claro. Su tarea no es realizar diagnósticos en base a los signos y síntomas que usted observe; sin embargo, sus observaciones pueden alertar al personal sobre posibles problemas que se pueden presentar. Para realizar un reporte preciso, realice observaciones certeras utilizando todos los sentidos posibles para reunir la información (Fig. 2-2). Algunos ejemplos se presentan más adelante.

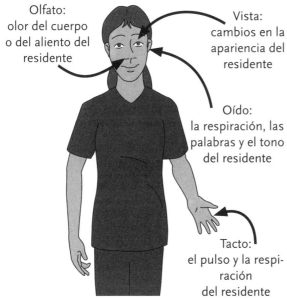

Fig. 2-2. Reportar lo que usted observa significa utilizar más de un sentido.

Vista. Busque cambios en la apariencia del residente, incluyendo sarpullido, enrojecimiento, palidez, hinchazón, desecho, debilidad, ojos hundidos, así como cambios en la postura o en la manera de andar (caminar).

Oído. Escuche lo que el residente le diga sobre su condición, su familia o sus necesidades. ¿Le está hablando claramente y tiene sentido lo que dice? ¿Muestra emociones como enojo, frustración o tristeza? ¿Está respirando de manera normal? ¿Resolla, se sofoca o tose? ¿Se encuentra el área lo suficientemente calmada y tranquila para que el residente descanse como lo necesita?

Tacto. ¿Se siente la piel del residente caliente o fría, húmeda o seca? ¿Tiene el pulso regular?

Olfato. ¿Nota usted olor en el cuerpo del residente? Los olores pueden sugerir aseo corporal inadecuado, infecciones o incontinencia. La **incontinencia** es la incapacidad de controlar la vejiga o los intestinos. El olor del aliento podría sugerir el uso de alcohol o tabaco, indigestión o mala higiene bucal.

Usar todos sus sentidos le ayudará a hacer el reporte más completo acerca de la situación del residente.

Para brindar un reporte oral, tome notas para que no olvide ningún detalle importante. No dependa solamente de su memoria. Después de brindar un reporte oral, documente cuándo, por qué, de qué y a quién le brindó el reporte oral.

Algunas veces la enfermera u otro integrante del equipo de cuidado le brindarán a usted un reporte oral breve sobre algún residente. Escuche con atención y tome notas (Fig. 2-3). Pregunte cualquier cosa que no entienda y al final del reporte repita lo que le dijeron para asegurarse que usted haya entendido.

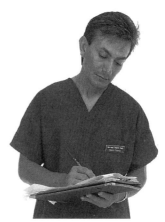

Fig. 2-3. Tome notas para que usted pueda recordar hechos y hacer los reportes de manera precisa.

Durante la capacitación, usted aprenderá términos médicos para condiciones específicas. Los términos médicos son formados con raíces, prefijos y sufijos. Una raíz es la parte de una palabra que contiene su significado básico. El prefijo es la parte de la palabra que se coloca antes de la raíz para ayudar a formar una nueva palabra. El sufijo es la parte de la palabra que se añade al final de una raíz para ayudar a formar una nueva palabra. Los prefijos y sufijos son llamados "afijos" porque están adjuntos a una raíz. A continuación se presentan algunos ejemplos:

- La raíz "derm" o "derma" significa piel. El sufijo "itis" significa inflamación. Dermatitis es una inflamación de la piel.

- El prefijo "bradi" significa lento. La raíz "cardia" significa corazón. "Bradicardia" es el pulso o ritmo cardiaco lento.

- El sufijo "patía" significa enfermedad. La raíz "neuro" significa que está relacionado con los nervios o con el sistema nervioso. Neuropatía es una enfermedad de los nervios o una enfermedad del sistema nervioso.

Cuando hable con los residentes y sus familiares, utilice términos sencillos que no sean médicos. No utilice términos médicos porque tal vez ellos no los entiendan; sin embargo, cuando usted hable con el equipo de cuidado, los términos médicos le ayudarán a brindar información más completa.

Las abreviaturas son una manera de comunicarse más eficientemente con el equipo de cuidado; por ejemplo, la abreviatura "prn" significa "por razón necesaria". Aprenda las abreviaturas médicas estándares que maneja su institución y utilícelas para reportar información de manera corta y precisa. Usted puede necesitar estas abreviaturas para leer sus asignaciones o planes de cuidado. Usted encontrará una lista breve de abreviaturas médicas al final de este libro. Confirme con la institución en donde usted trabaje si existen términos que usted deba conocer.

Comunicación Telefónica

En ocasiones, se le pedirá que usted conteste el teléfono en la institución donde trabaje. Cuando lo haga, siga estos pasos:

- Siempre identifique el nombre de la institución y el nombre de usted. Sea amable y profesional; por ejemplo: "Hartman Manor, habla Isabelle Hedman. ¿Cómo le puedo ayudar?"

- Si usted necesita encontrar a la persona con la que desean hablar, coloque la llamada en espera después de confirmar con la persona si está bien ponerlo en espera.

- Si la persona tiene que dejar un mensaje, escríbalo y repita el mensaje para asegurarse que usted tenga el mensaje correcto. Pida que le deletreen el nombre de la persona que llama para asegurarse que lo escriba correctamente. No pida más información de la que se necesita para regresar la llamada: nombre, mensaje breve y número de teléfono es suficiente. No brinde información sobre empleados o residentes.

- Agradezca a la persona por haber llamado y despídase.

Botón de Llamadas

Es requerido que las instituciones de cuidado a largo plazo tengan sistemas de llamadas –con frecuencia son "botones de llamada"– para que los residentes puedan pedir ayuda cuando la necesitan. Se encuentran en las habitaciones de los residentes y en los baños. Algunos tienen cordones para que los residentes los jalen y otros tienen botones para presionar. La señal usualmente es una luz afuera de la habitación y un sonido que se pueda escuchar en la estación de enfermeras. Ésta es la forma principal en la que un residente puede pedir ayuda. Siempre responda de inmediato cuando vea una luz o escuche el sonido. Responda de manera amable y respetuosa. Antes de salir de la habitación, asegúrese que el botón de llamadas se encuentre al alcance del residente y asegúrese que el residente sepa cómo usarlo.

2. Describir las barreras de comunicación

La comunicación puede ser bloqueada o interrumpida de muchas maneras (Fig. 2-4). Estas son algunas barreras y maneras de evitarlas:

El residente no escucha lo que usted dice, no escucha correctamente o no entiende. Colóquese

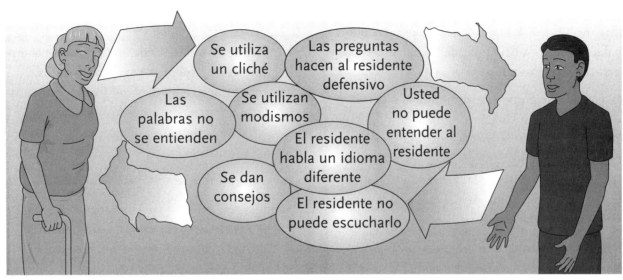

Fig. 2-4. Barreras de comunicación.

de frente al residente y hable más lento de como usted habla con su familia y amigos. Hable de una manera clara, utilizando una voz baja y agradable. No susurre ni hable entre dientes. Si el residente dice que no lo puede escuchar, hable más fuerte; sin embargo, utilice un tono agradable y profesional. Si el residente utiliza un aparato auditivo, revise que esté prendido y que esté funcionando apropiadamente.

Es difícil entender al residente. Tenga paciencia y tome tiempo para escuchar. Pida al residente que repita o explique lo que dijo. Repita el mensaje con sus propias palabras para asegurarse que usted haya entendido. Para comunicarse, utilice papel y pluma o un tablero de comunicación.

El mensaje contiene palabras que el receptor no entiende. No utilice términos médicos con los residentes. Hable utilizando palabras cotidianas y sencillas y pregunte lo que una palabra significa si usted no está seguro.

No utilice modismos ni groserías. Utilizar modismos puede hacer que el mensaje sea confuso. Evite utilizarlos ya que no es profesional y puede ser que el residente no entienda. Tampoco diga maldiciones ni groserías, aún y cuando el residente lo haga.

Evite los clichés. Los **clichés** son frases que se utilizan de manera repetitiva y que en realidad no significan nada; por ejemplo, la frase: "todo estará bien", es un cliché. En lugar de utilizar un cliché, escuche lo que realmente le dice el residente y responda con un mensaje significativo.

Dar consejos es inapropiado. No ofrezca opiniones ni consejos. Brindar consejos médicos no se encuentra dentro de sus obligaciones de la práctica y esto podría ser peligroso.

Preguntar el "porqué" ocasiona que el residente sea defensivo. Evite preguntar el "porqué" cuando un residente hable, ya que este tipo de preguntas ocasiona que las personas se sientan defensivas.

Las preguntas con respuestas de sí o no terminan una conversación. Realice preguntas abiertas que requieran algo más que una respuesta de "sí" o "no". Las preguntas con respuestas de sí y no terminan con una conversación; por ejemplo, si usted quiere saber qué quiere comer el residente, no pregunte: "¿Le gustan los vegetales?"; mejor pregunte: "¿Cuáles vegetales son los que le gustan más?".

El residente habla un idioma diferente. Si un residente habla un idioma diferente al suyo, hable despacio y claro. Mantenga sus mensajes cortos y sencillos. Ponga atención a palabras que el residente entienda y a signos que indiquen que el residente sólo está fingiendo que le entiende. Usted puede necesitar usar dibujos o gestos para comunicarse. Pida ayuda a los familiares del residente o a otros empleados que hablen el idioma del residente. Tenga paciencia y manténgase tranquilo.

La comunicación no verbal cambia el mensaje. Ponga atención a su lenguaje corporal y a los gestos que hace al hablar. Busque mensajes no verbales de sus residentes. Aclare los mensajes con ellos; por ejemplo, "Sr. Feldam, usted dice que se siente bien pero parece que algo le duele. ¿Le puedo ayudar en algo?"

Los mecanismos de defensa pueden ser considerados barreras de comunicación. Los **mecanismos de defensa** son comportamientos inconscientes utilizados para liberar la tensión o sobrellevar el estrés; tratan de bloquear sentimientos amenazantes o incómodos. Estos mecanismos incluyen lo siguiente:

- **Negación**: Rechazo completo de los pensamientos o sentimientos – "¡No estoy enojado con usted!"

- **Proyección**: Ver sentimientos en otros que realmente son de uno mismo – "Mi maestra me odia".

- **Desplazamiento**: Transferir un fuerte sentimiento negativo hacia un lugar más seguro; por ejemplo, un empleado que no está contento en su trabajo no puede gritarle a su jefe por su miedo a perder el trabajo, pero más tarde le grita a su esposa.

- **Racionalización**: Realizar excusas para justificar una situación; por ejemplo, después de robar algo dice: "Todos lo hacen".

- **Represión**: Bloquear los sentimientos o pensamientos dolorosos de la mente, por ejemplo, olvidar algún abuso sexual.

- **Regresión**: Regresar a un comportamiento anterior, usualmente inmaduro; por ejemplo, hacer berrinche siendo adulto.

La cultura puede afectar la comunicación. Una **cultura** es un sistema de comportamientos aprendidos y practicados por un grupo de personas, los cuales son considerados como una tradición de esas personas y que son pasados de una generación a otra. Cada cultura puede tener diferentes conocimientos, comportamientos, creencias, valores, actitudes, religiones y costumbres. Cuando usted se comunique con residentes de culturas diferentes, pregúntese a usted mismo lo siguiente:

- ¿Qué información necesito para comunicarme con esta persona?

- ¿Esta persona habla español como primer o segundo idioma?

- ¿Hablo yo el mismo idioma que esta persona o necesito un intérprete?

- ¿Esta persona tiene alguna costumbre cultural sobre ser tocado o sobre gestos a los que necesito adaptarme?

Aprender el comportamiento de cada residente puede ser un gran reto; sin embargo, es una parte importante de la comunicación. Esto es de suma importancia en una sociedad multicultural (una sociedad formada de muchas culturas) como la de Estados Unidos. Ponga atención a todos los mensajes que usted envía y recibe. Escuche y observe con atención. Usted aprenderá a entender mejor las necesidades y los sentimientos de sus residentes.

3. Mencionar la guía de procedimientos para comunicarse con los residentes que tienen necesidades especiales

Debido a enfermedades o impedimentos, algunos residentes necesitarán técnicas especiales para ayudarles a comunicarse. Un **impedimento** es la pérdida de función o habilidad; esta pérdida puede ser parcial o total. Las técnicas especiales para las diferentes condiciones se mencionan a continuación:

La información sobre cómo comunicarse con residentes que tienen la enfermedad de Alzheimer se encuentra en el capítulo 5.

Impedimento Auditivo o Sordera

Las personas que tienen impedimento auditivo o que tienen sordera pueden haber perdido su sentido auditivo de manera gradual o pueden haber nacido con sordera. Las personas que tienen impedimento auditivo pueden utilizar un aparato de audición, pueden saber cómo leer los labios o usar el lenguaje de señas. Las personas con impedimento auditivo también observan con mucha atención las expresiones faciales y el lenguaje corporal de los demás para saber lo que están diciendo. La pérdida del oído puede afectar qué tan bien pueden los residentes expresar sus necesidades.

Guía de Procedimientos: Impedimento Auditivo

G Si la persona tiene un aparato de audición, asegúrese que lo traiga puesto y que esté funcionando apropiadamente (Fig. 2-5). Existen muchos tipos de aparatos auditivos. Siga las instrucciones de limpieza del fabricante. En general, el aparato de audición necesita limpiarse todos los días; límpielo con alcohol utilizando un pañuelo desechable o un trapito suave; no lo introduzca en el agua. Maneje el aparato con mucho cuidado y no lo deje caer; siempre guárdelo dentro de su estuche cuando no se utilice y apáguelo. Remueva el aparato antes de que el residente tome una ducha, tome un baño en la bañera y durante la noche. Cuando se guarde por un periodo prolongado de tiempo, remueva la batería.

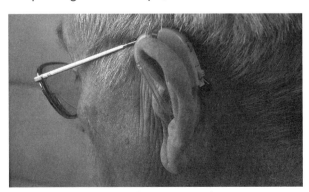

Fig. 2-5. Este es un tipo de aparato auditivo. Asegúrese que los aparatos auditivos se encuentren encendidos.

G Disminuya o remueva el ruido de fondo como la televisión, el radio o las conversaciones ruidosas. Cierre las puertas de ser necesario.

G Obtenga la atención de los residentes antes de hablar. No asuste a los residentes acercándoseles por detrás. Camine enfrente de ellos o tóquelos suavemente en el brazo para mostrar que usted está cerca.

G Hable claro y despacio. Colóquese directamente frente a la persona (Fig. 2-6). Asegúrese que haya suficiente luz en la habitación. La luz debe estar en su cara, no en la del residente. Pregúntele si puede escuchar lo que usted está diciendo.

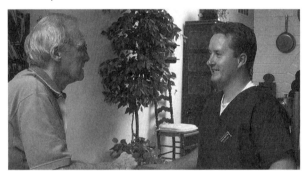

Fig. 2-6. Hable colocándose de frente al residente y con buena iluminación.

G No grite ni exagere los movimientos de la boca al hablar.

G Mantenga el tono de su voz bajo.

G Es posible que los residentes puedan leer los labios, así que mantenga sus manos lejos de su cara cuando hable. No mastique chicle o coma cuando hable.

G Infórmese con qué oído escucha mejor el residente. Trate de hablar y de pararse de ese lado.

G Utilice frases cortas y palabras sencillas. Evite los cambios repentinos de tema.

G Repita lo que usted diga utilizando diferentes palabras, cuando sea necesario. Algunas personas con impedimento auditivo quieren que usted les repita exactamente lo que les dijo porque puede ser que solamente no hayan entendido unas cuantas palabras.

G Utilice tarjetas con dibujos o una libreta, como sea necesario.

G Los residentes con impedimento auditivo pueden escuchar menos cuando están cansados o enfermos. Esto sucede en todos los casos. Tenga paciencia y sea comprensivo.

G El deterioro auditivo puede ser un aspecto normal del envejecimiento. Sea realista sobre este aspecto; apóyelos y entiéndalos.

Impedimento Visual

El impedimento visual puede afectar a las personas de todas las edades. Puede existir desde el nacimiento o desarrollarse gradualmente. Puede ocurrir en un ojo o en ambos y también puede ser el resultado de alguna lesión, enfermedad o por envejecimiento. Algunos tipos de impedimentos visuales ocasionan que las personas usen lentes correctivos; ya sea anteojos o lentes de contacto. Algunas personas pueden necesitar usar anteojos todo el tiempo; mientras que otros solamente necesitan usarlos para leer o para ciertas actividades como manejar, lo cual requiere ver objetos a lo lejos.

Guía de Procedimientos: Impedimento Visual

G Si el residente usa anteojos, asegúrese que estén limpios y que la persona los traiga puestos. Limpie los lentes de vidrio con agua y con un pañuelo desechable suave. Limpie los lentes de plástico con líquido limpiador y un trapito para lentes. También asegúrese que los lentes se encuentren en buena condición y que le queden bien a la persona; de lo contrario informe a la enfermera.

G Toque la puerta e identifíquese con el residente cuando entre a la habitación. Haga esto antes de tocar al residente. Explique porqué está usted ahí y lo que quiere hacer. Informe al residente cuando salga de la habitación.

G Siempre informe al residente sobre lo que usted está haciendo mientras que brinda el cuidado. Mencione instrucciones específicas, tales como: "en su lado derecho" o "enfrente de usted". Hable directamente hacia el residente al que está asistiendo. No hable con otros residentes o empleados.

G Asegúrese que la habitación tenga buena iluminación. Colóquese frente al residente cuando hable.

G Cuando usted entre a una habitación nueva con el residente, oriéntelo en el área. Describa las cosas que usted ve alrededor suyo. No utilice palabras como "vea", "mire" y "observe".

G Informe al residente dónde se encuentra el botón de llamadas.

G Utilice la cara de un reloj imaginario como guía para explicar la posición de los objetos que se encuentran alrededor del residente (Fig. 2-7); por ejemplo: "Hay un sofá a las 7 en punto".

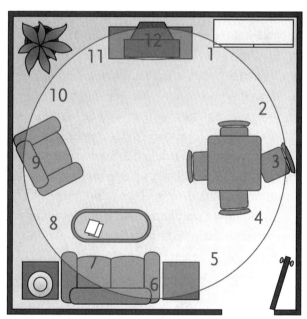

Fig. 2-7. La cara de un reloj puede explicar la posición de los objetos.

G No mueva artículos personales o muebles sin el permiso del residente.

G Acomode todo en el lugar donde lo encontró.

G Deje la puerta completamente abierta o cerrada.

G Promueva el uso de los otros sentidos, como el oído, el tacto y el olfato. Anime al residente a sentir y tocar cosas, como la ropa, los muebles o ciertos artículos en la habitación.

G Ofrezca libros, revistas y periódicos que tengan letra grande.

G Utilice relojes grandes, relojes con campanadas y radios para ayudar a que el residente lleve registro del tiempo.

G Obtenga libros grabados en cinta (audio libros) y otros materiales de apoyo de la biblioteca o de las organizaciones de ayuda.

G Si el residente tiene un perro guía, no juegue con él, no lo distraiga y no lo alimente.

Enfermedad Mental

La salud mental es la función normal de las habilidades emocionales e intelectuales. Las características de una persona que está mentalmente sana incluyen las habilidades de:

- Llevarse bien con los demás (Fig. 2-8)
- Adaptarse al cambio
- Cuidarse a sí mismo y a los demás
- Brindar y aceptar amor
- Lidiar con situaciones que ocasionan estrés, decepción y frustración
- Tomar responsabilidad por decisiones, sentimientos y acciones
- Controlar y cumplir deseos e impulsos de manera apropiada

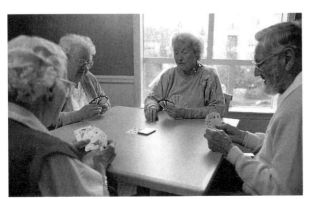

Fig. 2-8. La habilidad de interactuar bien con las demás personas es una característica de salud mental.

A pesar de que esto involucra emociones y funciones mentales, los problemas mentales son una enfermedad como cualquier enfermedad física. Producen signos y síntomas y afectan la habilidad del cuerpo de funcionar y responden al tratamiento y al cuidado apropiado. La enfermedad mental interrumpe la habilidad de una persona de funcionar a un nivel normal con la familia, en el hogar y en la comunidad. Con frecuencia, causa un comportamiento inapropiado.

Las personas mentalmente sanas pueden controlar sus emociones y acciones. Las personas mentalmente enfermas no pueden tener este control; simplemente no pueden escoger estar bien. Saber que los problemas mentales son una enfermedad, le ayudará a usted a trabajar mejor con los residentes que padecen enfermedades mentales.

Los diferentes tipos de enfermedad mental afectarán en qué tan bien se comunican los residentes. Trate a cada residente como una persona individual y determine su acercamiento basándose en cada situación.

Guía de Procedimientos: Enfermedad Mental

G No hable con los adultos como si fueran niños.

G Utilice frases claras y sencillas y un tono normal de voz.

G Asegúrese que lo que usted dice y la manera en la que usted habla demuestren respeto y preocupación.

G Siéntese o párese a una distancia normal del residente. Ponga atención en su lenguaje corporal.

G Sea honesto y directo, como con cualquier otro residente.

G Evite discusiones.

G Mantenga contacto visual.

G Escuche con atención (Fig. 2-9).

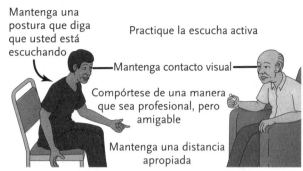

Fig. 2-9. Practique buenas técnicas de comunicación con los residentes que tienen enfermedades mentales.

Para obtener más información sobre enfermedades mentales, revise el objetivo de aprendizaje 9 del capítulo 3.

Comportamiento Combativo

Los residentes pueden mostrar comportamiento **combativo**, lo que significa un comportamiento violento u hostil. Dicho comportamiento incluye golpear, empujar, patear o realizar ataques verbales. Puede ser resultado de que la enfermedad esté afectando el cerebro. También puede presentarse por frustración o puede ser que simplemente sea parte de la personalidad de alguien. En general, el comportamiento combativo no es una reacción ante usted. Trate de no tomarlo de manera personal.

Siempre reporte y documente el comportamiento combativo, incluso si usted no está molesto, porque el equipo de cuidado necesita estar enterado de esto.

Guía de Procedimientos: Comportamiento Combativo

G Bloquee los golpes físicos o quítese del camino, pero nunca regrese los golpes (Fig. 2-10). No importa qué tanto lo lastime un residente o qué tan enojado o asustado se encuentre usted, nunca golpee o amenace a un residente.

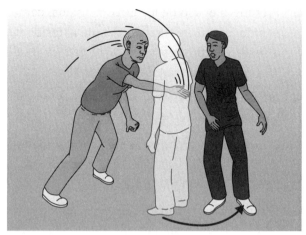

Fig. 2-10. Quítese del camino, pero nunca regrese los golpes.

G Manténgase tranquilo y baje su tono de voz.

G Sea flexible y tenga paciencia.

G No responda a los ataques verbales y no discuta. No acuse al residente de mal comportamiento.

G No utilice gestos que puedan asustar o exaltar al residente.

G Brinde seguridad y apoyo.

G Considere qué fue lo que provocó al residente. En algunas ocasiones, cosas tan sencillas como un cambio en el proveedor de cuidado o de la rutina puede ser muy molesto. Pida ayuda para llevar al residente a un lugar más tranquilo.

G Reporte el comportamiento inapropiado a la enfermera.

Enojo

El enojo es una emoción natural que tiene muchas causas. Algunas causas son por enfermedad, miedo, dolor, soledad y pérdida de independencia. El enojo puede ser simplemente una parte de la personalidad de alguien. Algunas personas se enojan más fácilmente que otras.

Las personas expresan su enojo de diferentes maneras. Algunas pueden gritar, levantar la voz, amenazar, lanzar cosas o deambular de un lado a otro. Otras personas expresan su enojo alejándose de los demás, quedándose callados o enfadándose. Siempre reporte el comportamiento de enojo a la enfermera.

Guía de Procedimientos: Comportamiento de Enojo

G Manténgase tranquilo.

G No discuta ni responda los ataques verbales.

G Comprenda al residente y trate de entender cómo se siente.

G Trate de determinar qué fue lo que causó el enojo del residente. El silencio puede ayudar a que el residente explique la causa. Escuche con atención mientras que el residente habla.

G Trate al residente con dignidad y respeto. Explique lo que usted va a hacer y cuándo lo va a hacer.

G Responda las llamadas de asistencia oportunamente.

G Manténgase a una distancia segura si el residente presenta un comportamiento combativo.

Comportamiento Inapropiado

Algunos residentes se comportarán de manera inapropiada. El comportamiento inapropiado de un residente incluye tratar de establecer una relación personal, en lugar de una profesional. Algunos ejemplos de este comportamiento incluyen hacer preguntas personales, pedir visitas durante el tiempo personal, pedir o hacer favores, brindar propinas o regalos y pedir dinero prestado o prestar dinero.

El comportamiento inapropiado incluye hacer comentarios y acercamientos sexuales. Los acercamientos sexuales incluyen cualquier comportamiento, comentario o palabras relacionadas con el sexo que lo hagan sentirse incómodo. Reporte este comportamiento al enfermero de inmediato.

El comportamiento inapropiado también incluye que los residentes se quiten la ropa o se toquen a sí mismos en público. Este comportamiento puede ser causado por enfermedades, demencia, confusión o por algún medicamento. Si usted se encuentra con alguna situación vergonzosa, sea realista y no reaccione de manera exagerada. Esto puede reforzar el comportamiento. Trate de distraer a la persona; si esto no funciona, amablemente dirija al residente a un lugar privado. Notifique al enfermero.

Los residentes confundidos pueden tener problemas que imitan un comportamiento sexual inapropiado. Es posible que tengan sarpullido incómodo, que la ropa les quede muy apretada, que tengan mucho calor o comezón o que tal vez necesiten ir al baño. Considere esto y observe si se presentan estos problemas. Cuando los residentes actúen de manera inapropiada, repórtelo aunque usted piense que el comportamiento era inofensivo.

Derechos de los Residentes
Comunicación con los Residentes

Sus interacciones con los residentes son importantes. La salud física, social y emocional de un residente puede depender, en gran parte, de la manera en que usted se comunica. Esto es cierto especialmente para residentes que tienen discapacidad cognitiva, que están solos, indefensos o aburridos. Sea comprensivo y amable con los residentes. Escuche si ellos quieren hablar. La presencia de una persona comprensiva puede comunicar: "Estoy aquí para usted" y puede asegurar a los residentes de que no están solos.

4. Identificar maneras de promover la seguridad y de manejar las emergencias que no sean médicas

Seguridad

Todos los empleados, incluyendo usted, son responsables de la seguridad en una institución. Es muy importante tratar de evitar accidentes *antes* de que ocurran. La prevención es la clave de la seguridad. Mientras usted realice su trabajo, revise si encuentra algún peligro de seguridad. Reporte de manera oportuna las condiciones inseguras a su supervisor. Antes de salir de la habitación de un residente, mire a su alrededor y realice una revisión final. Pregúntese lo siguiente:

- ¿Se encuentra el botón de llamadas al alcance del residente?
- ¿Está el cuarto ordenado? ¿Se encuentran los artículos del residente en su lugar apropiado?
- ¿Están los barandales de la cama levantados, si estaban indicados?
- ¿Se encuentran los muebles en el mismo lugar donde usted los encontró? ¿Se encuentra la cama en la posición más baja?
- ¿Tiene el residente espacio libre para caminar en la habitación y para ir al baño?

Principios de la Mecánica Corporal

La torcedura o la lesión en la espalda es uno de los riesgos más grandes que enfrentan las asistentes de enfermería. Utilizar la mecánica corporal adecuada es un paso importante para prevenir las lesiones y los problemas con la espalda. La **mecánica corporal** es la manera en la que las partes del cuerpo trabajan en conjunto cuando usted se mueve. Entender algunos de los principios básicos de la buena mecánica corporal le ayudará a mantener seguro al residente y a usted mismo.

Alineación. Cuando usted se encuentra parado, sentado o acostado, trate de tener su cuerpo en alineación y con una buena postura. Esto significa que ambos lados del cuerpo sean imágenes iguales con las partes del cuerpo alineadas de manera natural. La **postura** es la manera en que una persona sostiene y acomoda su cuerpo. Mantenga una alineación corporal correcta cuando levante o cargue un objeto manteniéndolo cerca de su cuerpo. Coloque sus pies y el cuerpo en la dirección hacia la que se mueve y evite girar la cintura (Fig. 2-11).

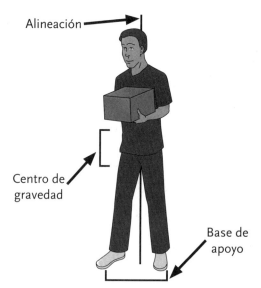

Fig. 2-11. Es importante tener una alineación corporal apropiada al levantarse o sentarse.

Base de apoyo. La base de apoyo es la base fundamental que sostiene un objeto. Los pies son la base de apoyo del cuerpo. Mientras más ancha sea la base de apoyo de su cuerpo, usted estará más estable. El pararse con sus piernas separadas a la altura de los hombros le brinda una mejor base de apoyo. Usted tendrá más estabilidad con esta posición que alguien que se encuentre parado con sus pies juntos.

Centro de gravedad. El centro de gravedad en su cuerpo es el punto donde se concentra el mayor peso. Este punto dependerá de la posición del cuerpo. Cuando usted está parado, el peso se centra en su pelvis. Un centro de gravedad bajo le brinda una base más estable de apoyo. Doblar sus rodillas cuando levanta un objeto, baja su pelvis y, por lo tanto, baja su centro de gravedad. Esto le da a usted mayor estabilidad y reduce las posibilidades de que se caiga o de que se lastime los músculos que están en función.

Algunos ejemplos de una buena mecánica corporal incluyen:

Cuando levante un objeto pesado del piso, separe sus pies a la altura de los hombros y doble sus rodillas. Utilizando los músculos largos y fuertes de sus muslos, brazos superiores y hombros, levante el objeto. Acérquelo a su cuerpo a la altura de la pelvis. Al hacer esto, usted mantiene el objeto cerca de su centro de gravedad y de su base de apoyo. Cuando se levante, empuje con sus músculos fuertes de la cadera y de los muslos. Levante su cuerpo y el objeto al mismo tiempo (Fig. 2-12).

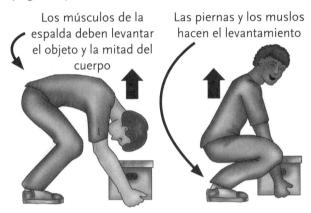

Fig. 2-12. En esta ilustración, ¿cuál persona está levantando el objeto correctamente?

No gire cuando mueva un objeto. Siempre colóquese frente al objeto o frente a la persona que esté moviendo. Gire sus pies en lugar de girar la cintura.

Para ayudar a un residente a sentarse, levantarse o caminar, protéjase con una buena postura. Coloque sus pies a una distancia de 12 pulgadas o a lo ancho de la cadera. Coloque un pie frente al otro con sus rodillas dobladas. La parte superior de su cuerpo debe mantenerse derecha y en alineación. Haga esto cada vez que usted tenga que apoyar el peso de un residente. Si un residente comienza a caerse, usted estará en una buena posición para ayudarlo. Nunca trate de "atrapar" a un residente que se cae. Si el residente se cae, ayúdele a acomodarse en el piso. Si usted trata de revertir una caída en progreso, puede lastimarse a usted mismo y/o al residente.

Doble sus rodillas para bajar su cuerpo, en lugar de doblar la cintura. Cuando una tarea requiere que se agache, utilice una buena postura. Esto le permitirá utilizar los músculos grandes de sus piernas y de la cadera en lugar de utilizar los músculos pequeños de su espalda.

Si usted está arreglando la cama, ajuste la altura de la cama hasta que llegue a un nivel seguro para trabajar, usualmente a la altura de la cintura. Evite doblar la cintura.

Recuerde los siguientes consejos para evitar torceduras y lesiones:

- Evalúe la situación primero. Deje libre el camino y remueva cualquier obstáculo.

- Pida ayuda cuando sea posible para levantar o ayudar a los residentes.

- Utilice los dos brazos y las dos manos para levantar, empujar o cargar objetos.

- Mantenga los objetos cerca de usted cuando los levante o cargue (Fig. 2-13).

- Empuje los objetos y el equipo en lugar de cargarlos.

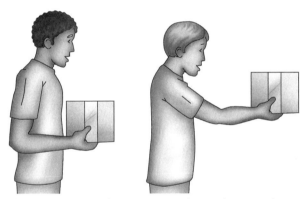

Fig. 2-13. Sostener las cosas cerca de usted mueve el peso hacia su centro de gravedad. En esta ilustración, ¿quién está más propenso a lastimarse los músculos de la espalda?

- Evite doblarse y estirarse siempre que sea posible. Mueva o coloque los muebles de tal manera que usted no tenga que doblarse o estirarse.

- Evite girar la cintura; mejor gire todo su cuerpo. Sus pies deben estar colocados en dirección a donde se encuentra el objeto que está cargando.

- Cuando mueva a un residente, infórmele lo que va a hacer para que le pueda ayudar, de ser posible. Cuente hasta tres para que todos levanten o muevan el objeto al mismo tiempo.

Reporte a la enfermera cualquier tarea que usted considere que no puede realizar de manera segura. Nunca trate de levantar un objeto o a un residente si usted considera que no puede hacerlo solo.

Prevención de Accidentes

Caídas

La mayoría de los accidentes que ocurren en una institución son caídas, las cuales pueden ser causadas por un ambiente inseguro, por la pérdida de habilidades, por enfermedades y por medicamentos. Los problemas que se presentan a causa de las caídas van desde moretones menores hasta fracturas y lesiones que ponen en peligro la vida. Una **fractura** es un hueso quebrado. Las caídas son especialmente comunes entre los ancianos. Con frecuencia, las personas mayores se lesionan seriamente con las caídas, ya que sus huesos son más frágiles. Esté muy alerta del riesgo de las caídas.

Los factores que se mencionan a continuación incrementan el riesgo de caídas:

- Desorden
- Tapetes mal acomodados
- Cordones eléctricos expuestos
- Pisos húmedos o resbalosos
- Escaleras o pisos irregulares
- Mala iluminación
- Botones de llamadas que no se encuentran al alcance o llamadas que no son atendidas de manera oportuna

Las condiciones personales que incrementan el riesgo de caídas incluyen medicamentos, pérdida de la visión, problemas con el equilibrio o con la manera de caminar, debilidad, parálisis y desorientación. **Desorientación** significa confusión sobre la persona, el lugar o el tiempo.

Guía de Procedimientos: Prevenir Caídas

G Mantenga todos los pasillos o espacios para caminar libres de desorden, basura, tapetes mal acomodados y cordones.

G Utilice tapetes con soporte anti-derrapante.

G Pida a los residentes que usen zapatos fuertes y anti-derrapantes. Asegúrese que las cintas de los zapatos estén amarradas.

G Los residentes deben evitar usar ropa que les quede muy larga o que arrastre en el piso.

G Mantenga los artículos de uso frecuente cerca de los residentes, incluyendo el botón de llamadas.

G Atienda todas las llamadas de inmediato.

G Limpie de inmediato los derrames en el piso.

G Reporte de inmediato los barandales de mano que estén sueltos.

G Si se utilizan, revise que estén colocadas las alarmas de cama o las alarmas de cuerpo y revise si funcionan.

G Marque las escaleras o el piso irregular con cinta de color para indicar peligro.

G Mejore la luz donde sea necesario.

G Ponga el freno en las sillas de ruedas antes de ayudar a los residentes a sentarse o levantarse.

G Ponga el freno en las llantas de la cama antes de ayudar a un residente a acostarse o levantarse o cuando brinde el cuidado.

G Regrese la cama a la posición más baja cuando haya terminado de realizar el cuidado.

G Pida ayuda cuando mueva residentes y no asuma que usted puede hacerlo solo.

G Ofrezca visitas al baño con frecuencia. Responda de inmediato las solicitudes de ayuda. Piense cómo se sentiría usted si tuviera que esperar ayuda para ir al baño.

G Deje los muebles en el mismo lugar donde estaban.

G Infórmese cuáles residentes están en riesgo de sufrir caídas. Ponga mucha atención para que usted les pueda ayudar con frecuencia.

G Si un residente comienza a caerse, colóquese en una buena posición para apoyarlo. Nunca trate de atrapar a un residente que se cae. Utilice su cuerpo para deslizarlo hacia el piso. Si usted trata de revertir una caída, puede lastimarse a usted mismo y/o al residente.

Consejo

Reportar Caídas

Siempre que se caiga un residente, usted debe reportarlo a la enfermera y llenar un reporte de incidentes, aunque el residente diga que se siente bien.

Quemaduras/Escaldaduras

Las quemaduras pueden ser causadas por calor seco (por ejemplo, plancha caliente, estufa y otros aparatos electrodomésticos), por calor húmedo (por ejemplo, líquidos o agua caliente, vapor) o por químicos (por ejemplo, lejía, ácidos). Los niños pequeños, los adultos mayores o las personas con pérdida de la sensación debido a una parálisis, se encuentran en mayor riesgo de sufrir quemaduras. Las **escaldaduras**, o quemaduras por líquido, son quemaduras ocasionadas por líquidos calientes. En cinco segundos o menos puede ocurrir una quemadura seria cuando la temperatura del líquido es de 140°F. El café, el té y otras bebidas calientes usualmente son servidas a una temperatura de 160°F a 180°F. Estas temperaturas pueden causar quemaduras casi al instante que requieren cirugía. La prevención de quemaduras es muy importante.

Guía de Procedimientos: Prevenir Quemaduras y Escaldaduras

G Siempre revise la temperatura del agua con un termómetro para el baño o con la muñeca antes de utilizarla.

G Reporte de inmediato los cordones eléctricos rotos o los electrodomésticos que no parezcan seguros y no los utilice. Remuévalos de la habitación.

G Informe a los residentes que va a servir o que va a dejar a un lado un líquido caliente.

G Sirva bebidas calientes lejos de los residentes.

G Mantenga las bebidas y los líquidos calientes lejos de las orillas de las mesas. Coloque una tapa en el recipiente.

G Asegúrese que los residentes estén sentados antes de servirles bebidas calientes.

G Si se utilizan calentadores de platos, monitoréelos con cuidado.

Identificación del Residente

Los residentes siempre deben ser identificados antes de brindar el cuidado o de servir alimentos. El no identificarlos puede ocasionar problemas serios, incluso la muerte. Las instituciones tienen diferentes métodos de identificación. Algunas instituciones tienen brazaletes de identificación, mientras que otras tienen fotos para identificarlos. Identifique a cada residente antes de comenzar cualquier procedimiento o de brindar cualquier cuidado. Siempre identifique a los residentes antes de colocar las bandejas de alimentos o de ayudar con la alimentación. Revise la tarjeta de la dieta y compárela con la identificación del residente. Llame al residente por su nombre.

Asfixia

La asfixia puede ocurrir al comer, tomar líquidos o tomar medicamentos. Las personas que están débiles, enfermas o inconscientes pueden asfixiarse con su propia saliva. La lengua de una persona también se puede inflamar y obstruir la vía respiratoria. Para prevenir la asfixia, los residentes deben comer estando sentados tan rectos como sea posible. Los residentes con problemas para deglutir pueden tener una dieta especial de líquidos espesos con la consistencia de miel o de almíbar. Los líquidos espesos son más fáciles de deglutir. Usted aprenderá más sobre los líquidos espesos en el capítulo 8.

Envenenamiento

Las instituciones tienen muchas sustancias dañinas que no deben ser ingeridas como limpiadores, pinturas, medicinas, artículos de limpieza y pegamentos. Estos productos deben ser almacenados o guardados bajo llave, lejos del alcance de residentes confundidos o con visión limitada. No deje productos de limpieza en las habitaciones de los residentes. Los residentes con demencia pueden esconder alimentos y dejar que se echen a perder en armarios, cajones u otros lugares. Investigue cualquier olor que usted note. El número del Centro de Control de Envenenamiento debe estar desplegado en todos los teléfonos.

Cortadas/Abrasiones

Las cortadas o abrasiones usualmente ocurren en el baño de una institución. Una **abrasión** es una lesión que quita la superficie de la piel. Guarde cualquier objeto punzante, incluyendo tijeras, cortaúñas o rastrillos, después de usarse. Tenga cuidado cuando levante o acomode residentes en la cama, sillas y sillas de ruedas. Cuando traslade residentes en silla de ruedas, empuje la silla de ruedas hacia el frente; no la jale detrás de usted. Si utiliza un elevador para ir hacia otro piso, voltee la silla de ruedas alrededor antes de entrar al elevador para que el residente esté viendo hacia el frente.

Hoja de Datos de Seguridad del Producto (MSDS)

La Administración de la Salud y Seguridad Ocupacional (OSHA por sus siglas en inglés) es una agencia del gobierno federal que define las reglas para proteger a los empleados de los peligros en el trabajo. La OSHA requiere que todos los químicos peligrosos tengan una hoja de datos de seguridad del producto (MSDS por sus siglas en inglés). Esta hoja detalla los ingredientes químicos del producto, sus peligros químicos, las acciones a seguir en caso de emergencia y los procedimientos para el manejo seguro del producto. Algunas instituciones utilizan un número telefónico gratuito para tener acceso a la información de las hojas MSDS, las cuales deben estar accesibles para todos los empleados en el lugar de trabajo. Información importante sobre las hojas MSDS incluye:

- Su empleador debe tener una hoja MSDS para cada químico utilizado.

- Su empleador debe brindar acceso fácil a las hojas MSDS.

- Usted debe saber dónde se guardan las hojas MSDS y cómo leerlas. Si usted no sabe, pida ayuda.

La lista de los químicos peligrosos que deben tener una hoja MSDS será actualizada cuando se compren nuevos productos químicos.

Incendio

Todas las instituciones tienen un plan de seguridad contra incendios y todos los empleados necesitan conocer dicho plan. La guía de procedimientos relacionada con los incendios y los planes de evacuación de la institución donde usted trabaje le será explicada. Las rutas de evacuación están desplegadas en las instituciones. Léalas y revíselas con frecuencia. Asista a los programas de capacitación en el servicio sobre incendios y desastres cuando los ofrezca la institución; esto le ayudará a saber lo que tiene que hacer en caso de una emergencia. Primero lleve a los residentes a un lugar seguro. La respuesta rápida, calmada y segura del personal salva vidas.

Guía de Procedimientos: Reducir Peligros de Incendio y Responder a los Incendios

---

G Nunca deje fumadores desatendidos. Si los residentes fuman, asegúrese que lo hagan en el área designada para fumar. Asegúrese que los cigarros sean apagados. Vacíe los ceniceros con frecuencia. Antes de vaciar los

- ceniceros, asegúrese que no tengan cenizas o cerillos calientes.

- Reporte de inmediato los cables eléctricos dañados o deshilachados, así como cualquier equipo eléctrico que necesite ser reparado.

- Las alarmas contra incendio y las salidas de emergencia no deben estar bloqueadas. De ser así, repórtelo a la enfermera.

- Cada institución tendrá un extinguidor para incendios (Fig. 2-14). El acrónimo de PASS (palabra en inglés que significa pasar) le ayudará a entender la manera de usarlo:

    P Jale el pasador.

    A Apunte a la base del fuego cuando rocíe.

    S Presione la manivela.

    S Rocíe de un lado al otro la base del fuego.

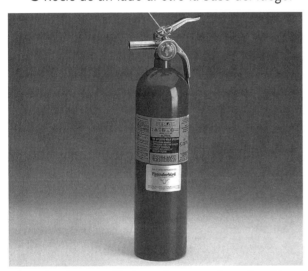

Fig. 2-14. Conozca dónde se almacenan los extinguidores de incendios en su institución y cómo utilizarlos.

- En caso de incendio, el acrónimo RACE (palabra en inglés que significa carrera) es una buena regla a seguir:

    R Remueva a los residentes del peligro.

    A Active el 911.

    C Contenga el fuego, de ser posible.

    E Extinga el fuego o el departamento de bomberos lo extinguirá.

Siga estos procedimientos para ayudar a los residentes a salir del edificio de una manera segura:

- Conozca el plan de evacuación de su institución en caso de incendio.

- Mantenga la calma.

- Siga las instrucciones del departamento de bomberos.

- Conozca cuáles residentes requieren de asistencia individual o de aparatos de asistencia. Los residentes inmóviles pueden ser trasladados de varias maneras. Si tienen una silla de ruedas, ayúdeles a sentarse en ella. Usted también puede utilizar otros transportadores con ruedas como carritos, sillas de baño, camillas o camas. Una sábana puede ser utilizada como camilla y hasta puede ser utilizada para jalar a una persona por el piso arriba de ella.

- Los residentes que pueden caminar también necesitarán ayuda para salir del edificio. Es posible que aquellos residentes que tienen problemas de audición o sordera no escuchen las advertencias y las instrucciones. El personal necesitará decirles directamente lo que tienen que hacer mientras que los lleva hacia una salida segura. Se debe quitar a las personas con problemas de la vista del paso de sillas de ruedas, carritos, etc. y necesitan recibir ayuda para salir del edificio. Los residentes confundidos y desorientados también necesitarán guía.

- Remueva cualquier cosa que bloquee una ventana o una puerta que pueda ser utilizada como salida de emergencia.

- No utilice los elevadores.

- Si una puerta está cerrada, revise antes de abrirla si está pasando calor. Si la puerta o la cerradura se siente caliente, quédese en la habitación si no hay una salida segura. Cierre el marco de la puerta (utilice ropa o toallas húmedas) para prevenir que el humo entre a la habitación. Quédese en la habitación hasta que la ayuda llegue.

- Utilice la técnica de seguridad de incendios de "detenerse, tirarse al piso y rodar" para apagar fuego en la ropa o en el cabello. Deje de correr y quédese quieto. Tírese al piso, acostándose de ser posible. Ruede en el piso para tratar de extinguir las llamas.

G Utilice una cubierta húmeda sobre la cara y nariz para reducir la inhalación de humo.

G Después de salirse del edificio, aléjese de ahí.

Procedimientos para Desastres

Los desastres pueden incluir incendios, inundaciones, terremotos, huracanes, tornados o clima severo. Los actos de terrorismo también pueden considerarse como desastres. Los desastres que usted puede experimentar dependerán del lugar en donde usted viva. Las asistentes de enfermería necesitan ser hábiles y profesionales cuando ocurra un desastre. Las instituciones tienen planes para desastres y usted recibirá entrenamiento sobre estos planes. Con frecuencia, las instituciones ofrecen entrenamientos anuales y simulacros para desastres. Tome ventaja de estas sesiones cuando se brinden en su institución. Ponga mucha atención a las instrucciones.

Durante desastres naturales, una enfermera o el administrador le darán instrucciones. Escuche cuidadosamente todas las instrucciones y sígalas. Las instituciones pueden confiar en los grupos estatales o locales de ayuda y en la Cruz Roja Americana para asumir responsabilidades por los enfermos y por las personas discapacitadas. La siguiente guía de procedimientos aplica para cualquier situación de desastre:

• Mantenga la calma.

• Conozca la ubicación de todas las salidas y escaleras.

• Conozca dónde se encuentran las alarmas contra incendio y los extinguidores.

• Conozca la acción apropiada que debe seguir en cualquier situación.

Adicionalmente, será requerido que usted conozca los lineamientos específicos para el área en la que usted trabaja. Su instructor tendrá

información sobre desastres que comúnmente ocurren en su área.

5. Demostrar la manera de reconocer y de responder ante emergencias médicas

Las emergencias médicas pueden ser el resultado de accidentes o enfermedades imprevistas. Esta sección habla sobre lo que usted debe hacer en una emergencia médica. Los ataques al corazón, las embolias, las emergencias diabéticas, la asfixia, los accidentes automovilísticos y las heridas de bala son todas emergencias médicas. Las caídas, quemaduras y cortadas también pueden ser emergencias. En una emergencia, trate de mantener la calma, de reaccionar rápido y de comunicarse claramente. Conocer los siguientes pasos le ayudará:

• **Evalúe la situación**. Trate de averiguar lo que ha sucedido. Asegúrese que usted no se encuentre en peligro. Fíjese qué hora es.

• **Evalúe a la víctima**. Pregunte a la persona lesionada o enferma lo qué le pasó. Si la persona no puede responder, es posible que se encuentre inconsciente. Estar **consciente** significa estar mentalmente alerta y tener conocimiento de su alrededor, de las sensaciones y de los pensamientos. Determine si la persona está consciente. Déle a la persona una palmadita suave y pregunte si se encuentra bien. Hable fuerte y utilice el nombre de la persona si lo conoce. Si no hay respuesta, asuma que la persona está inconsciente. Esta es una emergencia. *Pida ayuda de inmediato o envíe a alguien a pedir ayuda.*

Si una persona está consciente y puede hablar, entonces está respirando y tiene pulso. Hable con la persona sobre lo que pasó. Pida a la persona permiso para tocarla, (cualquier persona que no puede dar consentimiento para tratamiento, como un niño que no tiene a su padre o madre cerca o una persona inconsciente o seriamente lesionada, puede se tratado con "consentimiento implícito". Esto significa que si la persona fuera capaz de hablar o si su padre o madre estuviera presente, ellos darían consentimiento). Revise a la persona para ver si tiene una lesión. Busque lo siguiente:

- Sangrado severo
- Cambios en el conocimiento
- Respiración irregular
- Sensibilidad en la piel o color inusual
- Partes del cuerpo inflamadas
- Brazaletes de alerta médica
- Cualquier cosa que la persona diga que es dolorosa

Si cualquiera de estos casos se presenta, usted puede necesitar ayuda médica profesional. Siempre pida ayuda. Llame a la enfermera antes de hacer cualquier otra cosa.

Si la persona lesionada o enferma se encuentra consciente, puede estar asustada. Escuche a la persona y dígale lo que están haciendo para ayudarla. Mantenga la calma y la confianza. Asegúrele que ya está siendo atendida.

Una vez que la emergencia haya terminado, usted necesita documentarla en sus notas. Llene un reporte de incidentes. Trate de recordar tantos detalles como sea posible. Reporte únicamente los hechos, no sus opiniones.

Los **primeros auxilios** son el cuidado de emergencia que se brinda de inmediato a una persona lesionada. La **resucitación cardiopulmonar (CPR por sus siglas en inglés)** se refiere a los procedimientos médicos utilizados cuando el corazón o los pulmones de una persona han dejado de funcionar. El CPR se utiliza hasta que llega la ayuda médica.

Se necesitan acciones rápidas. El CPR debe iniciarse inmediatamente después de pedir ayuda o de mandar a alguien a pedir ayuda. El daño cerebral puede ocurrir de 4 a 6 minutos después de que el corazón deja de latir y de que los pulmones dejan de respirar. La persona puede morir en 10 minutos.

Únicamente las personas que han recibido el entrenamiento apropiado deben realizar CPR. Su empleador probablemente hará los arreglos para que usted reciba entrenamiento de CPR. De lo contrario, pregunte sobre el entrenamiento de CPR de la Cruz Roja o de la Asociación Americana del Corazón. El CPR es una técnica importante que se debe aprender. **Si usted no tiene el entrenamiento, no trate de realizar CPR**. Realizar CPR de manera incorrecta puede lastimar a la persona aún más.

Conozca las reglas de su institución sobre si usted puede iniciar el CPR si usted ha sido entrenado. Algunas instituciones no permiten que las NA inicien el CPR sin la dirección de la enfermera.

Asfixia

Cuando algo está bloqueando el tubo por donde entra el aire a los pulmones, la persona tiene una **vía respiratoria obstruida**. Cuando las personas se están asfixiando, usualmente ponen sus manos en su garganta y tosen (Fig. 2-15). Siempre y cuando la persona pueda hablar, toser o respirar, no haga nada. Pídale que tosa tan fuerte como sea posible para expulsar el objeto. Quédese con la persona hasta que se detenga la asfixia o hasta que no pueda hablar, toser o respirar.

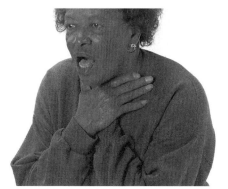

Fig. 2-15. Las personas que se están asfixiando, usualmente ponen sus manos en su garganta y tosen.

Si una persona ya no puede hablar, toser o respirar, pida a alguien que llame al 911. Utilice el botón de llamadas o el cordón para emergencias para notificar a alguien que usted necesita ayuda. No deje sola a la víctima de asfixia para pedir ayuda.

Las **presiones abdominales** son un método para intentar remover un objeto de la vía respiratoria de una persona que se está asfixiando. Estas presiones sirven para remover el bloqueo hacia arriba y hacia afuera de la garganta. Asegúrese de que la persona necesita ayuda antes de brindar presiones abdominales. Pregunte: "¿Puede toser? ¿Puede hablar? ¿Puede respirar? ¿Se está asfixiando?". Dígale: "Yo sé qué es lo que hay que hacer en este caso. ¿Le puedo ayudar?". Esto es obtener consentimiento. Si la persona no puede hablar o toser o si la respuesta es débil, comience a dar presiones abdominales.

Realizar presiones abdominales en una persona consciente

1. Colóquese detrás de la persona y acomode sus brazos por debajo de los brazos de la persona y alrededor de la cintura.

2. Forme un puño con una mano. Coloque el lado plano del puño con el dedo pulgar contra el abdomen de la persona sobre el ombligo, pero por debajo esternón.

3. Apriete el puño con su otra mano y empuje ambas manos hacia usted y hacia arriba, rápida y fuertemente (Fig. 2-16).

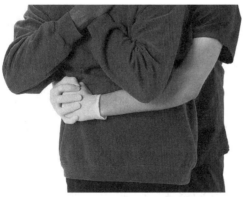

Fig. 2-16. Cuando brinde presiones abdominales, empuje ambas manos hacia usted y hacia arriba (hacia adentro y hacia arriba), rápida y fuertemente.

4. Repita hasta que el objeto sea expulsado o hasta que la persona pierda el conocimiento.

5. Reporte y documente el incidente apropiadamente.

Si la persona queda inconsciente mientras se asfixia, ayude a colocarla suavemente en el piso. Recuéstela sobre su espalda con la cara hacia arriba. Asegúrese que la ayuda venga en camino. La persona puede tener una vía respiratoria completamente bloqueada y necesita ayuda médica profesional de inmediato. No practique este procedimiento en una persona viva. Esto pone a la persona en riesgo de sufrir lesiones en las costillas u órganos internos.

Shock

El **shock** (choque o ataque) ocurre cuando los órganos y los tejidos del cuerpo no reciben el abastecimiento de sangre adecuado. El sangrado, el ataque al corazón, las infecciones severas y un descenso de la presión sanguínea pueden causar que la persona sufra un shock, lo cual puede empeorar cuando la persona está asustada o tiene dolor severo.

El shock es una situación peligrosa que amenaza contra la vida. Los signos incluyen piel pálida o azulada (**cianótica**), mirada fija, ritmo respiratorio y pulso acelerado, baja presión sanguínea y sed intensa. Siempre pida ayuda si usted sospecha que una persona se encuentra en shock. Para tratar un shock, realice lo siguiente:

Reaccionar ante un shock

1. Acueste a la persona sobre su espalda. Si la persona está vomitando o tiene sangrado por la boca, recuéstela sobre su costado (a menos que sospeche que el cuello, espalda o columna vertebral estén lesionados).

2. Controle el sangrado. Este procedimiento se describe más adelante en este capítulo.

3. Revise el pulso y las respiraciones de ser posible (ver el capítulo 7).

4. Mantenga la persona tan tranquila y cómoda como sea posible.

5. Mantenga una temperatura corporal normal. Si el clima es frío, coloque una sábana alrededor de la persona. Si el clima es caliente, brinde sombra.

6. Eleve los pies a menos que la persona tenga una lesión en la cabeza o abdomen, dificultad para respirar o fracturas en los huesos o espalda (Fig. 2-17). Eleve la cabeza y los hombros si tiene dificultad para respirar o una lesión en la cabeza. Nunca eleve una parte del cuerpo si tiene un hueso quebrado.

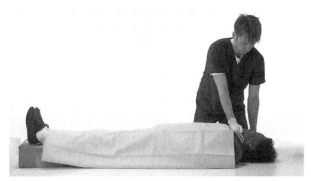

Fig. 2-17. Si la persona está en shock, eleve los pies a menos que tenga lesiones en la cabeza o abdomen, dificultad para respirar, espalda o huesos fracturados.

7. No le dé a la persona nada de comer o beber.

8. Pida ayuda de inmediato. Las víctimas de un shock o conmoción siempre deben recibir cuidado médico rápidamente.

9. Reporte y documente el incidente apropiadamente.

Infarto al Miocardio o Ataque al Corazón

El infarto al miocardio (MI por sus siglas en inglés), o ataque al corazón ocurre cuando el músculo del corazón por sí solo no recibe suficiente oxígeno porque los vasos sanguíneos están bloqueados. Un infarto al miocardio es una emergencia que puede tener como resultado daños severos en el corazón o la muerte. A continuación se presentan signos y síntomas de un MI:

- Dolor severo y repentino en el pecho, usualmente en el lado izquierdo o en el centro y por detrás del esternón

- Dolor o malestar en otras áreas del cuerpo, como en uno o en ambos brazos, en la espalda, en el cuello, en la mandíbula o en el estómago

- Indigestión o acidez

- Náusea y vómito

- **Disnea**, o dificultad para respirar

- Mareos

- Piel pálida, gris o azulada indicando falta de oxígeno

- Transpiración

- Piel húmeda y fría

- Pulso irregular y débil

- Presión sanguínea baja

- Ansiedad y sentimiento de muerte

- Negación de un problema del corazón

El dolor de un ataque al corazón es comúnmente descrito como un dolor aplastante, presionante, estrujante, punzante, penetrante, o "como que alguien está sentado sobre mi pecho". El dolor puede extenderse hacia la parte interna del brazo izquierdo. Una persona también puede sentir dolor en el cuello y/o en la mandíbula. El dolor usualmente no se quita.

Como sucede en los hombres, el síntoma más común de las mujeres es molestia o dolor en el pecho; sin embargo, es más probable que las mujeres sufran falta de aliento, náusea/vómito y dolor de espalda o mandíbula, que los hombres. Los síntomas de algunas mujeres parecen ser como los de la gripe y es más probable que las mujeres nieguen que están teniendo un ataque al corazón.

Usted debe tomar acción inmediata si un residente tiene cualquiera de estos síntomas. Siga estos pasos:

Reaccionar ante un ataque al corazón

1. Llame a la enfermera o pida que alguien la llame.

2. Coloque a la persona en una posición cómoda. Pídale que descanse y asegúrele que usted no lo dejará solo.

3. Afloje la ropa alrededor del cuello de la persona (Fig. 2-18).

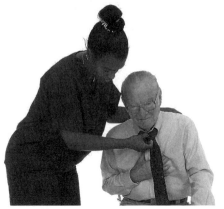

Fig. 2-18. Afloje la ropa alrededor del cuello de la persona si usted sospecha que está teniendo un MI.

4. No le brinde a la persona líquidos ni alimentos.

5. Monitoree la respiración y el pulso de la persona. Si la persona deja de respirar o no tiene pulso, realice respiraciones de rescate o CPR, únicamente si usted está entrenado para hacerlo y si su institución se lo permite.

6. Quédese con la persona hasta que la ayuda llegue.

7. Reporte y documente el incidente apropiadamente.

Algunos estados del país permiten que las asistentes de enfermería ofrezcan medicamento para el corazón, como nitroglicerina, a una persona que está sufriendo un ataque al corazón. Si usted tiene permitido hacer esto, ofrezca únicamente el medicamento. Nunca coloque medicamento en la boca de la persona.

Sangrado

El sangrado severo puede ocasionar la muerte rápidamente; debe ser controlado. Llame a la enfermera de inmediato. Siga los pasos que se presentan a continuación para controlar el sangrado:

Controlar el sangrado

1. Póngase guantes. Tome su tiempo para hacer esto. Si el residente es capaz, él puede sostener su propia mano descubierta sobre la herida hasta que usted se ponga los guantes.

2. Sostenga una almohadilla gruesa y estéril, una almohadilla limpia o un trapito, pañuelo o toalla limpia contra la herida.

3. Presione fuerte y directamente sobre la herida que sangra hasta que la ayuda llegue. No disminuya la presión (Fig. 2-19). Coloque almohadillas adicionales sobre la primera almohadilla si la sangre se filtra. No remueva la primera almohadilla.

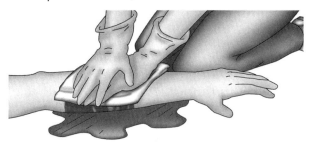

Fig. 2-19. Presione fuerte y directamente sobre la herida que sangra; no disminuya la presión.

4. Si usted puede, levante la herida a una altura superior a la del nivel del corazón para disminuir el sangrado. Si la herida está en un brazo, pierna, mano o pie y no hay huesos rotos, apoye la parte del cuerpo sobre toallas, sábanas u otro material absorbente.

5. Cuando el sangrado se encuentra bajo control, sujete bien las vendas para que se mantengan en su lugar. Revise si la persona tiene síntomas de shock (piel pálida, ritmo de respiración y pulso acelerado, baja presión sanguínea y sed extrema). Quédese con la persona hasta que llegue la ayuda.

6. Quítese los guantes y lave muy bien sus manos.

7. Reporte y documente el incidente apropiadamente.

Quemaduras

El cuidado de una quemadura depende de su profundidad, tamaño y ubicación. Siempre notifique a la enfermera cuando un residente se queme. Las quemaduras pueden requerir ayuda de emergencia.

Tratamiento para quemaduras

Tratamiento para una quemadura menor:

1. Utilice agua fría y limpia (no use hielo) para reducir la temperatura de la piel y prevenir una lesión mayor. El hielo dañará aún más la piel. Humedezca una toallita limpia y colóquela sobre la quemadura.

2. Una vez que el dolor se ha disminuido, usted puede cubrir el área con una gasa estéril y seca.

3. Nunca use ningún tipo de ungüento, pomada o grasa en una quemadura.

Para quemaduras más serias:

1. Aleje a la persona de lo que ocasionó la quemadura. Si la ropa tiene llamas, apáguelas utilizando una sábana o toalla. Protéjase de la fuente que ocasionó la quemadura.

2. Pida ayuda de emergencia.

3. Revise si la persona está respirando, si tiene pulso o sangrado severo.

4. No aplique agua porque puede causar infección.

5. No trate de jalar la ropa de las áreas quemadas. Cubra la quemadura con una gasa gruesa, seca y estéril, de tener disponibles, o con una toalla limpia. Aplique la gasa o la toalla ligeramente. Una compresa fría, insulada y seca se puede utilizar por encima del vendaje. Como mencionamos anteriormente, nunca utilice ningún tipo de ungüento, pomada o grasa en una quemadura.

6. Pida a la persona que se acueste y eleve la parte afectada, si esto no causa más dolor.

7. Si la quemadura cubre un área grande, envuelva a la persona o la extremidad en una sábana limpia y seca. Tenga cuidado de no frotar la piel.

8. Espere a que llegue la ayuda médica de emergencia.

9. Reporte y documente el incidente apropiadamente.

Desmayos

Los desmayos ocurren como resultado de la reducción del flujo sanguíneo al cerebro, causando pérdida del conocimiento. Un desmayo también puede ser el resultado de hambre, miedo, dolor, fatiga, de estar parado por un período largo, mala ventilación o demasiado calor. Los signos y síntomas del desmayo incluyen mareos, transpiración, la piel pálida, pulso débil, respiraciones profundas y obscurecimiento del campo visual. Si alguien parece que se va a desmayar, siga estos pasos:

Reaccionar ante los desmayos

1. Pida a la persona que se acueste o se siente antes de que se desmaye.

2. Si la persona se encuentra sentada, ayúdele a que se doble hacia el frente y coloque su cabeza entre las rodillas (Fig. 2-20). Si la persona se encuentra acostada sobre su espalda, eleve las piernas.

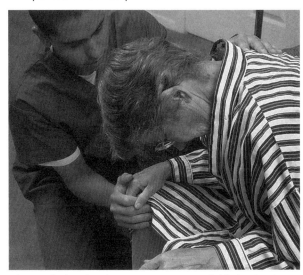

Fig. 2-20. Ayude a la persona a que se doble hacia el frente y coloque su cabeza entre las rodillas, si se encuentra sentada.

3. Afloje cualquier ropa apretada.

4. Pida a la persona que se mantenga en esta posición al menos cinco minutos después de que hayan desparecido los síntomas.

5. Ayude a que la persona se levante lentamente. Continúe observando si se presentan síntomas de desmayo. Quédese con ella hasta que se sienta mejor. Si usted necesita ayuda pero no puede dejar a la persona, utilice el botón de llamadas.

6. Reporte y documente el incidente apropiadamente.

Si una persona se desmaya, bájela al piso o a otra superficie plana y acuéstela sobre su espalda. Eleve sus piernas a una altura de 8 a 12 pulgadas. Afloje cualquier ropa que esté apretada y revise si la persona está respirando. La persona se debe recuperar rápidamente, pero manténgala acostada por varios minutos. Reporte el incidente al enfermero de inmediato. Los desmayos pueden ser un signo de una condición médica más seria.

Reacción a la Insulina y Cetoacidosis Diabética

La reacción a la insulina y la cetoacidosis diabética son problemas de diabetes que pueden poner en riesgo la vida. La **reacción a la insulina** (también conocida como hipoglucemia) puede ser el resultado ya sea por demasiada insulina o por muy poca comida. Esto ocurre cuando se administra insulina y la persona se salta una comida o no se come todos los alimentos requeridos. Incluso cuando se consume una cantidad regular de comida, la actividad física puede absorber rápidamente los alimentos causando que el cuerpo tenga demasiada insulina. El vómito y la diarrea también pueden ocasionar un shock insulínico en personas con diabetes.

Los primeros signos de reacción a la insulina incluyen sentirse débil o raro, tener nerviosismo, mareos y transpiración. Esto indica que el residente necesita comida en una forma en la que

el cuerpo la pueda absorber rápidamente. Una cucharada de azúcar, un dulce o un vaso de jugo de naranja debe ser consumido de inmediato. Un diabético siempre debe tener una fuente rápida de azúcar a la mano. Llame al enfermero si el residente presenta signos de reacción a la insulina. Los signos y síntomas de reacción a la insulina incluyen:

- Hambre

- Debilidad

- Pulso rápido

- Dolor de cabeza

- Presión sanguínea baja

- Transpiración

- Piel húmeda y fría

- Confusión

- Temblores

- Nerviosismo

- Visión borrosa

- Entumecimiento de labios y lengua

- Pérdida del conocimiento

La **cetoacidosis diabética (DKA por sus siglas en inglés)** (también conocida como hiperglucemia o coma diabético) es causada por tener muy poca insulina. Esto puede ser el resultado de una diabetes no diagnosticada, de no tener insulina, de no tomar suficiente insulina, de comer demasiado, de no hacer suficiente ejercicio o por tener estrés físico o emocional. Los signos del inicio de una cetoacidosis diabética, incluyen aumento de sed u orina, dolor abdominal, respiración dificultosa o profunda y aliento dulce o frutal. Llame a la enfermera de inmediato, si el residente presenta signos de DKA. Otros signos y síntomas incluyen:

- Hambre

- Debilidad

- Pulso débil y rápido

- Dolor de cabeza

- Presión sanguínea baja

- Piel seca

- Mejillas sonrojadas

- Mareos

- Respiración lenta, profunda y elaborada

- Náusea y vómito

- Falta de aire o un residente que se sofoca y que no puede alcanzar el aliento

- Pérdida del conocimiento

Esta condición tiene un alto riesgo de caer en coma y hasta de morir a menos de que reciba tratamiento de inmediato. Revise el capítulo 4 para obtener mayor información sobre la diabetes.

Convulsiones

Las convulsiones son contracciones involuntarias y, en ocasiones, violentas de los músculos. Pueden involucrar una parte pequeña del cuerpo o todo el cuerpo. Las convulsiones son causadas por una anormalidad en el cerebro. Pueden ocurrir en niños pequeños que tienen fiebre alta. También pueden presentar convulsiones los niños mayores y las personas adultas que tienen una enfermedad seria, que tienen fiebre, que tienen alguna lesión en la cabeza o que sufren de un padecimiento de convulsiones como lo es la epilepsia.

La meta principal de un proveedor de cuidado durante una convulsión es asegurarse que el residente se encuentre seguro. Durante una convulsión, una persona puede sacudirse severamente y aventar los brazos y piernas sin control, puede apretar su quijada, babear y no poder deglutir. Tome las medidas de emergencia que se presentan a continuación si un residente tiene una convulsión:

Reaccionar ante las convulsiones

1. Baje a la persona al piso y acuéstela sobre su costado.

2. Pida a alguien que llame a la enfermera de inmediato o utilice el botón de llamadas. No deje a la persona sola a menos de que usted deba hacerlo para pedir asistencia médica.

3. Aleje los muebles para prevenir lesiones. Si se tiene una almohada o una sábana cerca, colóquela bajo la cabeza del residente.

4. No trate de controlar a la persona.

5. No introduzca nada entre los dientes de la persona a la fuerza. No coloque sus manos en la boca del residente por ninguna razón. Usted podría ser mordido.

6. No brinde líquidos ni alimentos.

7. Cuando termine la convulsión, revise la respiración.

8. Reporte y documente el incidente apropiadamente, incluyendo el tiempo que duró la convulsión.

CVA o Embolia

El término médico para una embolia es un **accidente cerebrovascular (CVA por sus siglas en inglés)**. El CVA, o embolia, es ocasionado cuando se corta el abastecimiento de sangre al cerebro por un coágulo o vaso sanguíneo, que se revienta repentinamente. Una respuesta rápida ante las sospechas de embolia es de suma importancia. Los exámenes y tratamientos necesitan brindarse dentro de un periodo corto de tiempo después de que inicia la embolia. El tratamiento en las primeras horas puede reducir la gravedad de la embolia.

Un **ataque de isquemia transitorio** o TIA, por sus siglas en inglés, es una advertencia de un CVA. Es el resultado de una falta temporal de oxígeno en el cerebro. Los síntomas pueden durar hasta 24 horas, incluyendo dificultad para hablar, debilidad en un lado del cuerpo, pérdida temporal de la vista y hormigueo o entumecimiento. Estos síntomas no deben ser ignorados. Repórtelos a la enfermera de inmediato. A continuación se presentan otros signos que también indican que está ocurriendo una CVA:

- Debilidad o entumecimiento facial, especialmente en un solo lado de la cara
- Debilidad o entumecimiento de los brazos, especialmente en un solo lado
- Habla inaudible o dificultad para hablar
- Uso de palabras inapropiadas
- Incapacidad para entender las palabras orales o escritas
- Enrojecimiento de la cara
- Respiración ruidosa
- Mareos
- Visión borrosa
- Zumbido en los oídos
- Dolor de cabeza
- Náusea/vómito
- Convulsiones
- Pérdida del control de la vejiga y de los intestinos
- Parálisis en un lado del cuerpo
- Presión sanguínea elevada
- Pulso bajo
- Pérdida del conocimiento

Para mayor información, revise el capítulo 4.

Vómito

El vómito o **émesis**, es el hecho de expulsar el contenido del estómago por la boca. Esto puede ser un signo de una enfermedad o una lesión seria. Si un residente ha vomitado, hable con él o ella amablemente mientras que le ayuda a limpiarse. Dígale lo que está haciendo para ayudarlo. Notifique a la enfermera y siga estos pasos:

Reaccionar ante el vómito

1. Póngase guantes.
2. Asegúrese que la cabeza se encuentra hacia arriba o hacia un lado. Coloque una vasija para émesis debajo de la barbilla. Remuévala cuando el vómito se haya detenido.
3. Remueva la ropa de cama o la ropa del residente que esté sucia y deje a un lado. Reemplace con ropa o sábanas limpias.
4. Si los ingresos y egresos (I&O por sus siglas en inglés) del residente están siendo monitoreados (capítulo 7), mida y anote la cantidad del vómito.
5. Deseche el vómito en el inodoro a menos de que el vómito sea rojo, tenga sangre o tenga el aspecto de café molido húmedo. Si observa estos síntomas, muéstrelo a la enfermera antes de desecharlo. Una vez que se deshaga del vómito, limpie y almacene la vasija.
6. Quítese y tire los guantes.
7. Lávese las manos.
8. Póngase guantes limpios.
9. Tranquilice al residente (Fig. 2-21). Límpiele la cara y la boca. Acomode al residente en una posición cómoda. Ofrezca agua y brinde cuidado bucal. Esto ayuda a quitar el sabor del vómito en la boca.

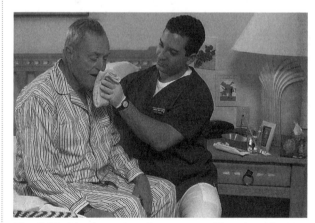

Fig. 2-21. Mantenga la calma y tranquilice al residente cuando lo ayude por vómito.

10. Coloque la ropa de cama sucia en el contenedor apropiado.
11. Quítese y tire los guantes.
12. Lávese las manos otra vez.
13. Reporte y documente el incidente apropiadamente. Documente la hora, la cantidad, el color, el olor y la consistencia del vómito.

6. Describir y demostrar las prácticas para la prevención de infecciones

El **control de infecciones** es el término para la serie de métodos utilizados en las instituciones de cuidado para la salud para prevenir y controlar la propagación de enfermedades. Ésta es una responsabilidad de todos los integrantes del equipo de cuidado. Conozca las reglas y los procedimientos de su institución para el control de infecciones. Éstas ayudan a protegerlo a usted, a los residentes y a las demás personas de contraer enfermedades.

Un **microorganismo** es un organismo o una cosa viviente que es tan pequeño que solamente lo puede ver con un microscopio. Un **microbio** es otro nombre que se le da a un microorganismo. Los microorganismos siempre están presentes en el ambiente. Las **infecciones** ocurren cuando microorganismos dañinos, llamados **patógenos**, invaden al cuerpo y se multiplican.

Existen dos tipos principales de infecciones, las infecciones sistemáticas y las infecciones localizadas. Una **infección sistemática** se encuentra en el flujo sanguíneo y se propaga por todo el cuerpo, causando síntomas generales como fiebre, escalofríos o confusión mental. Una **infección localizada** está limitada a una parte específica del cuerpo y tiene síntomas locales cerca del lugar de la infección; por ejemplo, si una herida se infecta, el área alrededor de la herida puede ponerse roja, caliente y dolorosa.

Otro tipo de infección es una infección adquirida en un hospital, o infección nosocomial. Las **infecciones adquiridas en un hospital (HAI por sus siglas en inglés)**, son infecciones que los pacientes adquieren dentro de un lugar donde se brinda cuidado para la salud que se presentan como resultado del tratamiento de otras condiciones.

La **asepsia médica** es el proceso de remover patógenos o el estado de estar libre de patógenos. Se refiere a las condiciones limpias que usted quiere crear en su institución y que se utilizan en todos los lugares donde se brinda cuidado para la salud. En el cuidado de la salud, el término "**limpio**" significa que los objetos no están contaminados con patógenos. El término "**sucio**" significa que los objetos han sido contaminados con patógenos. La **asepsia quirúrgica** (o "técnica estéril") es el estado de estar libre de todos los microorganismos, no sólo de patógenos. La asepsia quirúrgica se utiliza para muchos tipos de procedimientos, como el de cambiar un catéter.

Prevenir la propagación de infecciones es importante. Para entender cómo prevenir una enfermedad, usted primero debe saber cómo se propaga. La **cadena de infección** es una manera de describir cómo se transmiten las enfermedades de un ser viviente a otro (Fig. 2-22). Las definiciones y los ejemplos de cada uno de los seis eslabones en la cadena de infección son:

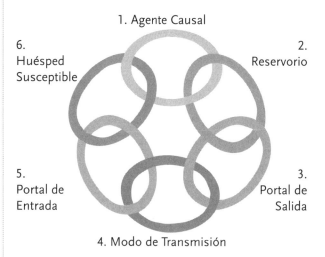

Fig. 2-22. La cadena de infección.

Eslabón 1: El **agente causal** es un patógeno o microorganismo que causa una enfermedad. La flora normal son los microorganismos que viven dentro y en el cuerpo, pero que no causan daños. Cuando entran en una parte diferente del cuerpo, pueden causar una infección. Los agentes causales incluyen bacterias, virus, hongos y protozoos.

Eslabón 2: Un **reservorio** es el lugar donde vive y crece el patógeno. Puede ser una persona, un animal, una planta, la tierra o una sustancia. Los microorganismos crecen mejor en lugares húmedos, templados y oscuros donde la comida esté presente. Algunos microorganismos necesitan oxígeno para sobrevivir; otros no. Los reservorios dentro de los humanos incluyen los pulmones, la sangre y el intestino grueso.

Eslabón 3: El **portal de salida** es cualquier abertura del cuerpo en una persona infectada que permite que los patógenos salgan. Estos portales incluyen la nariz, la boca, los ojos o una cortada en la piel (Fig. 2-23).

Eslabón 4: El **modo de transmisión** describe la manera en que el patógeno viaja de una persona a otra. La transmisión puede ser por medio del aire, por contacto directo o por contacto indirecto. El **contacto directo** sucede al tocar las secreciones de una persona infectada. El **contacto indirecto** es el resultado de tocar algo que fue contaminado por la persona infectada, como un pañuelo desechable o la ropa.

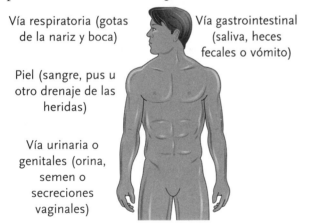

Fig. 2-23. Portales de salida.

Eslabón 5: El **portal de entrada** es cualquier abertura del cuerpo de una persona que no está infectada que permite que entren los patógenos. Esto incluye la nariz, la boca, otras membranas mucosas, una cortada en la piel o la piel seca o agrietada (Fig. 2-24). Las **membranas mucosas** son las membranas que recubren las cavidades del cuerpo, como la boca, la nariz, los ojos, el recto y los genitales.

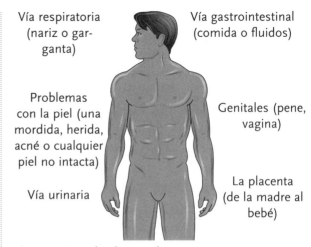

Fig. 2-24. Portales de entrada.

Eslabón 6: Un **huésped susceptible** es una persona que no está infectada que podría enfermarse, incluyendo todos los trabajadores del cuidado de la salud y cualquier persona bajo su cuidado que no esté ya infectada con esa enfermedad en particular.

Si uno de estos eslabones en la cadena de infección se rompe, entonces la propagación de la infección se detiene. Las prácticas de prevención de infecciones ayudan a detener que los patógenos viajen (Eslabón #4) y que lleguen a sus manos, nariz, ojos, boca, piel, etc. (Eslabón #5). Usted también puede reducir sus propias posibilidades de enfermarse (Eslabón #6) teniendo las vacunas para enfermedades como la hepatitis B y la influenza.

Precauciones estándares y precauciones basadas en la transmisión

Las agencias del gobierno estatal y federal tienen normas y leyes sobre la prevención de infecciones. Los **Centros para la Prevención y el Control de Enfermedades (CDC por sus siglas en inglés)** forman una agencia del gobierno a cargo del Departamento de Salud y de Servicios Humanos (HHS por sus siglas en inglés). Esta agencia emite información para proteger la salud de las personas y de la comunidad. En 1996, el CDC recomendó un nuevo sistema de control de infecciones para reducir el riesgo de contraer enfermedades infecciosas en los lugares donde se brinda cuidado para la salud. En el 2007, se realizaron cambios y se agregaron puntos adicionales a este sistema. Existen dos niveles de precauciones dentro del sistema de control de infecciones: las precauciones estándares y las precauciones basadas en la transmisión, o aislamiento.

Seguir las **precauciones estándares** significa tratar a toda la sangre, a todos los fluidos corporales, a toda la piel no intacta (como abrasiones, espinillas o úlceras abiertas) y a todas las membranas mucosas (recubrimiento de la boca, nariz, ojos, recto o genitales) como si estuvieran infectados. Ésta es la única manera segura de realizar su trabajo. Usted no puede saber con sólo ver a los residentes o con leer los expedientes médicos si ellos tienen una enfermedad contagiosa como el HIV, la hepatitis o la influenza.

Bajo las precauciones estándares, los "fluidos del cuerpo" incluyen saliva, **esputo** (la flema que se arroja al toser), orina, heces fecales, semen, secreciones vaginales, pus y otro drenaje de heridas. Estos no incluyen el sudor.

Las precauciones estándares y las precauciones basadas en la transmisión forman una manera de detener la propagación de infecciones, ya que interrumpen el modo de transmisión. En otras palabras, estas normas no detienen a que una persona infectada expulse patógenos; sin embargo, al seguir estas normas, usted ayuda a detener que dichos patógenos lo infecten a usted o a las personas que usted cuida:

- Practique las precauciones estándares con cada persona que esté bajo su cuidado.

- Las precauciones basadas en la transmisión varían en la manera en que una infección es transmitida. Cuando se indican, estas precauciones se utilizan **además** de las precauciones estándares. Usted aprenderá más detalles sobre estas precauciones más adelante.

Guía de Procedimientos: Precauciones Estándares

G **Lávese las manos** antes de ponerse los guantes. Lávese las manos inmediatamente después de quitarse los guantes. Tenga cuidado de no tocar objetos limpios con los guantes usados.

G **Use guantes** si usted puede entrar en contacto con: sangre, fluidos o secreciones corporales, piel lastimada con abrasiones, acné, cortadas, puntadas o grapas, o membranas mucosas. Dichos contactos ocurren durante el cuidado bucal, la asistencia para ir al baño, el cuidado perineal, al ayudar con el cómodo de baño o urinal, al limpiar los derrames, al limpiar las bacinicas, los urinales, los cómodos de baño y otros contenedores que hayan tenido fluidos corporales y al desechar los desperdicios.

G **Quítese los guantes** inmediatamente después de haber terminado con el procedimiento.

G **Lave de inmediato todas las superficies de la piel que hayan sido contaminadas** con fluidos corporales y sangre.

G **Use una bata desechable** que sea resistente a los fluidos corporales si usted puede entrar en contacto con la sangre o fluidos del cuerpo.

G **Use mascarilla y guantes protectores** si usted puede entrar en contacto con sangre o fluidos corporales rociados o salpicados (por ejemplo, al vaciar un cómodo de baño).

G **Use guantes y tenga precaución cuando maneje hojas de afeitar, agujas y otros objetos filosos.** Los **objetos filosos** son agujas u otros objetos puntiagudos. Deseche estos objetos con cuidado en un contenedor para material biopeligroso resistente a las perforaciones.

G **Nunca intente poner una tapa en agujas o inyecciones.** Deséchelos en un contenedor para material biopeligroso.

G **Evite cortadas o heridas** cuando rasure a los residentes.

G **Coloque cuidadosamente en bolsas a todos los materiales contaminados.** Deséchelos de acuerdo con las reglas de su institución.

G **Etiquete claramente los fluidos corporales** que están guardados para muestras con el nombre del residente y con una etiqueta indicando que contiene material biopeligroso. Manténgalos en un contenedor con tapa. Colóquelos en una bolsa para transportación de especimenes biopeligrosos, de ser necesario.

G **Deseche los desperdicios contaminados** de acuerdo con la política de su institución. Los desperdicios que contienen sangre o fluidos corporales son considerados desperdicios biopeligrosos. Los desperdicios líquidos usualmente pueden ser desechados por medio del sistema de drenaje regular, siempre y cuando el desperdicio no se salpique, rocíe o disperse al tirarlo. Se debe usar el PPE apropiado, seguido de la eliminación y del lavado de manos apropiado. Siga las instrucciones de su institución.

Las precauciones estándares SIEMPRE deben ser practicadas con las personas bajo su cuidado sin importar su estatus de infección. Recuerde, usted no puede saber si una persona tiene una enfermedad en la sangre por la manera en que se ve o actúa, o incluso por leer su expediente médico. Si usted practica las precauciones estándares, reducirá considerablemente el riesgo de transmitir alguna infección a usted mismo y a los demás.

En su trabajo usted utilizará sus manos constantemente. Los microorganismos están en todo lo que usted toca. El lavado de manos es la cosa más importante que usted puede hacer para prevenir la propagación de enfermedades. La CDC ha definido la **higiene de las manos** como lavarse las manos con jabón simple o jabón antiséptico y agua, así como utilizar desinfectantes para las manos a base de alcohol incluyendo gel,

enjuagues y espumas, que no requieren el uso de agua. La **antisepsia de manos** se refiere al lavado de manos con jabón o con otros detergentes que contienen un agente antiséptico.

Los desinfectantes para las manos con base de alcohol – comúnmente llamados "desinfectantes para manos" – han comprobado ser efectivos para reducir las bacterias en la piel; sin embargo, no sustituyen del lavado apropiado de las manos. Siempre utilice jabón y agua para las manos visiblemente sucias. Una vez que las manos ya están limpias, se pueden utilizar los desinfectantes a base de alcohol además del lavado de las manos siempre y cuando sus manos no se encuentren visiblemente sucias. Cuando utilice un desinfectante con base de alcohol, se deben frotar las manos hasta que el producto se seque por completo. Utilice una loción humectante en las manos para prevenir que la piel se reseque y se agriete.

Si usted usa anillos, considere quitárselos mientras trabaja. Los anillos pueden incrementar el riesgo de contaminación. Mantenga las uñas de las manos cortas, lisas y limpias. No use uñas artificiales o extensiones porque albergan bacterias e incrementan el riesgo de contaminación. Usted debe lavarse las manos:

- Cuando llegue al trabajo

- Siempre que las tenga visiblemente sucias

- Antes, durante y después de tener contacto con los residentes

- Antes de ponerse guantes y después de quitárselos

- Después de tener contacto con cualquier fluido corporal, membrana mucosa, piel cortada o vendajes

- Después de manejar artículos contaminados

- Después de estar en contacto con los objetos en la habitación de un residente (ambiente del cuidado)

- Antes y después de tocar las bandejas de comida y/o de manejar comida

- Antes y después de darle de comer a los residentes
- Antes de tomar la ropa de cama limpia
- Después de tocar la basura o los desperdicios
- Después de recoger cualquier cosa del piso
- Antes y después de usar el baño
- Después de sonarse la nariz, toser o estornudar en sus manos
- Antes y después de comer
- Después de fumar
- Después de tocar áreas en su cuerpo, como su boca, cara, ojos, cabello, oídos o nariz
- Antes y después de aplicar maquillaje
- Después de tener contacto con mascotas y después de tener contacto con los artículos de limpieza de las mascotas
- Antes de salir de la institución

Lavado de manos

Equipo: jabón, toallas de papel

1. Abra la llave del lavabo. Mantenga su ropa seca porque la humedad produce bacterias.

2. Doble los brazos hacia abajo sosteniendo las manos más abajo que los codos. Esto evita que el agua suba por sus brazos. Moje las manos y muñecas perfectamente (Fig. 2-25).
   Es más probable que las manos estén contaminadas. El agua debe correr de lo más limpio a lo más sucio.

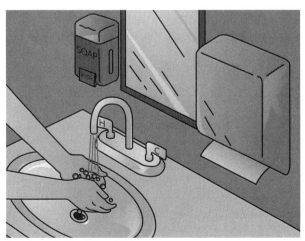

Fig. 2-25

3. Aplique limpiador de piel o jabón en las manos.

4. Frote las manos juntas con los dedos entre ellos para crear una capa de jabón. Enjabone todas las superficies de las manos y dedos, incluyendo sus muñecas (Fig. 2-26). Utilice fricción por al menos 20 segundos.
   El enjabonar las manos y la fricción liberan los aceites de la piel y permiten que los patógenos sean enjuagados.

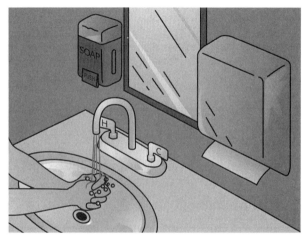

Fig. 2-26.

5. Limpie las uñas frotándolas en la palma de la otra mano.
   La mayoría de los patógenos en las manos se encuentran debajo de las uñas.

6. Teniendo cuidado de no tocar el lavabo, enjuague por completo utilizando agua corriente. Enjuague todas las superficies de las manos y de las muñecas. Deje correr el agua de sus muñecas hacia las yemas de los dedos. No permita que el agua corra de la parte de su brazo que no ha sido lavado hacia las manos limpias.
   Las muñecas son las más limpias y las yemas de los dedos son las más sucias.

7. Utilice una toalla de papel seca y limpia para secar todas las superficies de las manos, muñecas y dedos. No pase la toalla en los antebrazos que no fueron lavados y luego limpie sus manos con la misma toalla. Tire la toalla sin tocar el bote de basura. Si sus manos tocan el lavabo o el bote de basura, vuelva a empezar.

8. Utilice una toalla de papel seca y limpia para cerrar la llave del lavabo (Fig. 2-27). No contamine sus manos tocando la superficie del lavabo o la llave del lavabo.

   Las manos se volverán a contaminar si usted toca las llaves o el lavabo sucio con las manos limpias.

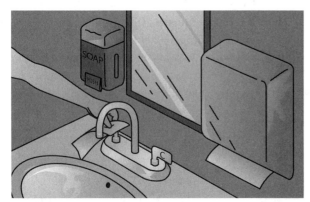

Fig. 2-27.

9. Deseche la(s) toalla(s) de papel utilizada(s) en el bote de la basura después de cerrar la llave del lavabo.

Equipo de Protección Personal

El **equipo de protección personal (PPE por sus siglas en inglés)** es equipo que ayuda a proteger a los empleados de enfermedades o lesiones serias que se presentan como resultado de estar en contacto con peligros en el lugar de trabajo. En las instituciones de cuidado para la salud, el PPE ayuda a protegerlo a usted de tener contacto con material potencialmente infeccioso. Su empleador es responsable de brindarle el PPE apropiado que debe usar.

El equipo de protección personal incluye batas, mascarillas, lentes, protectores faciales y guantes. Las batas protegen la piel y/o la ropa; las mascarillas protegen la boca y nariz; los lentes protegen los ojos; los protectores faciales protegen toda la cara (boca, nariz y ojos) y los guantes protegen las manos. El equipo que utilizan más los proveedores del cuidado son los guantes.

Usted debe usar PPE si existe la posibilidad de entrar en contacto con fluidos del cuerpo, membranas mucosas o heridas abiertas. Use o **póngase**, batas, mascarilla, lentes y protectores faciales cuando se puedan rociar o salpicar fluidos del cuerpo o sangre. Las batas limpias y no estériles protegen su piel expuesta. También evitan que se ensucie su ropa. Las batas deben cubrir completamente su torso. Deben quedarle cómodamente sobre su cuerpo y tener mangas largas que queden bien ajustadas en la muñeca. Cuando termine con un procedimiento, remueva o **quítese**, la bata tan pronto como sea posible y lávese las manos.

Cómo usar (ponerse) la bata

1. Lávese las manos.
2. Abra la bata. Sosténgala frente a usted y permita que la bata se abra (Fig. 2-28). No la sacuda. Deslice sus manos hacia dentro de las mangas. Póngase la bata.

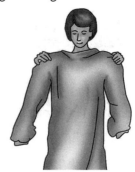

Fig. 2-28.

3. Amarre la apertura del cuello.
4. Extendiéndose hacia atrás, jale la bata hasta que cubra la ropa por completo y amarre la bata por la cintura (Fig. 2-29).

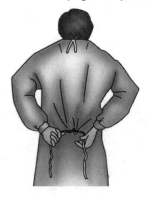

Fig. 2-29.

5. Utilice las batas sólo una vez y después deseche o remueva. Si la bata se moja o ensucia durante el cuidado, quítesela. Revise su ropa y póngase una bata nueva. La OSHA requiere el uso de batas impermeables –batas que no permitan que los líquidos penetren– cuando trabaje en una situación que involucre mucha sangre.

6. Póngase los guantes después de ponerse la bata.

Cuando se quite una bata, desamárrela del cuello y de la cintura. Quítesela sin tocar la parte externa de la bata y enróllela con el lado sucio hacia adentro y lejos del cuerpo.

Las mascarillas deben utilizarse cuando brinda cuidado a residentes con enfermedades respiratorias. En ocasiones, es necesario utilizar mascarillas especiales para ciertas enfermedades, como tuberculosis (TB). Las mascarillas deben cubrir por completo su nariz y boca para prevenir la penetración de fluidos. Las mascarillas deben quedar bien ajustadas sobre la nariz y boca. Siempre cambie su mascarilla cuando atienda a otro residente; nunca utilice la misma mascarilla de un residente a otro. Los lentes protectores brindan protección para sus ojos. Los anteojos solos no brindan la protección apropiada para los ojos. Los lentes protectores deben quedar bien ajustados cubriendo los ojos y la parte alrededor de los ojos o de los anteojos.

Cómo usar (ponerse) la mascarilla y los lentes protectores

1. Lávese las manos.

2. Tome la mascarilla por las cuerdas elásticas o tiras superiores. No toque la mascarilla en la parte donde toca su cara.

3. Ajuste la mascarilla sobre la nariz y boca. Amarre las tiras superiores primero y luego las inferiores. Las mascarillas siempre deben estar secas o deben ser reemplazadas. Nunca use una mascarilla que cuelgue únicamente de las tiras inferiores (Fig. 2-30).

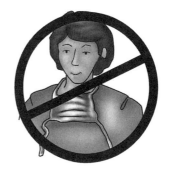

Fig. 2-30.

4. Póngase los lentes protectores.

5. Póngase los guantes después de ponerse la mascarilla y los lentes protectores.

Cuando necesite protección adicional para la piel, un protector facial puede ser utilizado como sustituto de la mascarilla o lentes protectores. El protector facial debe cubrir desde la frente hasta debajo de la barbilla y abarca los lados de su cara.

Su institución tendrá políticas y procedimientos específicos sobre cuándo utilizar guantes. Aprenda y siga estas reglas. Siempre use guantes para las siguientes tareas:

- En cualquier situación que usted pueda tocar sangre o cualquier otro fluido corporal, incluyendo vómito, orina, heces fecales o saliva

- Cuando realice o ayude con el cuidado bucal o con el cuidado de cualquier membrana mucosa

- Cuando realice o ayude con el **cuidado del área perineal** (el cuidado del área de los genitales y el ano)

- Cuando desempeñe cuidado personal en un residente que tiene **piel no intacta** – piel que está afectada por abrasiones, cortadas, sarpullido, acne, espinillas o furúnculos

- Cuando ayude con el cuidado personal y usted tenga úlceras abiertas o cortadas en sus manos

- Cuando rasure a un residente

- Cuando quite ropa de cama, batas, vendas y almohadillas sucias

Los guantes limpios no estériles son generalmente adecuados; pueden ser de vinil, látex o nitrilo. Algunas personas son alérgicas al látex. Si usted es alérgico, infórmele al enfermero; se le brindarán guantes alternos. Siempre informe al enfermero si usted tiene piel seca, abierta o agrietada. Los guantes le deben quedar cómodamente en sus manos; no deben quedarle muy flojos ni muy apretados.

Los guantes desechables se usan únicamente una vez. No pueden ser lavados o desinfectados para volverse a usar. Cambie los guantes antes de entrar en contacto con membranas mucosas, piel no intacta o si los guantes se ensucian, se rompen o se dañan. Lávese las manos antes de ponerse guantes limpios.

Cómo usar (ponerse) los guantes

1. Lávese las manos.
2. Si usted es diestro, deslice un guante en su mano izquierda (haga lo contrario si es zurdo).
3. Con la mano que tiene guante, deslice la otra mano dentro del segundo guante.
4. Entrelace los dedos para quitar los dobleces y para que se ajusten cómodamente.
5. Revise con cuidado si los guantes tienen alguna rasgadura, algún agujero o mancha. Reemplace el guante, de ser necesario.
6. Si utiliza una bata, jale los puños de los guantes para colocarlos encima de las mangas de la bata (Fig. 2-31).

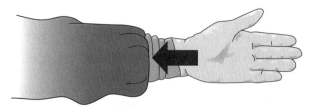

Fig. 2-31.

Quítese los guantes inmediatamente después de su uso. Quítese los guantes antes de tocar artículos o superficies no contaminadas. Quítese los guantes antes de salir de la habitación. Siempre lávese las manos directamente después de quitarse los guantes. Usted está usando los guantes para proteger su piel de contaminación. Después de brindar el cuidado, sus guantes están contaminados. Si usted abre una puerta con alguna mano que tiene guantes, la perilla de la puerta se contamina. Después, cuando usted abra la puerta con una mano sin guante, usted estará tocando una superficie contaminada. Antes de tocar superficies o de salir de la habitación, quítese los guantes y lávese las manos. Después, póngase guantes nuevos, de ser necesario.

Cómo remover (quitarse) los guantes

1. Toque únicamente la parte exterior de un guante; con una mano que tenga guante, agarre el otro guante con la palma y jale el guante para quitarlo (Fig. 2-32).

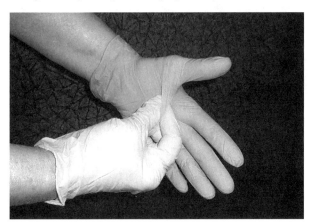

Fig. 2-32.

2. Mientras que se quita el guante de la mano, debe ser volteado de adentro hacia afuera.
3. Con las yemas de los dedos de la mano que tiene el guante puesto, sostenga el guante que acaba de ser removido. Con la mano sin guante, extienda dos dedos por debajo del puño del guante restante a la altura de la muñeca. Tenga cuidado de no tocar ninguna parte externa de los guantes (Fig. 2-33).

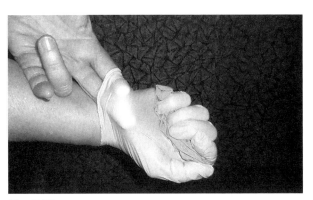

Fig. 2-33.

4. Jale hacia abajo, volteando el guante de adentro hacia afuera y sobre el primer guante mientras que se lo quita.

5. Usted ahora debe estar sosteniendo un guante por su parte interna limpia. El otro guante debe estar de adentro de éste.

6. Tire ambos guantes en el contenedor apropiado.

7. Lávese las manos.

Cuando se ponga el PPE, recuerde este orden:

1. Póngase la bata.
2. Póngase la mascarilla.
3. Póngase los lentes o el protector facial.
4. Póngase los guantes al último.

Cuando se quite el PPE, recuerde este orden:

1. Quítese los guantes.
2. Quítese los lentes o el protector facial.
3. Quítese la bata.
4. Quítese la mascarilla.

Desempeñar la higiene de las manos siempre es el paso final después de remover y desechar el PPE.

Manejo del Equipo y de la Ropa de Cama

Las instituciones tendrán áreas separadas con artículos sucios y limpios, como el equipo, la ropa de cama y los materiales. Existen habitaciones separadas para los artículos que son considerados "limpios" y para artículos que son considerados "sucios" o contaminados. A usted le indicarán dónde se encuentran dichas habitaciones qué tipo de equipo y de artículos se encuentran en cada una de estas habitaciones. Realice la higiene de las manos antes de entrar a las habitaciones de artículos limpios y antes de salir de las habitaciones de artículos sucios. Esto ayuda a prevenir la propagación de patógenos.

Guía de Procedimientos: Manejo de Equipo, Ropa de Cama y Ropa del Residente

G Maneje todo el equipo de manera que prevenga:
- El contacto con la piel/membranas mucosas
- La contaminación de su ropa
- La transferencia de una enfermedad hacia otros residentes o hacia otras áreas

G No utilice el equipo "re-usable" de nuevo hasta que éste haya sido apropiadamente limpiado y reprocesado. La **esterilización** es una medida de limpieza que destruye todos los microorganismos, incluyendo los patógenos. Utiliza vapor bajo presión, vapor seco o químicos o en forma de gas o líquido para esterilizar. Los artículos que necesitan ser esterilizados son los que van directamente hacia el flujo sanguíneo o hacia otras áreas del cuerpo que normalmente son áreas estériles (por ejemplo, instrumentos quirúrgicos). La **desinfección** es un proceso que mata patógenos, pero no todos los microorganismos; reduce el conteo de organismos a un nivel que generalmente no es considerado infeccioso. La desinfección se realiza por medio de pasteurización o de químicos germicidas. Algunos ejemplos de los artículos que usualmente son desinfectados son tanques de oxígeno reusables, brazaletes para tomar la presión sanguínea montados en la pared y cualquier equipo del cuidado para residentes que sea reusable.

G Deseche apropiadamente todo el equipo de "un sólo uso" o que sea desechable. **Desechable** significa que se debe tirar después de usarse una vez. Los rastrillos desechables son un ejemplo de equipo desechable.

G Limpie y desinfecte
- Todas las superficies ambientales
- Las camas, barandales de cama y equipo de cama
- Todas las superficies que son tocadas con frecuencia (como las perillas de las puertas y los botones de llamadas)

G Maneje, transporte y procese la ropa de cama sucia de manera que evite
- La exposición a membranas mucosas y piel
- La contaminación de la ropa (mantenga la ropa de cama y la ropa del residente lejos de su uniforme) (Fig. 2-34)

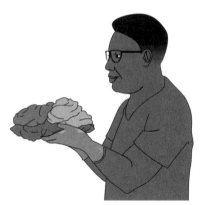

Fig. 2-34. Sostenga y cargue la ropa de cama lejos de su uniforme.

- La transferencia de enfermedades a otros residentes y a otras áreas (no sacuda la ropa de cama ni la ropa del residente; dóblela o enróllela para que el área más sucia se encuentre hacia adentro)

G Guarde la ropa de cama sucia en una bolsa en el lugar de origen.

G Clasifique la ropa de cama sucia lejos de las áreas de cuidado del residente.

G Coloque la ropa de cama húmeda en bolsas impermeables.

Usted aprenderá más sobre la limpieza del equipo y de los materiales en el capítulo 7.

Derrames

Los derrames pueden ser un riesgo serio de infección. Las instituciones de cuidado a largo plazo tendrán soluciones de limpieza específicas para derrames. Limpie los derrames utilizando el equipo y los procedimientos apropiados.

Guía de Procedimientos: Limpieza de Derrames que Involucran Sangre, Fluidos Corporales o Vidrio

G Póngase guantes antes de comenzar. En algunos casos es mejor utilizar guantes industriales.

G Primero absorba el derrame con cualquier producto que utilice la institución; puede ser un polvo absorbente.

G Recoja todo el derrame absorbido y deséchelo en un contenedor designado.

G Aplique el desinfectante apropiado en el área del derrame y permita que se permanezca húmedo por al menos 10 minutos.

G Limpie los derrames de inmediato con la solución de limpieza apropiada.

G No recoja con sus manos ninguna pieza de vidrio roto, sin importar qué tan grande esté. Utilice un recogedor y una escoba u otras herramientas.

G La basura que contenga vidrio quebrado, sangre o fluidos corporales debe ser colocada apropiadamente en bolsas. La basura que contenga sangre o fluidos corporales necesita ser colocada en un contenedor para material biopeligroso. Siga las reglas de la institución.

Precauciones basadas en la Transmisión

Estas precauciones se utilizan al brindar cuidado a personas que se encuentran infectadas o que se sospecha que están infectadas con una enfermedad. A estas precauciones se les conoce como **precauciones basadas en la transmisión** o **aislamiento**. Cuando así se indica, estas precauciones son utilizadas además de las precauciones estándares. Estas precauciones siempre estarán mencionadas en el plan de cuidado y en su hoja de asignaciones. Estas precauciones deben seguirse para su seguridad y la de los demás.

Existen tres categorías para las precauciones basadas en la transmisión:

- Precauciones para transmisión por aire
- Precauciones para transmisión por gotas
- Precauciones para transmisión por contacto

La categoría utilizada depende de la enfermedad y de la manera en que se propaga a las demás personas. También se pueden utilizar en combinación para enfermedades que tienen múltiples rutas de transmisión.

Las precauciones para transmisión por aire se siguen para enfermedades que pueden ser transmitidas por el aire después de ser expulsadas (Fig. 2-35). Los patógenos son tan pequeños que pueden pegarse a la humedad en el aire. Permanecen flotando por cierto tiempo. Para cierto cuidado, puede ser requerido que usted utilice máscaras especiales, como los respiradores N-95 o HEPA para evitar ser infectado. Algunas enfermedades de transmisión aérea incluyen tuberculosis, sarampión y varicela.

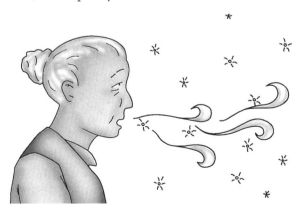

Fig. 2-35. Las precauciones para transmisión por aire se utilizan para enfermedades que pueden ser transmitidas por el aire.

Las precauciones para transmisión por gotas se siguen cuando los microorganismos que causan enfermedades no se quedan suspendidas en el aire y usualmente sólo viajan distancias cortas después de ser expulsadas. Las gotas normalmente no viajan más de tres pies y pueden ser generadas por toser, estornudar, hablar, reír o succionar (Fig. 2-36). Las precauciones para la transmisión por gotas incluyen utilizar una mascarilla facial durante el cuidado y restringir visitas de personas no infectadas. Los residentes deben usar mascarillas cuando se trasladen de una habitación a otra. Cubra su nariz y boca con un pañuelo desechable cuando usted estornude o tosa. Pida a los residentes, familiares y demás personas que hagan lo mismo. Tire el pañuelo desechable en el contenedor de basura más cercano. Si usted estornuda en sus manos, láveselas de inmediato. Un ejemplo de una enfermedad transmitida por gotas son las paperas.

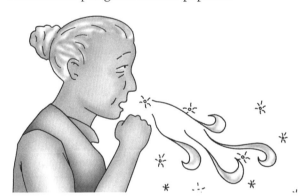

Fig. 2-36. Las precauciones para transmisión por gotas se siguen cuando el microorganismo no se queda suspendido en el aire.

Las precauciones para transmisión por contacto son utilizadas cuando hay un riesgo de transmitir o de contraer un microorganismo al tocar un objeto o una persona infectada (Fig. 2-37). Algunos ejemplos de situaciones que requieren las precauciones para transmisión por contacto son los piojos corporales, la sarna y la conjuntivitis bacteriana (ojo rojo). La transmisión puede ocurrir por contacto de piel a piel durante traslados o durante el baño. Las precauciones para transmisión por contacto incluyen usar PPE y aislar al residente. Requieren que se lave las manos con jabón anti-microbiano. Un agente **antimicrobiano** destruye o resiste patógenos. Las precauciones para transmisión por contacto también requieren no tocar las superficies contaminadas con manos que no tienen guantes o superficies no contaminadas con guantes contaminados.

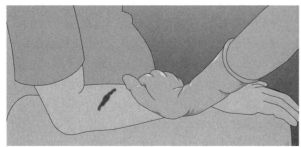

Fig. 2-37. *Las precauciones de transmisión por contacto se siguen cuando la persona se encuentra en riesgo de transmitir un microorganismo al tocar un objeto o una persona infectada.*

El personal comúnmente se refiere a residentes que necesitan las precauciones basadas en la transmisión como que están en "aislamiento". Un letrero debe estar en la puerta indicando "aislamiento" ("isolation" en inglés) o "Precauciones por Contacto" ("Contact Precautions" en inglés) y alertar a las personas de que deben ver a la enfermera antes de entrar a la habitación.

Guía de Procedimientos: Aislamiento

G Cuando así sea indicado, las precauciones basadas en la transmisión siempre se utilizan además de las precauciones estándares.

G A usted le indicarán el PPE apropiado que debe usar para el cuidado de cada residente que se encuentre en aislamiento. Asegúrese de ponerse el PPE de manera apropiada y de quitárselo de manera segura. El PPE no se puede usar afuera de la habitación del residente. Quítese el PPE y realice el lavado de manos antes de salir de la habitación.

G No comparta equipo entre los residentes. Siempre que sea posible, utilice artículos desechables que puedan ser tirados después de su uso. Tírelos a la basura en la habitación antes de salir. Utilice equipo dedicado (únicamente para usarse con un solo residente) cuando los artículos desechables no sean opción. No contamine equipo reusable colocándolo en los muebles de la habitación del residente.

G Utilice el PPE apropiado, de ser indicado, cuando sirva alimentos y bebidas. No deje al descubierto alimentos que no hayan sido ingeridos en la habitación del residente. Cuando el residente haya terminado de comer, llévese la vasija de la comida al área apropiada.

G Siga las precauciones estándares cuando remueva desechos corporales. Utilice guantes cuando toque o maneje los desechos. Utilice batas y guantes cuando así se le indique.

G Si requiere tomar un espécimen de un residente en aislamiento, utilice el PPE apropiado. Tome la muestra y colóquela en el contenedor apropiado sin que la parte externa del contenedor entre en contacto con el espécimen. Remueva apropiadamente su PPE y tírelo en la habitación. Realice el lavado de manos antes de salir de la habitación. Entregue el espécimen a la enfermera.

G Asegure al residente que la enfermedad es la que está en aislamiento, no la persona. Explique porqué se están tomando estos pasos. Brinde tiempo para platicar con el residente sobre sus preocupaciones.

Enfermedades Infecciosas Comunes

Los **patógenos transmitidos por la sangre** son microorganismos que se encuentran en la sangre humana que pueden causar infección y enfermedad en los humanos. Los patógenos también se pueden encontrar en fluidos corporales, en heridas que drenan y en membranas mucosas. Las enfermedades que se llevan en la sangre pueden ser transmitidas por sangre infectada que entra a su flujo sanguíneo o por semen o secreciones vaginales infectadas que entran en contacto con membranas mucosas. Utilizar una aguja para inyectar drogas y compartir las agujas también puede transmitir enfermedades transmitidas por la sangre. Adicionalmente, las madres infectadas pueden transmitir estas enfermedades a sus bebés en la matriz o en el nacimiento.

En el cuidado de la salud, el contacto con sangre o con ciertos fluidos corporales infectados es la manera más común de obtener una enfermedad transmitida por la sangre. Las infecciones pueden propagarse por medio del contacto con sangre o fluidos corporales contaminados, agujas u otros objetos puntiagudos contaminados o con materiales o equipo contaminado. La ley requiere que los empleadores ayuden a prevenir la exposición a los patógenos transmitidos por la sangre. Siga las precauciones estándares y los demás procedimientos para protegerse a usted mismo de las enfermedades que son transmitidas por la sangre.

Las enfermedades principales que son transmitidas por la sangre en Estados Unidos son el Síndrome de Inmunodeficiencia Adquirida (SIDA, a lo que en este libro se le hará referencia como AIDS por sus siglas en inglés) y la hepatitis. Usted aprenderá más sobre el AIDS en el capítulo 4.

La **hepatitis** es una inflamación en el hígado causada por una infección. La función del hígado puede ser dañada de manera permanente por la hepatitis y puede ocasionar otras enfermedades crónicas que duran toda la vida. Varios virus diferentes pueden causar hepatitis. Los tipos más comunes de hepatitis son la A, B y C. La hepatitis B (HBV, por sus siglas en inglés) es contagiada por medio de la sangre o agujas que están contaminadas con el virus o por tener relaciones sexuales con una persona infectada. La hepatitis C también es transmitida por la sangre y posiblemente por contacto sexual. La

hepatitis B y C pueden causar cirrosis, cáncer en el hígado y hasta la muerte.

La HBV es una amenaza seria para los trabajadores del cuidado de la salud. Su empleador debe ofrecerle una vacuna gratis para protegerlo contra la hepatitis B. La vacuna HBV puede prevenir la hepatitis B. La prevención es la mejor opción para lidiar con esta enfermedad. Póngase la vacuna cuando se la ofrezcan. No existe vacuna para la hepatitis C.

Otras infecciones serias incluyen:

- **Tuberculosis** o **TB** es una enfermedad transmitida por el aire. Es transportada en gotas mucosas suspendidas en el aire. Cuando una persona infectada con TB habla, tose, respira o canta, puede liberar gotas mucosas que llevan la enfermedad. La TB usualmente infecta los pulmones causando tos, dificultad para respirar, fiebre, pérdida de peso y fatiga. Esta enfermedad puede ser curada, sin embargo, si no recibe tratamiento puede causar la muerte.

  Los síntomas de la TB incluyen fatiga, pérdida del apetito, pérdida de peso, un poco de fiebre y escalofríos, sudor por la noche, tos prolongada, toser sangre, dolor en el pecho, falta de aliento y problemas para respirar.

  Cuando cuide residentes que tienen TB, siga las precauciones estándares y las precauciones para transmisión por aire. Use mascarilla y bata mientras que brinde el cuidado a los residentes. Tenga cuidado especial cuando maneje el esputo. Cuando entre a una habitación especial con aislamiento por infección transmitida por el aire (AIIR por sus siglas en inglés), no abra o cierre la puerta rápidamente. Esto jala aire contaminado de la habitación hacia el pasillo. La puerta debe permanecer cerrada. Siga los procedimientos de aislamiento si se lo indican. Ayude al residente a recordar que debe tomarse todo el medicamento recetado. El no hacerlo es un factor importante para propagar la TB.

- **MRSA** es un *estafilococo dorado* resistente a la meticilina. El *estafilococo dorado* es un tipo común de bacteria que puede causar enfermedad. La meticilina es un antibiótico fuerte. La MRSA es una infección resistente a los antibióticos que se adquiere con frecuencia en hospitales y otras instituciones. Las infecciones de MRSA también pueden ocurrir en personas sanas que no han sido hospitalizadas recientemente. En algunas ocasiones se contagian en centros deportivos donde el equipo no ha sido desinfectado durante su uso. Estas infecciones son conocidas como infecciones de MRSA asociadas con la comunidad (CA-MRSA por sus siglas en inglés) y usualmente son infecciones en la piel, como espinillas o forúnculos.

  La bacteria MRSA puede propagarse entre las personas que tienen contacto cercano con personas infectadas. Casi siempre es transmitida por contacto físico directo, no por el aire. Si una persona tiene MRSA en su piel, especialmente en las manos y toca a alguien más, puede transmitir la bacteria MRSA. La transmisión también ocurre por contacto indirecto al tocar objetos como sábanas o ropa contaminadas por la piel infectada de una persona que tiene MRSA.

  Para ayudar a prevenir la MRSA, tenga buena higiene. El lavado de manos, usando jabón y agua tibia, es la medida más importante para controlar la MRSA. Mantenga las cortadas y abrasiones limpias y cubiertas con vendajes apropiados (por ejemplo, vendajes adhesivos) hasta que hayan sanado. Evite tener contacto con las heridas de otras personas o con material que está contaminado por heridas.

- **VRE** es un *enterococo* resistente a la vacomicina. El *enterococo* es una bacteria que vive en el tracto genital y digestivo. No causa problemas en las personas sanas. La vacomicina es un antibiótico fuerte. Con frecuencia, éste es el antibiótico utilizado como último

recurso; y generalmente se limita para el uso contra las bacterias que son resistentes a otros antibióticos. El *enterococos* resistente a la vacomicina es una tira mutante de enterecocos genéticamente modificados, el cual se desarrolló originalmente en personas que estuvieron expuestas al antibiótico de la vacomicina.

El VRE es peligroso ya que es muy difícil de tratar; puede requerir tomar muchos medicamentos. Causa infecciones que amenazan con la vida de aquellas personas que tienen sistemas inmunes débiles -como los más jóvenes, los más viejos y los que están muy enfermos. El VRE se propaga por contacto directo e indirecto. Una vez que se ha establecido, es muy difícil eliminarlo. Prevenir el VRE es mucho más fácil. Usted puede evitar que se propague lavándose las manos con frecuencia. Use el PPE como se indica y desinfecte los artículos siguiendo la política de la institución.

- El ***clostridium difficile (que se abrevia en inglés como C-diff, C. difficile)*** es una bacteria que forma esporas, la cual puede ser parte de la flora intestinal normal. Cuando la flora intestinal normal es alterada, la *C. difficile* puede florecer en el tracto intestinal y producir una toxina que causa excremento aguado, frecuente y con olor muy fuerte. Otros síntomas incluyen diarrea que contiene sangre y mucosa, así como dolores abdominales. Los enemas, la inserción del tubo nasogástrico y la cirugía del tracto GI incrementan el riesgo de una persona de desarrollar esta enfermedad. El uso excesivo de antibióticos también puede alterar la flora intestinal normal e incrementar el riesgo de desarrollar diarrea por la bacteria *C. difficile*. Esta bacteria también puede causar colitis, una condición intestinal más seria.

  La bacteria *C. difficile* es propagada por medio de esporas en las heces fecales que son difíciles de matar. Estas esporas pueden ser transportadas en las manos de las personas que tienen contacto directo con residentes infectados o con superficies ambientales (pisos, cómodos de baño, inodoros, etc.) contaminadas con la bacteria *C. difficile*.

El lavado apropiado de las manos y el manejo de desperdicios contaminados puede ayudar a prevenir la enfermedad. Utilizar solamente los desinfectantes para las manos a base de alcohol no es efectivo. Utilice un desinfectante para las manos a base de alcohol únicamente después de haberse lavado las manos apropiadamente. Limitar el uso de antibióticos ayuda a reducir el riesgo de desarrollar diarrea por la bacteria *C. difficile*.

Responsabilidades del Empleador y del Empleado

Las responsabilidades del empleador para la prevención de infecciones incluyen lo siguiente:

- Establecer procedimientos para prevenir infecciones y un plan de control de exposición para proteger a los trabajadores.

- Brindar educación continua en el servicio sobre la prevención de infecciones, incluyendo patógenos transmitidos por aire y por sangre.

- Tener los procedimientos escritos que se deben seguir si se expone a una infección, incluyendo tratamiento médico y planes para prevenir una situación similar.

- Brindar PPE para que los empleados lo usen y enseñarles cuándo y cómo usarlo apropiadamente.

- Brindar la vacuna gratis para la hepatitis B para todos los empleados.

Las responsabilidades de los empleados para prevenir infecciones incluyen lo siguiente:

- Seguir las precauciones estándares.

- Seguir todas las reglas y los procedimientos de la institución.

- Seguir las asignaciones y los planes de cuidado.

- Utilizar el PPE brindado de la manera indicada o apropiada.

- Tomar ventaja de la vacuna gratis contra la hepatitis B.

- Reportar de inmediato cualquier exposición que usted tenga a infecciones.

- Participar en los programas anuales de educación para el control de infecciones.

Consejo

Prevención de Infecciones

El término de "prevención de infecciones", en lugar de "control de infecciones", ahora se utiliza en muchas instituciones. La razón es que no se debe permitir que las infecciones se desarrollen y después tengan que ser controladas. En lugar de eso, las infecciones se deben prevenir.

Entendiendo a los Residentes

1. Identificar las necesidades básicas del ser humano

Las personas tienen diferentes genes, apariencias físicas, procedencias culturales, edades, y posiciones sociales o financieras; sin embargo, todos los humanos tienen las mismas necesidades físicas básicas:

- Comida y agua
- Protección y refugio
- Actividad
- Dormir y descansar
- Seguridad
- Comodidad, especialmente libertad del dolor

Las personas también tienen **necesidades psicosociales**, las cuales involucran interacción social, emociones, intelecto y espiritualidad. Las necesidades psicosociales no son tan fáciles de definir como las necesidades físicas; sin embargo, todos los seres humanos tienen las siguientes necesidades psicosociales:

- Amor y afecto
- Aceptación de los demás
- Seguridad
- Confianza en sí mismo e independencia en la vida diaria
- Contacto con otras personas (Fig. 3-1)
- Éxito y autoestima

La salud y el bienestar afectan la manera en que las necesidades psicosociales son satisfechas. La frustración y el estrés ocurren cuando las necesidades básicas no son satisfechas. Esto puede tener como consecuencia miedo, ansiedad, enojo, agresión, alejamiento de los demás, indiferencia y depresión. El estrés también puede causar problemas físicos que pueden eventualmente tener como resultado una enfermedad.

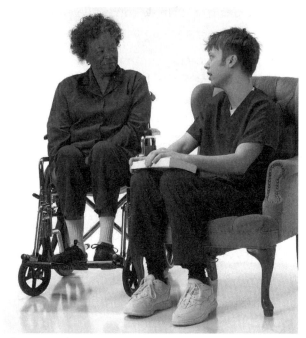

Fig. 3-1. *La interacción con otras personas es una necesidad psicosocial importante. Tome tiempo para hablar con los residentes. Anímelos a estar con amigos o familiares también. El contacto social es importante.*

Abraham Maslow fue un investigador del comportamiento humano. Él escribió sobre las necesidades físicas y psicosociales y las acomodó en orden de importancia. Él pensaba que las necesidades físicas deben satisfacerse antes de poder satisfacer las necesidades psicológicas. Su teoría se conoce como: "La Jerarquía de las Necesidades definida por Maslow" (Fig 3-2).

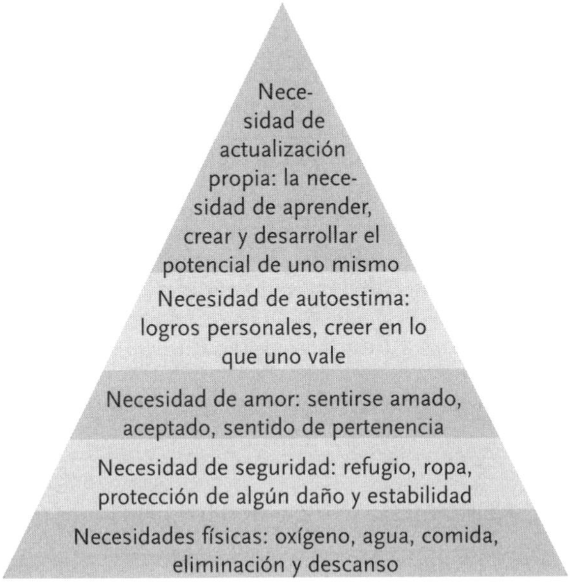

Fig. 3-2. La Jerarquía de las Necesidades definida por Maslow.

Los humanos son seres sexuales. Ellos continúan teniendo necesidades sexuales durante toda su vida (Fig. 3-3). Los impulsos sexuales no terminan debido a la edad o por ser admitidos en una institución de cuidado. La habilidad de tomar parte en actividades sexuales, como el coito y la masturbación, continúan a menos que ocurran ciertas lesiones o enfermedades. **Masturbación** significa tocar o frotar los órganos sexuales para brindarse a sí mismo o a otra persona el placer sexual.

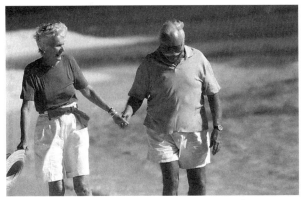

Fig. 3-3. Los seres humanos continúan teniendo necesidades sexuales durante toda su vida.

Los residentes tienen el derecho de escoger la manera de expresar su sexualidad. En todas las edades, existen una variedad de comportamientos sexuales. Esto también aplica para sus residentes. Tener una actitud de que cualquier expresión de la sexualidad por parte de los ancianos es "repugnante" o "linda" es inapropiada y priva a los residentes de sus derechos de dignidad y respeto.

Siempre toque la puerta o anúnciese antes de entrar a la habitación de los residentes. Escuche y espere una respuesta antes de entrar. Si usted se encuentra con una situación sexual entre adultos con consentimiento mutuo, brinde privacidad y salga de la habitación. Sea abierto y no critique las actitudes sexuales de los residentes. No los critique por sus orientaciones sexuales. No critique ningún comportamiento sexual que usted vea. Respete los letreros de "No Molestar" ("Do not disturb" en inglés) si la institución los utiliza.

Las necesidades sexuales también pueden ser afectadas por el ambiente de vida de los residentes. La falta de privacidad y el no tener una pareja disponible son, con frecuencia, razones para la falta de expresión sexual en las instituciones de cuidado a largo plazo. Sea sensible ante las necesidades de privacidad.

Derechos de los Residentes
Abuso Sexual

Los residentes deben ser protegidos de acercamientos sexuales no deseados. Si usted observa abuso sexual, remueva al residente de esa situación y llévelo a un lugar seguro. Repórtelo de inmediato al enfermero, después de asegurarse que el residente se encuentre a salvo y en un lugar seguro.

Ayudar a los residentes a satisfacer sus necesidades espirituales puede ayudarles a sobrellevar una enfermedad o discapacidad. La espiritualidad es un área sensible. No critique las creencias espirituales o la falta de fe. No trate de imponer sus creencias en los residentes. Algunas formas en que usted puede ayudar a los residentes con sus necesidades espirituales incluyen:

- Aprenda sobre las religiones o las creencias de los residentes. Escuche con atención lo que el residente diga.

- Respete las decisiones de los residentes de participar o de abstenerse a participar en los rituales relacionados con los alimentos.

- Si los residentes son religiosos, promueva la participación en los servicios religiosos.

- Respete todos los artículos religiosos.

- Reporte a la enfermera (o trabajador social) si un residente expresa la necesidad de ver a una persona del clero.

- Permita privacidad para las visitas del clero (Fig. 3-4).

- Si se lo piden, lea en voz alta material religioso. Si usted se siente incómodo, busque a otro empleado que no se sienta incómodo haciendo esto.

- Si un residente se lo pide, ayude a encontrar los recursos espirituales disponibles en el área. La sección amarilla usualmente incluye información sobre iglesias, sinagogas y otras casas de alabanza. Usted también puede mencionar esta solicitud al enfermero o trabajador social.

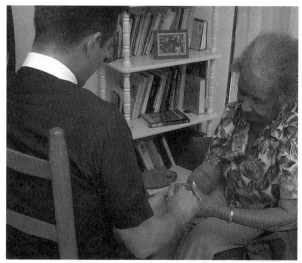

Fig. 3-4. *Esté abierto a las necesidades espirituales de sus residentes. Sea amable cuando los residentes reciban visita de un líder espiritual.*

Usted nunca debe:

- Tratar de cambiar la religión de alguien

- Decirle a un residente que sus creencias o su religión están equivocadas

- Expresar críticas sobre un grupo religioso

- Insistirle a un residente que participe en las actividades religiosas

- Interferir con las prácticas religiosas

Existen muchos recursos de la comunidad que están disponibles para ayudar a los residentes a satisfacer diferentes necesidades:

- La Agencia Regional para Adultos Mayores
- El Programa del Defensor del Pueblo
- La Asociación para el Alzheimer
- La Organización local de Hospicios
- Los trabajadores sociales
- Las Organizaciones de Defensa para Residentes
- Los servicios de transportación o los servicios de alimentos

2. Definir el "cuidado completo"

Completo ("holistic" en inglés) significa considerar a todo un sistema como una misma unidad, en lugar de dividir el sistema en partes, como sería una persona completa. El **cuidado completo** significa cuidar a la persona en todos sus aspectos –la mente al igual que su cuerpo. Este es el acercamiento que usted debe utilizar cuando cuide a los residentes. Un ejemplo sencillo de cuidado completo es tomarse el tiempo de hablar con sus residentes mientras los ayuda a bañarse. Usted está satisfaciendo una necesidad física con el baño mientras que satisface una necesidad psicosocial al interactuar con los demás al mismo tiempo.

3. Explicar la importancia de promover la independencia y el cuidado de uno mismo

Cualquier cambio importante en el estilo de vida, como mudarse a una institución de cuidado a largo plazo, requiere de un gran ajuste emocional. Los residentes pueden experimentar miedo, pérdida e incertidumbre sobre su deterioro en la salud e independencia. Otras reacciones comunes a las enfermedades son la negación y el alejamiento de los demás. Todos estos sentimientos pueden ocasionar que ellos se comporten de una manera diferente de cómo se comportaban antes. Considere que los cambios drásticos en la vida de un residente pueden causar enojo, hostilidad o depresión. Las personas manejan los sentimientos de diferente manera. Cada persona se ajusta a las enfermedades y a los cambios en su propia manera y en su propio tiempo. Apóyelos y anímelos. Sea paciente, comprensivo y empático.

Para entender mejor los sentimientos de los residentes, usted primero debe entender lo difícil que es perder la independencia de uno mismo. Alguien más tiene que hacer ahora lo que los residentes hacían por sí mismos durante toda su vida. También es difícil para los amigos y familiares; por ejemplo, un residente puede haber sido el proveedor principal de su familia o puede haber sido la persona que cocinaba todos los alimentos para la familia. Otras pérdidas que los residentes pueden estar experimentando incluyen lo siguiente:

- Pérdida del cónyuge, familiares o amigos debido a la muerte
- Pérdida del lugar de trabajo y de amistades por la jubilación
- Pérdida de la habilidad de ir a sus lugares favoritos
- Pérdida de la habilidad de asistir a servicios religiosos o reuniones en sus comunidades de fe
- Pérdida del hogar y de las pertenencias personales (Fig. 3-5)

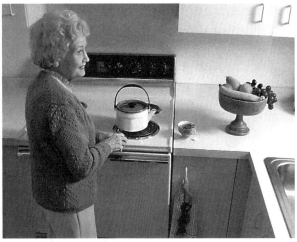

Fig. 3-5. Entienda y comprenda el hecho de que muchos residentes tuvieron que dejar sus lugares conocidos.

- Pérdida de la salud y habilidad para cuidarse por sí mismos
- Pérdida de la habilidad de moverse libremente
- Pérdida de mascotas

La independencia normalmente significa no tener que depender en otros por dinero, cuidado diario de rutina o participación en actividades sociales. Las actividades de la vida diaria (ADL por sus siglas en inglés) son las tareas de cuidado personal que uno realiza todos los días para cuidarse a sí mismo. Las personas dan por hecho que estas actividades se realizan hasta que ya no las pueden hacer por sí mismos. Las ADL incluyen bañarse en la bañera o tomar una ducha, vestirse, cuidado de los dientes y cabello, ir al baño, comer, tomar líquidos y trasladarse de un lado a otro.

La pérdida de la independencia puede causar estos problemas:

- Una imagen negativa de sí mismo
- Enojo hacia los proveedores de cuidado, hacia los demás y hacia uno mismo
- Sentimientos de impotencia, tristeza y desesperanza
- Sentirse inútil
- Aumento en la dependencia
- Depresión

Para prevenir estos sentimientos, anime a que los residentes realicen por sí mismos todas las actividades que puedan. Aunque parezca más fácil que usted realice las cosas por los residentes, permítales que las hagan ellos de manera independiente. Promueva el cuidado de sí mismo, sin importar qué tanto se tarden o qué tan mal lo hagan. Tenga paciencia.(Fig. 3-6).

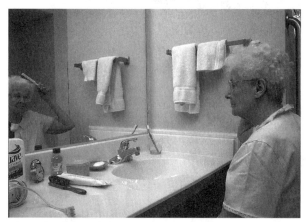

Fig. 3-6. Aunque las tareas tomen mucho tiempo, anime a que los residentes hagan lo que puedan por sí mismos.

Permitir que los residentes tomen decisiones es otra manera de promover la independencia; por ejemplo, los residentes pueden decidir dónde se quieren sentar mientras que comen, pueden elegir lo que quieren comer y en qué orden. Respete el derecho de un residente de tomar decisiones.

Derechos de los Residentes

Dignidad e Independencia

Los residentes son adultos; no los trate como niños. Anímelos a que se brinden cuidado por sí mismos, sin apresurarlos. Recuerde que ellos tienen el derecho de rehusarse a recibir cuidado y de tomar sus propias decisiones. Mantener la dignidad e independencia no sólo es el derecho legal de los residentes, sino también es la manera apropiada y ética de trabajar.

4. Identificar las formas de adaptar las diferencias culturales

La **diversidad cultural** está relacionada con diferentes grupos de personas que tienen diferentes antecedentes y experiencias viviendo juntas en el mundo. Las respuestas positivas a la diversidad cultural incluyen aceptación y conocimiento sin prejuicios. Cada cultura puede tener diferentes conocimientos, comportamientos, creencias, valores, actitudes, religiones y costumbres.

Usted cuidará a residentes con procedencias y tradiciones diferentes a la suya. Es importante respetar y valorar a cada persona como individuo. Responda ante estas diferencias y a las nuevas experiencias con aceptación.

Existen tantas culturas diferentes que no es posible mencionarlas todas aquí. Una persona puede decir que la cultura Estadounidense es diferente de la cultura Japonesa; sin embargo, dentro de la cultura Estadounidense existen miles de grupos diferentes con sus propias culturas. Los Americanos Japoneses, los Americanos Africanos y los Americanos Nativos son sólo algunos ejemplos. Incluso las personas de cierta región, estado o ciudad pueden tener culturas diferentes (Fig. 3-7). La cultura del Sur no es igual que la cultura de la ciudad de Nueva York.

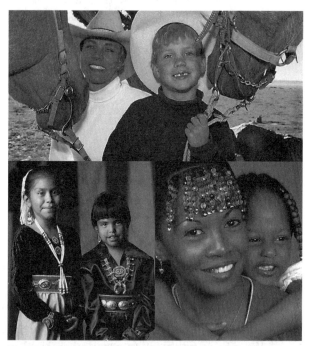

Fig. 3-7. Existen muchas culturas diferentes en los Estados Unidos.

Las procedencias culturales afectan en qué tan amigables son las personas con los extraños y en qué tan cerca quieren que se pare usted cuando hable con ellas. Puede afectar la manera en que se sienten con el hecho de que usted realice el cuidado para ellos o de hablar sobre su salud con ellos. Sea comprensivo ante las preferencias y procedencias culturales de sus residentes. Usted no puede esperar que todos los residentes lo traten de la misma manera. Es posible que usted tenga que ajustar su comportamiento con algunos residentes. Trate a todos los residentes con respeto y profesionalismo. Espere que ellos también lo traten a usted con respeto.

El primer idioma de un residente puede ser diferente al suyo. Si el residente habla un idioma diferente, tal vez necesite un intérprete. Tómese el tiempo de aprender algunas frases comunes en el idioma nativo del residente. Las tarjetas con dibujos o retratos pueden ayudarle con la comunicación.

Las diferencias religiosas también tienen influencia en la manera en que las personas se comportan. La religión puede ser muy importante en la vida de las personas, especialmente cuando se encuentran enfermos o agonizantes. Usted debe respetar las creencias y las prácticas religiosas de sus residentes, aunque sean diferentes de las suyas. Nunca cuestione las creencias de sus residentes y no discuta sus propias creencias con ellos.

Esté alerta y respete las prácticas que afectan su trabajo. Muchas creencias religiosas incluyen restricciones de comida. Estas son reglas sobre cuándo y qué pueden comer los creyentes; por ejemplo, es posible que las personas judías no coman puerco. Esté pendiente de cualquier restricción en la dieta y respétela (las diferencias en la comida se mencionarán más en detalle en el capítulo 8).

Las procedencias de algunas personas pueden hacer que se sientan menos cómodas cuando son tocadas. Pida permiso antes de tocar a los residentes. Sea comprensivo con sus sentimientos. Usted debe tocar a los residentes

para realizar su trabajo; sin embargo, entienda que algunos residentes se sienten más cómodos cuando hay poco contacto físico. Si tiene dudas, pregunte a los residentes o a los familiares e informe a los otros empleados sobre lo que investigó. Ajuste el cuidado en base a las necesidades del residente.

Derechos de los Residentes

Preguntar, aceptar y entender.

Enfóquese en brindar un cuidado compasivo, respetuoso y con sensibilidad cultural. Trate al residente como le gustaría que lo trataran a usted, no como usted quiera tratarlos. Las experiencias que usted ha vivido y su cultura han determinado su forma de pensar. Otras personas pueden tener diferentes culturas y haber vivido experiencias diferentes, lo cual han determinado la forma en que ellos piensan. Algo que usted puede querer de otras personas puede ser diferente de lo que el residente quiere. Realice preguntas para saber lo que es apropiado. Entienda y acepte las diferencias sin juzgar. Nunca trate de hacer que los residentes cambien sus creencias de ninguna manera.

5. Describir la necesidad de las actividades

La actividad es una parte esencial de la vida de una persona; mejora y mantiene la salud física y mental. Las actividades significativas ayudan a promover la independencia, la memoria, el autoestima y la calidad de vida. Adicionalmente, la actividad física puede ayudar a manejar enfermedades como la diabetes, la presión sanguínea alta o el colesterol alto. La actividad física regular también puede ayudar a:

- Reducir el riesgo de enfermedades del corazón, cáncer de colon, diabetes y obesidad

- Aliviar síntomas de depresión

- Mejorar el estado de ánimo y la concentración

- Mejorar las funciones del cuerpo

- Reducir el riesgo de caídas

- Mejorar la calidad del sueño

- Mejorar la habilidad de sobrellevar el estrés
- Incrementar la energía
- Incrementar el apetito y promover mejores hábitos alimenticios

La inactividad y la inmovilidad pueden tener como resultado problemas físicos y mentales, como:

- Pérdida del autoestima
- Depresión
- Aburrimiento
- Neumonía
- Infección de las vías urinarias
- Estreñimiento
- Coágulos en la sangre
- Entorpecimiento de los sentidos

Muchas instituciones tienen un departamento de actividades. Las actividades están diseñadas para ayudar a que los residentes socialicen y a que se mantengan activos física y mentalmente. La programación diaria normalmente es desplegada con las actividades para ese día en particular. Las actividades incluyen ejercicio, arte, manualidades, juegos de mesa, periódicos, revistas, libros, radio y televisión, terapia de mascotas, jardinería y eventos de grupos religiosos. Cuando las actividades estén programadas, ayude a los residentes con el arreglo personal con anticipación, como sea necesario y requerido. Ayude con cualquier cuidado personal que requiera el residente. Ayude a los residentes a caminar y a usar la silla de ruedas como sea necesario.

6. Explicar el rol de la familia y su importancia en el cuidado de la salud

La unidad más importante de nuestro sistema social es la familia. Éstas tienen un rol muy importante en la vida de las personas (Fig. 3-8). Algunos ejemplos de los tipos de familia se mencionan a continuación:

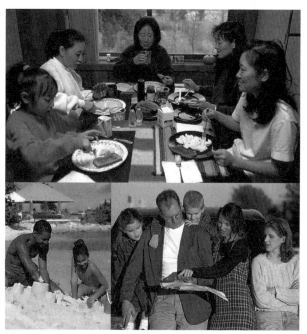

Fig. 3-8. Las familias se presentan en todas formas y tamaños.

- Las familias con un solo padre incluyen a la madre o al padre, con un hijo o varios hijos.
- Las familias nucleares incluyen dos padres, con un hijo o varios hijos.
- Las familias combinadas incluyen padres divorciados o viudos que se han vuelto a casar. Pueden tener hijos de los matrimonios anteriores, así como hijos del actual matrimonio.
- Las familias multi-generacionales incluyen a los padres, hijos y abuelos.
- Las familias extendidas pueden incluir tías, tíos, primos o hasta amigos.
- Las familias también pueden estar formadas por parejas que no están casadas, del mismo sexo o del sexo opuesto, con o sin hijos.

Hoy en día, una familia se define más por el apoyo que se brindan entre ellos mismos que por las personas en particular que están involucradas. Sin importar el tipo de familia que tengan sus residentes, reconozca la parte tan importante que ellos tienen. Los integrantes de la familia ayudan de muchas maneras:

- Ayudan a los residentes a tomar decisiones sobre su cuidado

- Ayudan a que se comuniquen con el equipo de cuidado
- Brindan apoyo y ánimo
- Conectan al residente con el mundo exterior
- Brindan seguridad a los residentes agonizantes de que las memorias y las tradiciones familiares serán valoradas y continuadas

Sea respetuoso y amable con los amigos y familiares. Brinde privacidad para las visitas. Después de que cualquier visitante se retire, observe los efectos evidentes que la visita tenga en el residente y reporte cualquier efecto importante a la enfermera. Algunos residentes tienen buenas relaciones con sus familias; mientras que otros no. Si usted nota algún comportamiento abusivo de un visitante hacia un residente, repórtelo de inmediato a la enfermera a cargo.

La familia es una gran fuente de información sobre las preferencias personales del residente, así como de su historia, dieta, rituales y rutinas. Tome tiempo para realizarles preguntas. Con frecuencia, la familia busca a los asistentes de enfermería porque son los que están más cerca del residente. Ésta es una responsabilidad importante. Muestre a la familia que usted también tiene tiempo para ellos. Comuníquese con ellos, pero no hable sobre el cuidado del residente con amigos o familiares. Escuche si ellos quieren hablar y pase al enfermero todas las preguntas que usted reciba sobre el cuidado del residente.

7. Describir las etapas del desarrollo humano

En el transcurso de la vida, las personas cambian física y psicológicamente. Todas las personas pasarán por las mismas etapas de desarrollo; sin embargo, ninguna persona seguirá exactamente el mismo patrón o velocidad de desarrollo que otra. Cada residente debe ser tratado como individuo y como una persona completa que crece y se desarrolla. No debe ser tratado como una persona que simplemente está enferma o discapacitada.

Infancia, del Nacimiento hasta los Doce Meses

Los infantes crecen y se desarrollan muy rápidamente. En un año, un bebé progresa de tener una dependencia total a tener independencia relativa moviéndose por sí solo, a comunicar sus necesidades básicas y a darse de comer a sí mismo. El desarrollo físico en la infancia avanza de la cabeza hacia abajo; por ejemplo, los infantes obtienen control sobre los músculos del cuello antes de controlar los músculos de los hombros. El control en los músculos del área del tronco, como los hombros, se desarrolla antes de controlar los brazos y las piernas (Fig. 3-9).

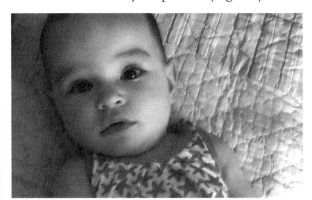

Fig. 3-9. El desarrollo físico de un infante avanza de la cabeza hacia abajo.

Niñez

Primera Etapa de la Niñez, de 1 a 3 años

Durante la primera etapa de la niñez, los niños se independizan. Una parte de esta independencia es un control nuevo sobre su cuerpo. Ellos aprenden a hablar, a coordinar sus extremidades y aprenden a controlar su vejiga e intestinos (Fig. 3-10). En esta etapa, los niños afirman su nueva independencia por medio de la exploración. Los productos venenosos y otros peligros como los objetos filosos deben de ser guardados bajo llave. Psicológicamente hablando, durante esta etapa, los niños aprenden que son individuos separados de sus padres. Los niños de esta edad pueden tratar de controlar a sus padres y de obtener lo que ellos quieren por medio de rabietas, lloriqueos o rehusándose a cooperar. Éste es el momento clave para que los padres establezcan reglas y principios.

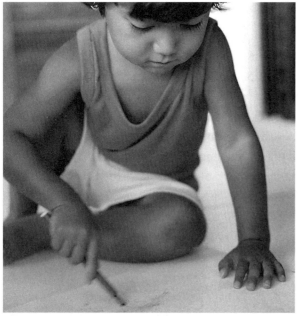

Fig. 3-10. Durante la primera etapa de la niñez, los niños aprenden a coordinar sus extremidades.

Etapa Preescolar, de los 3 a los 6 años

Los niños durante sus años preescolares desarrollan nuevas habilidades. Éstas le ayudarán a ser más independientes y tener relaciones sociales (Fig. 3-11). Aprenden nuevas palabras, habilidades del lenguaje y a jugar en grupo. Tienen más coordinación física y aprenden a cuidarse por sí mismos. Los preescolares desarrollan maneras de relacionarse con sus familiares. También comienzan a aprender lo bueno de lo malo.

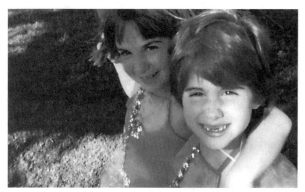

Fig. 3-11. Los niños durantes sus años preescolares desarrollan relaciones sociales.

Etapa Escolar, de los 6 a los 12 años

Desde los 6 hasta como los 12 años, el desarrollo de los niños se centra en el desarrollo social y **cognoscitivo** (relacionado con el pensamiento y aprendizaje). Mientras que los niños entran a la escuela, también exploran el mundo que los rodea. Se relacionan con otros niños por medio de juegos, grupos de compañeros y actividades de clase. En estos años, los niños aprenden a llevarse bien entre ellos. También comienzan a comportarse de maneras comunes para su sexo y comienzan a desarrollar la conciencia, los valores morales y la autoestima.

Adolescencia

Pubertad

Durante la pubertad, las características secundarias del sexo aparecen, como el vello corporal. Los órganos reproductivos comienzan a funcionar. El cuerpo comienza a secretar hormonas reproductivas. El inicio de la pubertad ocurre entre las edades de 10 y 16 años para las niñas y entre los 12 y 14 años para los niños.

Adolescencia, de los 12 a los 18 años

Muchos adolescentes batallan en adaptarse a los cambios que ocurren en su cuerpo después de la pubertad. La aceptación de los compañeros es importante para ellos. Los adolescentes pueden tener miedo de que sean feos o hasta anormales. Esta preocupación por su imagen corporal y por ser aceptados, combinado con las hormonas cambiantes que afectan sus estados de ánimo, pueden causar cambios rápidos en el estado de ánimo. Los adolescentes necesitan expresarse social y sexualmente. La interacción social entre las personas del sexo opuesto se vuelve muy importante (Fig. 3-12).

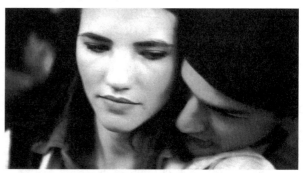

Fig. 3-12. La adolescencia es un tiempo para adaptarse al cambio.

Etapa Adulta

La Etapa Adulta Joven, de los 18 a los 40 años

Para la edad de dieciocho, la mayoría de los adultos jóvenes han dejado de crecer. El adoptar un estilo de vida saludable durante estos años puede mejorar su vida actual y prevenir problemas de salud más adelante en la etapa adulta; sin embargo, el desarrollo psicológico y social continúa. Las tareas de estos años incluyen:

- Seleccionar una educación apropiada
- Seleccionar una ocupación o carrera
- Seleccionar una pareja (Fig. 3-13)

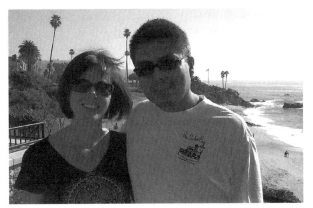

Fig. 3-13. La etapa adulta joven involucra encontrar parejas para largo plazo.

- Aprender a vivir con una pareja u otros
- Educar hijos
- Desarrollar una vida sexual satisfactoria

Etapa Adulta Media, de los 40 a los 65 años

En general, las personas que se encuentran en la etapa adulta media se sienten más cómodos y estables que antes. Muchas de las decisiones principales de su vida ya se han tomado. En ocasiones, durante los primeros años de la etapa adulta media, las personas experimentan una "crisis de los cuarenta". Éste es un período de ansiedad enfocado en un deseo subconsciente de cambio y realización de metas no cumplidas.

Etapa Adulta Mayor, de los 65 años en adelante

Las personas en la etapa adulta mayor deben ajustarse a los efectos del envejecimiento. Estos cambios incluyen la pérdida de la fuerza y salud, la muerte de seres queridos, el retiro (la jubilación) y la preparación para la muerte. Las tareas de desarrollo de esta etapa aparentemente luchan por completo con la pérdida; pero las soluciones para estos problemas frecuentemente involucran nuevas relaciones, amistades e intereses.

La etapa adulta final cubre un rango de 25 a 35 años. Las personas en esta categoría pueden tener diferentes habilidades, dependiendo de su estado de salud (Fig. 3-14). Algunas personas de 70 años disfrutan deportes activos, mientras que otras no son activas. Muchas personas de 85 años todavía pueden seguir viviendo solas; otras pueden vivir con sus familiares o en instituciones de cuidado a largo plazo.

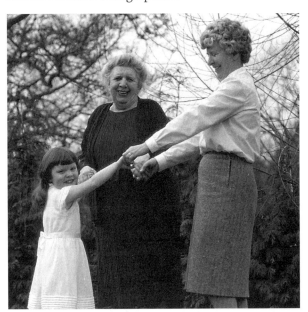

Fig. 3-14. La mayoría de los adultos mayores permanecen involucrados y participativos.

Las ideas sobre las personas adultas mayores con frecuencia son falsas. Estas ideas crean prejuicios en contra de los ancianos; son tan injustas como los prejuicios contra los grupos religiosos, étnicos y raciales. En la televisión o en las películas, las personas adultas mayores con frecuencia son presentadas como inútiles, solitarias, discapacitadas, lentas, olvidadizas, dependientes o inactivas; sin embargo, las investigaciones muestran que la mayoría de las personas adultas mayores están activas y participan en trabajos, actividades de trabajo voluntario y programas de ejercicio y aprendizaje. El envejecimiento es un proceso normal y no una enfermedad. La mayoría de las personas adultas mayores tienen vidas independientes y no necesitan ayuda (Fig. 3-15). El prejuicio, los estereotipos y/o la discriminación contra las personas adultas mayores o los ancianos se les conocen como **discriminación contra los ancianos**.

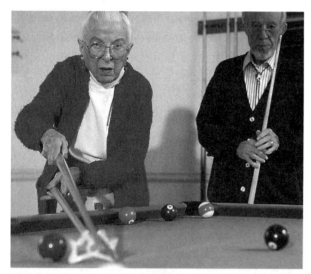

Fig. 3-15. *La mayoría de los adultos mayores tienen vidas activas.*

Es probable que usted pase la mayoría de su tiempo trabajando con residentes ancianos. Usted debe saber lo que es verdad sobre el envejecimiento y lo que no es verdad. El envejecimiento causa muchos cambios; sin embargo, los cambios normales del envejecimiento no significan que una persona adulta mayor deba estar enferma, ser dependiente o inactiva. Distinguir los cambios normales del envejecimiento de los signos de enfermedad o discapacidad le permitirá que usted ayude mejor a los residentes. Los cambios normales del envejecimiento incluyen:

- La piel es más delgada, más seca, más frágil y menos elástica.
- Los músculos se debilitan y pierden fuerza.
- Los huesos son más frágiles.
- La sensibilidad de las terminaciones nerviosas en la piel disminuye.
- Las respuestas y los reflejos son más lentos.
- Ocurre pérdida de la memoria a corto plazo.
- Los sentidos de la vista, oído, gusto y olfato se debilitan.
- El corazón trabaja menos eficientemente.
- El oxígeno en la sangre disminuye.
- El apetito disminuye.
- La eliminación de la orina es más frecuente.
- La digestión toma más tiempo y es menos eficiente.
- Los niveles de las hormonas disminuyen.
- El sistema inmune se debilita.
- Ocurren cambios en el estilo de vida.

También existen cambios que NO son considerados normales por el envejecimiento y que deben ser reportados a la enfermera, incluyendo:

- Signos de depresión
- Pérdida de la habilidad de pensar lógicamente
- Mala nutrición
- Falta de aliento
- Incontinencia

Recuerde que ésta no es una lista completa. Su trabajo incluye reportar cualquier cambio, ya sea normal o no.

8. Explicar las necesidades de las personas con discapacidades del desarrollo

Algunas de las personas que usted cuidará tendrán **discapacidades del desarrollo**. Este tipo de discapacidades se presentan desde el nacimiento o emergen durante la niñez. Una discapacidad del desarrollo es una condición crónica que restringe las habilidades mentales o físicas. Estas discapacidades evitan que un niño se desarrolle a un ritmo "normal". El cuidado de los residentes dependerá en el tipo y en el nivel de la discapacidad. Es posible que una persona no pueda realizar ciertas actividades, incluyendo actividades de la vida diaria (ADL por sus siglas en inglés). La habilidad de una persona para comunicarse puede estar afectada y su habilidad para aprender también puede estar limitada. Muchas personas con discapacidades del desarrollo requieren cuidado especial, tratamiento u otros servicios por períodos largos de tiempo o durante toda su vida.

De acuerdo con el CDC, el retraso mental es el desorden del desarrollo más común. Aproximadamente el 1% de la población tiene retraso mental, el cual no es una enfermedad ni un problema psiquiátrico. Las personas con retraso mental se desarrollan a un ritmo menor al promedio, tienen funciones mentales por debajo del promedio, experimentan dificultad en el aprendizaje, con la comunicación y el movimiento y pueden tener problemas para ajustarse socialmente. La habilidad de cuidarse por sí mismos puede estar afectada.

A pesar de sus necesidades especiales, las personas que tienen retraso mental tienen las mismas necesidades físicas y emocionales como las demás personas. Ellos experimentan las mismas emociones como enojo, tristeza, amor y felicidad, como las demás personas.

Guía de Procedimientos: Discapacidades del Desarrollo

G Trate a los residentes como adultos, sin importar cómo sea su comportamiento.

G Felicítelos y anímelos con frecuencia, especialmente cuando presenten un comportamiento positivo.

G Ayude a enseñarles las ADL dividiendo una tarea en unidades más pequeñas.

G Promueva la independencia y ayude a los residentes con las actividades y funciones motrices que sean difíciles.

G Promueva la interacción social.

G Repita palabras que usted usa para asegurarse que ellos entiendan.

G Tenga paciencia.

9. Describir las enfermedades mentales, la depresión y su cuidado

Usted primero aprendió sobre la salud mental y las enfermedades mentales en el capítulo 2, ahí puede revisar la guía de procedimientos para la comunicación con residentes que tienen enfermedades mentales. Existen muchos niveles de una enfermedad mental que van desde un nivel leve hasta uno muy severo.

Depresión: La depresión clínica es una enfermedad mental seria que puede causar discapacidades e intenso dolor físico, emocional y mental; también empeora otras enfermedades. Si no recibe tratamiento, puede tener como resultado el suicidio. La depresión clínica no es una reacción normal al estrés. La tristeza solamente es un síntoma de esta enfermedad. No todas las personas que tienen depresión se quejan de tristeza o aparentan estar tristes. Otros síntomas comunes de la depresión clínica incluyen:

- Dolores, incluyendo dolor de cabeza, dolor de estómago y dolor en otras partes del cuerpo

- Falta de energía o fatiga

- **Apatía** o falta de interés en las actividades

- Irritabilidad

- Ansiedad

- Pérdida del apetito o comer en exceso

- Problemas con las funciones y los deseos sexuales

- Insomnio, problemas para dormir o sueño excesivo

- Falta de atención en las tareas básicas del cuidado personal (por ejemplo, bañarse, peinarse, cambiarse la ropa)

- Sentimientos intensos de desesperación
- Culpabilidad
- Problemas de concentración
- Aislamiento y alejamiento de los demás
- Pensamientos frecuentes sobre el suicidio y la muerte

Existen diferentes tipos y grados de depresión. La **depresión mayor** puede causar que una persona pierda interés en todo lo que antes le importaba. La depresión maniaca o el **padecimiento bipolar** causa que una persona cambie de una depresión profunda a una actividad extrema. Estos episodios pueden incluir mucha energía, poco sueño, grandes discursos, cambios de humor rápidos, alta autoestima, gastos excesivos y mal juicio.

Las personas no pueden salir de la depresión únicamente con voluntad. Es una enfermedad como cualquier otra y puede ser tratada de manera exitosa. Las personas que sufren de depresión necesitan compasión y apoyo. Conozca los síntomas. Reconozca cuándo inicia y cuándo se empeora la depresión. Cualquier amenaza de suicidio debe tomarse en serio. Repórtela de inmediato. No debe considerarse como un intento de llamar la atención.

Enfermedades relacionadas con la ansiedad: La **ansiedad** es un sentimiento de intranquilidad o miedo que con frecuencia se siente sobre una situación o condición. Cuando una persona mentalmente saludable siente ansiedad, normalmente sabe cuál es la razón. La ansiedad desaparece una vez que la causa es eliminada. Una persona mentalmente enferma puede sentir ansiedad todo el tiempo y no saber la razón. Los síntomas y los signos físicos de los padecimientos relacionados con la ansiedad incluyen temblores, dolores musculares, sudoración, manos frías y húmedas, mareos, fatiga, aceleración del corazón, bochornos calientes o fríos, una sensación de asfixia o sofocación y boca seca.

Las **fobias** son una forma intensa de ansiedad. Muchas personas tienen mucho miedo a ciertas cosas o situaciones. Algunos ejemplos son el miedo a los perros o a volar. Para una persona mentalmente enferma, una fobia es un terror que la incapacita. Evita que la persona realice sus actividades normales; por ejemplo, el miedo de encontrarse en un espacio cerrado, **claustrofobia**, puede ocasionar que el uso del elevador sea una tarea aterradora. Otras enfermedades relacionadas con la ansiedad incluyen **enfermedad de pánico**, donde una persona se asusta por ninguna razón. La **enfermedad de obsesión compulsiva** es un comportamiento obsesivo que una persona utiliza para sobrellevar la ansiedad; por ejemplo, una persona se puede lavar las manos una y otra vez como una manera de manejar la ansiedad. Las enfermedades relacionadas con la ansiedad también pueden ser causadas por una experiencia traumática. A esto se le conoce como **enfermedad de estrés postraumático**.

Guía de Procedimientos: Residentes con Enfermedad Mental

G Observe cuidadosamente si los residentes presentan cambios en las condiciones o habilidades. Documente y reporte sus observaciones.

G Apoye al residente, a sus familiares y amigos. La actitud positiva y profesional que usted muestre los anima.

G Anime a los residentes a realizar por ellos mismos todo lo que sea posible. El progreso puede ser muy lento. Tenga paciencia, sea positivo y apóyelos.

G La enfermedad mental puede ser tratada. Los medicamentos y la psicoterapia son tratamientos comunes. Los medicamentos deben ser tomados apropiadamente para promover los beneficios y reducir los efectos secundarios. La **psicoterapia** es un método para tratar las enfermedades mentales, el cual involucra hablar sobre los problemas que uno tiene con los profesionistas de salud mental.

Observaciones y Reportes: Residentes con Enfermedad Mental

- %R Cambios en las habilidades
- %R Cambios positivos o negativos del humor, especialmente alejamiento de los demás (Fig. 3-16)

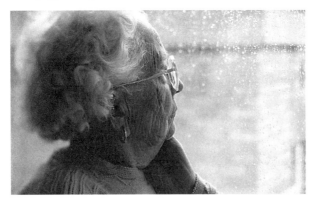

Fig. 3-16. *El alejamiento de los demás es un cambio importante que debe reportar.*

- %R Cambios en el comportamiento, incluyendo cambios en la personalidad, comportamiento extremo y comportamiento que no parece encajar en la situación
- %R Comentarios y hasta bromas sobre lastimarse a sí mismo o a los demás
- %R No tomar el medicamento o el uso inapropiado de la medicina
- %R Síntomas físicos reales o imaginarios
- %R Eventos, situaciones o personas que parecen molestar o emocionar a los residentes

Consejo

Retraso Mental y Enfermedad Mental

En algunas ocasiones, las personas confunden los términos de "retraso mental" y de "enfermedad mental". Estos términos no son iguales. El retraso mental no es un tipo de enfermedad mental. El retraso mental es una discapacidad del desarrollo que se presenta desde el nacimiento o que emerge durante la niñez. El retraso mental causa funcionamiento mental por debajo del promedio. La enfermedad mental puede desarrollarse en cualquier etapa de la vida de una persona. Puede afectar o no la habilidad mental de una personal. No existe cura para el retraso mental, aunque las personas con esta discapacidad pueden recibir ayuda. Muchas de las enfermedades mentales pueden ser curadas con tratamiento, como medicamento y terapia. El retraso mental y la enfermedad mental son condiciones diferentes; sin embargo, las personas que tienen cualquiera de estas dos condiciones necesitan apoyo emocional, así como cuidado y tratamiento.

10. Explicar cómo cuidar a los residentes agonizantes

La muerte puede ocurrir repentinamente sin advertencia o puede ser esperada. Las personas adultas mayores o aquellas personas que tienen enfermedades terminales pueden tener tiempo de prepararse para la muerte. Una enfermedad terminal es una enfermedad o una condición que eventualmente causará la muerte. Prepararse para la muerte es un proceso que afecta las emociones y el comportamiento de la persona que agoniza.

La Dra. Elisabeth Kubler-Ross estudió y escribió sobre el proceso de la muerte. Su libro, *"Sobre la Muerte y los Moribundos" ("On Death and Dying"),* describe cinco etapas que las personas agonizantes y sus seres queridos pueden alcanzar antes de la muerte. Estas cinco etapas se mencionan a continuación. No todos los residentes pasan por todas las etapas. Algunos residentes pueden quedarse en una etapa hasta que mueren, mientras que otros pueden moverse de una etapa a otra durante el proceso.

Negación. Las personas en la etapa de negación pueden rehusarse a creer que están muriendo. Con frecuencia consideran que hay un error; pueden evitar hablar sobre sus enfermedades y simplemente actuar como que nada está pasando.

Enojo. Una vez que comienzan a enfrentar la posibilidad de su muerte, las personas pueden enojarse porque están muriendo.

Negociación. Una vez que las personas comienzan a creer que están muriendo, realizan promesas a Dios. De cierta manera, pueden tratar de negociar su recuperación.

Depresión. Mientras que las personas agonizantes se debilitan y los síntomas empeoran, pueden sentirse profundamente tristes o deprimidos. Pueden llorar, alejarse de los demás o incluso hasta no poder hacer cosas sencillas.

Aceptación. Muchas personas agonizantes eventualmente pueden aceptar la muerte y prepararse para ella. Pueden realizar planes para sus últimos días o para las ceremonias que vendrán después.

Algunos residentes tendrán instrucciones anticipadas. Las **instrucciones anticipadas** son documentos legales que permiten que las personas escojan qué tipo de cuidado médico desean tener si no pueden tomar dichas decisiones por ellos mismos. Las instrucciones anticipadas también pueden nombrar a alguien para que tome las decisiones si la persona se enferma o se encuentra discapacitada. Algunos ejemplos son los testamentos sobre la voluntad de vida ("living will" en inglés) y las cartas de poder legal para la atención médica ("durable power of attorney for health care" en inglés).

Un **testamento sobre la voluntad de vida** establece el cuidado médico que una persona quiere o no quiere recibir, en el caso en que no pueda tomar esas decisiones por sí mismo. Se le llama "testamento sobre la voluntad en vida" porque toma efecto mientras que la persona sigue viva. También se le llama "instrucciones para los médicos", "declaración sobre el cuidado de la salud" o "instrucciones médicas". Un testamento sobre la voluntad de vida no es lo mismo que un testamento. El testamento es una declaración legal de cómo desea una persona que sus pertenencias sean dividas después de su muerte.

Una **carta de poder legal para atención médica** es un documento firmado, con fecha y testigos que asigna a una persona para tomar decisiones médicas en el caso en que la persona no sea capaz de tomar decisiones. Este puede incluir instrucciones sobre el tratamiento médico que la persona desea evitar.

Una **orden de no resucitación** (DNR por sus siglas en inglés) es otra herramienta que ayuda a que los proveedores médicos respeten los deseos sobre el cuidado. Una orden de DNR indica a los profesionistas médicos que no realicen las técnicas de CPR. Una orden de DNR significa que el personal médico no realizará las técnicas de emergencia de CPR si se detiene el latido del corazón o la respiración. En general, las órdenes de DNR son apropiadas para las personas que se encuentran en las etapas finales de una enfermedad terminal o que padecen una condición seria.

Derechos de los Residentes

Instrucciones Anticipadas

Por ley, las instrucciones anticipadas y las órdenes de DNR deben ser respetadas. Respete las decisiones de cada residente sobre las instrucciones anticipadas. Este es un asunto muy personal y muy privado. No haga comentarios sobre las decisiones del residente con ninguna persona, incluyendo familiares, otros residentes o empleados de la institución.

La muerte es un tema muy delicado. Para muchas personas es difícil hablar sobre este tema. Los sentimientos y las actitudes sobre la muerte pueden ser formados por muchos factores:

- Experiencias con la muerte
- Tipo de personalidad
- Creencias religiosas
- Procedencias culturales

Algunos signos comunes de que la muerte está próxima incluyen los siguientes:

- Visión borrosa y deficiente
- Mirada perdida
- Problemas con el habla
- Disminución del sentido del tacto
- Pérdida del movimiento, tono muscular y sensibilidad
- Temperatura corporal elevada o por debajo de lo normal
- Disminución de la presión sanguínea

- Pulso débil que se encuentra anormalmente lento o rápido
- Respiraciones lentas e irregulares o respiraciones rápidas y poco profundas, llamadas **respiraciones de Cheyne-Stokes**
- Un sonido de "cascabeleo" o "balbuceo" cuando la persona respira
- Piel fría y pálida
- Manchas (que parecen como moretones), lunares o erupciones de la piel causadas por mala circulación
- Transpiración
- Incontinencia (tanto de la orina como del excremento)
- Desorientación o confusión

Guía de Procedimientos: El Residente Agonizante

G **Disminución de los sentidos**. Disminuya el resplandor en la habitación y mantenga la iluminación baja (Fig. 3-17). El sentido del oído es usualmente el último sentido que se pierde en el cuerpo. Hable en un tono normal. Mencione cualquier procedimiento que vaya a realizar. Describa lo que está pasando en la habitación. No espere recibir respuesta. Observe el lenguaje corporal para anticiparse a las necesidades del residente.

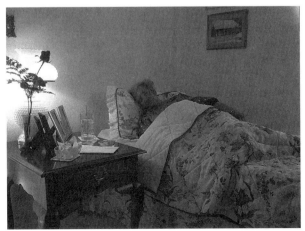

Fig. 3-17. Mantenga la habitación de un residente agonizante con iluminación suave y sin resplandor.

G **Cuidado de la boca y nariz**. Brinde cuidado bucal con frecuencia. Si el residente se encuentra inconsciente, brinde cuidado bucal cada dos horas. Aplique lubricantes especiales para los labios y la nariz.

G **Cuidado de la piel**. Brinde cuidado de incontinencia y baños de cama como sea necesario. Bañe con frecuencia a los residentes que transpiran. La piel debe mantenerse limpia y seca. Cambie las sábanas y la ropa para mayor comodidad. Mantenga las sábanas sin arrugas. Cambie la posición de los residentes con frecuencia. Es importante brindar cuidado de la piel para prevenir úlceras por presión. (El capítulo 6 presenta más información sobre úlceras por presión.)

G **Comodidad**. El alivio del dolor es muy importante. Es posible que los residentes no puedan decirle que tienen dolor. Observe signos de dolor y repórtelos. Los cambios frecuentes en la posición, los masajes en la espalda, el cuidado de la piel y boca, así como la alineación apropiada del cuerpo pueden ayudar.

G **Ambiente**. Coloque los objetos y las fotografías favoritas del residente en un lugar donde el residente pueda verlos fácilmente. Asegúrese que la habitación esté cómoda, bien ventilada e iluminada apropiadamente. Cuando salga de la habitación, coloque el botón de llamadas al alcance del residente. Haga esto aunque el residente no esté consciente de lo que esté pasando a su alrededor.

G **Apoyo emocional y espiritual**. Una de las cosas más importantes que usted puede hacer por un residente agonizante es escucharlo. Tocarlos también puede ser muy importante. Ponga atención a estas conversaciones. No evada a la persona agonizante o a sus familiares. No niegue que la muerte se acerca. No le diga al residente que todas las personas saben cómo o cuándo va a pasar. Reporte a la enfermera cualquier comentario que haga el residente sobre el miedo. Algunos residentes pueden buscar la tranquilidad espiritual de las personas del clero. Brinde privacidad para las visitas del clero, de sus familiares y de sus amigos. No platique sobre sus creencias religiosas o espirituales con los residentes o sus familiares, ni brinde recomendaciones.

Usted puede tratar a los residentes con dignidad cuando se están acercando a la muerte respetando sus derechos y preferencias. Algunos de los derechos legales que debe recordar cuando brinde cuidado a las personas con enfermedades terminales incluyen:

El derecho a rechazar tratamiento. Recuerde que aunque usted esté o no de acuerdo con las decisiones de un residente, la decisión no es suya, es de la persona que está involucrada. Apoye a los familiares y no los juzgue. Normalmente, ellos están siguiendo los deseos de los residentes.

El derecho a tener visitas. Cuando la muerte está cerca, es un tiempo emocional para todos lo que están involucrados. El despedirse puede ser una parte muy importante para sobrellevar la muerte de un ser querido. También puede ser tranquilizante para la persona agonizante tener a una persona en la habitación, aunque no parezca estar consciente de lo que esté pasando a su alrededor.

El derecho de privacidad. La privacidad es un derecho básico, pero la privacidad para las visitas o incluso cuando la persona se encuentra sola, puede ser más importante ahora.

Otros derechos de una persona agonizante están mencionados más adelante en "La Declaración de Derechos de una Persona Agonizante" ("The Dying Person's Bill of Rights" en inglés). Esta lista fue creada en un taller de trabajo sobre "La Persona con Enfermedad Terminal y la Persona que Asiste" patrocinada por el Consejo Directivo de Educación en el Servicio del Suroeste de Michigan y publicado en el *Diario Estadounidense de Enfermería* ["American Journal of Nursing"], Vol. 75, Enero, 1975, p. 99.

Tengo el derecho de:

- Ser tratado como un ser humano vivo hasta que muera.

- Mantener un sentido de optimismo, sin importar los cambios que se presenten.

- Recibir cuidado de aquellas personas que puedan mantener un sentido de optimismo, sin importar los cambios que se presenten.

- Expresar a mi manera mis sentimientos y emociones sobre mi acercamiento con la muerte.

- Participar en las decisiones sobre mi cuidado.

- Esperar recibir atención médica y de enfermería continua, aunque las metas de "sanación" deban ser cambiadas a metas de "comodidad".

- No morir solo.

- Estar libre de dolor.

- Que respondan a mis preguntas con honestidad.

- No ser engañado.

- Recibir ayuda de mi familia y para mi familia en la aceptación de mi muerte.

- Morir en paz y con dignidad.

- Mantener mi individualidad y no ser juzgado por mis decisiones, las cuales pueden ser contrarias a las creencias de los demás.

- Dialogar e incrementar mis experiencias espirituales y/o religiosas, sin importar lo que esto signifique para los demás.

- Esperar que la santidad del cuerpo humano sea respetada después de la muerte.

- Ser cuidado por personas cariñosas, comprensivas y conocedoras, quienes tratarán de entender mis necesidades y podrán tener satisfacción por ayudarme a enfrentar mi muerte.

Algunas maneras de tratar con dignidad a los residentes agonizantes y a sus familias incluyen lo siguiente:

- Respetar sus deseos de todas las maneras posibles. La comunicación entre el personal es extremadamente importante en este momento para que todos entiendan cuáles son los deseos del residente. Escuchar con atención las ideas sobre la manera de brindar gestos sencillos que pueden ser especiales y valorados.

- No aislar o evadir a los residentes agonizantes. Entre a su habitación con regularidad.

- Tener cuidado de no hacer promesas que no se puedan o deban cumplir.

- Continuar involucrando a la persona agonizante en las actividades de la institución. Enfocarse en el residente. No hablar con otros empleados sobre su vida personal cuando brinde cuidado al residente.

- Escuchar si el residente agonizante quiere hablar, pero no ofrecer consejos, ni realizar comentarios juiciosos.

- No murmurar o estar demasiado alegre o triste. Ser profesional.

- Mantener al residente tan cómodo como sea posible. La enfermera necesita saber de inmediato si el residente solicita medicamento para el dolor. Mantener al residente limpio y seco.

- Asegurar la privacidad cuando así lo desee el residente.

- Respetar la privacidad de la familia y de otros visitantes. Es posible que estén alterados y no quieran que los molesten en ese momento. Quizás acepten muy bien una sonrisa amigable, pero tampoco deben ser aislados.

- Ayudar con la comodidad física de la familia. Si se lo piden, brindar café, agua, sillas, sábanas, etc.

Cuando la muerte ocurre, el cuerpo ya no tendrá latido del corazón, pulso, respiración o presión sanguínea. Los músculos en el cuerpo se vuelven duros y rígidos. Esta es una condición temporal que se llama *"rigor mortis"*, es un término en latín que significa "rigidez por la muerte". Los párpados de los ojos pueden quedarse abiertos por completo o parcialmente abiertos con la mirada fija. La boca puede permanecer abierta. El cuerpo puede ser incontinente tanto de orina como de excremento. Aunque esto es parte normal de la muerte, puede ser alarmante. Informe de inmediato a la enfermera para ayudar a confirmar la muerte.

El **cuidado posterior a la muerte** es el cuidado que se brinda al cuerpo después de la muerte. Sea sensible ante las necesidades de los familiares y amigos después de la muerte. Quizás ellos deseen sentarse al lado de la cama para despedirse. Quizás ellos deseen quedarse con el cuerpo por un rato. Permítales que lo hagan y esté alerta de las prácticas religiosas y culturales que la familia desee realizar. Siga los reglamentos y procedimientos de su institución. Realice las tareas que se le asignen.

Guía de Procedimientos: Cuidado Posterior a la Muerte

G Bañe el cuerpo. Tenga cuidado y evite causar moretones.

G Coloque almohadillas para drenaje donde sea necesario. Normalmente se necesitan debajo de la cabeza y/o debajo del perineo. Siga las precauciones estándares.

G No remueva ningún tubo u otro equipo. Una enfermera o la funeraria hará esto.

G Coloque las dentaduras postizas en la boca si se lo pide el enfermero y cierre la boca. Si no es posible, coloque las dentaduras en un contenedor para dentaduras cerca de la cabeza.

G Cierre los ojos con cuidado.

G Coloque el cuerpo sobre la espalda con las piernas derechas. Doble los brazos cruzándolos sobre el abdomen. Coloque una pequeña almohada debajo de la cabeza.

G Siga las reglas de la institución sobre los artículos personales. Revise si usted debe remover la joyería. Siempre tenga un testigo si se remueven artículos personales o si se los entregan a algún familiar. Documente lo que se entregó y a quién.

G Quite las sábanas de la cama después de que el cuerpo haya sido removido. Abra ventanas para ventilar la habitación como sea necesario. Arregle la habitación.

G Documente de acuerdo con las políticas de su institución.

Manejar el sufrimiento emocional por la muerte de un ser querido es todo un proceso. El duelo es un proceso individual. Ninguna persona sufrirá el duelo exactamente igual o de la misma manera que otra persona. Las personas del clero, los consejeros o los trabajadores sociales pueden ayudar a las personas afligidas por esta pérdida (Fig. 3-18). Los familiares o amigos también pueden presentar cualquiera de estas reacciones ante la muerte de un ser querido:

- Shock
- Negación
- Enojo
- Culpabilidad
- Remordimiento
- Tristeza
- Soledad

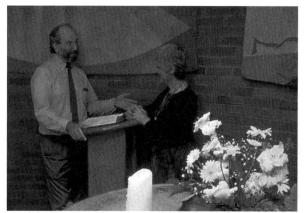

Fig. 3-18. *Algunas personas hablarán con personas del clero para que les ayuden a sobrellevar su sufrimiento.*

11. Definir las metas de un programa de hospicio

Hospicio es el término que se utiliza para el cuidado especial que necesita una persona agonizante. Es una manera compasiva de cuidar a estas personas y a sus familias. El cuidado de hospicio utiliza un acercamiento completo, tratando las necesidades sociales, espirituales, emocionales y físicas de la persona.

El cuidado de hospicio se puede brindar los siete días de la semana, durante las 24 horas del día en un hospital, institución de cuidado o en el hogar. Un hospicio puede ser cualquier institución en donde se trate a una persona agonizante con dignidad y respeto por parte de los proveedores de cuidado. El cuidado de hospicio se puede brindar si así lo indica el doctor. Cualquier proveedor de cuidado puede brindar cuidado de hospicio. Con frecuencia, las personas que han recibido entrenamiento especial son las que brindan el cuidado de hospicio.

El cuidado de hospicio ayuda a satisfacer todas las necesidades del residente agonizante. La familia y los amigos, así como el residente, están directamente involucrados en las decisiones del cuidado. Se fomenta la participación del residente en la vida familiar y en la toma de decisiones siempre que sea posible.

En el cuidado a largo plazo, las metas se enfocan en la recuperación o en la habilidad del residente de cuidarse por sí mismo tanto como sea posible; sin embargo, en el cuidado de hospicio las metas son la comodidad y la dignidad del residente. Este tipo de cuidado se le llama **cuidado paliativo**. Esto es una diferencia importante. Usted necesitará cambiar su manera de pensar cuando brinde cuidado de hospicio a los residentes. Enfóquese en el alivio del dolor y en la comodidad, en lugar de enseñarles a cuidarse por sí mismos. Reporte a la enfermera de inmediato las quejas o signos de dolor. Los residentes agonizantes también necesitan sentirse independientes tanto como sea posible. Los proveedores del cuidado deben permitir que los residentes tengan tanto control sobre su vida como sea posible. Eventualmente, los proveedores del cuidado pueden tener que cubrir todas las necesidades básicas.

Ciertas actitudes y habilidades que son útiles en el cuidado de hospicio son:

- Escuchar con atención. Es posible que algunas personas no quieran confiar en usted. Nunca obligue a alguien a hablar.

- Respetar la privacidad e independencia.

- Ser comprensivo a las necesidades individuales. Preguntar a los familiares o amigos cómo puede ayudarles.

- Entender que algunas personas desean estar a solas con sus seres queridos que agonizan.

- Reconocer sus propios sentimientos. Conozca sus límites y respételos.

- Reconocer el estrés. Hablar con un consejero o un grupo de apoyo puede ayudar; pero recuerde que debe mantener de manera confidencial cierta información.

- Cuidarse muy bien a usted mismo. Comer bien, hacer ejercicio y descansar lo suficiente son maneras de cuidarse a uno mismo. Tome un descanso cuando lo necesite.

- Permitirse sufrir la pérdida del residente. Usted desarrollará relaciones cercanas con algunos residentes. Entienda que es normal sentirse solo, triste o enojado cuando los residentes mueren.

Consejo

Transiciones

Algunos programas de hospicio también tienen programas de "transición". Los programas de transición brindan ayuda a las personas que todavía no están listas para recibir cuidado de hospicio. Esto incluye personas con diagnósticos que limitan el tiempo de vida como el cáncer, la enfermedad de Alzheimer y ciertas enfermedades del corazón y de los pulmones. Es posible que estos pacientes continúen recibiendo tratamiento curativo para sus enfermedades. En un programa de transición, un coordinador y un voluntario pueden ser asignados para ayudar a la persona con sus necesidades generales y para brindar apoyo. Los servicios médicos no se brindan usualmente hasta que la condición de la persona avanza y necesita el cuidado de hospicio.

4

Los Sistemas del Cuerpo y sus Condiciones Relacionadas

El cuerpo está organizado en sistemas corporales. Cada sistema tiene condiciones bajo las cuales trabaja mejor. **Homeostasis** es la condición en la cual todos los sistemas del cuerpo se encuentran trabajando a su mejor nivel. Para estar en homeostasis, el **metabolismo** del cuerpo, o los procesos químicos y físicos, deben estar trabajando a un nivel estable. Cuando ocurre una enfermedad o una lesión, el metabolismo del cuerpo es interrumpido y se pierde la homeostasis.

Cada sistema del cuerpo tiene su función y estructura única. También existen cambios normales relacionados con el envejecimiento para cada sistema corporal. Usted necesita saber cuáles son los cambios normales por el envejecimiento de cada sistema del cuerpo. Esto le ayudará a reconocer mejor cualquier cambio anormal en sus residentes. Este capítulo también incluye consejos sobre la manera en que usted puede ayudar a sus residentes con los cambios normales por el envejecimiento.

Los sistemas del cuerpo se pueden dividir de diferentes maneras. En este libro dividimos el cuerpo humano en diez sistemas:

1. Integumentario o de la piel
2. Músculo-esquelético
3. Nervioso
4. Circulatorio o cardiovascular
5. Respiratorio
6. Urinario
7. Gastrointestinal
8. Endocrino
9. Reproductor
10. Inmune y linfático

Los sistemas corporales están formados por órganos. Los órganos tienen una función específica y están formados por tejidos. Los tejidos están formados por grupos de células que realizan una tarea similar; por ejemplo, en el sistema circulatorio, el corazón es uno de los órganos, el cual está formado por tejidos y células. Las células son los bloques de construcción de nuestro cuerpo. Las células vivientes se dividen, desarrollan y mueren, renovando tejidos y órganos de nuestro cuerpo.

Este capítulo presenta la estructura y la función de cada sistema del cuerpo, así como los cambios relacionados con el envejecimiento y las enfermedades más comunes de cada sistema. La demencia y la enfermedad de Alzheimer, las cuales son padecimientos comunes del sistema nervioso, serán mencionadas en el capítulo 5.

1. Describir el sistema integumentario

El sistema y el órgano más grande del cuerpo es la piel. La piel es una cubierta protectora natural o tegumento que previene lesiones en los órganos internos. También protege al cuerpo de la entrada de bacterias o gérmenes y previene la pérdida excesiva de agua, lo cual es esencial para vivir. La piel está formada por capas de tejidos, dentro de los cuales se encuentran las glándulas sudoríparas que secretan sudor para ayudar a enfriar al cuerpo cuando se necesita y las glándulas sebáceas que secretan aceites (sebo) para mantener la piel lubricada. También existen los folículos pilosos, los cuales son muchos vasos sanguíneos pequeños (capilares) y terminaciones nerviosas pequeñas (Fig. 4-1).

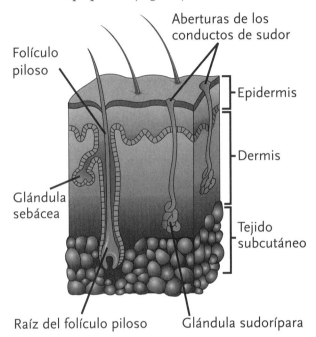

Fig. 4-1. Muestra transversal que presenta los detalles del sistema integumentario.

La piel también es un órgano sensorial. Siente calor, frío, dolor, tacto y presión. La piel informa al cerebro lo que siente y controla la temperatura del cuerpo. Los vasos sanguíneos de la piel se **dilatan**, o se agrandan, cuando la temperatura externa es muy alta enviando más sangre a la superficie del cuerpo para enfriarlo. Los mismos vasos sanguíneos se **contraen**, o se estrechan, cuando la temperatura externa es muy fría. Al restringir la cantidad de sangre que llega a la piel, los vasos sanguíneos ayudan al cuerpo a retener el calor.

Los cambios normales por el envejecimiento incluyen:

- La piel es más delgada, más seca y más frágil, por lo que se daña más fácilmente.
- La piel es menos elástica.
- El tejido grasoso protector se pierde por lo que la persona siente más frío.
- El cabello se adelgaza y se vuelve gris.
- Aparecen arrugas y lunares, o manchas del hígado.
- Las uñas son más gruesas y más frágiles.
- La piel reseca y que pica puede ser resultado de la falta de aceite de las glándulas sebáceas.

Cómo Puede Ayudar Usted: El Rol de la NA

Las personas adultas mayores transpiran menos y no necesitan bañarse con tanta frecuencia. La mayoría de las personas ancianas generalmente necesitan baños completos solamente dos veces por semana, con baños de esponja todos los días. Use lociones humectantes como se indique para humectar y sanar la piel seca. Sea delicado; la piel de los residentes ancianos puede ser frágil y puede desgarrarse fácilmente. El cabello también se vuelve más reseco y necesita ser lavado con menos frecuencia. Cepille el cabello seco con cuidado para estimular y distribuir los aceites naturales. Coloque capas de ropa y cobijas de cama para brindar calor adicional. Mantenga las sábanas sin arrugas. Sea cuidadoso si le indican brindar cuidado para las uñas. No corte las uñas de los dedos de los pies. Promueva tomar líquidos.

Observaciones y Reportes: Sistema Integumentario

Durante el cuidado diario, debe observar si la piel del residente presenta cambios que puedan indicar alguna enfermedad o lesión. Observe y reporte los siguientes signos y síntomas:

O/R Áreas pálidas, blancas, enrojecidas o moradas, así como ampollas o moretones en la piel

O/R Piel seca o con escamas

O/R Sarpullido o decoloración de la piel

O/R Cortadas, furúnculos, úlceras, heridas, abrasiones

- %R Fluido o escurrimiento de sangre de la piel
- %R Cambios en la humedad de la piel o resequedad
- %R Inflamación
- %R Ampollas
- %R Cambios en las heridas o úlceras (tamaño, profundidad, escurrimiento, color, olor)
- %R Enrojecimiento o grietas en la piel entre los dedos de los pies y alrededor de las uñas de los dedos de los pies
- %R Cambios en el cabello o en el cuero cabelludo
- %R Piel que parece estar diferente de lo normal o que ha cambiado
- %R En la piel de tez oscura, también busque cualquier cambio en la sensación del tejido, cualquier cambio en la apariencia de la piel, como un aspecto parecido a la "cáscara de naranja", un tono morado y áreas extremadamente secas como costras que puedan estar cubriendo una grieta del tejido

Las úlceras por presión son un padecimiento común del sistema integumentario y será cubierto en el capítulo 6.

2. Describir el sistema músculo-esquelético y sus condiciones relacionadas

Los músculos, huesos, ligamentos, tendones y cartílagos brindan al cuerpo forma y estructura. Trabajan juntos para mover el cuerpo. El esqueleto, o la estructura, del cuerpo humano tienen 206 huesos (Fig. 4-2). Además de permitir que el cuerpo se mueva, los huesos también protegen a los órganos. Dos huesos se juntan en una articulación. Los músculos se conectan al hueso por los tendones. Los músculos brindan movimiento a las partes del cuerpo para mantener la postura y producir calor.

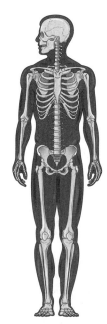

Fig. 4-2. El esqueleto está compuesto de 206 huesos que ayudan al movimiento y a proteger los órganos.

El ejercicio es importante para mejorar y mantener la salud física y mental. La inactividad y la inmovilidad pueden tener como resultado pérdida de la autoestima, depresión, neumonía, infecciones de las vías urinarias, así como estreñimiento, coágulos sanguíneos, entorpecimiento de los sentidos y contracturas o atrofia de los músculos. Cuando ocurre la **atrofia**, los músculos se desperdician, reducen su tamaño y se debilitan. Cuando una **contractura** se desarrolla, el músculo se contrae, se vuelve inflexible y se "congela" en la posición, causando discapacidad permanente de la extremidad. Los ejercicios del arco de movimiento (ROM por sus siglas en inglés) pueden ayudar a prevenir que se presenten estas condiciones. Con los ejercicios ROM, las articulaciones son extendidas y flexionadas. Los ejercicios incrementan la circulación de la sangre, del oxígeno y de los nutrientes y mejora el tono muscular. Revise el capítulo 9 para mayor información sobre los ejercicios ROM.

Los cambios normales por el envejecimiento incluyen:

- Los músculos se debilitan y pierden tono.
- El movimiento del cuerpo es más lento.

- Los huesos pierden densidad y se vuelven más frágiles, haciéndolos más susceptibles a fracturas.
- Las articulaciones son menos flexibles y se vuelven dolorosas.
- La altura se pierde gradualmente.

Cómo Puede Ayudar Usted: El Rol de la NA

Las caídas pueden ocasionar complicaciones que ponen en riesgo la vida, incluyendo fracturas. Evite las caídas manteniendo las cosas fuera del camino de los residentes. Mantenga los muebles en el mismo lugar. Mantenga los andadores y bastones en un lugar donde los residentes puedan tomarlos fácilmente. Asegúrese que el residente use zapatos antiderrapantes y que las cintas estén amarradas. Limpie los derrames de inmediato. Promueva el movimiento regular y el cuidado por sí mismo. Anime a los residentes a que realicen todas las ADL que le sea posible. Ayude con los ejercicios del arco de movimiento (ROM por sus siglas en inglés) como sea necesario.

Observaciones y Reportes: Sistema Músculo-Esquelético

Observe y reporte lo siguiente:

O/R Cambios en la habilidad para desempeñar movimientos y actividades de rutina

O/R Cualquier cambio en la habilidad del residente para realizar los ejercicios ROM

O/R Dolor durante el movimiento

O/R Cualquier inflamación o aumento de la inflamación de una articulación

O/R Áreas blancas, con brillo, rojizas o calientes en una articulación

O/R Moretones

O/R Dolores y molestias que le reporten a usted

Artritis

La artritis es un término general que se refiere a la **inflamación**, o hinchazón, de las articulaciones. Causa rigidez, dolor y disminución de la movilidad. La artritis puede ser el resultado del envejecimiento, de alguna lesión o de una **enfermedad autoinmune**. Una enfermedad autoinmune causa que el sistema inmune ataque el tejido normal en el cuerpo. Existen varios tipos de artritis.

La **osteoartritis** es un tipo común de artritis que afecta a los ancianos. Puede presentarse con el envejecimiento o como resultado de una lesión en una articulación. Las caderas y rodillas, las cuales son articulaciones que aguantan el peso, usualmente son afectadas. Las articulaciones de los dedos de las manos, de los pulgares y de la columna vertebral también pueden ser afectadas. El dolor y la rigidez parecen incrementar con el clima húmedo o frío.

La **artritis reumatoide** puede afectar a las personas de todas las edades. Las articulaciones se inflaman, se ponen rojas, se hinchan y son muy dolorosas. El movimiento es restringido. La fiebre, la fatiga y la pérdida de peso son también síntomas (Fig. 4-3).

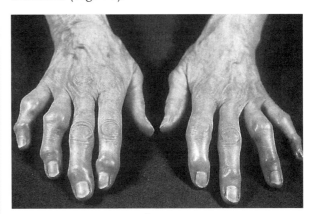

Fig. 4-3. Artritis reumatoide. (FOTOGRAFÍA PRESENTADA POR CORTESÍA DEL DR. FREDERICK MILLER, MD)

El tratamiento para la artritis incluye:

- Medicamentos anti-inflamatorios, como aspirina o ibuprofeno
- Aplicaciones locales de calor para reducir la inflamación y el dolor
- Ejercicios del arco de movilidad (capítulo 9)
- Ejercicio regular y/o rutina de actividades
- Dieta para reducir el peso o mantener la fortaleza del cuerpo

Guía de Procedimientos: Cuidado para Residentes con Artritis

G   Observe si se presenta acidez o irritación en el estómago por tomar aspirina e ibuprofeno. Algunos residentes no pueden tomar estos medicamentos. Reporte de inmediato los signos de acidez o irritación en el estómago.

G   Promueva la actividad. Las actividades ligeras pueden ayudar a reducir los efectos de la artritis. Siga cuidadosamente las instrucciones del plan de cuidado. Utilice bastones u otros aparatos de asistencia, como sea necesario.

G   Adapte las actividades de la vida diaria (ADL por sus siglas en inglés) para permitir independencia. Muchos aparatos se encuentran disponibles para ayudarles a bañarse, vestirse y alimentarse por sí mismos, aún y cuando tengan artritis.

G   Seleccione ropa que sea fácil de poner y abrochar. Promueva el uso de barandales y barras de seguridad en el baño.

G   Trate a cada residente como una persona individual. La artritis es muy común entre los residentes de la tercera edad. No asuma que todos los residentes tienen los mismos síntomas y que necesitan el mismo tipo de cuidado.

G   Ayude a incrementar el autoestima del residente. Promueva el cuidado a sí mismo. Tenga una actitud positiva. Escuche los sentimientos del residente; usted puede ayudarle a ser independiente siempre y cuando sea posible.

Osteoporosis

La **osteoporosis** causa que los huesos se vuelvan frágiles y porosos. Los huesos frágiles pueden romperse fácilmente. La debilidad en los huesos puede presentarse por edad, por falta de hormonas, por falta de suficiente calcio en los huesos, por ingerir alcohol o por falta de ejercicio. La osteoporosis es más común en las mujeres después de la **menopausia** (cuando se detienen los períodos menstruales). Tomar calcio adicional y realizar ejercicio con regularidad pueden ayudar a prevenir la osteoporosis. Los signos y síntomas de la osteoporosis incluyen dolor de la espalda baja, postura encorvada, y pérdida de altura con el paso del tiempo (Fig. 4-4).

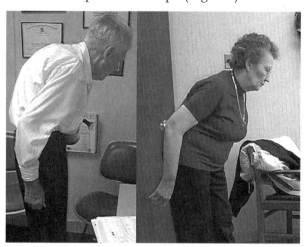

Fig. 4-4. *La postura encorvada o "joroba de Dowager" es un signo común de osteoporosis.* (FOTOGRAFÍAS PRESENTADAS POR CORTESÍA DEL DR. JEFFREY T. BEHR, MD)

Para prevenir o retrasar la osteoporosis, anime a los residentes a caminar y hacer ejercicio ligero, como se indica. Las asistentes de enfermería deben mover a los residentes que tienen osteoporosis con mucho cuidado. Los medicamentos, el calcio y los suplementos con fluoruro se utilizan en el tratamiento de la osteoporosis.

Fracturas y Reemplazo de Cadera/Rodilla

Las **fracturas** son huesos quebrados causados por accidentes o por osteoporosis. Es muy importante prevenir caídas, las cuales pueden tener como resultado fracturas. Las fracturas de brazos, codos, piernas y rodillas son las más comunes. Los signos y síntomas de una fractura son dolor, hinchazón, moretones, cambios de la coloración de la piel en el lugar del problema y movimiento limitado.

Los huesos débiles hacen que las fracturas de la cadera sean más comunes. Una caída repentina puede tener como resultado una cadera fracturada. Las fracturas de cadera también pueden ocurrir cuando los huesos débiles se fracturan y causan una caída. Una fractura de cadera es una condición seria, ya que en los ancianos la sanación es muy lenta y también se encuentran en riesgo de padecer discapacidades y enfermedades secundarias. Muchas fracturas de cadera necesitan cirugía. La cirugía para el reemplazo total de la cadera es una cirugía que reemplaza la cabeza del hueso largo de la pierna (fémur) en donde se une con la cadera. Esto se realiza por las siguientes razones:

- Cadera fracturada debido a una lesión o caída que no sana apropiadamente

- Cadera débil debido al envejecimiento

- Cadera con dolor extremo e incapacidad porque la articulación está severamente dañada por cambios osteoartríticos. Los huesos ya no son suficientemente fuertes para aguantar el peso de la persona.

Después de la cirugía, la persona no puede pararse sobre esa pierna mientras que la cadera sana. El fisioterapeuta tiene un papel muy importante después de la cirugía. Las metas del cuidado incluyen fortalecer lentamente los músculos de la cadera y lograr que el residente camine con esa pierna.

Familiarícese con el plan de cuidado del residente. Este plan mencionará cuándo podrá el residente comenzar a poner peso sobre la cadera, así como qué tanto puede hacer. Es importante ayudar con el cuidado personal y con el uso de aparatos de apoyo, tales como andadores y bastones.

Guía de Procedimientos: Cuidado para Residentes que se Recuperan de una Cirugía de Reemplazo de Cadera

---

G Mantenga los artículos que se utilizan con frecuencia, como teléfono, pañuelos desechables, botón de llamadas y agua, en un lugar fácil de alcanzar. Evite colocar estos artículos en lugares altos.

G Coloque primero la ropa en el lado afectado (el más débil)

G Nunca apresure al residente. Utilice elogios y palabras de ánimo, incluso con las tareas pequeñas.

G Pida a la enfermera que brinde al residente medicamento para el dolor antes de moverlo, de ser necesario.

G Siente al residente para realizar las tareas, si está permitido. Esto ahorra energía.

G Siga el plan de cuidado exactamente, aunque el residente quiera hacer más. Siga las órdenes para cargar peso. Una orden puede estar escrita como tolerancia parcial de peso (PWB por sus siglas en inglés o sin tolerancia de peso (NWB por sus siglas en inglés). **Tolerancia parcial de peso** significa que el residente puede aguantar cierto peso en una o en ambas piernas. **Sin tolerancia al peso** significa que el residente no puede aguantar nada de peso en una o en ambas piernas. **Tolerancia completa del peso** (FWB por sus siglas en inglés) significa que una o ambas piernas puede aguantar el 100 por ciento del peso en un solo paso. Ayude al residente con el bastón, con el andador o con las muletas como sea necesario.

G Nunca realice ejercicios ROM en la pierna del lado donde se reemplazó la cadera, a menos de que se lo indique el enfermero.

G Advierta al residente sobre no sentarse con las piernas cruzadas o voltear los dedos de los pies hacia adentro. La cadera no puede ser doblada o flexionada más de 90 grados. La cadera no puede ser volteada hacia adentro o hacia fuera.

G Cuando traslade a los residentes de la cama, párese del lado de la cadera que no está afectado para que el lado fuerte dirija al cuerpo al pararse, levantarse y sentarse. Con los traslados de la silla o para ir al baño, la pierna más fuerte debe pararse primero.

G Reporte lo siguiente a la enfermera:

- Si el área de la incisión está roja, drenando, sangrando o caliente al tacto
- Si aumenta el dolor
- Si presenta adormecimiento u hormigueo
- Si los signos vitales son anormales, especialmente los cambios en la temperatura
- Si el residente no puede utilizar el equipo de manera apropiada y segura
- Si el residente no está siguiendo las instrucciones del doctor sobre la actividad y el ejercicio
- Cualquier problema con el apetito
- Cualquier mejora, como incremento en la fuerza y en la habilidad de caminar

El reemplazo de la rodilla es una inserción quirúrgica de una rodilla prostética. Esto se realiza para liberar el dolor. También reestablece la movilidad en una rodilla dañada por alguna lesión o por arthritis. Puede ayudar a estabilizar una rodilla que se dobla o que se da por vencida repetidamente. El cuidado es similar al del reemplazo de la cadera; sin embargo, el tiempo de recuperación es más corto. Estos residentes tienen más habilidad de cuidarse por sí mismos.

Guía de Procedimientos: Reemplazo de Rodilla

G Para prevenir coágulos de sangre, coloque las medias especiales como se indica. Un tipo de medias que se utilizan son las medias de compresión de aire. Estas medias son un aparato parecido a una manga de plástico llena de aire que se aplica en las piernas y está enganchada a una máquina. Esta máquina se infla y desinfla por sí sola y actúa de la misma manera en la que los músculos actuarían bajo circunstancias de actividad normal. Estas mangas son normalmente aplicadas después de la cirugía mientras que el residente está en cama. Las medias para prevenir embolias son otro tipo de medias especiales que ayudan a la circulación. Revise el capítulo 6 para información adicional sobre este tipo de medias.

G Realice ejercicios de los tobillos como se indique. Estos son ejercicios muy sencillos que promueven la circulación de las piernas. Los ejercicios de los tobillos para estimular la circulación se realizan levantando los dedos de los pies y los pies hacia el techo y bajándolos de nuevo.

G Anime a los residentes a tomar líquidos, especialmente el jugo de naranja y arándano rojo ("cranberry" en inglés) ya que contienen vitamina C para prevenir infecciones del tracto urinario (UTI por sus siglas en inglés).

G Ayude a realizar ejercicios de respiración profunda como se indica.

G Pida a la enfermera que le suministre al residente medicamento para el dolor antes de moverlo y acomodarlo, de ser necesario.

G Reporte al enfermero si usted observa enrojecimiento de la piel, calor o mucha sensibilidad en una o en ambas pantorrillas.

3. Describir el sistema nervioso y sus condiciones relacionadas

El sistema nervioso es el centro de control y mensajes del cuerpo. Controla y coordina todas las funciones del cuerpo. El sistema nervioso también percibe e interpreta la información del ambiente exterior del cuerpo humano (Fig. 4-5).

Los cambios normales por el envejecimiento incluyen:

- Las respuestas y los reflejos son más lentos.
- La sensibilidad de las terminaciones nerviosas de la piel disminuye.
- La persona puede mostrar pérdida de la memoria, especialmente en la memoria de corto plazo. La memoria de largo plazo o la memoria de los eventos del pasado usualmente continua siendo muy buena.

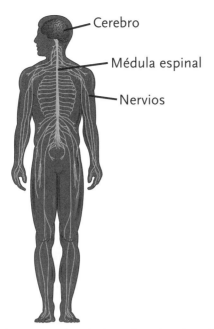

Fig. 4-5. El sistema nervioso incluye el cerebro, la médula espinal y los nervios de todo el cuerpo.

Cómo Puede Ayudar Usted: El Rol de la NA

Ayude con la pérdida de la memoria sugiriendo a los residentes que escriban listas o notas sobre las cosas que quieren recordar. Colocar un calendario cerca puede ayudar. Si su residente disfruta la terapia de la remembranza, tome interés en el pasado del residente pidiendo que le muestre fotos o escuchando historias. Brinde tiempo para tomar decisiones y evite cambios repentinos en el horario. Brinde suficiente tiempo para el movimiento. Nunca apresure a la persona. Promueva la lectura, el pensamiento y otras actividades mentales.

Observaciones y Reportes: Sistema Nervioso Central

Observe y reporte los siguientes signos y síntomas:

- O/R Fatiga o cualquier dolor con el movimiento o con los ejercicios
- O/R Temblor o estremecimiento
- O/R Incapacidad de hablar claramente
- O/R Incapacidad de mover un lado del cuerpo
- O/R Problemas o cambios en la vista o audición
- O/R Cambios en los patrones alimenticios y/o en el consumo de líquidos
- O/R Dificultad para deglutir
- O/R Cambios en la vejiga y en los intestinos
- O/R Depresión o cambios en el estado de ánimo
- O/R Pérdida de la memoria o confusión
- O/R Comportamiento violento
- O/R Cualquier cambio inusual o inexplicable del comportamiento
- O/R Disminución de la habilidad de realizar las ADL

La demencia y la enfermedad de Alzheimer son padecimientos comunes del sistema nervioso. El capítulo 5 tiene información sobre estas enfermedades.

CVA o Embolia

El término médico para una embolia es un accidente cerebro-vascular (CVA por sus siglas en inglés). La CVA, o embolia, es causada cuando el abastecimiento de la sangre al cerebro se corta repentinamente por un coágulo o por la ruptura de un vaso sanguíneo (Fig. 4-6). Sin sangre, parte del cerebro no obtiene oxígeno y las células del cerebro mueren. El tejido del cerebro es dañado aún más por fugas de sangre, coágulos e inflamación. Esto causa presión en las áreas que se encuentran alrededor con tejidos sanos. Revise el capítulo 2 para obtener mayor información sobre los signos de advertencia de una CVA.

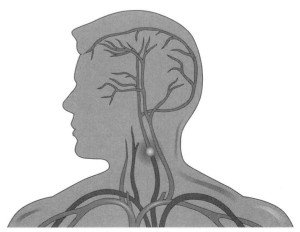

Fig. 4-6. Una embolia es causada cuando el abastecimiento de la sangre al cerebro se corta repentinamente por un coágulo o por la ruptura de un vaso sanguíneo.

Las embolias pueden ser leves o severas. Posteriormente, una persona puede experimentar cualquiera de estos problemas:

- Parálisis en un lado del cuerpo, llamado **hemiplegía**

- Debilidad en un lado del cuerpo, llamado **hemiparesia**

- Incapacidad para hablar por completo o claramente, llamado **afasia expresiva**

- Incapacidad para entender las palabras escritas o habladas, llamado **afasia receptiva**

- Pérdida de las sensaciones, tales como temperatura o el tacto

- Pérdida de control de la vejiga o del intestino

- Confusión

- Poca capacidad de juicio

- Pérdida de la memoria

- Pérdida de las habilidades cognitivas

- Tendencia a ignorar un lado del cuerpo, llamado negligencia de un lado

- Reír o llorar sin ninguna razón o cuando no es apropiado, llamado **labilidad emocional**

- Dificultad para deglutir, llamada **disfagia**

Los dos lados del cerebro controlan diferentes funciones. Los síntomas dependen de cuál lado del cerebro afectó la CVA. Las debilidades en el lado derecho del cuerpo muestran que el lado izquierdo del cerebro fue afectado. Las debilidades en el lado izquierdo del cuerpo muestran que el lado derecho del cerebro fue afectado.

Si la embolia fue leve, el residente puede experimentar pocas complicaciones, de existir alguna. La terapia física puede ayudar a restaurar las habilidades físicas. La terapia del lenguaje y la terapia ocupacional también pueden ayudar con la comunicación y a realizar las ADL.

Guía de Procedimientos: Residentes que se Recuperan de una Embolia

---

G Los residentes con parálisis, debilidad o pérdida del movimiento usualmente tendrán terapia ocupacional o física. Los residentes también pueden realizar ejercicios con las piernas para ayudar a la circulación. La seguridad es muy importante cuando los residentes realizan ejercicio. Ayude con mucho cuidado a realizar los ejercicios como se indican.

G Nunca haga referencia al lado débil como el "lado malo". Nunca hable sobre la pierna o el brazo "malo". Utilice los términos "más débil" o "involucrado" para hacer referencia al lado con parálisis.

G Los residentes con pérdida del habla o problemas de comunicación pueden recibir terapia del lenguaje. Es posible que le pidan su ayuda durante la terapia. Esto puede incluir ayudar a los residentes a reconocer palabras escritas o habladas. Los terapeutas del lenguaje también evaluarán la habilidad del residente para deglutir. Ellos decidirán si se necesita terapia para deglutir o seguir una dieta de líquidos espesos.

G La confusión y la pérdida de la memoria son molestos. Con frecuencia, las personas lloran sin razón después de sufrir una embolia. Tenga mucha paciencia y comprensión. Su actitud positiva será importante. Mantenga una rutina de cuidado. Esto puede ayudar a que los residentes se sientan más seguros.

G Promueva la independencia y el autoestima. Permita que el residente realice las cosas por sí mismo cuando sea posible, aunque usted pueda hacer el trabajo mejor y más rápido. Haga que las tareas sean menos difíciles para los residentes. Note y elogie los esfuerzos de los residentes para hacer las cosas por ellos mismos, aunque no tengan éxito. Elogie hasta el más pequeño logro para construir confianza en sí mismos.

G Siempre revise la alineación del cuerpo del residente; en ocasiones, un brazo o una pierna puede estar sujetado y el residente no lo nota.

G Ponga mucha atención al cuidado de la piel y observe si se presentan cambios en la piel o si el residente no se puede mover.

G Si los residentes han perdido la sensibilidad o el tacto, revise si existe alguna situación potencialmente dañina (por ejemplo, calor y objetos punzantes). Si el residente no es capaz de sentir o mover parte del cuerpo, revise y cambie las posiciones para prevenir úlceras por presión.

G Adapte los procedimientos establecidos cuando brinde cuidado a los residentes que tengan parálisis o debilidad en un lado del cuerpo. Ayude con mucho cuidado al residente al afeitarse, arreglarse y bañarse.

G Cuando ayude con traslados o caminatas siempre utilice un cinturón de traslado, por seguridad. Párese del lado más débil y apóyelo. Dirija con el lado más fuerte. (Fig. 4-7)

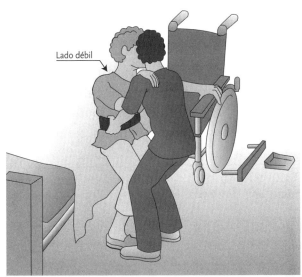

Fig. 4-7. *Cuando ayude a trasladar a un residente, apoye el lado más débil mientras que dirige con el lado más fuerte.*

Cuando ayude al residente a vestirse, recuerde:

G Coloque primero la ropa en el lado más débil. Coloque el brazo o pierna más débil dentro de la ropa. Esto previene doblar o estirar estas partes del cuerpo de manera innecesaria. Desvista el lado más fuerte primero. Después remueva la ropa del brazo o de la pierna más débil para prevenir que estas partes del cuerpo sean estiradas y dobladas.

G Use equipo de adaptación para ayudar a que el residente se vista por sí solo. Promueva el cuidado por sí mismo.

Cuando ayude al residente con la comunicación, recuerde:

G Realice preguntas e instrucciones sencillas.

G Realice preguntas de manera que puedan ser contestadas con un "sí" o "no"; por ejemplo, cuando ayude a un residente a comer, pregunte: "¿Le gustaría empezar tomando un poco de leche?"

G Póngase de acuerdo con las señales, como mover o asentar con la cabeza y levantar la mano o el dedo para indicar "sí" o "no".

G Brinde a los residentes suficiente tiempo para responder. Escuche con atención.

G Utilice lápiz y papel si un residente puede escribir. Colocar un mango grueso o una cinta alrededor del lápiz puede ayudar al residente a sostenerlo más fácilmente.

G Utilice comunicación verbal y no verbal para expresar su actitud positiva. Informe al residente que usted tiene confianza en sus habilidades por medio de sonrisas, palmaditas suaves y gestos.

G Utilice fotografías, gestos o señalamientos. Utilice tableros de comunicación o tarjetas especiales para ayudar en la comunicación (Fig. 4-8).

G Mantenga el botón de llamadas al alcance de los residentes. Ellos pueden informarle a usted cuando necesiten su ayuda.

La guía de procedimientos para ayudar con la alimentación a las personas que se recuperan de una embolia se encuentra en el capítulo 8.

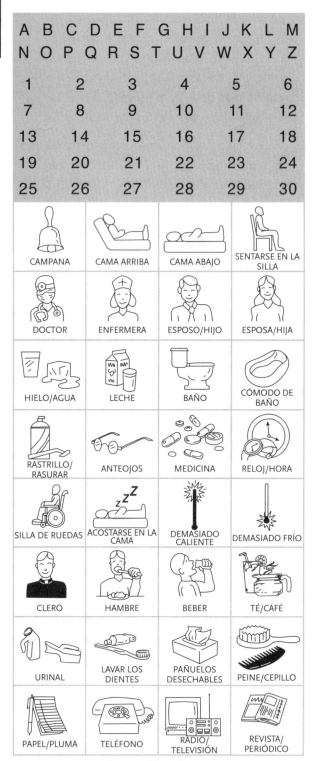

Fig. 4-8. Muestra de un tablero de comunicación.

Derechos de los Residentes

Residentes que No Pueden Hablar

Nunca hable sobre los residentes como si no estuvieran ahí. Sólo porque no pueden hablar no significa que no puedan escuchar. Trate a todos los residentes con respeto.

Enfermedad de Parkinson

La enfermedad de Parkinson es una enfermedad progresiva que causa que una parte del cerebro se degenere. Afecta los músculos, ocasionando rigidez. Esto causa una postura encorvada y el arrastre de los pies al **andar** o caminar. También puede causar el temblor de la "píldora rodante", lo cual es un movimiento circular de las yemas del dedo pulgar y del dedo índice que cuando se juntan parece como si estuvieran rodando una pastilla. Los temblores o las sacudidas causan que sea muy difícil que una persona realice las ADL, como comer y bañarse. Una persona que tiene la enfermedad de Parkinson puede tener una expresión facial como el de una máscara.

Guía de Procedimientos: Enfermedad de Parkinson

G Los residentes tienen mayor riesgo de caídas. Proteja a los residentes de cualquier área o condición insegura.

G Ayude a realizar las ADL como sea necesario.

G Ayude con los ejercicios del arco de movilidad para prevenir contracturas y para fortalecer los músculos.

G Promueva el cuidado personal por sí mismo. Tenga paciencia con el residente durante el cuidado propio y la comunicación. Brinde al residente tiempo para decir y hacer cosas. Escúchelos.

Esclerosis Múltiple (MS)

La esclerosis múltiple (MS por sus siglas en inglés) es una enfermedad progresiva que afecta el sistema nervioso central. Cuando una persona tiene MS, el recubrimiento protector de los nervios, de la médula espinal y de la materia blanca del cerebro se colapsa con el tiempo. Sin este recubrimiento, o escudo, los nervios no pueden enviar o recibir mensajes al cerebro de manera normal. Las habilidades de las personas con MS varían. La esclerosis múltiple usualmente es diagnosticada cuando una persona está en los veintes o treintas. Avanza de manera lenta e impredecible. Los síntomas incluyen visión borrosa, fatiga, temblores, pérdida del equilibrio y problemas para caminar. La debilidad, el adormecimiento, el hormigueo, la incontinencia y los cambios en el comportamiento también son síntomas. La MS puede causar ceguera, contracturas y pérdida de la función en los brazos y piernas.

Guía de Procedimientos: Esclerosis Múltiple

G   Ayude con las ADL como sea necesario. Tenga paciencia durante el cuidado personal del residente y su movimiento. Otorgue tiempo suficiente para realizar las tareas. Ofrezca periodos de descanso como sea necesario.

G   Brinde al residente tiempo suficiente para comunicarse. Las personas con MS pueden tener problemas para formar sus pensamientos. Tenga paciencia y no apure a los residentes.

G   Prevenga caídas que pueden presentarse por falta de coordinación, fatiga y problemas con la visión.

G   El estrés puede empeorar los efectos del MS. Mantenga la calma y escuche a los residentes cuando quieran hablar.

G   Promueva una dieta saludable con muchos líquidos.

G   Brinde cuidado de la piel con regularidad para prevenir úlceras por presión.

G   Ayude con los ejercicios del arco de movimiento para prevenir contracturas y para fortalecer los músculos.

Lesiones en la Cabeza y Médula Espinal

El buceo, las lesiones por práctica de deportes, las caídas, los accidentes de autos y de motocicleta, los accidentes industriales, la guerra y la violencia criminal son algunas de las causas de estas lesiones. Las lesiones de la cabeza pueden causar daño cerebral permanente. Los residentes que han sufrido una lesión en la cabeza puede tener los siguientes problemas: retraso mental, cambios de la personalidad, problemas para respirar, convulsiones, coma, pérdida de la memoria, pérdida de la consciencia, paresia y parálisis. Los efectos de las lesiones de la médula espinal dependen en la fuerza del impacto y el lugar dónde se lesionó la médula espinal. Mientras más alta se encuentre la lesión, mayor es la pérdida de la función. Las personas con lesiones en la cabeza y en la médula espinal pueden tener **paraplejía**, la cual es la pérdida de la función de la parte baja del cuerpo y de las piernas. Estas lesiones también pueden causar **cuadriplejía**, donde la persona no puede utilizar sus piernas, tronco y brazos (Fig. 4-9).

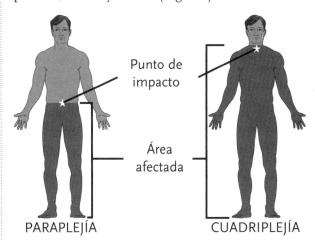

Fig. 4-9. La pérdida de la función depende de dónde se lesionó la médula espinal.

Guía de Procedimientos: Lesiones en la Cabeza y en la Médula Espinal

G   Brinde apoyo emocional, así como ayuda física.

G   Tenga paciencia con todo el cuidado.

G   La seguridad es muy importante. Tenga mucho cuidado de que los residentes no se caigan o se quemen ellos mismos. Como estos residentes no tienen sensibilidad, no pueden sentir una quemadura.

G   Tenga paciencia con el cuidado a sí mismo. Brinde tanta independencia con las ADL como sea posible.

G   Brinde un buen cuidado de la piel para prevenir úlceras por presión.

G   Ayude a los residentes a cambiar las posiciones al menos cada dos horas para prevenir úlceras por presión. Tenga cuidado cuando reacomode al paciente.

G   Realice ejercicios pasivos del arco de movilidad como se ordena para prevenir contracturas y fortalecer músculos.

G   La inmovilidad tiene como resultado estreñimiento. Promueva tomar muchos líquidos y seguir una dieta alta en fibra, si así se ordena.

G   La pérdida del control de la orina puede causar la necesidad de usar un catéter urinario. Las infecciones del tracto urinario son comunes. Promueva tomar muchos líquidos y brinde cuidado adicional al catéter, cuando sea necesario.

G   La falta de actividad tiene como resultado mala circulación y fatiga. Ofrezca periodos de descanso como sea necesario. Es posible que le indiquen que usted ponga a los residentes medias elásticas especiales para aumentar la circulación.

G   La dificultad para toser y respirar profundamente puede tener como resultado neumonía. Promueva ejercicios de respiración profunda como se ordenen.

G   Los residentes masculinos pueden tener erecciones involuntarias. Estas no son deliberadas. Brinde privacidad y sea sensible ante esta situación.

G   Ayude con el entrenamiento del intestino y de la vejiga, de ser necesario.

El Sistema Nervioso: Los Órganos de los Sentidos

Los ojos, los oídos, la nariz, la lengua y la piel son los órganos principales de los sentidos del cuerpo (Fig. 4-10 y Fig. 4-11). Forman parte del sistema nervioso central porque reciben impulsos del ambiente y los transmiten a los nervios.

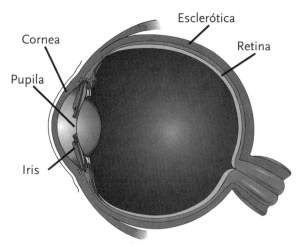

Fig. 4-10. Las partes del ojo.

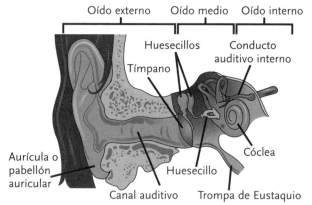

Fig. 4-11. Las tres divisiones principales del oído son el oído externo, el oído medio y el oído interno.

Los cambios normales por el envejecimiento incluyen:

- La vista y la audición disminuyen. El sentido del equilibrio puede ser afectado.
- Los sentidos del gusto y del olfato disminuyen.
- La sensibilidad al calor y al frío disminuye.

Cómo Puede Ayudar Usted: El Rol de la NA

Promueva el uso de anteojos y manténgalos limpios. Los colores brillantes y la buena iluminación también ayudarán. Promueva el uso de aparatos de asistencia auditiva y manténgalos limpios. Hable lenta y claramente; no grite. La pérdida de los sentidos del gusto y olfato pueden reducir el apetito. Promueva una buena higiene bucal. Debe brindar comida con variedad de sabores y texturas. La pérdida del olfato puede hacer que los residentes no se den cuenta del aumento en el olor corporal. Ayude como sea necesario con baños regulares. Debido a la disminución del sentido del tacto, tenga cuidado cuando brinde bebidas calientes o con el agua caliente al bañarse. Es posible que los residentes no puedan determinar si lo que están tocando está muy caliente para ellos.

Observaciones y Reportes: Ojos y Oídos

Observe y reporte los siguientes signos y síntomas:

O/R Cambios en la vista o audición

O/R Signos de infección

O/R Mareos

O/R Quejas sobre dolor en los ojos o en los oídos

Impedimento Visual

Usted aprendió primero sobre el impedimento visual en el capítulo 2. Las personas mayores de 40 años están riesgo de desarrollar ciertos problemas serios de la vista. Estos incluyen cataratas, glaucoma y ceguera. Cuando se desarrolla una catarata, el lente del ojo se vuelve nublado. Esto evita que la luz entre al ojo. La visión es borrosa y tenue al inicio. Eventualmente se perderá toda la vista. Esta enfermedad puede ocurrir en un solo ojo o en ambos ojos. Se corrige con cirugía, donde usualmente se implanta un lente permanente en el ojo.

El glaucoma es una enfermedad que causa que la presión en el ojo aumente. Esto eventualmente daña la retina y el nervio óptico, causando ceguera. El glaucoma puede ocurrir repentinamente o gradualmente. Los síntomas incluyen visión borrosa, visión de túnel y ver como una aureola azul verdosa alrededor de las luces. El tratamiento del glaucoma es con medicamento y, en ocasiones, con cirugía.

4. Describir el sistema circulatorio y sus condiciones relacionadas

El sistema circulatorio está formado por el corazón, los vasos sanguíneos y la sangre (Fig. 4-12). El corazón bombea la sangre por medio de los vasos sanguíneos hacia las células. La sangre transporta comida, oxígeno y otras sustancias que las células necesitan para funcionar de manera apropiada.

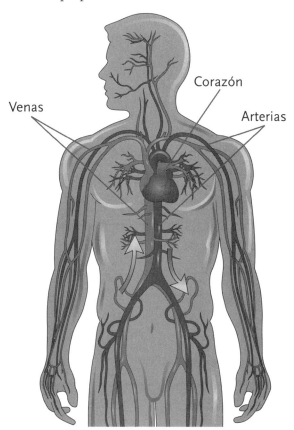

Fig. 4-12. El corazón, los vasos sanguíneos y la sangre son las partes principales del sistema circulatorio.

El sistema circulatorio abastece comida, oxígeno y hormonas a las células; abastece al cuerpo de células sanguíneas que luchan contra infecciones; elimina los productos de desecho de las células y también controla la temperatura del cuerpo.

Los cambios normales por el envejecimiento incluyen:

- Los músculos del corazón pierden fuerza.
- El flujo sanguíneo disminuye.
- Los vasos sanguíneos se estrechan.

Cómo Puede Ayudar Usted: El Rol de la NA

Promueva el movimiento y el ejercicio. Permítale tiempo suficiente para terminar las actividades. Evite que los residentes se cansen y brinde suficiente ropa para mantenerlos calientes. Use calcetines, pantunflas o zapatos para mantener los pies de los residentes calientes.

Observaciones y Reportes: Sistema Circulatorio

Observe y reporte los siguientes signos y síntomas:

- °/R Cambios en el pulso
- °/R Debilidad, fatiga
- °/R Pérdida de la habilidad para desempeñar actividades de la vida diaria (ADL por sus siglas en inglés)
- °/R Inflamación de manos y pies
- °/R Labios, pies o manos pálidas o azuladas
- °/R Dolor en el pecho
- °/R Aumento de peso
- °/R Falta de aliento, cambios en los patrones de respiración, incapacidad para recobrar el aliento
- °/R Dolor de cabeza severo
- °/R Inactividad (la cual puede provocar problemas circulatorios)

Hipertensión (HTN) o Presión Sanguínea Alta

Cuando la presión sanguínea constantemente se encuentra a 140/90 o más, una persona es diagnosticada con **hipertensión** o presión sanguínea alta. Si la presión sanguínea se encuentra entre 120/80 y 139/89 mmHg, se le llama prehipertensión. La persona no tiene presión sanguínea alta por ahora, pero muy seguramente la desarrollará en el futuro.

La hipertensión puede ser causada por el endurecimiento y adelgazamiento de los vasos sanguíneos (Fig. 4-13). También puede ser el resultado de enfermedad en el riñón, tumores en la glándula adrenal y por el embarazo. La presión sanguínea elevada puede desarrollarse en personas de cualquier edad.

Los signos y síntomas de la presión sanguínea alta no siempre son obvios. Esto es especialmente cierto en las primeras etapas del problema. Con frecuencia, ésta se descubre únicamente cuando se toma la presión. Las personas pueden quejarse de dolor de cabeza, visión borrosa y mareos.

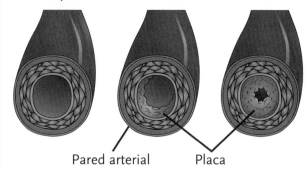

Fig. 4-13. Las arterias pueden endurecerse o adelgazarse debido a la acumulación de placa. Las arterias endurecidas causan presión sanguínea alta.

Guía de Procedimientos: Hipertensión

G La presión sanguínea alta puede causar problemas serios como CVA, ataques al corazón, enfermedad del riñón o ceguera. El tratamiento para controlarla es vital. Los residentes pueden tomar **diuréticos** o medicamento para reducir el colesterol. Los diuréticos son medicamentos que reducen los fluidos en el cuerpo.

G Los residentes pueden tener prescrito un programa de ejercicio o tener una dieta baja en grasa y baja en sodio. Anime a los residentes a seguir la dieta y los programas de ejercicio.

Enfermedad de las Arterias Coronarias (CAD)

La enfermedad de las arterias coronarias (CAD por sus siglas en inglés) ocurre cuando los vasos sanguíneos en las arterias coronarias se adelgazan, reduciendo el abastecimiento de sangre al músculo del corazón y privándolo de oxígeno y nutrientes. Con el paso del tiempo, conforme los depósitos de grasa bloquean la arteria, el músculo que era abastecido por el vaso sanguíneo muere. La CAD puede causar un ataque al corazón o embolia.

El músculo del corazón que no está recibiendo suficiente oxígeno causa dolor en el pecho, presión o molestia llamado **angina de pecho**. El corazón necesita más oxígeno durante el ejercicio, estrés, emoción o una comida fuerte. En una CAD, los vasos sanguíneos adelgazados evitan que la sangre adicional con oxígeno llegue al corazón (Fig. 4-14).

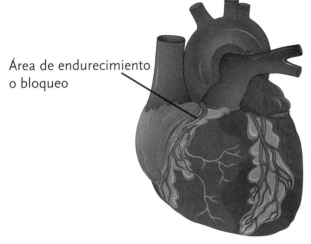

Área de endurecimiento o bloqueo

Fig. 4-14. La angina de pecho es el resultado de que el corazón no reciba suficiente oxígeno.

El dolor en la angina de pecho es usualmente descrito como una presión u opresión. Ocurre en la parte izquierda o en el centro del pecho, detrás del esternón. Algunas personas tienen un dolor que baja hacia la parte interna del brazo izquierdo o del cuello y de la parte izquierda de la mandíbula. Una persona que sufre de angina de pecho puede sudar y verse pálida. La persona puede sentirse mareada y tener problemas para respirar.

Guía de Procedimientos: Angina de Pecho

G El descanso es extremadamente importante. El descanso reduce la necesidad del corazón de obtener oxígeno adicional. Ayuda a que el flujo sanguíneo regrese a la normalidad, usualmente de tres a 15 minutos.

G El medicamento también se necesita para relajar las paredes de las arterias coronarias. Esto permite que se abran y que el corazón reciba más sangre. Este medicamento, la nitroglicerina, es una tableta pequeña que el residente coloca bajo su lengua. Ahí se disuelve y se absorbe rápidamente. Los residentes que tienen angina de pecho pueden tener la nitroglicerina a la mano para utilizarse si los síntomas se presentan. Los asistentes de enfermería no tienen permitido suministrar ningún medicamento a menos que hayan recibido un entrenamiento especial. Informe al enfermero si el residente necesita ayuda para tomar medicamento. La nitroglicerina también se encuentra disponible en presentación de parche. No remueva el parche. Informe a la enfermera de inmediato si el parche se cae. La nitroglicerina también puede presentarse en forma de atomizador que se puede rociar en la lengua o por debajo de ella.

G Los residentes también pueden necesitar evitar comidas pesadas, comer en exceso, realizar ejercicio intenso, así como evitar el clima frío o caliente y húmedo.

Ataque al Corazón o Infarto al Miocardio (MI)

Cuando el flujo de la sangre al músculo del corazón está completamente bloqueado, el oxígeno y los nutrientes no llegan a las células de dicha región (Fig. 4-15). Los productos de desperdicio no son removidos y las células de los músculos mueren. A esto se le llama ataque al corazón o infarto al miocardio (MI por sus siglas en inglés). Un infarto al miocardio es una emergencia que puede tener como resultado daños serios en el corazón o la muerte. Revise el capitulo 2 para obtener los signos de advertencia de un MI.

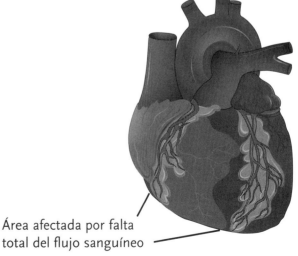

Área afectada por falta total del flujo sanguíneo

Fig. 4-15. Un ataque al corazón ocurre cuando el flujo de la sangre al corazón o hacia una porción del corazón se corta por completo.

Guía de Procedimientos: Infarto al Miocardio

G La mayoría de los residentes que han sufrido un MI serán colocados en un programa regular de ejercicio.

G Los residentes pueden estar en una dieta baja en grasa y colesterol y/o en una dieta baja en sodio.

G El medicamento puede ser utilizado para regular el ritmo cardiaco y la presión sanguínea.

G Se debe motivar a que el residente deje de fumar.

G Un programa para el manejo del estrés puede iniciarse para ayudar a reducir los niveles de estrés.

G Los residentes que se recuperan de un ataque al corazón pueden necesitar evitar las temperaturas frías.

Insuficiencia Cardiaca Congestiva (CHF)

La enfermedad de las arterias coronarias, el ataque al corazón, la presión sanguínea alta u otros padecimientos pueden dañar el corazón. Cuando el músculo del corazón ha sido dañado severamente, no bombea la sangre de manera efectiva. La sangre regresa al corazón en lugar de circular. A esto se le llama insuficiencia cardiaca congestiva, o CHF (por sus siglas en inglés). Puede ocurrir en uno o en ambos lados del corazón.

Guía de Procedimientos: Insuficiencia Cardiaca Congestiva

G Aunque la CHF es una enfermedad seria, puede ser tratada y controlada. Los medicamentos pueden fortalecer los músculos del corazón y mejorar su bombeo.

G Los medicamentos ayudan a eliminar el exceso de líquidos. Esto significa más visitas al baño. Responda rápidamente las llamadas de ayuda.

G Una dieta baja en sodio o con restricción de fluidos puede ser prescrita.

G Un corazón débil puede causar que los residentes batallen para caminar, para cargar objetos o subir escaleras. El descanso en la cama o la actividad limitada pueden ser prescritos. Permita tiempo suficiente para descansar después de una actividad.

G Puede ser necesario medir los ingresos y egresos de los fluidos.

G El residente puede ser pesado todos los días a la misma hora para notar el incremento en el peso por retención de líquidos.

G Las medias elásticas de las piernas pueden ser aplicadas para reducir la hinchazón de pies y tobillos.

G Los ejercicios del arco de movilidad mejoran el tono muscular cuando el ejercicio y la actividad están limitados.

G Las almohadas adicionales pueden ayudar a los residentes que tienen problemas con la respiración. Mantener la cabecera de la cama elevada también puede ayudar con la respiración.

G Ayude con el cuidado personal y con las ADL, como sea necesario.

G Reporte a la enfermera cualquiera de los siguientes signos:
  • Problemas con la respiración, tos o balbuceos con la respiración
  • Mareos, confusión y desmayos
  • Piel pálida o azul
  • Presión sanguínea baja
  • Hinchazón de los pies y tobillos (edema)
  • Venas del cuello dilatadas
  • Aumento de peso

Enfermedad Vascular Periférica (PVD)

La enfermedad vascular periférica (PVD por sus siglas en inglés) es una condición en donde las piernas, pies, brazos o manos no tienen suficiente circulación de la sangre. Esto es debido a depósitos de grasa en los vasos sanguíneos que se han endurecido con el paso del tiempo. Las piernas, los pies, los brazos y las manos se sienten fríos o frescos. Las raíces de las uñas y/o los pies se vuelven azulados o pálidos. Se presenta hinchazón de las manos y pies. Las úlceras en las piernas o pies pueden desarrollarse e infectarse. El dolor puede ser severo al caminar, pero usualmente aliviado con el descanso.

Algunos cambios en la salud pueden tener como resultado la inactividad. La falta de movilidad puede contribuir a la PVD. Para algunos casos de mala circulación en las piernas y en los pies se ordena utilizar las medias elásticas. Estas medias especiales ayudan a prevenir la inflamación, a prevenir coágulos sanguíneos y ayudan para la circulación. Revise el capítulo 6 para mayor información.

5. Describir el sistema respiratorio y sus condiciones relacionadas

La **respiración**, cuando el cuerpo inhala oxígeno y elimina dióxido de carbono, involucra la inhalación (**inspiración**) y la exhalación (**expiración**). Los pulmones realizan este proceso (Fig. 4-16). Las funciones del sistema respiratorio son traer oxígeno al cuerpo y eliminar el dióxido de carbono producido mientras que el cuerpo usa oxígeno.

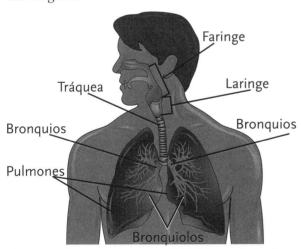

Fig. 4-16. *El proceso de respiración inicia con la inspiración por la nariz o por la boca. El aire viaja por medio de la traquea hacia los pulmones por medio de los bronquios y luego hacia las ramas de los bronquiolos.*

Los cambios normales por el envejecimiento incluyen:

- La fortaleza de los pulmones disminuye.
- La capacidad de los pulmones disminuye.
- El oxígeno en la sangre disminuye.
- La voz se debilita.

Cómo Puede Ayudar Usted: El Rol de la NA

Brinde periodos de descanso cuando sea necesario. Promueva el ejercicio y el movimiento regular. Promueva y ayude con los ejercicios de respiración profunda, como se indique. Asegúrese que los residentes con condiciones respiratorias superiores crónicas o agudas no estén expuestos al humo de cigarro o al aire contaminado. Las personas que tienen problemas para respirar usualmente estarán más cómodas estando sentadas que acostadas.

Observaciones y Reportes: Sistema Respiratorio

Observe y reporte los siguientes signos y síntomas:

- O/R Cambios en el ritmo de la respiración
- O/R Respiraciones superficiales o respiración con labios fruncidos
- O/R Tos o respiración con pillido
- O/R Desecho o congestión nasal
- O/R Dolor de garganta, dificultad para deglutir o anginas inflamadas
- O/R Necesidad de sentarse después de un esfuerzo moderado
- O/R Color pálido o azulado de los labios, brazos y piernas
- O/R Dolor en el área del pecho
- O/R Esputo descolorido (verde, amarillo, gris o con manchas de sangre), el fluido que expulsa una persona de los pulmones al toser

Enfermedad Pulmonar Obstructiva Crónica (COPD)

La enfermedad pulmonar obstructiva crónica o COPD, por sus siglas en inglés, es una enfermedad crónica. Esto significa que una persona puede vivir durante años con esa enfermedad pero nunca ser curado. La COPD causa problemas con la respiración, especialmente para sacar el aire de los pulmones. Existen dos enfermedades crónicas de los pulmones que están agrupadas bajo la COPD: bronquitis crónica y enfisema.

La bronquitis es una irritación e inflamación del recubrimiento de los bronquios. La bronquitis crónica es una forma de bronquitis que usualmente es causada por fumar cigarrillos. Los síntomas incluyen tos que expulsa esputo (flema) y moco. Es posible que presente falta de aliento y pillido. El tratamiento incluye dejar de fumar y posiblemente algunos medicamentos.

El efisema es una enfermedad crónica de los pulmones que usualmente es resultado de la bronquitis crónica y de fumar cigarrillos. Las personas con efisema pulmonar pueden tener problemas para respirar. Otros síntomas incluyen tos, falta de aliento y latido rápido del corazón. No existe cura para el efisema. El tratamiento incluye manejar los síntomas y el dolor. La terapia de oxígeno puede ser ordenada, así como el medicamento. Dejar de fumar es muy importante.

Con el paso del tiempo, una persona con cualquiera de estos padecimientos pulmonares se enferma de manera crónica y se debilita. Existe un alto riesgo de infecciones pulmonares agudas, como la neumonía; la cual es una enfermedad que puede ser causada por una infección por bacterias, hongos o virus. La inflamación aguda ocurre en el tejido del pulmón. La persona afectada desarrolla fiebre alta, escalofríos, tos, esputo verdoso o amarillento, dolores en el pecho y pulso rápido. El tratamiento incluye antibióticos, junto con suficiente líquidos. La recuperación puede tomar más tiempo para los ancianos y para las personas con enfermedades crónicas.

Cuando los pulmones y el cerebro no reciben suficiente oxígeno, todos los sistemas del cuerpo humano son afectados. Los residentes pueden tener un miedo constante de no poder respirar. Esto puede causar que se tengan que sentar en posición vertical para mejorar su habilidad de expandir los pulmones. Estos residentes pueden tener poco apetito y usualmente no duermen lo suficiente. Todo esto puede agregarse a sentimientos de debilidad y mala salud. Pueden sentir que han perdido control de su cuerpo, especialmente de la respiración. Pueden tener miedo a la asfixia.

Los residentes con COPD pueden presentar los siguientes síntomas:

- Pillido o tos crónica
- Problemas con la respiración, especialmente cuando inhalan y exhalan profundamente
- Falta de aliento, especialmente durante un esfuerzo físico
- Piel pálida o azulada (cianosis) o piel morada rojiza
- Confusión
- Estado general de debilidad
- Problemas para terminar la comida debido a la falta de aliento
- Miedo y ansiedad

Guía de Procedimientos: COPD

G Los resfriados comunes o los virus pueden hacer que los residentes se enfermen rápidamente. Siempre observe y reporte los signos de síntomas que empeoran.

G Ayude a los residentes a sentarse en posición vertical o inclinarse hacia adelante. Ofrezca almohadas para apoyo (Fig. 4-17).

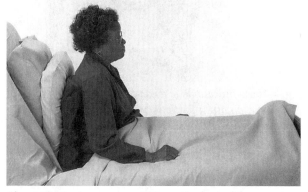

Fig. 4-17. Sentarse en posición vertical e inclinarse un poco hacia adelante ayuda a las personas con COPD.

- G Ofrezca muchos líquidos y comidas frecuentes con porciones pequeñas.
- G Promueva una dieta bien balanceada.
- G Mantenga el abastecimiento de oxígeno disponible como se indica.
- G Manténgase tranquilo y compasivo. No poder respirar o el miedo a la asfixia es una situación muy espantosa.
- G Utilice un buen control de infecciones. Promueva el lavado de manos y tirar apropiadamente los pañuelos desechables usados.
- G Promueva tanta independencia con las ADL como sea posible.
- G Recuerde a los residentes que deben evitar exponerse a infecciones, especialmente resfriados comunes e influenza.
- G Asegúrese de que los residentes siempre tengan ayuda disponible, especialmente en una crisis de respiración.
- G Promueva la respiración con los labios fruncidos. Este tipo de respiración se realiza colocando los labios como si fuera a dar un beso y tomar respiraciones controladas. Un enfermero debe enseñar a los residentes ha realizar este tipo de respiración.
- G Promueva en los residentes el guardar energía para tareas importantes. Anime a los residentes a descansar.
- G Reporte lo siguiente a la enfermera:
  - Temperatura mayor de 101°F
  - Cambios en los patrones de respiración, incluyendo falta de aliento
  - Cambios en el color o la consistencia de las secreciones de los pulmones
  - Cambios en el estado mental o en la personalidad
  - Rechazo a tomar el medicamento como se ordena
  - Pérdida de peso excesiva
  - Incremento en la dependencia con el proveedor de cuidado y con la familia

6. Describir el sistema urinario y sus condiciones relacionadas

El sistema urinario está compuesto por dos riñones, dos uréteres, una vejiga urinaria y una sola uretra (Fig. 4-18 y Fig. 4-19). El sistema urinario tiene dos funciones importantes, las cuales son la eliminación de los desechos de las células por medio de la orina y el mantenimiento del equilibro del agua en el cuerpo.

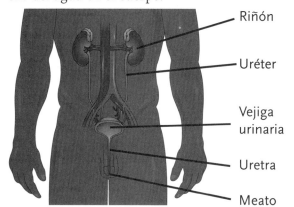

Fig. 4-18. Sistema urinario masculino.

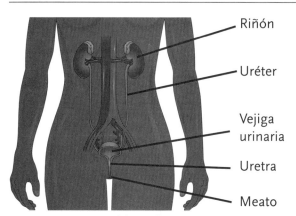

Fig. 4-19. La uretra del sexo femenino es más corta que la del sexo masculino. Debido a esto, es más frecuente que la vejiga femenina se infecte por las bacterias que viajan hacia la uretra. Promueva que las residentes del sexo femenino se limpien de adelante hacia atrás después de la eliminación.

Los cambios normales por el envejecimiento incluyen:
- La habilidad de los riñones de filtrar la sangre disminuye.
- El tono muscular de la vejiga se debilita.
- La vejiga sostiene menos orina, lo que causa orinar con más frecuencia.
- La vejiga no se vacía por completo, causando mayor susceptibilidad a infecciones.

Cómo Puede Ayudar Usted: El Rol de la NA

Promueva que los residentes tomen muchos líquidos. Ofrezca visitas frecuentes al baño. Si los residentes son incontinentes, no muestre frustración o enojo. La **incontinencia urinaria** es la incapacidad de controlar la vejiga, lo cual tiene como resultado la pérdida involuntaria de la orina. Mantenga a los residentes limpios y secos.

Observaciones y Reportes: Sistema Urinario

Observe y reporte los siguientes síntomas:

- O/R Pérdida o aumento de peso
- O/R Inflamación de las extremidades superiores o inferiores
- O/R Dolor o ardor al orinar
- O/R Cambios en la orina, como color, olor o aspecto turbio
- O/R Cambios en la frecuencia y cantidad de orina
- O/R Inflamación del área del abdomen/vejiga
- O/R Quejas de dolor en la vejiga o de que se siente llena
- O/R Incontinencia/goteo de la orina
- O/R Dolor en la espalda, en el costado o en el riñón
- O/R Ingestión inadecuada de líquidos

Incontinencia Urinaria

Algunas personas no pueden controlar los músculos de sus intestinos o de su vejiga. A ellos se les dice que son incontinentes. La incontinencia puede ocurrir en residentes que deben estar en cama, que están enfermos, que son ancianos, que están paralizados o que tienen enfermedades o lesiones en el sistema nervioso o circulatorio. La incontinencia no es una parte normal del envejecimiento. Siga estos lineamientos para manejar la incontinencia urinaria:

Guía de Procedimientos: Incontinencia Urinaria

- G Ofrezca un cómodo de baño o un urinal o llevarlos al baño con frecuencia. Siga los horarios para ir al baño.

- G Responda de inmediato las llamadas y solicitudes de ayuda.

- G La incontinencia urinaria es un factor de riesgo importante para las úlceras de decúbito. Usted debe documentar todos los episodios de incontinencia. Las nuevas hojas de datos mínimos (MDS por sus siglas en inglés) cuentan cada vez que la piel o cualquier cosa que toque la piel de un residente (almohadilla, calzoncillo o ropa interior) está húmeda por orina debido a un episodio de incontinencia, incluso si es poca cantidad de orina. Esto es importante para ayudar a prevenir las úlceras por presión. Documente con cuidado y de manera precisa.

- G La limpieza y el buen cuidado de la piel son importantes para los residentes que son incontinentes. La orina y las heces fecales son muy irritantes para la piel. Deben ser lavados por completo y de inmediato. Mantenga a los residentes limpios, secos y libres de olor. Observe la piel con cuidado cuando ayude con el baño o cuando brinde cuidado en el área perineal.

- G Los residentes que son incontinentes y que no se pueden levantar de la cama deben tener una sábana desechable, de plástico o de látex por debajo de las sábanas de la cama para proteger la cama.

- G Algunos residentes utilizarán almohadillas o calzoncillos desechables para adultos. Cambie los pañales o calzoncillos desechables húmedos inmediatamente. No haga referencia a los calzoncillos o almohadillas como "pañales". Los residentes no son niños y esto es irrespetuoso.

G Los residentes que son incontinentes necesitan confianza y comprensión. Sea profesional y amable cuando maneje la incontinencia.

Infección del Tracto Urinario (UTI)

Las infecciones del tracto urinario (UTI por sus siglas en inglés) causan inflamación de la vejiga y de los uréteres. Esto causa una sensación de ardor al momento de orinar. También causa una sensación de necesitar orinar frecuentemente. Las infecciones UTI, o cistitis, pueden ser causadas por infección de bacterias. Estar en cama puede causar que la orina se quede en la vejiga por mucho tiempo, lo cual ayuda a que la bacteria crezca.

Las UTI son más comunes en la mujer. La uretra es mucho más corta en la mujer (de tres a cuatro pulgadas) que en los hombres (de siete a ocho pulgadas); por lo que la bacteria puede llegar a la vejiga de la mujer más fácilmente.

Guía de Procedimientos: Prevención de Infecciones UTI

G Promueva que las residentes del sexo femenino se limpien de adelante hacia atrás después de la evacuación (Fig. 4-20). Cuando usted brinde cuidado perineal, asegúrese que usted también lo realice de esta manera.

G Brinde un buen cuidado perineal cuando cambie la ropa interior de los adultos.

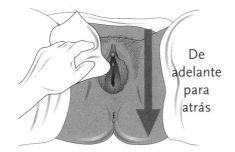

Fig. 4-20. Después de la evacuación limpie de adelante hacia atrás para prevenir infecciones.

G Promueva ingerir muchos líquidos. Tomar bastantes líquidos ayuda a prevenir infecciones UTI. Tomar diariamente jugo de arándano rojo ("cranberry" en inglés) o arándano azul ("blueberry" en inglés) hace que la orina sea más ácida y ayuda a prevenir infecciones. La vitamina C también tiene este efecto.

G Ofrezca la chata, el cómodo de baño o una visita al baño al menos cada dos horas. Responda rápidamente las llamadas de ayuda de los residentes.

G Bañarse en la ducha, en lugar hacerlo en la tina de baño, ayuda a prevenir las UTI.

G Reporte cuando la orina tenga un olor fuerte, un color oscuro o turbio o si el residente orina muy seguido en cantidades pequeñas.

7. Describir el sistema gastrointestinal y sus condiciones relacionadas

El sistema gastrointestinal (GI por sus siglas en inglés), también conocido como el sistema digestivo, está formado por el tracto gastrointestinal y los órganos digestivos de ayuda (Fig. 4-21). El sistema gastrointestinal tiene dos funciones: la digestión y la eliminación. La **digestión** es el proceso de preparar la comida física y químicamente para que pueda ser absorbido por las células. La **eliminación** es el proceso de expulsar desperdicios sólidos formados por los desperdicios de comida que no son absorbidos por las células.

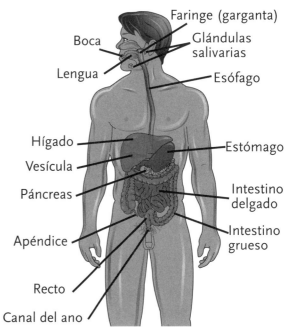

Fig. 4-21. El sistema GI consiste en todos los órganos necesarios para digerir la comida y procesar el desecho.

Los cambios normales por el envejecimiento incluyen:

- La reducción de la producción de saliva afecta la habilidad de masticar y deglutir.
- La absorción de vitaminas y minerales disminuye.
- El proceso de digestión toma más tiempo y es menos eficiente.
- Los desechos del cuerpo se mueve más despacio por los intestinos, causando estreñimiento más frecuentemente.

Cómo Puede Ayudar Usted: El Rol de la NA

Anime a tomar líquidos y alimentos atractivos y nutritivos. Otorgue tiempo para comer y ayude a que disfruten la hora de comida. Brinde buena higiene bucal. Asegúrese que las dentaduras postizas le queden bien al residente y que se limpien regularmente. Los residentes que tengan problemas para masticar o deglutir se encuentran en riesgo de asfixia. Brinde suficientes líquidos con los alimentos. Los residentes deben tener una dieta con fibra y tomar suficientes líquidos para evitar el estreñimiento. Promueva que los residentes defequen diariamente. Brinde a los residentes la oportunidad de defecar todos los días a la misma hora.

Observaciones y Reportes: Sistema Gastrointestinal

Observe y reporte los siguientes síntomas:

- O/R Dificultad para deglutir o masticar (incluyendo problemas con la dentadura, dolor de dientes o úlceras bucales)
- O/R **Incontinencia fecal** (incapacidad de controlar los intestinos ocasionando el paso involuntario del excremento)
- O/R Aumento/disminución de peso
- O/R Anorexia (pérdida del apetito)
- O/R Calambres o dolor abdominal
- O/R Diarrea
- O/R Náusea y vómito (especialmente vómito que parece café molido)
- O/R Estreñimiento

- O/R Gas/flatulencias
- O/R Hipo, eructos
- O/R Heces fecales duras, negras o con sangre
- O/R Acidez
- O/R Mala nutrición

Estreñimiento

Estreñimiento es la incapacidad de eliminar excremento (de tener un movimiento intestinal) o la eliminación difícil y dolorosa de excremento duro y seco. El estreñimiento ocurre cuando las heces fecales se mueven muy despacio por el intestino. Esto puede ser resultado de tomar menos líquidos, de tener una mala dieta, por inactividad, medicamentos, envejecimiento, alguna enfermedad o por ignorar la necesidad de evacuar. Los signos de estreñimiento incluyen inflamación abdominal, gas, irritabilidad y registros que no presentan defecación reciente.

Con frecuencia, el tratamiento incluye incrementar la cantidad de fibra y los líquidos ingeridos, aumentar el nivel de actividad y posiblemente medicamento. Se puede ordenar un enema o un supositorio para ayudar con el problema. Un **enema** es una cantidad específica de agua introducida hacia el colon para eliminar el excremento. Un **supositorio** es un medicamento que se aplica por el recto para causar la defecación. Si se le permite a usted y si está entrenado para hacerlo, siga las reglas de la institución para ayudar con estos tratamientos.

Impactación Fecal

Una impactación fecal es excremento duro atorado en el recto que no puede ser expulsado. Es el resultado de estreñimiento no aliviado. Los síntomas incluyen no defecar por varios días, escurrimiento de excremento líquido, dolores abdominales, inflamación abdominal y dolor en el recto. Cuando ocurre una impactación, una enfermera o un doctor introducirá uno o dos dedos de la mano con guantes en el recto y romperá la masa en fragmentos para que pueda pasar. La prevención de la impactación fecal incluye una dieta alta en fibra, suficientes líquidos, aumentar el nivel de actividad y posiblemente medicamento.

Hemorroides

Las hemorroides son venas agrandadas en el recto que pueden ser visibles en la parte externa del ano. Las hemorroides se pueden desarrollar por un aumento de la presión en la parte baja del recto debido a estiramiento durante la defecación. Otras causas son el estreñimiento crónico, la obesidad, el embarazo y estar sentado por periodos largos de tiempo en el inodoro. Los signos y síntomas incluyen comezón rectal, ardor, dolor y sangrado. El tratamiento puede incluir medicamento, compresas y baños de asiento. Es posible que se necesite cirugía. Cuando limpie el área del ano, tenga cuidado para evitar dolor y sangrado de las hemorroides.

Diarrea

La diarrea es la eliminación frecuente de heces fecales líquidas o semilíquidas. Los dolores abdominales, los calambres, la urgencia, las náuseas y el vómito pueden acompañar la diarrea, dependiendo la causa que la origina. Las infecciones, los microorganismos, las comidas irritantes y los medicamentos pueden causar diarrea. El tratamiento usualmente es medicamento y cambios en la alimentación. Con frecuencia, se recomienda seguir una dieta de plátanos, arroz, manzanas, té y pan tostado (BRAT por sus siglas en inglés).

Enfermedad de Reflujo Gastroesofágico (GERD)

La enfermedad del reflujo gastroesofágico, a la cual comúnmente se le llama GERD (por sus siglas en inglés) es una condición crónica en donde el contenido líquido del estómago se regresa hacia el esófago. El líquido puede inflamar y dañar el recubrimiento del esófago causando sangrados o úlceras. Adicionalmente, las cicatrices de tejido dañado pueden estrechar el esófago y hacer que la deglución sea difícil.

La acidez es uno de los síntomas más comunes del GERD. La acidez y el GERD deben ser reportados. Estas condiciones son usualmente tratadas con medicamento. Servir la cena tres o cuatro horas antes de la hora de dormir puede ayudar. El residente no debe acostarse hasta después de dos horas de haber comido. Brinde almohadas adicionales a los residentes para que el cuerpo se encuentre en una posición más elevada al momento de dormir. Servir la comida más fuerte del día al mediodía, servir varias comidas pequeñas durante el día y disminuir la comida rápida, la comida grasosa y la comida condimentada puede ayudar. Dejar de fumar y de tomar bebidas alcohólicas, así como usar ropa aguada también pueden ser de mucha ayuda.

Ostomías

Una **ostomía** es una operación que se realiza para crear una abertura de un área interna del cuerpo hacia el exterior. Los términos "colostomía" e "ilestomía" se refieren a la extirpación quirúrgica de una porción de los intestinos. Puede ser necesario debido a cáncer, traumatismo o enfermedad en los intestinos. (Más información sobre el cáncer se menciona más adelante en este capítulo). En un residente con una de estas ostomías, la parte final del intestino grueso es sacado del cuerpo por medio de una abertura artificial en el abdomen. Esta abertura se le llama **estoma**. El excremento, o heces fecales, se elimina por medio de la ostomía en lugar de realizarlo por medio del ano.

Los términos "colostomía" e "ileostomía" indican la sección del intestino que fue removida y el tipo de excremento que será eliminado. En una colostomía, el excremento será generalmente semisólido. Con una ilestomía, el excremento puede ser líquido e irritante para la piel. Los residentes que han tenido una ostomía, utilizan una bolsa desechable que se coloca sobre el estoma para la recolección de las heces fecales (Fig. 4-22). La bolsa está adherida a la piel con pegamento y puede ser necesario utilizar un cinturón para sujetarla mejor.

Muchas personas manejan el dispositivo de la ostomía por ellos mismos. Si usted está brindado el cuidado de la ostomía, brinde buen cuidado de la piel. Vacíe y limpie o reemplace la bolsa de la ostomía cada vez que el excremento sea eliminado. Siempre utilice guantes y lávese las manos con cuidado. Enseñe la manera apropiada de lavarse las manos a los residentes con ostomías.

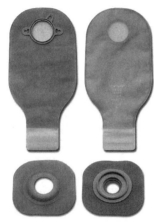

Fig. 4-22. La parte superior de esta fotografía muestra una de las bolsas de drenaje para una ostomía. Un ejemplo de una barrera para la piel se muestra en la parte inferior. (FOTOGRAFÍAS PRESENTADAS POR CORTESÍA DE "HOLLISTER INCORPORATED", EN LIBERTYVILLE, ILLINOIS)

Derechos de los Residentes

Ostomías

Muchos residentes con ostomías pueden sentir que han perdido control de una función básica y se pueden sentir avergonzados o molestos por la ostomía. Sea comprensivo y apóyelos. Brinde privacidad al momento de realizar el cuidado de la ostomía.

El cuidado de una ostomía

Equipo: Protector de cama desechable, sábana de baño, bolsa limpia para la ostomía y cinturón/dispositivo, papel de baño o cuadritos de gasa, vasija con agua tibia, jabón o limpiador, toallita de tela, crema para la piel como se indique, 2 toallas, bolsa desechable de plástico, guantes.

1. Lávese las manos.
   Provee control de infecciones.

2. Identifíquese por su nombre. Identifique al residente por su nombre.
   El residente tiene el derecho de conocer la identidad de su proveedor de cuidado. Identificar al residente por su nombre muestra respeto y establece la identificación correcta.

3. Explique el procedimiento al residente. Hable de manera clara, lenta y directa. Mantenga contacto de cara a cara cuando sea posible.
   Promueve el entendimiento y la independencia.

4. Brinde privacidad al residente con cortinas, biombos o puertas.
   Mantiene los derechos del residente de privacidad y dignidad.

5. Ajuste la cama a un nivel seguro para trabajar, usualmente a la altura de la cintura. Ponga el freno a las llantas de la cama y levante la cabecera de la cama.
   Previene que usted y el residente se lesionen.

6. Coloque el protector de cama debajo del residente. Cubra al residente con una sábana de baño. Jale hacia abajo las sábanas y cobijas superiores. Ponga al descubierto solamente el lugar de la ostomía. Ofrezca al residente una toalla para mantener la ropa seca.
   Mantiene los derechos del residente de privacidad y dignidad.

7. Póngase los guantes.
   Provee control de infecciones.

8. Remueva la bolsa de la ostomía con mucho cuidado. Colóquela en una bolsa de plástico. Revise el color, el olor, la consistencia y la cantidad de excremento en la bolsa.
   Los cambios en el excremento pueden indicar que existe un problema.

9. Limpie el área alrededor del estoma con papel de baño o con cuadritos de gasa. Deseche el papel o la gasa en la bolsa de plástico

10. Utilizando una toallita de tela y agua tibia con jabón, lave el área hacia una sola dirección, alejándose del estoma (Fig. 4-23). Seque con otra toalla dando palmaditas

suaves. Aplique la crema como se indique.
Mantener la piel limpia y seca previene problemas de la piel.

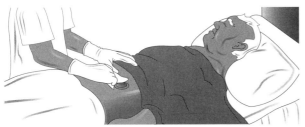

Fig. 4-23. *Limpie alejándose del estoma.*

11. Coloque el dispositivo limpio de la ostomía en el residente. Asegúrese que la parte inferior de la bolsa se encuentre sujetada.

12. Quite el protector de cama desechable y tírelo. Coloque la ropa de cama sucia en el contenedor apropiado.

13. Quite la bolsa y tírela en el contenedor apropiado.

14. Quítese los guantes y tírelos.

15. Lávese las manos.
    Provee control de infecciones.

16. Regrese la cama al nivel más bajo. Quite las medidas de privacidad.
    Bajar la cama brinda seguridad.

17. Coloque el botón de llamadas al alcance del residente.
    El botón de llamadas permite que el residente se comunique con el personal, cuando sea necesario.

18. Reporte a la enfermera cualquier cambio en el residente. Reporte si el estoma está muy rojo o azul o si presenta inflamación o sangrado.
    Esto brinda información a la enfermera para evaluar al residente.

19. Documente el procedimiento usando la guía de procedimientos de la institución.
    Lo que usted escriba es un registro legal de lo que usted hizo. Si usted no lo documenta, legalmente no pasó.

8. Describir el sistema endocrino y sus condiciones relacionadas

El sistema endocrino está formado por glándulas que secretan hormonas. Las **glándulas** son estructuras en el cuerpo que producen sustancias. Cada sustancia tiene un propósito específico en el funcionamiento general del cuerpo. Las **hormonas** son sustancias químicas creadas por el cuerpo que controlan muchos de los procesos del cuerpo (Fig. 4-24). Las hormonas son transportadas en la sangre hacia los órganos, donde realizan las siguientes funciones:

- Mantener la homeostasis
- Influenciar el crecimiento y el desarrollo
- Regular los niveles de azúcar en la sangre
- Regular los niveles de calcio en los huesos
- Regular la habilidad del cuerpo de reproducirse
- Determinar la rapidez con que las células queman alimentos para obtener energía

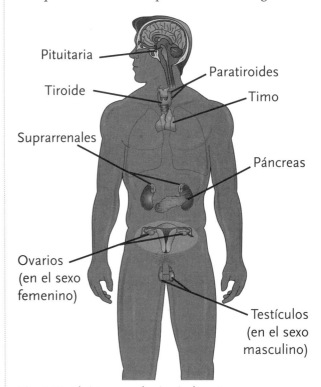

Fig. 4-24. *El sistema endocrino incluye órganos que producen hormonas que regulan los procesos del cuerpo*

Los cambios normales por el envejecimiento incluyen:

- Los niveles de hormonas, como estrógenos y progesterona disminuyen.
- La producción de la insulina disminuye.
- La habilidad del cuerpo de manejar el estrés disminuye.

Cómo Puede Ayudar Usted: El Rol de la NA

Promueva la nutrición apropiada. Trate de eliminar o reducir los factores estresantes. Los factores estresantes son cualquier cosa que causa estrés. Anime y escuche a los residentes.

Observaciones y Reportes: Sistema Endocrino

Observe y reporte los siguientes síntomas:

- O/R Dolor de cabeza*
- O/R Debilidad*
- O/R Visión borrosa*
- O/R Mareos*
- O/R Hambre*
- O/R Irritabilidad*
- O/R Sudor/transpiración excesiva*
- O/R Cambio en el comportamiento "normal"*
- O/R Confusión*
- O/R Cambios en la movilidad*
- O/R Cambios en la sensación*
- O/R Adormecimiento u hormigueo en los brazos o piernas*
- O/R Pérdida/aumento de peso
- O/R Pérdida/incremento del apetito
- O/R Incremento de la sed
- O/R Orinar con frecuencia o cualquier cambio en la orina
- O/R Piel seca
- O/R Problemas con la piel
- O/R Aliento dulce o frutal
- O/R Pereza o fatiga
- O/R Hiperactividad

* Indican signos y síntomas que deben ser reportados de inmediato

Diabetes

La diabetes mellitus es comúnmente llamada diabetes. La **diabetes** es una enfermedad en la cual el cuerpo no produce suficiente insulina o no la utiliza apropiadamente. La **insulina** es una hormona que convierte la **glucosa**, o el azúcar natural, en energía para el cuerpo. Sin la insulina para procesar la glucosa, estos azúcares son recolectados en la sangre. Esto causa problemas con la circulación y puede dañar órganos vitales. La diabetes es muy común en las personas con historia familiar de esta enfermedad, en los ancianos y en las personas que son obesas. Existen dos tipos principales de diabetes:

La diabetes tipo 1 es usualmente diagnosticada en niños y adultos jóvenes. Anteriormente se conocía como diabetes juvenil. Con frecuencia este tipo de diabetes aparece antes de los 20 años de edad; sin embargo, una persona puede desarrollar la diabetes tipo 1 hasta los 40 años. En la diabetes de tipo 1, el cuerpo no produce suficiente insulina. La condición continuará durante toda la vida de la persona. La diabetes tipo 1 es tratada con insulina y dieta especial.

La diabetes tipo 2, también conocida como diabetes de adultos, es la diabetes más común. En la diabetes tipo 2 el cuerpo no produce suficiente insulina o el cuerpo no la utiliza apropiadamente. A esto se le conoce como "resistencia a la insulina". La diabetes tipo 2 usualmente se desarrolla de manera lenta; es un tipo de diabetes más leve. Normalmente se desarrolla después de los 35 años de edad. El riesgo de tenerla incrementa con la edad; sin embargo, el número de niños con diabetes tipo 2 está creciendo rápidamente. La diabetes tipo 2 ocurre con frecuencia en personas obesas o con historial familiar de dicha enfermedad. Usualmente, puede ser controlada con dieta y/o con medicamentos por vía oral.

La **pre-diabetes** ocurre cuando los niveles de la glucosa de la sangre de la persona se encuentran por arriba de lo normal, pero no son lo suficientemente altos para diagnosticar diabetes tipo 2. Las investigaciones indican que se puede estar presentando algún tipo de daño al cuerpo durante la pre-diabetes, especialmente al sistema circulatorio y cardiovascular.

Las mujeres embarazadas que nunca han tenido diabetes antes, pero que tienen un nivel alto de azúcar (glucosa) en la sangre durante el embarazo se dice que tienen **diabetes gestacional**.

Las personas con diabetes pueden tener los siguientes signos o síntomas:

- Sed excesiva
- Hambre excesiva
- Orina frecuente
- Pérdida de peso
- Altos niveles de azúcar en la sangre
- Azúcar en la orina
- Cambios repentinos en la visión
- Hormigueo o adormecimiento de las manos o de los pies
- Sentirse muy cansado la mayoría del tiempo
- Piel muy seca
- Lesiones que tardan para sanar
- Más infecciones de lo normal

La diabetes puede tener como resultado complicaciones adicionales:

- Cambios en el sistema circulatorio pueden causar ataques al corazón, embolias, mala circulación, mala cicatrización de heridas y daños a los nervios y al riñón.
- Los daños a los ojos pueden causar pérdida de la visión y ceguera.
- La mala circulación y los problemas con la sanación de heridas pueden causar úlceras en los pies y piernas, heridas infectadas y gangrena. La gangrena puede tener como resultado amputación.

- La reacción a la insulina y la cetacidosis diabética pueden ser complicaciones serias de la diabetes. Revise el capítulo 2 para obtener mayor información sobre los signos y síntomas de cada uno.

La diabetes debe ser cuidadosamente controlada para prevenir complicaciones y enfermedades severas. Cuando trabaje con personas que tienen diabetes, siga con cuidado las instrucciones del plan de cuidado.

Guía de Procedimientos: Diabetes

G   Siga las instrucciones de la dieta de manera exacta. La ingestión de carbohidratos, incluyendo pan, papa, granos, pasta y azúcares debe estar regulada. Los alimentos deben ser consumidos a la misma hora todos los días. El residente debe comerse todo lo que se le sirve. Si un residente no se come lo que le sirvieron o si usted sospecha que no está siguiendo la dieta, informe a la enfermera.

G   Anime a la persona a hacer ejercicio. Un programa regular de ejercicio es importante. El ejercicio afecta la rapidez en que el cuerpo utiliza la comida. El ejercicio también mejora la circulación. Los ejercicios pueden incluir caminar o realizar algún otro tipo de ejercicio activo (Fig. 4-25). También puede incluir ejercicios pasivos del arco de movimiento. Ayude con el ejercicio como sea necesario. Sea positivo y trate de hacerlo divertido. Una caminata puede realizarse como una asignación o puede ser lo más importante del día.

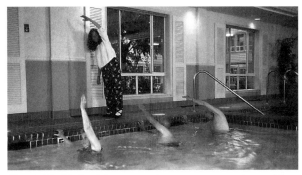

Fig. 4-25. *El ejercicio es muy importante para los residentes diabéticos. Ayuda a aumentar la circulación y mantener un peso sano.*

G Observe el manejo de la insulina del residente. Las dosis están calculadas de manera exacta y se brindan a la misma hora, todos los días. Las asistentes de enfermería deben saber cuándo toman insulina los residentes y cuándo se deben servir las comidas. Debe existir un balance entre el nivel de insulina y la ingesta de alimentos. Usted no inyectará insulina, a menos de que haya recibido entrenamiento especial.

G Realice las pruebas de orina y sangre únicamente cómo se indiquen (Fig. 4-26). El examen para medir el nivel de glucosa en la sangre que se toma del dedo es un tipo de examen de sangre que se puede utilizar para revisar el nivel de glucosa. Este es un examen sencillo que se realiza perforando rápidamente la yema del dedo y colocando la sangre en una tira desechable químicamente activa. La tira indicará el resultado. En algunas ocasiones el plan de cuidado especificará una prueba diaria de sangre u orina para revisar los niveles de insulina. No todos los estados del país permiten que usted haga esto. Conozca las reglas que aplican en el estado donde usted se encuentra. Su institución le dará entrenamiento si usted necesita realizar estas pruebas. Realícelas únicamente como se indique y como sea permitido.

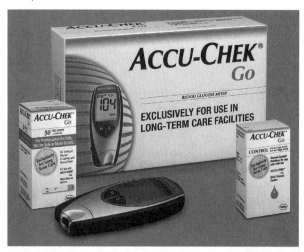

Fig. 4-26. *Existen diferentes tipos de equipo para medir los niveles de glucosa en la sangre.* (REIMPRESO CON EL PERMISO DE "BRIGGS CORPORATION", 800-247-2343, WWW.BRIGGSCORP.COM)

G Brinde el cuidado de los pies como se indica. Los diabéticos tienen mala circulación. Una pequeña úlcera en la pierna o pie puede crecer hasta llegar a una herida grande que pueda requerir amputación. El cuidado de los pies, incluyendo inspecciones diarias y regulares es vital. Las metas del cuidado de los pies de una persona diabética son revisar si tiene irritación o úlceras, promover la circulación de la sangre y prevenir infecciones.

G Anime a las personas diabéticas a utilizar zapatos cómodos de piel que no les queden grandes y que no lastimen sus pies. Los zapatos de piel respiran y ayudan a prevenir la acumulación de humedad. Para evitar las lesiones en los pies, los diabéticos nunca deben estar descalzos. Las calcetas o calcetines de algodón son los mejores para absorber el sudor. Usted nunca debe cortar las uñas de los dedos de los pies de ningún residente, especialmente las uñas de los pies de los pacientes diabéticos. Únicamente la enfermera o el doctor deben hacerlo.

9. Describir el sistema reproductor y sus condiciones relacionadas

El sistema reproductor está formado por los órganos reproductores. Son diferentes en hombres y mujeres (Fig. 4-27 y Fig. 4-28). El sistema reproductor humano permite que los seres humanos se **reproduzcan**, o creen nueva vida humana. La reproducción inicia cuando las células sexuales femeninas y masculinas (esperma y óvulo) se unen. Estas células sexuales se forman en las glándulas sexuales masculinas y femeninas. Estas glándulas sexuales se llaman **gónadas**.

Los cambios normales por el envejecimiento incluyen:

Sexo femenino:

- La menstruación termina. La menopausia se presenta cuando una mujer deja de tener periodos menstruales.

- La disminución del estrógeno tiene como resultado pérdida de calcio, ocasionando huesos frágiles y, potencialmente, osteoporosis.
- Las paredes vaginales se vuelven más secas y más delgadas.

Sexo masculino:

- La producción de esperma disminuye.
- La glándula de la próstata se agranda, lo que puede interferir al orinar.

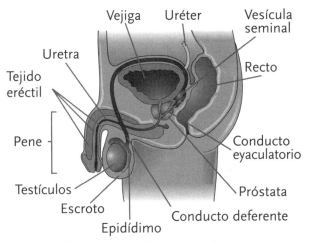

Fig. 4-27. El sistema reproductor masculino.

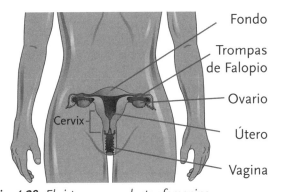

Fig. 4-28. El sistema reproductor femenino.

Cómo Puede Ayudar Usted: El Rol de la NA

Las necesidades sexuales continúan durante la vejez. Brinde privacidad para la actividad sexual cuando sea necesario. Respete las necesidades sexuales de sus residentes. Nunca se burle o juzgue algún comportamiento sexual. Reporte cualquier comportamiento que lo haga a usted sentirse incómodo o que parezca ser inapropiado. El comportamiento inapropiado no es un signo normal del envejecimiento y podría ser un signo de enfermedad.

Observaciones y Reportes: Sistema Reproductor

Observe y reporte los siguientes síntomas:

- O/R Malestar o dificultad al orinar
- O/R Secreciones del pene o vagina
- O/R Inflamación de los genitales
- O/R Sangre en la orina o en las heces fecales
- O/R Cambios en el pecho, incluyendo tamaño, forma, nódulos o secreciones de los pezones
- O/R Úlceras en los genitales
- O/R Reportes del residente de impotencia o incapacidad del hombre de tener relaciones sexuales
- O/R Reportes del residente sobre relaciones sexuales dolorosas

Vaginitis

La vaginitis es una infección de la vagina que puede ser causada por bacterias, protozoos (organismos unicelulares) u hongos (hongo vaginal). También puede ser causada por cambios hormonales después de la menopausia. Las mujeres que tienen vaginitis, tienen desecho vaginal blanco, acompañado por sensación de ardor y comezón. Reporte estos síntomas al enfermero. El tratamiento de la vaginitis incluye medicamento oral, así como gel o cremas vaginales.

Hipertrofia Prostática Benigna (BPH)

La hipertrofia prostática benigna (BPH por sus siglas en inglés) es una enfermedad que ocurre en los hombres con el envejecimiento. La próstata se agranda y causa presión en la uretra. Esta presión tiene como resultado orinar con frecuencia, escurrimiento de orina y dificultad para iniciar el flujo de la orina. La retención urinaria (orina que se queda en la vejiga) también puede ocurrir causando infecciones del tracto urinario. La orina se puede regresar a los uréteres y a los riñones causando daños a estos órganos. La hipertrofia prostática benigna puede ser tratada con medicamento o con cirugía. También hay una prueba disponible para detectar el cáncer de la próstata. Conforme los hombres envejecen, el riesgo de tener cáncer de próstata se incrementa. Este tipo de cáncer avanza lentamente y responde al tratamiento si se identifica en las etapas iniciales.

Derechos de los Residentes
Privacidad y Expresión Sexual
Los residentes tienen el derecho de expresión y libertad sexual. Los residentes tienen el derecho de privacidad y de satisfacer sus necesidades sexuales.

10. Describir los sistemas inmune y linfático y sus condiciones relacionadas

El sistema inmune protege de dos maneras al cuerpo de organismos, virus y bacterias que causan enfermedades. La inmunidad no específica protege al cuerpo contra enfermedades en general. La inmunidad específica protege al cuerpo contra una enfermedad en particular que invade al cuerpo en determinado momento.

El sistema linfático elimina el exceso de líquidos y los productos de desecho de los tejidos del cuerpo. También ayuda a que el sistema inmune luche contra infecciones. Se relaciona muy de cerca con el sistema inmune y con el sistema circulatorio (Fig. 4-29). El sistema linfático consiste de vasos linfáticos y capilares linfáticos por donde circula un fluido llamado linfa, el cual es un fluido amarillento transparente que transporta células que luchan contra las enfermedades, llamadas linfocitos.

Los cambios normales por el envejecimiento incluyen:

- El sistema inmune se debilita aumentando el riesgo de contraer todo tipo de infecciones
- Menor respuesta ante las vacunas

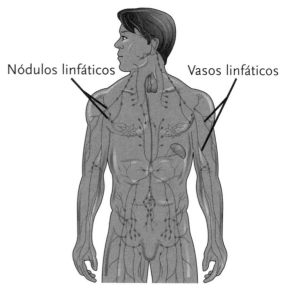

Fig. 4-29. Los nódulos linfáticos luchan contra las infecciones y están localizados por todo el cuerpo.

Cómo Puede Ayudar Usted: El Rol de la NA

Los factores que debilitan el sistema inmune incluyen no dormir suficiente, mala nutrición, enfermedades crónicas y estrés. Siga las reglas para la prevención de infecciones. Lávese las manos con frecuencia. Mantenga el ambiente del residente limpio para prevenir infecciones. Motive y ayude con buena higiene personal. Promueva una nutrición apropiada y la ingestión de líquidos. Promueva un ambiente cómodo que permita tener suficiente descanso. Un ligero aumento en la temperatura puede indicar que una persona está luchando contra una infección. Tome las medidas exactas de los signos vitales.

Observaciones y Reportes: Sistema Inmune y Linfático

Observe y reporte los siguientes síntomas:

- O/R Infecciones recurrentes (como fiebre y diarrea)
- O/R Inflamación de los nódulos linfáticos
- O/R Aumento de la fatiga

HIV y AIDS

El Síndrome de Inmunodeficiencia Adquirida (AIDS por sus siglas en inglés) es causado por el virus humano de inmunodeficiencia (HIV por sus siglas en inglés). El virus HIV ataca el sistema inmune del cuerpo humano y gradualmente lo deshabilita. Eventualmente, la persona tiene menos resistencia a otras infecciones. La muerte se presenta como resultado de estas infecciones; sin embargo, los medicamentos ayudan a que las personas vivan más tiempo. El virus HIV es una enfermedad que se transmite sexualmente. También se transmite por sangre infectada, agujas infectadas o de la madre infectada al feto.

En general, el virus HIV afecta al cuerpo en diferentes etapas. La primera etapa presenta síntomas como los de la influenza, con fiebre, dolores musculares, tos y fatiga. Estos son signos de que el sistema inmune está luchando contra la infección. Mientras que la infección empeora, el sistema inmune reacciona de manera excesiva, atacando no sólo al virus, sino también al tejido normal.

Cuando el virus debilita al sistema inmune durante las etapas tardías, se puede presentar un grupo de problemas que incluyen infecciones, tumores y síntomas del sistema nervioso central. Nada de esto ocurriría si el sistema inmune estuviera sano. Esta etapa de la enfermedad se conoce como AIDS. En las últimas etapas del AIDS, los daños al sistema nervioso central pueden causar pérdida de la memoria, mala coordinación, parálisis y confusión. Estos síntomas juntos son conocidos como demencia compleja de AIDS.

Los signos y síntomas del HIV/AIDS incluyen:

- Pérdida del apetito
- Pérdida involuntaria de peso de diez libras o más
- Síntomas vagos parecidos a los de la influenza, incluyendo fiebre, tos, debilidad y fatiga severa
- Sudoración nocturna
- Hinchazón de los nódulos linfáticos del cuello, axilas o ingles
- Diarrea severa
- Tos seca
- Erupciones en la piel
- Puntos blancos dolorosos en la boca o en la lengua
- Herpes labial o fuegos en los labios y úlceras blancas planas en la boca
- Verrugas en la piel y en la boca, que parecen coliflores
- Encías que están inflamadas y que sangran
- Baja resistencia a infecciones, especialmente neumonía, pero también tuberculosis, herpes, infecciones por bacterias y hepatitis
- Moretones que no desaparecen
- Sarcoma de Kaposi, una forma de cáncer en la piel que aparece como lesiones moradas o rojas en la piel (Fig. 4-30)
- Demencia compleja de AIDS

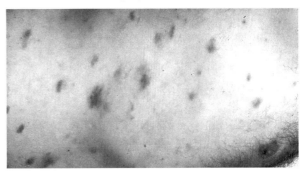

Fig. 4-30. Una lesión morada o roja en la piel llamada Sarcoma de Kaposi puede ser un signo de AIDS.

Las infecciones, como neumonía, tuberculosis o hepatitis invaden el cuerpo cuando el sistema inmune se encuentra débil y no puede defenderse. Estas enfermedades empeoran con el AIDS, debilitando el sistema inmune aún más. Es difícil tratar estas infecciones; con el paso del tiempo, una persona puede desarrollar resistencia a ciertos antibióticos. Estas infecciones frecuentemente causan la muerte en las personas con AIDS.

Las personas con el virus HIV reciben tratamiento con medicamentos que retrasan el avance de la enfermedad, pero no la curan. Los medicamentos deben tomarse en el momento preciso y tienen muchos efectos secundarios desagradables. Para algunas personas, el medicamento no funciona tan bien como para otras. Otros aspectos del tratamiento del virus HIV son el alivio de los síntomas, la prevención y el tratamiento de infecciones. Siempre siga las precauciones estándares para prevenir la propagación del HIV/AIDS.

Guía de Procedimientos: HIV/AIDS

G Las personas con el sistema inmune débil son más propensas a infecciones. Lave sus manos con frecuencia. Siga las precauciones estándares y mantenga todo limpio.

G La pérdida involuntaria de peso ocurre en casi todas las personas que desarrollan AIDS. Los alimentos altos en proteínas, altos en calorías y con alto contenido de nutrientes pueden ayudar a mantener un peso saludable.

G Algunas personas con HIV/AIDS pierden el apetito y tienen problemas para comer. Anime a estos residentes a relajarse antes de comer y a que coman en un lugar placentero. Deben servirse comidas que sean familiares y que sean las favoritas del residente. Reporte a la enfermera la pérdida de apetito y los problemas para comer. Si la falta de apetito continua, el doctor puede recetar un estimulante para el apetito.

G Los residentes que tienen infecciones en la boca pueden necesitar alimentos que sean bajos en ácidos y que no estén fríos ni calientes. Los condimentos y sazonadores no se deben de utilizar. Las comidas suaves o hechas puré pueden ser más fáciles de deglutir. Las comidas líquidas y las bebidas fortificadas pueden ayudar a disminuir el dolor por masticar. El agua tibia con sal y otros enjuagues bucales pueden aliviar el dolor de las lesiones en la boca. Es vital mantener un buen cuidado bucal.

G Una persona que tiene náuseas o vómitos debe consumir comidas pequeñas frecuentes, de ser posible. La persona debe comer despacio. Promueva la ingesta de líquidos entre comidas. Estos residentes deben continuar tomando líquidos para balancear los fluidos perdidos.

G Los residentes con diarrea moderada pueden necesitar ingerir comidas pequeñas frecuentes que sean bajas en grasa, fibra y productos lácteos. Si la diarrea es severa, el doctor puede ordenar una dieta "BRAT" (dieta de plátanos, arroz, manzanas y pan tostado, por sus siglas en inglés). Esto es de mucha ayuda a corto plazo. La diarrea rápidamente reduce los líquidos del cuerpo, por lo que es necesario reemplazar los fluidos. Una buena rehidratación de líquidos incluye agua, jugos, sodas y caldos. Las bebidas con cafeína deben evitarse.

G El adormecimiento, el hormigueo y el dolor en los pies y en las piernas es usualmente tratado con medicamento. Andar descalzo o utilizar zapatos suaves y flojos puede ser de mucha ayuda. Si las sábanas causan dolor, un armazón de cama puede evitar que las sábanas y cobijas se apoyen sobre los pies y las piernas (Fig. 4-31).

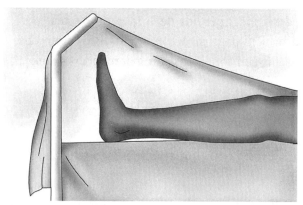

Fig. 4-31. *Un armazón de cama ayuda a evitar que las sábanas y cobijas se apoyen sobre los pies del residente.*

G Los residentes con HIV/AIDS pueden tener ansiedad y depresión. Frecuentemente sufren de las críticas de la familia, amigos y de la sociedad. Algunas personas se culpan a sí mismos por sus enfermedades. Las personas con HIV/AIDS pueden tener mucho estrés y pueden sentir incertidumbre sobre su enfermedad, sobre el cuidado de su salud y sobre su situación financiera. También pueden haber perdido personas en su red de apoyo social de amigos y familia. Los residentes con esta enfermedad necesitan apoyo de los demás. Este apoyo puede venir de familiares, amigos, grupos comunitarios o religiosos y grupos de apoyo, así como del equipo de cuidado. Trate a todos sus residentes con respeto y ayude a brindarles el apoyo emocional que ellos necesitan.

G   El alejamiento de los demás, el evitar las tareas, así como la lentitud mental son síntomas iniciales de infección de HIV. El medicamento también puede causar efectos secundarios de este tipo. La demencia compleja de AIDS puede causar síntomas mentales mayores. También se puede presentar debilidad en los músculos y pérdida del control de los músculos, haciendo que las caídas sean un riesgo. Los residentes necesitarán un ambiente seguro y mucha supervisión en sus ADL.

Derechos de los Residentes

Saludo de Manos y Abrazos

Entender los hechos sobre el HIV/AIDS es importante. Esto le ayudará a no sentir miedo de una persona que tiene esta enfermedad. Un saludo de manos o un abrazo no puede propagar el virus del AIDS. La enfermedad no puede ser transmitida por teléfonos, perillas de puertas, mesas, sillas, baños, mosquitos o por respirar el mismo aire que respira una persona infectada. Pase tiempo con los residentes que tienen HIV/AIDS. Necesitan la misma atención considerada y personal que usted brinda a los otros residentes.

Cáncer

El cáncer es un término general utilizado para describir muchos tipos de tumores malignos. Un **tumor** es un grupo de células que crecen de manera anormal. Los tumores benignos no se consideran cancerosos y crecen lentamente en áreas locales. Los tumores malignos son cancerosos y crecen rápidamente e invaden el tejido circundante.

El cáncer invade tejido local y puede esparcirse hacia otras partes del cuerpo. Cuando se propaga del lugar donde apareció inicialmente, puede afectar otros sistemas del cuerpo. En general, el tratamiento es más difícil y el cáncer es más mortal después de que esto ha ocurrido. El cáncer aparece con frecuencia en el pecho, colon, recto, útero, próstata, pulmones o piel. No existe una cura para el cáncer, pero hay algunos tratamientos que son efectivos.

Los siguientes factores de riesgo pueden contribuir al cáncer:

- Uso del tabaco/cigarro
- Exposición a la luz solar
- Ingestión excesiva de alcohol
- Algunos aditivos de la comida
- Exposición a ciertos agentes industriales y químicos
- Radiación
- Mala nutrición
- Falta de actividad física

Cuando se diagnostica en las etapas iniciales, el cáncer puede, frecuentemente, ser tratado y controlado. La Asociación Americana del Cáncer ha identificado algunos signos de advertencia del cáncer:

- Pérdida de peso inexplicable
- Fiebre
- Fatiga
- Dolor
- Cambios en la piel
- Cambios en los hábitos de la vejiga o de los intestinos

- Úlceras que no sanan
- Sangrado o desecho inusual
- Ensanchamiento o abultamiento en el pecho o en otra parte del cuerpo
- Indigestión o dificultad para deglutir
- Cambio reciente en una verruga o lunar
- Tos molesta o ronquera persistente

Las personas con cáncer pueden vivir más tiempo y en ocasiones pueden recuperarse si son tratados en las etapas iniciales. Con frecuencia, los siguientes tratamientos se combinan:

- Cirugía
- Quimioterapia
- Radiación (Fig. 4-32)

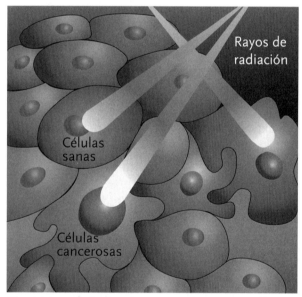

Fig. 4-32. La radiación tiene como objetivo atacar las células cancerosas, pero también destruye algunas células sanas en su camino.

Guía de Procedimientos: Cáncer

G Cada caso es diferente. El cáncer es un término general. Este término hace referencia a muchas situaciones diferentes. Los residentes pueden vivir muchos años o sólo algunos meses. El tratamiento afecta a cada persona de manera diferente. No realice suposiciones sobre la condición de un residente.

G Los residentes pueden querer hablar o pueden evitar hablar. Respete sus necesidades. Sea honesto y nunca diga: "todo estará bien". Sea sensible y recuerde que el cáncer es una enfermedad. La causa es desconocida. Tenga una actitud positiva.

G Una buena nutrición es importante para los residentes con cáncer. Siga con mucho cuidado el plan de cuidado. Los residentes frecuentemente tienen poco apetito. Promueva una variedad de comidas con porciones pequeñas. Los suplementos alimenticios nutricionales líquidos pueden utilizarse además de la comida, pero no en lugar de la comida. Si las náuseas o el vómito es problema, las sopas, la gelatina o los almidones pueden ser apetitosos para el residente. Utilice utensilios de plástico para los residentes que reciben quimioterapia, ya que ayuda a mejorar el sabor de la comida. Los utensilios de metal pueden causar un sabor amargo.

G El cáncer puede causar mucho dolor, especialmente en las últimas etapas. Observe signos de dolor (revise el capítulo 7) y repórteselos al enfermero. Ayude con las medidas de comodidad, como cambiar la posición del residente, conversar, escuchar música o leer. Reporte si el dolor parece ser incontrolable.

G Brinde masajes en la espalda para comodidad y para incrementar la circulación. Para los residentes que pasan muchas horas en la cama, moverlos hacia una silla por un periodo de tiempo también puede mejorar la comodidad. Los residentes que están débiles o inmóviles necesitan ser reacomodados cada dos horas.

G Utilice cremas humectantes sobre la piel seca o delicada. No aplique crema en áreas que reciben terapia de radiación. No remueva las marcas que se utilizan en la terapia de radiación. Siga cualquier instrucción especial sobre el cuidado de la piel (por ejemplo: no utilizar compresas calientes o frías, no utilizar jabón o cosméticos, no utilizar medias apretadas).

G Ayude a los residentes a cepillarse los dientes y a utilizar el hilo dental regularmente. Los medicamentos, las náuseas, los vómitos o las infecciones de la boca pueden causar un mal sabor de boca. Usted puede ayudar utilizando un cepillo de dientes suave, enjuagando con bicarbonato de sodio y agua o utilizando un enjuague bucal recetado. No utilice enjuague bucal comercial. Utilice palitos con algodón, en lugar de cepillo de dientes, para los residentes que tienen úlceras en la boca. Tenga cuidado cuando brinde higiene bucal.

G Las personas con cáncer pueden tener una mala imagen de ellos mismos porque están débiles y su apariencia ha cambiado; por ejemplo, la pérdida del cabello es un efecto secundario común de la quimioterapia. Sea sensible y ayude a los residentes a arreglarse, si así lo desean.

G Si los visitantes ayudan a animar al residente, promueva las visitas. No interrumpa. Si algunas horas del día son mejores que otras, sugiera esas horas para la vista. Puede ser de mucha ayuda para una persona con cáncer pensar en algo diferente por un momento. Busque otros temas y conozca los intereses del residente.

G Tener un familiar con cáncer puede ser muy difícil. Esté atento ante las necesidades que no se estén cumpliendo o al estrés creado por la enfermedad.

G Reporte lo siguiente a la enfermera:

- Aumento de fatiga o debilidad
- Pérdida de peso
- Náuseas, vómito o diarrea
- Cambios en el apetito
- Desmayos
- Signos de depresión
- Confusión
- Sangre en el excremento o en la orina
- Cambios en el estatus mental
- Cambios en la piel
- Abultamientos, úlceras o sarpullido nuevo
- Aumento del dolor o dolor que no se quita

Consejos

Recursos de la Comunidad

Existen muchos servicios y grupos de apoyo para las personas con cáncer y sus familias o para los proveedores del cuidado. Los hospitales, los programas de hospicio y las organizaciones religiosas tienen muchos recursos. Estos incluyen servicios de comida, servicios de transportación a los consultorios de los doctores, consejería y grupos de apoyo. Para el cáncer, visite la Asociación Americana del Cáncer en el Internet, cancer.org, o llame a la agencia local o estatal. La Asociación Americana de las Agencias Locales para la Vejez, con página de Internet n4a.org, opera el Localizador de Servicios para las Personas Mayores, el cual es un servicio nacional gratuito que conecta a los adultos mayores y a los proveedores de cuidado con la información sobre el envejecimiento y sobre los recursos disponibles en sus propias comunidades.

5
Confusión, Demencia y la Enfermedad de Alzheimer

1. Explicar confusión y delirio

Confusión es la incapacidad de pensar con claridad. Una persona confundida tiene problemas para enfocar su atención y puede sentirse desorientada. La confusión interfiere con la habilidad de tomar decisiones. La personalidad puede cambiar; es posible que la persona no sepa cuál es su nombre ni la fecha, que no pueda reconocer a otras personas o saber en dónde se encuentra. Una persona confundida puede estar enojada, deprimida o irritable.

La confusión puede presentarse repentina o gradualmente y puede ser temporal o permanente. La confusión es más común en los adultos mayores y puede ocurrir cuando la persona está en el hospital. Algunas causas de la confusión incluyen:

- Bajo nivel de azúcar en la sangre
- Golpes o lesiones en la cabeza
- Deshidratación
- Problemas de nutrición
- Fiebre
- Disminución repentina de la temperatura corporal
- Falta de oxígeno
- Medicamentos
- Infecciones
- Tumor en el cerebro
- Enfermedad
- Falta de sueño
- Convulsiones

Guía de Procedimientos: Confusión

G No deje solo a un residente confundido.

G Manténgase tranquilo. Brinde un ambiente tranquilo para el residente.

G Hable con voz baja, de manera clara y pausada.

G Preséntese con el residente cada vez que lo vea.

G Recuérdele al residente dónde se encuentra, cuál es su nombre y cuál es la fecha. Un calendario le puede ayudar.

G Explique lo que usted va a hacer utilizando instrucciones sencillas.

G No apresure al residente.

G Hable con los residentes confundidos sobre los planes del día. Seguir una rutina puede ser de ayuda.

G Promueva el uso de anteojos y aparatos de asistencia auditiva. Asegúrese de que estén limpios y que no estén dañados.

G Promueva el cuidado personal por sí mismo y la independencia.

G Reporte sus observaciones al enfermero

El delirio es un estado severo de confusión que ocurre repentinamente; usualmente es temporal. Las posibles causas incluyen infecciones, enfermedades, desequilibrio de líquidos y mala nutrición. Las drogas y el alcohol también pueden causar delirio. Los síntomas incluyen:

- Inquietud
- Enojo
- Depresión
- Irritabilidad
- Desorientación
- Problemas para enfocarse
- Problemas para hablar
- Cambios en la sensación y en la percepción
- Cambios en el conocimiento
- Disminución de la memoria a corto plazo

Reporte estos signos a la enfermera. La meta del tratamiento es controlar o revertir la causa. El cuidado de emergencia puede ser necesario, así como estar un tiempo en el hospital.

> **Consejo**
> **Confusión y Delirio**
> Cuando se comunique con una persona que está confundida o desorientada, mantenga su voz baja. No levante la voz ni grite. Use el nombre de la persona y hable claramente utilizando oraciones sencillas. Use expresiones faciales y lenguaje corporal para ayudar a que la persona entienda el mensaje. Disminuya las distracciones tomando acciones, como bajar el volumen de la televisión. Sea amable y trate reducir miedos.

2. Describir la demencia y explicar la enfermedad de Alzheimer

Con el envejecimiento, podemos perder parte de nuestra habilidad para pensar de manera lógica y rápida. Esta habilidad se llama **cognición**. La pérdida de una parte de esta habilidad se llama **deficiencia cognitiva**. La habilidad que se pierde depende de la persona. La deficiencia cognitiva afecta la concentración y la memoria. Los residentes de la tercera edad pueden perder los recuerdos de eventos recientes. Esto puede ser frustrante para ellos. Usted puede ayudarles. Anime a los residentes a que realicen una lista de cosas para recordar. Escriba nombres, eventos y números de teléfono. Otros cambios normales en el cerebro debido al envejecimiento son tiempo de reacción más lento, problemas para encontrar o utilizar palabras y dormir menos.

La **demencia** es un término general que se refiere a una pérdida severa de las habilidades mentales como el pensamiento, la memoria, el razonamiento y la comunicación. Conforme avanza la demencia, estas pérdidas hacen que sea más difícil realizar las ADL como comer, bañarse, vestirse e ir al baño. La demencia no es parte normal del envejecimiento (Fig. 5-1).

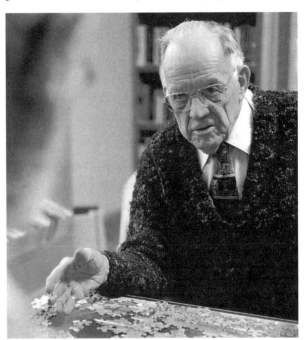

Fig. 5-1. *Alguna pérdida de la habilidad cognitiva es normal; sin embargo, la demencia no es parte normal del envejecimiento.*

A continuación se presentan algunas causas comunes de la demencia:

- Enfermedad de Alzheimer
- Demencia vascular o multi-infarto (una serie de embolias que dañan el cerebro)
- Demencia de Lewy
- Enfermedad de Parkinson
- Enfermedad de Huntington

La enfermedad de Alzheimer (AD por sus siglas en inglés) es la causa más común de demencia en los ancianos. La Asociación del Alzheimer (con página de Internet: alzheimers.org) estima que hay 5.2 millones de personas en Estados Unidos que viven con enfermedad de Alzheimer y una de cada ocho personas mayores de 65 años tienen enfermedad de Alzheimer. Las mujeres son más propensas que los hombres a padecer la enfermedad de Alzheimer y la demencia. El riesgo de sufrir AD incrementa con la edad, pero no es parte normal del envejecimiento.

La **enfermedad de Alzheimer** causa la formación de depósitos de proteínas y fibras nerviosas enredadas en el cerebro, las cuales, eventualmente, causan demencia. La enfermedad empeora, causando más y más pérdida de la salud y de sus habilidades. No se conoce la causa del AD y no tiene cura. Los residentes con AD nunca se recuperarán. Ellos necesitarán más cuidados conforme avance la enfermedad.

El diagnóstico de la enfermedad de Alzheimer es difícil. Esto involucra muchos exámenes físicos y mentales para descartar otras causas. La única manera segura de determinar el AD, en estos tiempos, es por medio de una autopsia. El tiempo que toma el AD en avanzar desde su aparición hasta la muerte varía enormemente. Puede tomar de tres hasta 20 años.

Los síntomas del AD aparecen gradualmente. Inicia con la pérdida de la memoria. Conforme el AD avanza, los síntomas empeoran. Las personas con AD pueden sentirse desorientadas y estar confundidas sobre el lugar y el tiempo. Los problemas de comunicación son comunes. Pueden perder su habilidad para leer, escribir, hablar o entender; su comportamiento y su estado de ánimo cambia. La agresividad, el deambular y el alejamiento son parte del AD. Esta enfermedad avanza hasta llegar a la pérdida total de las habilidades para cuidarse por sí mismos. Eventualmente, la persona requerirá cuidado constante.

Cada persona con AD presentará síntomas diferentes en momentos diferentes; por ejemplo, un residente con Alzheimer puede ser capaz de leer, pero no de utilizar el teléfono o de recordar su dirección. Otros pueden haber perdido la habilidad para leer, pero todavía pueden hacer cálculos matemáticos sencillos. Las habilidades que una persona ha utilizado toda su vida, normalmente se mantienen durante más tiempo (Fig. 5-2).

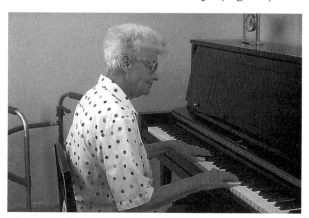

Fig. 5-2. *Incluso cuando una persona pierda mucha parte de su memoria puede seguir manteniendo las habilidades que ha utilizado durante toda su vida.*

Anime a los residentes con AD a que realicen las ADL. Ayúdelos a mantener su mente y su cuerpo tan activos como sea posible. Se debe de promover el trabajo, la vida social, la lectura, la solución de problemas y el ejercicio (Fig. 5-3). Hacer que los residentes hagan por ellos mismos todo lo que sea posible puede, incluso, ayudar a retrasar la enfermedad. Busque tareas que sean retos para los residentes pero que no los frustren. Ayude a los residentes a tener éxito al realizar dichas tareas.

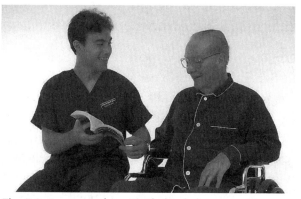

Fig. 5-3. *Promueva las actividades de lectura y del pensamiento en los residentes con AD.*

Las actitudes que se mencionan a continuación le ayudarán a que usted brinde el mejor cuidado posible a sus residentes con AD:

- No tome el comportamiento de los residentes de manera personal.

- Trate a los residentes con AD con dignidad y respeto, como le gustaría a usted que lo trataran.

- Trabaje con los síntomas y los comportamientos que usted observe.

- Trabaje como equipo.

- Promueva la comunicación.

- Cuídese a usted mismo.

- Trabaje con los familiares.

- Siga las metas del plan de cuidado.

3. Mencionar la lista de estrategias para mejorar la comunicación con residentes que tienen enfermedad de Alzheimer

Algunos de los lineamientos generales para la comunicación con residentes que tienen AD incluyen los siguientes:

- Siempre acérquese al residente por el frente; no lo asuste.

- Determine qué tan cerca quiere el residente que usted se encuentre de él.

- Hable con voz baja y tranquila. Busque una habitación que tenga poco ruido y distracción.

- Siempre identifíquese con el residente. Utilice el nombre del residente al presentarse y durante la conversación.

- Hable despacio y utilice un tono de voz más bajo de lo normal. Esto tranquiliza a los residentes y es más fácil de entender.

- Repita lo que usted dice, utilizando las mismas palabras y frases tan frecuente como sea necesario.

- Utilice señas, fotos, gestos o palabras escritas para ayudar a comunicarse.

- Divida las tareas complejas en tareas sencillas y pequeñas. Brinde instrucciones sencillas paso por paso, como sea necesario.

Adicionalmente, usted puede ayudar a los residentes con AD utilizando las siguientes técnicas en situaciones más específicas:

Si el residente está asustado o ansioso:

- Trate de mantener al residente tranquilo. Hable despacio con voz baja y tranquila. Busque una habitación que tenga poco ruido y distracción. Quite el ruido y las distracciones como la televisión o el radio.

- Trate de verse a usted mismo y escucharse como ellos lo harían. Siempre describa lo que usted va a hacer.

- Utilice palabras sencillas y frases cortas. Si ayuda con el cuidado, mencione un paso a la vez.

- Revise su lenguaje corporal. Asegúrese que usted no esté tenso o apresurado.

Si el residente olvida cosas o muestra pérdida de la memoria:

- Repita lo que usted diga. Utilice las mismas palabras si usted necesita repetir una instrucción o una pregunta; sin embargo, usted puede estar utilizando una palabra que el residente no entiende como "cansado". Intente con otras palabras como "siesta", "acostarse", "descansar", etc.

- La repetición puede ser tranquilizante. Muchos residentes con AD repetirán palabras, frases, preguntas o acciones. A esto se le llama perseverancia. Si su residente persevera, no trate de detenerlo. Responda sus preguntas, utilizando las mismas palabras cada vez, hasta que se detenga.

- Utilice mensajes sencillos. Divida las tareas complejas en tareas más pequeñas y más sencillas.

Si el residente batalla para encontrar palabras o nombres:

- Sugiera una palabra que parezca ser la correcta. Si esto molesta al residente, aprenda. No trate de corregir a un residente que utilice una palabra incorrecta. Conforme las palabras sean más difíciles, utilice sonrisas, palmaditas suaves y abrazos. Esto puede ayudar a demostrar que usted le interesa y se preocupa (Fig. 5-4). Sin embargo, recuerde que algunas personas les asusta o no les gusta que los toquen.

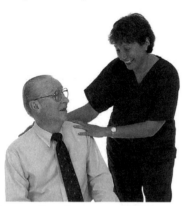

Fig. 5-4. Las palmaditas suaves, las sonrisas, los abrazos y las risas serán entendidos incluso después de que las habilidades para hablar disminuyan.

Si el residente parece no entender preguntas o instrucciones básicas:

- Pida al residente que repita las palabras que usted dijo.
- Use palabras y frases cortas. Brinde tiempo al residente para que responda.
- Observe los métodos de comunicación que son efectivos y utilícelos.
- Busque indicativos no verbales de que la habilidad para hablar disminuye. Observe el lenguaje corporal – ojos, manos y cara.
- Utilice signos, imágenes, gestos o palabras escritas. Utilice imágenes como el dibujo de un inodoro en la puerta del baño. Combine la comunicación verbal y no verbal; por ejemplo, diga: "Vamos a que se vista ahora", mientras que usted sostiene la ropa.

Si el residente quiere decir algo pero no puede:

- Pida al residente que señale, realice gestos o actúe lo quiere decir.
- Si el residente está enojado pero no puede explicar porqué, ofrezca consuelo. Brinde un abrazo o una sonrisa o trate de distraerlo. La comunicación verbal puede ser frustrante.

Si el residente no recuerda cómo realizar tareas básicas:

- Divida cada actividad en pasos sencillos; por ejemplo: "Vamos a caminar. Párese. Póngase el suéter. Primero el brazo derecho…". Siempre anime a la persona a hacer todo lo que pueda.

Si el residente insiste en hacer algo que no es seguro o que no es permitido:

- Trate de limitar todas las veces que usted diga "no". En lugar de eso, vuelva a dirigir las actividades hacia otra cosa.

Si el residente tiene alucinaciones (ve o escucha cosas que en realidad no están pasando) es paranoico o acusador:

- No lo tome personal.
- Trate de desviar el comportamiento o de ignorarlo. El lapso de atención es limitado. Con frecuencia, este comportamiento pasa rápidamente.

Si el residente está deprimido o solitario:

- Tome tiempo para preguntarle de manera individual y privada cómo se siente (de uno a uno). Escuche con atención.
- Trate de involucrar al residente en actividades.
- Siempre reporte los signos de depresión a la enfermera.

Si el residente abusa verbalmente o utiliza un lenguaje inapropiado:

- Recuerde que es la demencia la que está hablando, no la persona. Trate de ignorar el lenguaje y desvíe la atención hacia otra cosa.

Si el residente ha perdido la mayoría de sus habilidades del lenguaje:

- Utilice habilidades no verbales. Conforme las habilidades del habla disminuyen, las personas con AD continúan entendiendo el tacto, las sonrisas y las risas durante mucho más tiempo. Recuerde que algunas personas no quieren ser tocadas. Acérquese lentamente; sea amable y toque suavemente la mano del residente o coloque su brazo alrededor del residente. Un abrazo puede demostrar afecto y cariño. Una sonrisa puede decir que usted quiere ayudar.

- Incluso después de que las habilidades verbales se han perdido, los signos, las etiquetas y los gestos pueden llegarle a las personas con demencia.

- Asuma que las personas con AD pueden entender más de lo que pueden expresar. Nunca hable sobre ellos como si no estuvieran ahí.

4. Mencionar y describir las intervenciones para problemas con las actividades comunes de la vida diaria (ADL)

Utilice los mismos procedimientos para el cuidado personal y para las actividades de la vida diaria (ADL por sus siglas en inglés) con los residentes que tienen enfermedad de Alzheimer como los que utiliza con otros residentes. Existen algunos lineamientos que debe recordar cuando ayude a los residentes con AD. Estos principios generales le ayudarán a brindar el mejor cuidado:

1. **Desarrolle una rutina y sígala.** Ser constante es importante para los residentes que están confundidos y que se molestan fácilmente.

2. **Promueva el cuidado de uno mismo.** Ayude a los residentes a que se cuiden por sí mismos tanto como sea posible. Esto les ayudará a sobrellevar esta difícil enfermedad.

3. **Cuídese muy bien, tanto física como mentalmente.** Esto le ayudará a brindar el mejor cuidado posible.

Conforme la enfermedad de Alzheimer empeora, los residentes tendrán problemas para realizar las ADL. A continuación se presentan técnicas que pueden ayudar con estos problemas.

Problemas con Incontinencia Urinaria

- Promueva tomar líquidos. Nunca niegue ni se oponga a que los residentes tomen líquidos porque son incontinentes. Si usted nota que el residente no está tomando líquidos, informe a la enfermera.

- Observe durante dos o tres días a qué hora del día es incontinente el residente. Revíselo cada 30 minutos. Esto puede ayudar a determinar las "horas en que el residente hace del baño". Lleve al residente al baño antes de las "horas en que hace del baño".

- Lleve al residente al baño antes y después de comer, así como antes de acostarse en la cama.

- Asegúrese que el residente orine antes de que se levante del inodoro.

- Coloque un letrero o dibujo en la puerta del baño. Esto es un recordatorio de que use el baño y de dónde se encuentra.

- Los familiares o amigos pueden molestarse por la incontinencia de sus seres queridos. Esté consciente sobre la limpieza después de los episodios de incontinencia. No muestre disgusto o molestia.

- Para la incontinencia durante la noche, observe los patrones durante dos o tres noches para determinar la hora en que hace del baño.

- Asegúrese que tenga suficiente iluminación en el camino hacia el baño y en el baño.

- Coloque tapas en los botes de basura y en otros contenedores, si el residente tiene el hábito de orinar ahí.

Problemas para Vestirse

- Muestre al residente la ropa que se va a poner. Esto le brinda la idea de vestirse.

- Evite retrasos o interrupciones mientras que se viste.

- Brinde privacidad. Cierre puertas y cortinas. Vista al residente en la habitación.

- Anime al residente a escoger la ropa que se quiere poner. Solamente brinde algunas cuantas opciones. Asegúrese que la ropa esté limpia y que sea la apropiada. Coloque la ropa en el orden en que se deben poner (Fig. 5-5). Seleccione la ropa que sea sencilla de ponerse. Algunas personas con AD se ponen varias capas de ropa sin importar el clima.

- Divida las tareas en pasos sencillos. Indique un paso a la vez y no apure al residente.

- Use una voz amigable y calmada cuando hable.

- Felicite y anime al residente en cada paso.

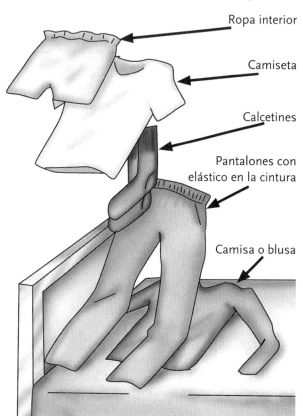

Fig. 5-5. Coloque la ropa en el orden en el que se deben poner.

Problemas para Bañarse

- Programe el baño cuando el residente esté menos agitado. Esté bien organizado para que el baño sea rápido. Brinde baños de esponja si el residente se rehúsa a bañarse en la ducha o en la bañera.

- Prepare al residente antes de bañarse. Brinde los artículos que va a utilizar (toallita, jabón, champú, toallas). Esto sirve como ayuda visual.

- Lleve al residente a caminar por el pasillo. Deténgase en la bañera o en la ducha, en lugar de pedirle directamente que se bañe.

- Asegúrese que el baño se encuentre bien iluminado y que tenga una temperatura agradable.

- Brinde privacidad durante el baño.

- Permanezca tranquilo y callado mientras que el residente se baña. Mantenga el proceso sencillo.

- Sea sensible cuando hable con el residente sobre bañarse.

- Brinde al residente una toallita para que la sostenga. Esto puede distraerlo mientras que usted termina de bañarlo.

- Tenga cuidado. Siempre siga las precauciones de seguridad. Garantice la seguridad utilizando tapetes anti-derrapantes, asientos para bañeras y barras de seguridad.

- Sea flexible con el horario del baño. El residente no siempre tendrá humor para bañarse; además, no todas las personas se bañan con la misma frecuencia. Entienda si su residente no quiere bañarse.

- Esté relajado. Permita que el residente disfrute el baño. Anímelo y felicítelo.

- Permita que el residente realice todo lo que pueda por sí mismo al bañarse.

- Mientras que baña al residente, revise con regularidad si la piel muestra signos de irritación.

Problemas para Comer

Es posible que a un residente con enfermedad de Alzheimer no le interese la comida o que le interese mucho, pero sólo quiera comer ciertos tipos de comida. En cualquier caso, un residente con AD está en riesgo de tener desnutrición. Debe promover alimentos nutritivos. A continuación se presentan algunas ideas para mejorar los hábitos alimenticios:

- Brinde la comida en horarios regulares todos los días. Usted quizás tenga que recordarle al residente que es hora de comer. Sirva alimentos con los que el residente esté familiarizado. Los alimentos deben oler y verse apetitosos.

- Asegúrese que tenga iluminación apropiada.

- Disminuya el ruido y las distracciones durante la hora de la comida.

- Mantenga la tarea de comer como algo sencillo. Si el residente está inquieto, brinde alimentos más pequeños, pero más frecuentes. Los alimentos que se pueden comer con las manos (alimentos que son fáciles de agarrar con los dedos) pueden ser más fáciles de comer y pueden permitir que las personas coman mientras se mueven. Estos alimentos permiten que los residentes escojan la comida que quieren comer; algunos ejemplos de alimentos que se pueden comer con las manos y que pueden ser buena idea son emparedados partidos en cuarto partes, tiritas de pollo sin hueso cocidas o empanizadas, tiritas de pescado, cubitos de queso, huevos hervidos partidos a la mitad, fruta fresca y verduras suaves cortadas en piezas pequeñas.

- No sirva alimentos o bebidas muy calientes.

- Utilice platos que no tengan dibujos o diseños. Los platos blancos son los mejores. Coloque los platos de manera sencilla, con sólo un utensilio. Quite los otros artículos de la mesa (Fig. 5-6).

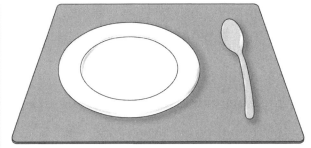

Fig. 5-6. Colocar los platos blancos de manera sencilla sobre un mantel individual de color sólido, puede ayudar a evitar confusiones y distracciones al comer.

- Coloque solamente un tipo de comida en el plato a la vez. Tener diferentes tipos de comida en un mismo plato o bandeja puede ser abrumador.

- Es posible que los residentes con AD no entiendan cómo comer o cómo utilizar los utensilios. Brinde instrucciones claras y sencillas. Ayude a que los residentes lo prueben primero. Para que el residente coma, coloque una cuchara en los labios. Esto lo animará a abrir su boca. Pídale que abra la boca.

- Guíe al residente durante la comida. Brinde instrucciones sencillas. Ofrezca con frecuencia bebidas como agua, jugos u otros líquidos para prevenir la deshidratación.

- Use equipo de adaptación, como tazones y cucharas especiales, de ser necesario.

- Si un residente necesita ser alimentado, hágalo despacio. Brinde pedazos pequeños de comida.

- Permita que la hora de comida sea sencilla y relajada. Brinde tiempo suficiente para comer y para deglutir entre cada bocado o sorbo.

- Siente a los residentes que tienen AD en mesas pequeñas con otras personas. Esto promueve la socialización.

- Observe si el residente presenta problemas para comer o deglutir. Repórtelos a la enfermera tan pronto como sea posible.

- Observe y reporte cambios o problemas en los hábitos alimenticios.

Revise el capítulo 8 para obtener mayor información sobre alimentos y líquidos.

Adicionalmente, siga estos consejos cuando cuide residentes con AD:

- Ayude con el aseo personal. Ayude a las personas que usted cuida a que se sientan atractivas y dignas.

- Evite infecciones, siga las precauciones estándares.

- Observe la salud física del residente. Reporte posibles problemas. Las personas con demencia quizás no observen sus propios problemas de salud.

- Mantenga una rutina diaria de ejercicios.

- Mantenga el autoestima. Promueva la independencia para realizar las ADL.

- Participe en actividades divertidas como ver fotografías, platicar y recordar.

- Recompense el comportamiento positivo e independiente con sonrisas, abrazos, palmaditas suaves y agradecimientos.

5. Mencionar y describir las intervenciones para los comportamientos comunes más difíciles relacionados con la enfermedad de Alzheimer

A continuación se presentan algunos de los comportamientos difíciles más comunes que usted puede enfrentar con los residentes que tienen Alzheimer. Cada residente es diferente. Trabaje con cada persona de manera individual. Reporte a la enfermera el comportamiento del residente con detalles.

Inquietud: Un residente que está emocionado, agitado o preocupado se considera que está inquieto. Las situaciones que lo llevan a sentir esta inquietud son disparadores o causas que provocan este comportamiento como cambios en la rutina, cambios en el proveedor de cuidado, experiencias nuevas o frustrantes e incluso la televisión. Las siguientes respuestas pueden ayudar a calmar a una persona que está inquieta:

- Trate de eliminar las causas que provocan la inquietud. Mantenga una rutina constante. Evite la frustración.

- Enfoque al residente en una actividad tranquila y familiar. Intente actividades como clasificar cosas o ver fotografías.

- Manténgase tranquilo y utilice un tono de voz bajo para hablar. Tranquilice al residente.

- Algunos residentes pueden tranquilizarse si usted coloca uno de sus brazos alrededor del hombro del residente, le da una palmadita suave o toca suavemente al residente.

Síndrome del Atardecer: Cuando una persona se pone inquieta y agitada en la tarde o por la noche se llama **síndrome del atardecer**. Este síndrome puede ser causado por hambre, fatiga, un cambio en la rutina, un cambio en el proveedor de cuidado o cualquier situación nueva o frustrante. Algunas respuestas efectivas para el síndrome del atardecer son:

- Eliminar las causas que lo provocan. Brindar refrigerios o promover el descanso.

- Evitar situaciones estresantes durante este tiempo. Limitar las actividades, las citas y las visitas.

- Poner música tranquila.

- Establecer una rutina para el momento de prepararse para dormir y seguirla.

- Reconocer cuándo se presenta el síndrome del atardecer. Planear una actividad tranquilizante antes de que se presente.

- Remover la cafeína de la dieta.

- Brindar un masaje relajante en la espalda.

- Distraer al residente con una actividad sencilla y tranquila como hojear una revista.

- Mantener una rutina diaria de ejercicio.

Reacciones Catastróficas: Cuando una persona con AD reacciona exageradamente hacia algo, se le llama **reacción catastrófica**. Puede ser provocada por cualquiera de las siguientes causas:

- Fatiga
- Cambios en la rutina, en el ambiente o en el proveedor de cuidado
- Estimulación excesiva (demasiado ruido o actividad)
- Tareas o decisiones difíciles
- Dolor físico
- Hambre
- Necesidad de ir al baño

Usted puede responder a las reacciones catastróficas como lo haría en un caso de inquietud o de síndrome del atardecer; por ejemplo, remueva las causas que lo provocan y ayude al residente a enfocarse en una actividad que lo tranquilice.

Comportamiento Violento: Un residente que ataca, golpea o amenaza a alguien es violento. La frustración o estimulación excesiva puede provocar la violencia. También puede ser provocada por un cambio en la rutina, en el ambiente o en el proveedor de cuidado. A continuación se presentan las respuestas apropiadas con residentes violentos:

- Bloquear los golpes, pero nunca regresarlos (Fig. 5-7).

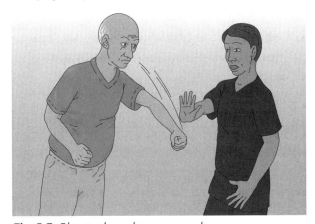

Fig. 5-7. *Bloquee los golpes, pero no los regrese.*

- Alejarse del alcance del residente.
- Pedir ayuda, de ser necesario.
- No dejar solo al residente.
- Tratar de remover las causas que lo provocan.

- Utilizar las técnicas para tranquilizar a los residentes como lo haría en el caso de inquietud o el síndrome del atardecer.

Vagar de un Lado a Otro sin Dirección Fija: Un residente que camina de un lado a otro en la misma área se encuentra **vagando de un lado a otro**. Un residente que camina sin rumbo alrededor de las instalaciones se encuentra **vagando sin dirección fija**. Este comportamiento puede presentarse por las siguientes causas:

- Inquietud
- Hambre
- Desorientación
- Necesidad de ir al baño
- Estreñimiento
- Dolor
- Olvidar cómo o dónde sentarse
- Tomar demasiadas siestas durante el día
- Necesidad de hacer ejercicio

Remueva estas causas cuando pueda; por ejemplo, brinde refrigerios que sean nutritivos, promueva una rutina de ejercicio y mantenga un horario para ir al baño. Permita que los residentes vaguen en un área segura (bajo llave). Vigílelos (Fig. 5-8) y sugiera otra actividad, como caminar juntos.

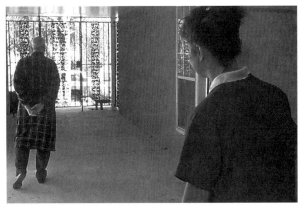

Fig. 5-8. *Asegúrese que el residente se encuentre en un área segura si se encuentra vagando de un lado a otro o sin dirección fija.*

Marque las habitaciones con letreros o dibujos. Esto puede evitar que los residentes estén vagando en áreas donde no deban ir (Fig. 5-9). Las alarmas para camas, puertas y cuerpo se pueden utilizar en sillas, camas, sillas de ruedas o puertas. Estos aparatos pueden ayudar sonando una alarma cuando un residente confundido o con demencia intenta levantarse de la cama o de la silla o cuando intenta abrir una puerta. También pueden ayudar a evitar caídas y disminuir la necesidad de usar barandales laterales. Si se indica que un residente debe usar una alarma para el cuerpo (en la cama o en la silla), asegúrese que el residente la traiga puesta y que esté encendida.

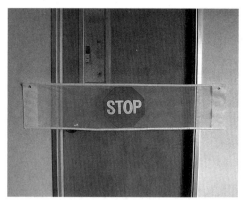

Fig. 5-9. Este protector de puertas puede ayudar a recordarle a los residentes con demencia que no salgan o entren a un área restringida. (IMPRESO CON EL PERMISO DE "BRIGGS CORPORATION", 800-247-2343, WWW.BRIGGSCORP.COM)

Si un residente se aleja del área protegida o se **fuga**, notifique a la enfermera de inmediato. Siga las políticas y procedimientos de la institución para residentes perdidos.

Alucinaciones o Delirios: Un residente que ve, escucha, huele, prueba o siente cosas que no están ahí está teniendo **alucinaciones**. Un residente que cree en cosas que no son verdad está teniendo **delirios**. Usted puede responder ante las alucinaciones o delirios de la siguiente manera:

- Ignore alucinaciones y delirios que sean inofensivos.

- Tranquilice al residente que parezca estar inquieto o preocupado.

- No discuta con un residente que esté imaginando cosas. Los sentimientos son reales para él o ella. No le diga al residente que usted puede ver o escuchar sus alucinaciones. Desvíe la atención del residente hacia otras actividades o pensamientos.

- Manténgase tranquilo. Recuérdele al residente que usted está ahí para ayudarlo.

Depresión: Cuando los residentes se abstienen de realizar actividades, les falta energía, no comen o no hacen cosas que usualmente disfrutaban, pueden estar deprimidos. La depresión puede tener muchas causas, incluyendo:

- Pérdida de la independencia

- Incapacidad de sobrellevar las cosas

- Sentimientos de fracaso y miedo

- Realidad de enfrentar una enfermedad progresiva e incurable

- Desequilibrio químico

Usted puede responder a la depresión de la siguiente manera:

- Reporte los signos de depresión al enfermero inmediatamente. Esto es una enfermedad que puede ser tratada con medicamento.

- Promueva la independencia, el cuidado del residente por sí mismo y las actividades.

- Hable sobre el estado de ánimo y los sentimientos, si el residente así lo desea. Escuche con atención.

- Promueva la interacción social.

Perseverancia o Repetición de Frases: Un residente que repite una palabra, frase, pregunta o actividad una y otra vez se le conoce como **perseverancia**. Repetir una palabra o frase también se le llama repetición de frases. Esto puede ser causado por desorientación o confusión. Responda a esto con paciencia. No trate de callar o detener al residente. Responda las preguntas cada vez que se las hagan y utilice las mismas palabras cada vez.

Indisciplina: El comportamiento indisciplinado es cualquier cosa que molesta a otros, como gritar, golpear muebles, aventar puertas, etc. Con frecuencia este comportamiento es provocado por un deseo de obtener atención, por dolor, por estreñimiento o por frustración. Cuando se presente este comportamiento, gánese la atención del residente. Sea amigable y manténgase tranquilo. De ser posible, dirija amablemente al residente a un área más privada. Busque la razón por la cual se presenta este comportamiento. Puede ser una razón física, como dolor o malestar.

Usted puede ayudar a prevenir o responder ante la indisciplina de la siguiente manera:

- Note las mejoras en el comportamiento y elógielas. Sea discreto y sensible cuando haga esto. Evite tratar al residente como un niño.

- Informe al residente con anticipación sobre cambios en el horario, rutina o ambiente. Involucre al residente en el desarrollo de una rutina de actividades y del horario.

- Anime al residente a participar en actividades independientes que sean seguras (por ejemplo, doblar toallas). Esto ayuda a que el residente sienta que está a cargo. Puede prevenir sentimientos de impotencia. La independencia es poder.

- Ayude al residente a buscar maneras de sobrellevar las cosas. Enfóquese en actividades positivas que él o ella todavía pueda realizar, tales como tejer con agujas o con gancho, realizar manualidades, etc. Esto puede brindar una distracción.

Comportamiento Social Inapropiado: El comportamiento social inapropiado puede ser decir maldiciones, insultar u otro comportamiento. Como sucede con el comportamiento indisciplinado o violento, puede existir muchas razones por las cuales el residente se está comportando de esta manera. Trate de no tomarlo de manera personal. Es posible que el residente sólo esté reaccionando ante su frustración o al estrés, no a usted. Mantenga la calma y tranquilice al residente. Trate de descubrir qué fue lo que causó

dicho comportamiento (por ejemplo, demasiado ruido, demasiadas personas, demasiado estrés, dolor o malestar). De ser posible, dirija amablemente al residente a un área privada si está molestando a los demás. Responda de manera positiva ante un comportamiento inapropiado. Reporte cualquier abuso físico o verbal serio a la enfermera.

Comportamiento Sexual Inapropiado: El comportamiento sexual inapropiado, como quitarse ropa, tocarse los genitales o tratar de tocar a los demás pueden avergonzar a las personas que lo observan. Sea realista cuando se enfrente ante dicho comportamiento. No reaccione de manera exagerada, ya que esto puede reforzar este comportamiento. Sea sensible ante la naturaleza del problema. ¿Es el comportamiento realmente intencional? ¿Es constante? Trate de distraer al residente. Si esto no funciona, dirija amablemente al residente a un área privada. Informe al enfermero. Un residente puede estar reaccionando ante la necesidad de estimulación física o afecto. Considere otras maneras de brindar estimulación física. Trate con masajes en la espalda, dándole una muñeca o animal de peluche para abrazar, sábanas cómodas, piezas de tela o demostraciones físicas de afecto que sean apropiadas.

Extracción y Almacenamiento de Objetos: La **extracción de objetos** es tomar cosas que le pertenecen a alguien más. Una persona con demencia puede, honestamente, pensar que algo le pertenece, aún y cuando es muy claro que no es así. El **almacenamiento de objetos** es juntar cosas y guardarlas en un lugar seguro. La extracción y el almacenamiento de objetos no deben ser considerados como robo. Una persona con Alzheimer no puede robar y no lo hace. El robo es planeado y requiere un esfuerzo consciente. En la mayoría de los casos, la persona con AD únicamente agarra algo que le llama la atención.

Es común que las personas con AD deambulen por los cuartos juntando cosas. Ellos pueden cargar esos objetos por un rato y luego dejarlos en otro lugar. Esto no es intencional. Las personas con AD con frecuencia tomarán sus propias cosas y las dejarán en otro cuarto, sin saber lo que están haciendo. Las formas en que usted puede ayudar a reducir estos problemas incluye:

- Etiquete todas las pertenencias personales con el nombre y número del cuarto del residente. De esta manera no se presentarán confusiones sobre a quién le pertenecen.

- Coloque una etiqueta, un símbolo o un objeto en la puerta del residente. Esto ayuda a que el residente encuentre su propio cuarto.

- No le diga a la familia que la persona que ellos quieren está "robando" a los demás.

- Prepare a la familia para que no se molesten cuando encuentren cosas que no le pertenecen a su familiar.

- Pídale a la familia que informen a los empleados si encuentran artículos extraños en el cuarto.

- Revise con regularidad las áreas donde los residentes guardan cosas. Puede estar almacenando en estos lugares alimentos que no han sido ingeridos. Asigne un cajón con artículos seguros que el residente se pueda llevar con él o ella.

Derechos de los Residentes

El Abuso y la Enfermedad de Alzheimer

Las personas que tienen enfermedad de Alzheimer pueden tener mayor riesgo de abuso. Una de las razones es que cuidar a una persona que tiene enfermedad de Alzheimer es muy difícil. Existen muchas demandas psicológicas y físicas en los proveedores de cuidado. Para ayudar a manejar el estrés ocasionado por cuidar a personas con AD, usted debe cuidarse muy bien, tanto física como mentalmente. Esto le ayudará a brindar el mejor cuidado posible. Si usted siente que necesita más recursos para ayudarle a sobrellevar esta situación, hable con la enfermera.

Recuerde que usted nunca debe de abusar de sus residentes de ninguna manera. Si nota que alguien está abusando de un residente, usted tiene la obligación legal de reportarlo. Tome esta responsabilidad seriamente. Ayude a que el abuso ya no se presente en las personas enfermas y adultos mayores.

6. Describir terapias creativas para residentes con enfermedad de Alzheimer

A pesar de que la enfermedad de Alzheimer no puede ser curada, existen muchas maneras de mejorar la vida de los residentes con AD.

La orientación de la realidad se realiza utilizando calendarios, relojes, señalamientos y listas que ayuden a los residentes a recordar quiénes son y dónde están. Esto es útil en las primeras etapas de AD cuando los residentes están confundidos, pero que no se encuentran totalmente desorientados. En las etapas más avanzadas, la orientación de la realidad puede frustrar a los residentes.

Ejemplo: Cada día que usted entra a la habitación de la Sra. Elkin, usted le muestra el calendario y le dice qué día de la semana es. En el calendario o en otro pedazo de papel, menciona las cosas que realizará ese día, como bañarse, comer y caminar. Cuando usted habla con ella, le habla por su nombre, Sra. Elkin. Cuando usted ayuda con las tareas, explique la razón por la que usted las realiza de cierta manera; por ejemplo: "Vamos a usar una silla de baño para que usted no tenga que estar parada por mucho tiempo mientras que se baña, Sra. Elkin."

La terapia de validación es permitirle a los residentes creer que viven en el pasado o en circunstancias imaginarias. **Validar** significa dar valor o aprobar. Cuando utilice la terapia de validación, no trate de reorientar al residente con circunstancias reales. Explore las creencias del residente. No discuta ni lo corrija. La validación puede dar consuelo y reducir la inquietud. Esto es muy útil en casos de desorientación moderada o severa.

Ejemplo: El Sr. Baldwin le dice que no quiere comer el almuerzo porque va salir a un restaurante con su esposa. Usted sabe que su esposa murió hace años y que el Sr. Baldwin ya no puede salir a comer. En lugar de decirle que no va a salir a comer, pregunte a qué restaurante va a ir y lo que va a pedir de comer. Sugiera que se coma el almuerzo porque en ocasiones el servicio es muy despacio en los restaurantes (Fig. 5-10).

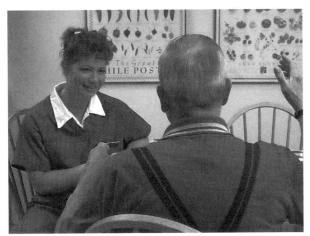

Fig. 5-10. *La terapia de la validación acepta las fantasías del residente sin intentar reorientarlo a la realidad.*

La terapia de remembranza promueve en los residentes el recordar y hablar sobre el pasado. Explore los recuerdos y pregunte detalles. Enfóquese en momentos de la vida del residente que fueron agradables. Trabaje con los sentimientos de un tiempo en el pasado que fue difícil. Esta terapia es muy útil en cualquiera de las etapas del AD, pero especialmente con confusión moderada a severa.

Ejemplo: El Sr. Benton, un hombre de 82 años de edad que tiene enfermedad de Alzheimer, estuvo en la Segunda Guerra Mundial. En su habitación tiene muchos recuerdos de la guerra. Tiene fotos de sus compañeros de la guerra, una medalla que le fue otorgada y más. Usted le pide que le diga dónde estuvo en la guerra. Él responde que estuvo en el Pacífico. Usted realiza preguntas más detalladas. Eventualmente, él le dice muchas cosas: los amigos que conoció en el servicio, por qué le otorgaron la medalla, las veces que tuvo miedo y cuánto extrañaba a su esposa y a su hija (Fig. 5-11).

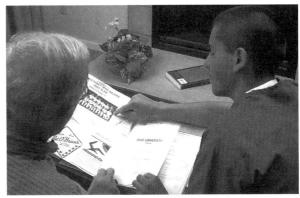

Fig. 5-11. *La terapia de la remembranza promueve en los residentes recordar y hablar sobre el pasado.*

La terapia de actividades utiliza cosas que los residentes disfrutan para prevenir el aburrimiento y la frustración. Estas actividades también promueven el autoestima. Ayude al residente a tomar caminatas, armar rompecabezas, escuchar música o hacer cosas que disfrute (Fig. 5-12). Las actividades se pueden realizar en grupos o de manera individual. La terapia de actividades es muy útil en la mayoría de las etapas del AD.

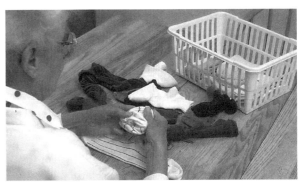

Fig. 5-12. *Las actividades que no son frustrantes pueden ser de mucha ayuda para los residentes con AD, pues promueven el ejercicio mental.*

Ejemplo: La Sra. Hoebel, una mujer de 70 años de edad que tiene AD, fue bibliotecaria por casi 45 años. Le encantan los libros y leer, pero ya no puede leer mucho. Usted le trae libros que tienen muchos dibujos o fotografías. Ella se sienta con los libros y los empieza a organizar, a hojear y a ver los dibujos.

6
Técnicas para el Cuidado Personal

1. Explicar el cuidado personal de los residentes

El cuidado personal difiere de tomar los signos vitales o de arreglar la habitación del residente, las cuales son otras tareas que pueden realizar las NA para los residentes. El término "personal" se refiere a las tareas que se relacionan con el cuerpo de la persona, su apariencia e higiene. Esto sugiere que la privacidad puede ser importante. **Higiene** es el término utilizado para describir las formas de mantener el cuerpo limpio y saludable. Bañarse y lavarse los dientes son dos ejemplos. El **aseo personal** se refiere a actividades como el cuidado de las uñas y del cabello. La higiene y el aseo personal, así como vestirse, comer, trasladarse e ir al baño, son llamadas actividades de la vida diaria (ADL por sus siglas en inglés). Usted ayudará a los residentes con estas tareas todos los días. Usualmente, estas actividades se conocen como "cuidado matutino" (a.m.) o "cuidado vespertino" (p.m.), en relación con la hora del día en que se realizan.

Ayudar con el cuidado matutino incluye lo siguiente:

- Ofrecer el cómodo de baño o urinal (pato) o ayudar al residente a ir al baño

- Ayudar al residente a lavarse la cara y las manos

- Ayudar al residente con la higiene bucal antes o después del desayuno, según prefiera el residente

Ayudar con el cuidado vespertino incluye lo siguiente:

- Ofrecer el cómodo de baño o urinal o ayudar al residente a ir al baño

- Ayudar al residente a lavarse la cara y las manos

- Brindar un refrigerio

- Ayudar con la higiene bucal

- Dar un masaje en la espalda

La manera en que usted ayuda a los residentes con el cuidado personal es una parte importante para promover su independencia y dignidad. Las tareas con las que usted ayude y la ayuda que usted brinde serán diferentes para cada residente. Esto dependerá de la habilidad que tenga cada residente para realizar el cuidado por sí mismo y/o de sus limitantes físicas o mentales; por ejemplo, un residente que recientemente sufrió una embolia necesitará más ayuda que un residente que tiene un pie fracturado que está por sanar. Una parte importante del cuidado que usted brinda es promover la independencia de los residentes.

Muchas personas han realizado por sí mismas las tareas del cuidado personal durante toda su vida. Pueden sentirse avergonzadas de que una persona realice o de que les ayude a realizar estas tareas. Sea comprensivo y profesional cuando ayude con estas tareas. Antes de iniciar, explique al residente exactamente lo que usted realizará. Explicar el cuidado a un residente es su derecho legal. Esto también puede ayudar a reducir la ansiedad. Pregunte al residente si le gustaría usar el baño o un cómodo antes de empezar. Brinde al residente privacidad. Permita que tome todas las decisiones que pueda sobre cuándo, dónde y cómo se realiza un procedimiento (Fig. 6-1). Esto promueve la dignidad y la independencia. Motive a que el residente realice todo lo que pueda hacer mientras que usted brinda el cuidado. Otras formas de promover el respeto, la dignidad y la privacidad incluyen:

- Tocar la puerta antes de entrar a la habitación del residente
- No interrumpir a los residentes mientras que están en el baño
- Salir de la habitación cuando los residentes reciben o hacen llamadas personales por teléfono
- Respetar el tiempo privado y las cosas personales de los residentes
- No interrumpir a los residentes mientras que se están vistiendo
- Animar a los residentes a que realicen las cosas por sí mismos y a tener paciencia
- Mantener a los residentes cubiertos cuando les ayude a vestirse, siempre que sea posible

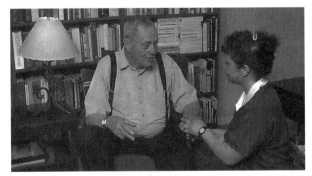

Fig. 6-1. Permita que el residente tome todas las decisiones que pueda sobre el cuidado personal que usted realizará.

Durante el cuidado personal, observe cualquier problema o cambio que se haya presentado. El cuidado personal le brinda la oportunidad de hablar con los residentes. Algunos de ellos compartirán síntomas, sentimientos y preocupaciones con usted. Tenga una libreta pequeña con usted para escribir exactamente lo que le diga el residente. Tome notas en cuanto termine el procedimiento. Reporte estos comentarios a la enfermera. Documente la información apropiadamente. También busque cambios físicos y mentales. Observe el entorno que rodea al residente. Revise si hay un sitio inseguro o insalubre (contra la salud) y también reporte esto a la enfermera.

Si el residente parece estar cansado, deténgase y tome un pequeño descanso; nunca lo apresure. Después del cuidado, siempre pregunte al residente si necesita algo más. Deje el área del residente limpia y ordenada. Asegúrese que el botón de llamadas se encuentre al alcance del residente. Revise si la habitación tiene suficiente iluminación y tiene una temperatura agradable. Asegúrese que los pasillos estén limpios. Deje la cama en la posición más baja, a menos que usted tenga instrucciones diferentes.

Observaciones y Reportes: Cuidado Personal

- O/R Color de la piel, temperatura, enrojecimiento
- O/R Movilidad
- O/R Flexibilidad
- O/R Nivel de comodidad o quejas de dolor o molestia
- O/R Fortaleza y habilidad para desempeñar el cuidado propio y las ADL
- O/R Estado mental y emocional
- O/R Quejas de los residentes

2. Identificar la guía de procedimientos para brindar cuidado de la piel y prevenir úlceras por presión

La inmovilidad reduce la cantidad de sangre que circula hacia la piel. Los residentes que tienen menos movilidad tienen mayor riesgo de deterioro de la piel en los puntos de presión. Los **puntos de presión** son áreas del cuerpo que soportan la mayoría del peso. Los puntos de presión se localizan principalmente en las prominencias óseas. Las **prominencias óseas** son áreas del cuerpo donde el hueso queda cerca de la piel, incluyendo codos, omóplatos, el hueso del cóccix, huesos de las caderas, tobillos, talones y la parte trasera de la cabeza y cuello (nuca). Aquí la piel se encuentra en mayor riesgo de heridas en la piel.

Otras áreas de riesgo son los oídos, el área que se encuentra debajo de los senos y el escroto (Fig. 6-2). La presión en estas áreas reduce la circulación disminuyendo la cantidad de oxígeno que reciben las células. El calor y la humedad también afectan las heridas en la piel. Una vez que la superficie de la piel se debilita, los patógenos pueden invadir y causar infecciones. Cuando ocurren las infecciones, el proceso de curación es más lento.

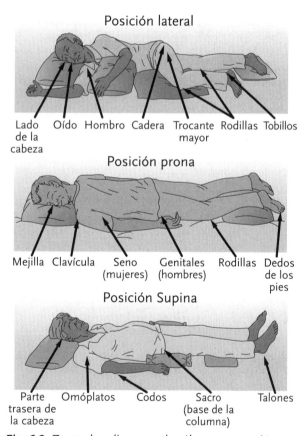

Fig. 6-2. Zonas de peligro para las úlceras por presión.

Cuando la piel comienza a abrirse, se pone pálida, blanca o con enrojecimiento. La piel oscura puede verse morada. El residente puede sentir hormigueo o ardor en el área. Esta decoloración no se quita, aunque se cambie la posición del residente. Si se permite que la presión continúe, el área se deteriorará aún más o la piel se abrirá. La herida que resulta de esto se le conoce como **úlcera por presión**, llaga por presión, úlcera de cama o úlcera por decúbito. Una vez que una úlcera por presión se forma, puede hacerse más grande, más profunda y puede infectarse. Las úlceras por presión son dolorosas y difíciles de sanar. Pueden tener como resultado infecciones que ponen en riesgo la vida. La prevención es la clave para una piel sana.

Existen cuatro etapas aceptadas para las úlceras por presión (Fig. 6-3):

- **Etapa 1**: La piel está intacta, pero existe enrojecimiento que no se alivia de 15 a 30 minutos después de haber removido la presión.

- **Etapa 2**: La piel presenta pérdida parcial de la capa externa y/o interna de la piel. La úlcera es superficial y parece como una ampolla o un cráter superficial.

- **Etapa 3**: La piel presenta pérdida completa con daño o muerte del tejido que puede extenderse hacia abajo, pero que no afecta el tejido que cubre el músculo. La úlcera parece como un cráter profundo.

- **Etapa 4**: La piel presenta pérdida completa con destrucción mayor, muerte de tejido, daños al músculo, a los huesos o a las estructuras de apoyo.

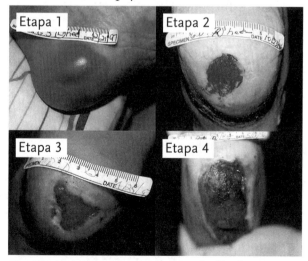

Fig. 6-3. Las úlceras por presión son clasificadas en cuatro etapas. (FOTOGRAFÍAS CORTESÍA DE LA DRA. TAMARA D. FISHMAN Y DEL INSTITUTO "THE WOUND CARE INSTITUTE, INC.")

Observaciones y Reportes: La Piel del Residente

Reporte lo siguiente a la enfermera:

O/R Áreas pálidas, blancas, enrojecidas o moradas, ampollas o moretones en la piel

O/R Quejas de hormigueo, calor o ardor en la piel

O/R Piel seca o con escamas

O/R Comezón o rasguños

O/R Sarpullido o decoloración en la piel

O/R Inflamación

O/R Escurrimiento de sangre o de fluidos en la piel

O/R Piel agrietada

O/R Heridas o úlceras en la piel

O/R Cambios en las heridas o úlceras (tamaño, profundidad, escurrimiento, color, olor)

O/R Enrojecimiento o grietas en la piel entre los dedos de los pies y alrededor de las uñas de los dedos de los pies

En complexiones más oscuras, también busque

O/R Cualquier cambio en la sensación del tejido, cualquier cambio en la apariencia de la piel, como aspecto parecido a la "cáscara de naranja", un tono morado y áreas extremadamente secas como costras que puedan estar cubriendo una grieta del tejido

Las heridas en la piel pueden causar problemas serios, que incluso ponen en riesgo la vida. Es mejor prevenir los problemas de la piel y mantener una piel sana que dar tratamiento a los problemas de la piel. A continuación presentamos una guía de procedimientos para el cuidado básico de la piel:

Guía de Procedimientos: Cuidado Básico de la Piel

G Reporte los cambios en la piel del residente.

G Brinde cuidado regular y diario en la piel para mantenerla limpia y seca. Siempre revise la piel del residente al bañarlo. Aplique loción humectante como se indique.

G Cambie la posición de los residentes inmóviles (al menos cada dos horas).

G Brinde cuidado frecuente y completo en la piel tan seguido como sea necesario para los residentes incontinentes. También cambie la ropa del residente o la ropa de cama con frecuencia. Revíselos cada dos horas o como sea necesario.

G No rasguñe o irrite la piel de ninguna manera. Mantenga la tela dura y rasposa lejos de la piel del residente. Reporte a la enfermera si un residente usa zapatos o pantuflas que causen ampollas o úlceras.

G Brinde masajes en la piel con frecuencia. Use movimientos suaves circulares para incrementar la circulación. Use poca presión o nada de presión en las áreas óseas. No brinde masajes en áreas blancas, rojas o moradas, ni ponga presión sobre ellas. Brinde masaje en la piel sana y el tejido que la rodea.

G Tenga cuidado durante los traslados. Evite jalar o romper la piel frágil.

G Los residentes que tienen sobrepeso pueden tener mala circulación y pliegues adicionales de piel. Ponga mucha atención en la piel por debajo de los pliegues. Manténgala limpia y seca. Reporte los signos de irritación de la piel.

G Promueva comida bien balanceada. La nutrición apropiada es importante para mantener la piel sana.

G Evite que los materiales de plástico o de hule tengan contacto con la piel del residente. Estos materiales no permiten que el aire circule, lo que causa que la piel sude.

G Siga el plan de cuidado, el cual puede incluir instrucciones para brindar un cuidado especial a la piel. Es posible que la piel se tenga que lavar con un jabón especial o usar un cepillo sobre la piel.

Para los residentes que no se pueden mover o que no pueden cambiar posiciones tan fácilmente, recuerde:

G   Mantenga la sábana inferior bien ajustada y libre de arrugas. Mantenga la cama limpia sin de migajas. Mantenga la ropa o las batas libre de arrugas, también.

G   No jale al residente de un lado a otro por las sábanas durante los traslados o cuando cambie la posición. Esto causa rasgaduras o fricción que puede tener como resultado ruptura de la piel.

G   Coloque un protector de cama debajo de la espalda y de los glúteos del residente para absorber la humedad que pueda acumularse y para proteger la piel de ropa de cama irritante.

G   Reduzca la presión bajo las prominencias óseas. Coloque un protector de espuma o piel de carnero debajo del residente. Los protectores para talones y codos de espuma o piel de carnero están disponibles (Fig. 6-4).

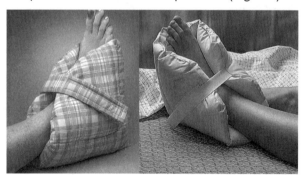

Fig. 6-4. *Los protectores acolchonados para talones ayudan a mantener los pies correctamente alineados y a prevenir las úlceras por presión.* (REIMPRESO CON PERMISO DE LA EMPRESA "BRIGGS CORPORATION", 800-247-2343, WWW.BRIGGSCORP.COM.)

G   Una cama o una silla puede hacerse más suave agregando almohadillas de flotación.

G   Use un armazón de cama para evitar que las sábanas superiores froten la piel del residente.

G   Los residentes en sillas o sillas de ruedas también necesitan ser cambiados de posición con frecuencia. Cambie la posición de los residentes cada 15 minutos, si se encuentran en una silla de ruedas o en una silla y no puedan cambiar de posición fácilmente.

Hay muchos aparatos disponibles para posicionar a los residentes y ayudar a que se sientan más cómodos y seguros.

Guía de Procedimientos: Aparatos para Posicionar

G   Los respaldos para la espalda brindan apoyo y pueden ser almohadas regulares o almohadas de espuma especiales con forma de media luna.

G   Los armazones de cama se utilizan para evitar que las cobijas de la cama ejerzan presión sobre los pies del residente.

G   Utilice **sábanas de arrastre**, o sábanas para voltear, debajo de los residentes que no pueden ayudar a voltearse en la cama, a pararse o empujarse hacia arriba de la cama. Las sábanas de arrastre ayudan a prevenir daños en la piel causados por rasgaduras. Una sábana de cama regular doblada a la mitad puede ser utilizada como una sábana de arrastre.

G   Los tableros para pies son tablas acolchonadas que se colocan frente los pies del residente para mantenerlos bien alineados y evitar el pie caído (Fig. 6-5). El **pie caído** es una debilidad de los músculos del pie y de los tobillos que causa problemas con la habilidad de flexionar los tobillos y caminar de manera normal. Las sábanas enrolladas o las almohadas también pueden utilizarse como tableros para pies.

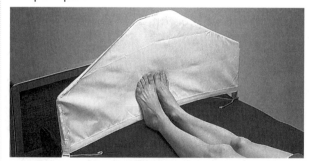

Fig. 6-5. *Los tableros para pies ayudan a prevenir el pie caído.* (REIMPRESO CON PERMISO DE "BRIGGS CORPORATION", 800-247-2343 WWW.BRIGGSCORP.COM.)

- Los rollos para manos evitan que los dedos se entuman. Una toallita enrollada, una gasa o una pelota de plástico colocada dentro de la palma de la mano puede ser utilizada para mantener la mano en una posición natural (Fig. 6-6).

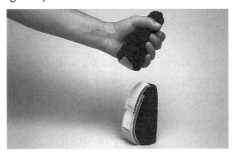

Fig. 6-6. Los rollos para manos ayudan a los dedos no se entuman. *(REIMPRESO CON PERMISO DE "BRIGGS CORPORATION", 800-247-2343 WWW.BRIGGSCORP.COM.)*

- Las tablillas pueden ser recetadas por una doctora para mantener las articulaciones de un residente en la posición correcta. Las tablillas son un tipo de aparato ortopédico. Un **aparato ortopédico** es un aparato como una tablilla o un soporte elástico que ayudan a apoyar y alinear una extremidad y mejorar su funcionamiento. Los aparatos ortopédicos también pueden ayudar a prevenir o corregir deformidades.

- Los rollos trocánter evitan que las caderas de un residente se volteen hacia afuera. Una toalla bien enredada también funciona bien.

- Las almohadas para rodillas pueden ayudar a mantener la columna, caderas y rodillas en la posición apropiada y aminorar el dolor en la espalda, piernas, caderas y rodillas (Fig. 6-7).

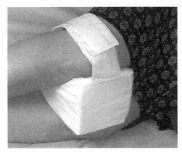

Fig. 6-7. Las almohadas para rodillas ayudan a mantener las rodillas, caderas y columna en la alineación apropiada. *(REIMPRESO CON EL PERMISO DE "BRIGGS CORPORATION", 800-247-2343, WWW.BRIGGSCORP.COM)*

3. Describir la guía de procedimientos para ayudar con el baño

El baño promueve la buena salud y el bienestar; remueve la transpiración, la suciedad, los aceites y las células muertas de la piel. Ayuda a prevenir irritación en la piel y olor del cuerpo. El baño también puede ser relajante. El baño de cama es una oportunidad excelente para mover los brazos y las piernas. Esto incrementa la circulación. El baño le brinda a usted una oportunidad para observar con cuidado la piel del residente.

Un baño parcial se realiza los días que no se brinda un baño completo de cama, un baño en la bañera o en la ducha. Incluye el lavado de cara, de manos, de axilas (debajo de los brazos) y del perineo. El **perineo** es el área del ano y los genitales.

Guía de Procedimientos: El Baño

- La cara, las manos, las axilas y el perineo deben lavarse todos los días. Un baño completo o una ducha completa puede realizarse cada dos días o hasta con menos frecuencia.

- La piel de los ancianos produce menos transpiración y aceites. Las personas ancianas con piel seca y frágil deben bañarse solamente una o dos veces por semana. Esto previene una mayor resequedad. Sea delicado con la piel cuando bañe a los residentes.

- Utilice sólo los productos aprobados por la institución o los que el residente prefiera.

- Antes de bañar a un residente, asegúrese que la habitación esté lo suficientemente cálida.

- Familiarícese con los aparatos de asistencia y de seguridad que estén disponibles.

- Antes del baño, asegúrese que la temperatura del agua esté segura y cómoda. Revísela para asegurarse que no esté muy caliente. Después pida al residente que también revise la temperatura del agua. El residente es el que mejor puede determinar una temperatura cómoda del agua.

G Reúna los artículos que necesitará antes de dar un baño para que el residente no se quede solo.

G Asegúrese que todo el jabón sea removido de la piel antes de terminar el baño.

G Mantenga un registro del horario del baño de cada residente. Siga el plan de cuidado.

Brindar un baño completo de cama

Equipo: sábana de baño, vasija de baño, jabón, termómetro de baño, de 2 a 4 toallitas de tela, de 2 a 4 toallas de baño, ropa o bata limpia, guantes, palito de naranja o lima de uñas, loción humectante, desodorante.

1. Lávese las manos.
   Provee control de infecciones.

2. Identifíquese por su nombre. Identifique al residente por su nombre.
   El residente tiene el derecho de conocer la identidad de su proveedor de cuidado. Identificar al residente por su nombre muestra respeto y establece la identificación correcta.

3. Explique el procedimiento al residente. Hable de manera clara, lenta y directa. Mantenga contacto de cara a cara cuando sea posible.
   Promueve el entendimiento y la independencia.

4. Brinde privacidad al residente con cortinas, biombos o puertas. Asegúrese que la habitación tenga una temperatura cómoda y que no existan corrientes de aire.
   Mantiene los derechos del residente de privacidad y dignidad.

5. Ajuste la cama a un nivel seguro para trabajar, usualmente a la altura de la cintura. Ponga el freno en las llantas de la cama.
   Previene que usted y el residente se lesionen.

6. Coloque una toalla o sábana de baño sobre el residente (Fig. 6-8). Pídale que la sostenga mientras que usted remueve o dobla hacia atrás la ropa de cama superior. Quite la bata, mientras que mantiene al residente cubierto con la sábana de baño (o con la sábana superior).

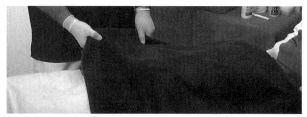

Fig. 6-8. Cubra al residente con una sábana de algodón antes de remover las sábanas superiores de la cama.

7. Llene la vasija con agua tibia. Revise la temperatura del agua con un termómetro o con su muñeca y asegúrese que sea la correcta. La temperatura del agua debe estar entre 105° y 110° F. El agua se enfría rápidamente. Pida al residente que revise la temperatura del agua con su muñeca y ajústela de ser necesario. Cambie el agua cuando se encuentre demasiado fría, sucia o llena de jabón.
   El sentido del tacto del residente puede ser muy diferente al suyo; por lo tanto, el residente puede identificar mejor si la temperatura del agua está cómoda.

8. Póngase los guantes.
   Lo protege a usted del contacto con los fluidos corporales.

9. Pida y ayude al residente a participar en el baño de cama.
   Promueve la independencia.

10. Deje al descubierto sólo una parte del cuerpo a la vez. Coloque la toalla debajo de la parte del cuerpo que está aseando.
    Promueve los derechos del residente de privacidad y dignidad. También ayuda a mantener caliente al residente.

11. Lave, enjuague y seque una parte del cuerpo a la vez. Inicie por la cabeza, siga hacia abajo y termine primero la parte del frente. Cuando limpie, use un área limpia de la toallita para cada movimiento.

    Ojos y cara: Lave la cara con una toallita de tela mojada (sin jabón). Inicie con el ojo que se encuentre más alejado de usted. Lave de adentro hacia afuera (Fig. 6-9). Utilice un área diferente de la toallita de tela para cada ojo. Lave la cara desde la parte del centro hacia afuera. Use movimientos firmes, pero suaves. Lave el cuello, los oídos y detrás de los oídos. Lave y seque con palmaditas suaves.

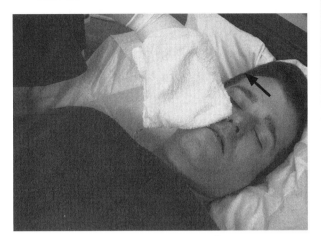

Fig. 6-9. Lave el ojo de adentro hacia afuera.

Brazos: Saque un brazo de la toalla. Con una toallita de tela enjabonada, lave la parte superior del brazo y la axila. Utilice movimientos largos que vayan desde el brazo hasta la muñeca (Fig. 6-10). Enjuague y seque con palmaditas suaves. Repita en el otro brazo.

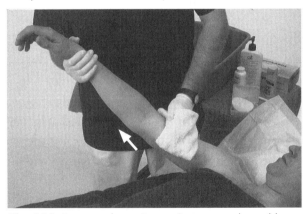

Fig. 6-10. Sostenga la muñeca mientras que lava el hombro, el brazo, la axila y el codo.

Lave la mano en una vasija. Limpie debajo de las uñas con un palito de naranja o un cepillo para uñas (Fig. 6-11). Enjuague y seque con palmaditas suaves. Brinde cuidado para las uñas si ha sido asignado (revise el procedimiento más adelante en este capítulo). Repita en el otro brazo. Ponga loción humectante en los codos y manos del residente, si así se indica.

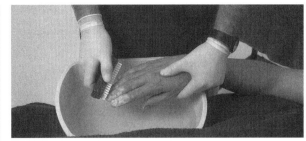

Fig. 6-11. Lave la mano en una vasija. Limpie minuciosamente debajo de las uñas con un cepillo para uñas.

Pecho: Coloque la toalla a través del pecho del residente. Baje la sábana hasta la cintura. Levante la toalla sólo lo suficiente para lavar el pecho. Enjuague y seque con palmaditas suaves. Para una residente del sexo femenino, lave, enjuague y seque los senos y por debajo de ellos. Revise si la piel en esta área presenta signos de irritación.

Abdomen: Mantenga la toalla encima del pecho. Doble la sábana hacia abajo de manera que siga cubriendo el área púbica. Lave el abdomen, enjuague y seque con palmaditas suaves. Si el residente tiene una ostomía, brinde cuidado a la piel que rodea la abertura (revise el capítulo 4). Cubra con la toalla. Jale la sábana de algodón hasta la barbilla del residente. Quite la toalla.

Piernas y pies: Deje al descubierto una pierna y coloque una toalla por debajo. Lave el muslo utilizando movimientos largos hacia abajo. Enjuague y seque con palmaditas suaves. Haga lo mismo desde la rodilla hasta el tobillo (Fig. 6-12).

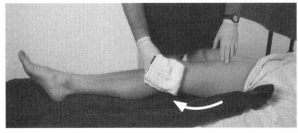

Fig. 6-12. Use movimientos largos hacia abajo cuando lave las piernas.

Coloque otra toalla debajo del pie. Mueva la vasija hacia la toalla y coloque el pie dentro de la vasija. Lave el pie y el área entre los dedos (Fig. 6-13). Enjuague el pie y seque con palmaditas suaves. Asegúrese que el área entre los dedos del pie esté seca. Brinde cuidado para las uñas si fue asignado. No brinde cuidado de uñas a un residente diabético. Nunca corte las uñas de los dedos de los pies de un residente. Aplique loción humectante en el pie, si así se indica, especialmente en los talones. No aplique loción humectante entre los dedos del pie. Repita los mismos pasos para la otra pierna y el otro pie.

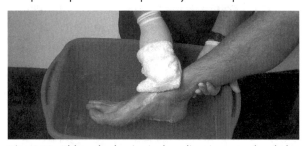

Fig. 6-13. El lavado de pies incluye limpiar entre los dedos.

Espalda: Ayude al residente a moverse hacia el centro de la cama. Pida que se voltee sobre su costado para que su espalda quede frente a usted. Si la cama tiene barandales, por seguridad levante el barandal que se encuentre en el lado más lejano a usted. Doble la sábana alejándola de la espalda. Coloque la toalla extendida al lado de la espalda. Lave la espalda, el cuello y los glúteos con movimientos largos hacia abajo. Enjuague y seque con palmaditas suaves (Fig. 6-14). Aplique loción humectante, si así se indica.

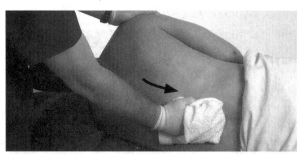

Fig. 6-14. Lave la espalda con movimientos largos hacia abajo.

12. Coloque la toalla bajo los glúteos y en la parte superior de los muslos. Ayude al residente que se voltee sobre su espalda. Si el residente puede lavarse su área del perineo, coloque una vasija con agua tibia y limpia, una toallita de tela y una toalla al alcance del residente. Entregue los artículos en la mano al residente como sea necesario. Si el residente desea que usted salga de la habitación, deje las cosas y el botón de llamadas al alcance.

13. Si el residente no puede realizar el cuidado del área del perineo, usted debe hacerlo. Brinde privacidad al residente en todo momento.

    Área del perineo: Cambie el agua del baño. Póngase guantes limpios. Lave, enjuague y seque el área del perineo. Hágalo de adelante hacia atrás.

    Para una residente del sexo femenino: Lave el perineo con agua y jabón de **adelante hacia atrás**. Utilice movimientos individuales (Fig. 6-15). No lave de atrás hacia delante, esto puede causar infecciones. Use una parte limpia de la toallita de tela o una toallita limpia para cada movimiento. Primero limpie el centro del perineo, luego cada lado. Después, abra el labio mayor, los pliegues exteriores de la piel del perineo que protege el meato urinario y la abertura vaginal. Limpie de adelante hacia atrás en cada lado. Enjuague el área de la misma manera. Seque toda el área del perineo de adelante hacia atrás usando movimientos cortos con una toalla. Pida al residente que se voltee sobre su costado. Lave, enjuague y seque el área del ano y los glúteos. Lave el área del ano sin contaminar el área del perineo.

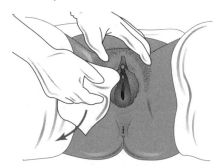

Fig. 6-15. Siempre trabaje de adelante hacia atrás cuando brinde cuidado del perineo. Esto ayuda a prevenir infecciones.

Para un residente del sexo masculino: Si el residente no tiene la circuncisión, primero jale hacia atrás toda la piel del prepucio. Suavemente empuje la piel hacia la base del pene. Sostenga el pene por su cuerpo (parte media) y lávelo utilizando movimientos circulares desde la punta hacia la base. Utilice un área limpia de la toallita de tela o una toallita limpia para cada movimiento (Fig. 6-16). Enjuague el pene. Si el residente no tiene la circuncisión, suavemente regrese la piel del prepucio a su posición normal. Después lave la ingle y el escroto. La ingle es el área que abarca desde el pubis (área alrededor del pene y el escroto) hasta la parte superior del muslo. Enjuague y seque con palmaditas suaves. Pida al residente que se voltee sobre su costado. Lave, enjuague y seque los glúteos y el área del ano. Limpie el área del ano sin contaminar el área del perineo.

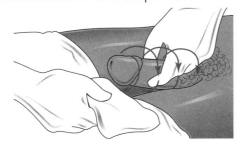

Fig. 6-16.

14. Cubra al residente con la sábana.

15. Vacíe, enjuague y seque la vasija para el baño. Coloque la vasija en el área designada para artículos sucios o regrese al lugar de almacenaje, dependiendo en la política de su institución.

16. Coloque la ropa del residente y la ropa de cama que esté sucia en los contenedores apropiados.

17. Quítese los guantes y tírelos. Lávese las manos.

18. Póngale una bata limpia al residente. Brinde desodorante. Ayude a cepillar o peinar el cabello del residente (revise el procedimiento más adelante en este capítulo).

19. Asegúrese que el residente se sienta cómodo. Vuelva a colocar la ropa de cama superior. Asegúrese que las sábanas estén libres de arrugas y que la cama no tenga migajas.

20. Regrese la cama a la posición más baja. Remueva las medidas de privacidad.
    Bajar la cama brinda seguridad.

21. Coloque el botón de llamadas al alcance del residente.
    Permite que el residente se comunique con el personal cuando lo necesite.

22. Lávese las manos.
    Provee control de infecciones.

23. Reporte a la enfermera cualquier cambio en el residente.
    Brinda información a la enfermera para evaluar al residente.

24. Documente el procedimiento utilizando la guía de procedimientos de la institución.
    Lo que usted escriba es un registro legal de lo que usted hizo. Si usted no lo documenta, legalmente no pasó.

Un masaje en la espalda puede ayudar a que los residentes se relajen. Pueden mejorar la comodidad e incrementar la circulación. Los masajes en la espalda se brindan con frecuencia después del baño. Después de dar un masaje en la espalda, asegúrese de observar cualquier cambio en la piel del residente.

Brindar un masaje en la espalda

Equipo: sábana de algodón o toalla, loción humectante

1. Lávese las manos.
   Provee control de infecciones.

2. Identifíquese por su nombre. Identifique al residente por su nombre.
   El residente tiene el derecho de conocer la identidad de su proveedor de cuidado. Dirigirse al residente por su nombre muestra respeto y establece la identificación correcta.

3. Explique el procedimiento al residente. Hable de manera clara, lenta y directa. Mantenga contacto de cara a cara cuando sea posible.
   Promueve el entendimiento y la independencia.

4. Brinde privacidad al residente con cortinas, biombos o puertas.
   Mantiene los derechos del residente de privacidad y dignidad.

5. Ajuste la cama a un nivel seguro para trabajar, usualmente a la altura de la cintura. Baje la cabecera de la cama. Ponga el freno en las llantas de la cama.
   Previene que usted y el residente se lesionen.

6. Coloque al residente acostado sobre el estómago. Si esto es incómodo, pida al residente que se acueste de lado (sobre el costado). Cúbralo con una sábana de algodón o toalla. Doble hacia atrás las sábanas superiores de la cama. Deje al descubierto la espalda hasta la parte superior de los glúteos. Los masajes en la espalda también pueden brindarse con el residente sentado.

7. Caliente la loción humectante colocando el envase en agua tibia durante cinco minutos. Coloque sus manos en el agua tibia. Póngase crema en sus manos y frótelas juntas. Siempre ponga la loción humectante sobre sus manos en lugar de ponerla directamente en la piel del residente.
   Aumenta la comodidad del residente.

8. Coloque las manos en cada lado de la parte superior de los glúteos. Utilizando toda la palma de su mano, realice movimientos largos y suaves hacia arriba con ambas manos. Muévase a lo largo de cada lado de la columna vertebral hasta los hombros (Fig. 6-17 y Fig. 6-18). Haga un círculo hacia afuera. Regrese hacia abajo a lo largo de las orillas exteriores de la espalda. En los glúteos, haga otro círculo y mueva las manos para subir de nuevo a los hombros. Sin quitar las manos de la piel del residente, repita estos movimientos de tres a cinco minutos.

Los movimientos largos hacia arriba liberan tensión muscular; los movimientos circulares aumentan la circulación en los músculos.

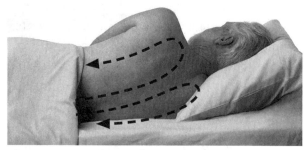

Fig. 6-17. Un residente sobre su costado.

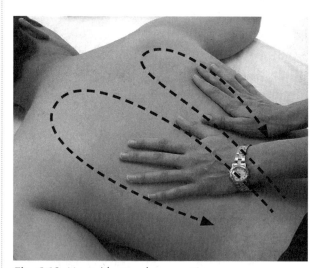

Fig. 6-18. Un residente sobre su estómago.

9. Realice el masaje con el pulgar y con los dos primeros dedos de cada mano. Colóquelos en la base de la columna vertebral. Muévalos juntos hacia arriba a lo largo de cada lado de la columna. Aplique una presión suave hacia abajo con los dedos y pulgares. Siga la misma dirección como lo hizo con los movimientos largos suaves, haciendo círculos en los hombros y glúteos.

10. Suavemente realice el masaje en las áreas óseas (columna vertebral, omóplatos, huesos de la cadera). Utilice movimientos circulares con las yemas de los dedos. Si cualquiera de estas áreas está roja, no brinde el masaje sobre dicha zona, hágalo alrededor.
    El enrojecimiento indica que la piel ya está irritada y frágil. Incluya esta información en su reporte a la enfermera.

11. Informe al residente cuando ya esté por terminar. Termine con varios movimientos largos y suaves.

12. Seque la espalda si queda loción humectante sin absorber.

13. Quite la sábana o toalla.

14. Ayude al residente a vestirse. Asegúrese que el residente se sienta cómodo.

15. Guarde el equipo. Coloque la ropa del residente y la ropa de cama que esté sucia en los contenedores apropiados

16. Regrese la cama a la posición más baja. Remueva las medidas de privacidad.
    Brinda seguridad al residente.

17. Coloque el botón de llamadas al alcance del residente.
    Permite que el residente se comunique con el personal cuando lo necesite.

18. Lávese las manos.
    Provee control de infecciones.

19. Reporte a la enfermera cualquier cambio en el residente.
    Brinda información a la enfermera para evaluar al residente.

20. Documente el procedimiento utilizando la guía de procedimientos de la institución.
    Lo que usted escriba es un registro legal de lo que usted hizo. Si usted no lo documenta, legalmente no pasó.

El cuidado del cabello es una parte importante de la limpieza. Lavar el cabello con champú remueve suciedad, bacteria, aceites y otros materiales del cabello. Los residentes que se pueden levantar de la cama, pueden lavarse el cabello en el lavabo, en la bañera o en la ducha. Para los residentes que no se pueden levantar de la cama, existen lavabos especiales para lavar el cabello con champú en la cama (Fig. 6-19). También hay tipos especiales de champú que no requieren el uso de agua. Siga el plan de cuidado sobre el tipo de champú a usar.

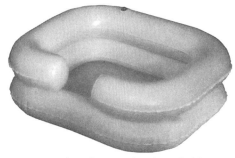

Fig. 6-19. Se puede utilizar un lavabo inflable para lavar el cabello con champú mientras que la persona está en cama. (REIMPRESO CON EL PERMISO DE "BRIGGS CORPORATION", 800-247-2343, WWW.BRIGGSCORP.COM)

Lavar el cabello con champú en la cama

Equipo: champú, acondicionador para cabello (si se pide), 2 toallas de baño, toallita de tela, termómetro de baño, jarra o regadera de baño o adaptador para el lavabo, almohadilla impermeable, sábana de baño, lavabo inflable y vasija para recolección, peine y cepillo, secadora de pelo

1. Lávese las manos.
   Provee control de infecciones.

2. Identifíquese por su nombre. Identifique al residente por su nombre.
   El residente tiene el derecho de conocer la identidad de su proveedor de cuidado. Dirigirse al residente por su nombre muestra respeto y establece la identificación correcta.

3. Explique el procedimiento al residente. Hable de manera clara, lenta y directa. Mantenga contacto de cara a cara cuando sea posible.
   Promueve el entendimiento y la independencia.

4. Brinde privacidad al residente con cortinas, biombos o puertas. Asegúrese que la habitación tenga una temperatura cómoda y que no existan corrientes de aire.
   Mantiene los derechos del residente de privacidad y dignidad.

5. Ajuste la cama a un nivel seguro para trabajar, usualmente a la altura de la cintura. Ponga el freno en las llantas de la cama.
   Previene que usted y el residente se lesionen.

6. Baje la cabecera de la cama y quite las almohadas.

7. Revise la temperatura del agua con un termómetro o con su muñeca y asegúrese que sea la correcta. La temperatura debe ser de 105° F. Pida al residente que revise la temperatura del agua con su muñeca y ajústela de ser necesario.
   El sentido del tacto del residente puede ser muy diferente al suyo; por lo tanto, el residente puede identificar mejor si la temperatura del agua está cómoda.

8. Coloque la almohadilla impermeable debajo de la cabeza y hombros del residente. Cubra al residente con la sábana de baño. Doble hacia atrás la sábana superior y los cobertores regulares.
   Protege la ropa de cama.

9. Coloque el lavabo inflable debajo de la cabeza del residente y conéctelo con la vasija para recolección. Coloque una toalla encima de los hombros del residente.

10. Proteja los ojos de los residentes con una toallita seca de tela.

11. Utilice una jarra o el adaptador del lavabo para mojar el cabello completamente. Aplique una pequeña cantidad de champú en sus manos y frótelas juntas.

12. Enjabone y brinde masaje en el cuero cabelludo con las puntas de los dedos (Fig. 6-20). Utilice movimientos circulares de delante hacia atrás. No rasguñe el cuero cabelludo.

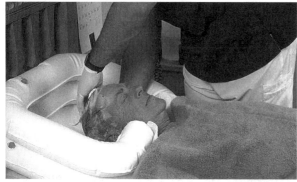

Fig. 6-20. *Use las yemas de sus dedos para formar una capa de espuma con el champú. Tenga cuidado de no rasguñar el cuero cabelludo.*

13. Enjuague el cabello hasta que corra agua limpia. Aplique el acondicionador si el residente así lo desea. Enjuague siguiendo las instrucciones del contenedor. Asegúrese de enjuagar el cabello por completo para evitar que el cuero cabelludo se reseque y el residente tenga comezón.

14. Envuelva el cabello del residente con una toalla limpia. Seque la cara con la toallita de tela que utilizó para proteger los ojos.

15. Remueva el lavabo inflable y la cubierta impermeable.

16. Levante la cabecera de la cama.

17. Suavemente frote el cuero cabelludo y el cabello con la toalla.

18. Seque y peine el cabello del residente de la manera que él o ella prefiera. Revise el procedimiento más adelante en este capítulo.

19. Regrese la cama a la posición más baja. Remueva las medidas de privacidad.
    Bajar la cama brinda seguridad.

20. Coloque el botón de llamadas al alcance del residente.
    Permite que el residente se comunique con el personal cuando lo necesite.

21. Vacíe, enjuague y limpie la vasija de baño/jarra. Regrésela a su lugar apropiado.

22. Limpie el peine/cepillo. Guarde la secadora de pelo y el peine/cepillo en el lugar apropiado.

23. Coloque la ropa de cama sucia en el contenedor apropiado.

24. Lávese las manos.
    Provee control de infecciones.

25. Reporte a la enfermera cualquier cambio en el residente.
    Brinda información a la enfermera para evaluar al residente.

26. Documente el procedimiento utilizando la guía de procedimientos de la institución.
    Lo que usted escriba es un registro legal de lo que usted hizo. Si usted no lo documenta, legalmente no pasó.

Muchas personas prefieren bañarse en la ducha o en la bañera que tomar baños de cama (Fig. 6-21). Revise con el enfermero primero para asegurarse que bañarse en la ducha o en la bañera está permitido para ese residente.

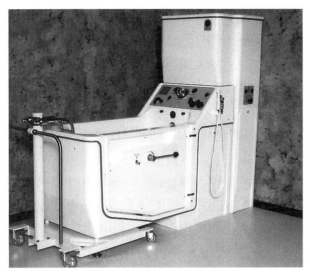

Fig. 6-21 Estilo común de bañera en las instituciones de largo plazo (FOTOGRAFÍA CORTESÍA DE "LEE PENNER", DE "PENNER TUBS")

Guía de Procedimientos: Seguridad para el Baño en la Ducha o en la Bañera

G   Limpie la bañera o ducha antes y después de usarse.

G   Asegúrese que el piso del baño o de la ducha esté seco.

G   Familiarícese con los aparatos de asistencia y seguridad disponibles. Revise que los pasamanos, las barras de seguridad y los elevadores mecánicos se encuentren en buenas condiciones.

G   Pida al residente que use las barras de seguridad cuando entre o salga de la bañera o ducha.

G   Coloque todos los artículos necesarios al alcance.

G   No deje al residente solo.

G   No use aceites de baño, cremas o polvos en las duchas o bañeras, porque hacen que las superficies estén resbalosas.

G   Revise la temperatura del agua con un termómetro o con su muñeca antes de que el residente entre a la ducha. La temperatura no debe ser mayor de 105° F. Asegúrese que la temperatura del agua esté cómoda para el residente.

Derechos de los Residentes

Privacidad durante el Baño

La privacidad es muy importante cuando los residentes se bañan en la ducha o en la bañera. Mantenga las puertas cerradas. Mantenga a los residentes cubiertos siempre que sea posible. Asegúrese que el cuerpo no sea expuesto innecesariamente.

Brindar un baño en la ducha o en la bañera

Equipo: sábana de baño, jabón, champú, termómetro de baño, de 2 a 4 toallitas de tela, de 2 a 4 toallas de baño, bata o ropa limpia, calzado anti-derrapante, guantes, loción humectante, desodorante

1. Lávese las manos.
    Provee control de infecciones.

2. Coloque el equipo en el cuarto de baño o bañera. Limpie el área de la bañera o ducha y la silla de baño. Coloque la tina debajo de la silla de baño (en caso de que el residente defeque). Encienda la lámpara de calor para calentar la habitación, de estar disponible.
    La limpieza reduce los patógenos y previene la propagación de infecciones.

3. Lávese las manos.
    Provee control de infecciones.

4. Vaya a la habitación del residente. Identifíquese por su nombre. Identifique al residente por su nombre.
    El residente tiene el derecho de conocer la identidad de su proveedor de cuidado. Dirigirse al residente por su nombre muestra respeto y establece la identificación correcta.

5. Explique el procedimiento al residente. Hable de manera clara, lenta y directa. Mantenga contacto de cara a cara cuando sea posible.
    Promueve el entendimiento y la independencia.

6. Brinde privacidad al residente con cortinas, biombos o puertas.
   Mantiene los derechos del residente de privacidad y dignidad.

7. Ayude al residente a ponerse el calzado anti-derrapante. Transporte al residente al cuarto de duchas o bañera.
   El calzado anti-derrapante ayuda a reducir el riesgo de caídas

Para una ducha o baño en regadera

8. Si utiliza una silla de baño, colóquela en su lugar. Ponga el freno a las llantas (Fig. 6-22). Transfiera con cuidado al residente a la silla de baño.
   La silla se puede deslizar si el residente intenta levantarse.

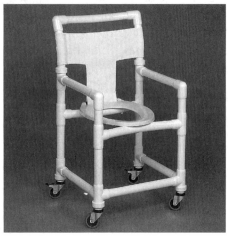

Fig. 6-22. *La silla de baño debe tener el freno antes de sentar al residente en ella.* (FOTOGRAFÍA CORTESÍA DE "INNOVATIVE PRODUCTS UNLIMITED")

9. Abra la llave del agua. Revise la temperatura del agua con el termómetro. La temperatura no debe ser mayor de 105° F. Pida al residente que revise la temperatura del agua con la muñeca. Ajuste de ser necesario. Revise la temperatura del agua con frecuencia durante el baño.
   El sentido del tacto del residente puede ser muy diferente al suyo; por lo tanto, el residente puede identificar mejor si la temperatura del agua está cómoda.

Para un baño en la bañera :

8. Transfiera al residente de manera segura a la silla de baño o al elevador de la bañera.

9. Llene la bañera hasta la mitad con agua tibia. Revise la temperatura del agua con el termómetro. La temperatura no debe ser mayor de 105° F. Pida al residente que revise la temperatura del agua con la muñeca. Ajuste de ser necesario.

Pasos restantes para cualquier procedimiento

10. Póngase los guantes.
    Lo protege a usted del contacto con los fluidos corporales.

11. Ayude al residente a quitarse la ropa y los zapatos.

12. Ayude al residente a entrar a la ducha o bañera. Coloque la silla de baño dentro de la ducha y ponga el freno a las llantas.

13. Quédese con el residente durante el procedimiento.
    Brinda seguridad al residente.

14. Permita que el residente se lave por sí mismo tanto como sea posible. Ayude al residente a lavarse la cara.
    Promueve que el residente sea independiente.

15. Ayude al residente a ponerse champú y a enjuagarse el cabello.

16. Ayude a lavar y enjuagar todo el cuerpo, empezando con la cabeza y terminando con los dedos de los pies.

17. Cierre el agua o vacíe la bañera. Cubra al residente con la sábana de baño hasta que la bañera se vacíe.
    Mantiene la dignidad y el derecho de privacidad del residente al no exponer su cuerpo. Mantiene al residente caliente.

18. Quite el freno a las llantas de la silla de baño, si se utilizó. Saque al residente de la ducha o ayude al residente a salir de la bañera y sentarse en la silla.

19. Brinde al residente la(s) toalla(s) y ayude a secarse con palmaditas suaves. Recuerde secar con palmaditas suaves por debajo de

los senos, entre los pliegues de la piel, en el área del perineo y entre los dedos de los pies.
Secar con palmaditas suaves previene que la piel se rompa y reduce la irritación.

20. Aplique loción humectante y desodorante como sea necesario.

21. Coloque la ropa del residente y la ropa de cama que esté sucia en los contenedores apropiados.

22. Quítese los guantes y tírelos.

23. Lávese las manos.
Provee control de infecciones.

24. Ayude al residente a vestirse y peinarse el cabello antes de salir del cuarto de duchas o bañera. Ponga al residente calzado antiderrapante. Regrese al residente a la habitación.
Peinar el cabello en el cuarto de duchas permite que el residente mantenga su dignidad cuando regrese a la habitación.

25. Asegúrese que el residente se sienta cómodo.

26. Coloque el botón de llamadas al alcance del residente.
Permite que el residente se comunique con el personal cuando lo necesite.

27. Reporte a la enfermera cualquier cambio en el residente.
Brinda información a la enfermera para evaluar al residente.

28. Documente el procedimiento utilizando la guía de procedimientos de la institución.
Lo que usted escriba es un registro legal de lo que usted hizo. Si usted no lo documenta, legalmente no pasó.

4. Describir la guía de procedimientos para ayudar con el arreglo personal

El arreglo personal afecta la forma en que las personas se sienten de sí mismos y cómo los ven los demás (Fig. 6-23). Cuando ayude con el arreglo personal, siempre permita que los residentes hagan todo lo que puedan por sí mismos. Permítales tomar tantas decisiones como sea posible. Siga las instrucciones del plan de cuidado para saber qué cuidado brindar. Los residentes pueden tener maneras especiales de arreglarse ellos mismos y pueden tener sus propias rutinas. Estas rutinas son importantes incluso cuando la persona es anciana, está enferma o discapacitada. Recuerde que algunos residentes puede sentirse avergonzados o deprimidos porque necesitan ayuda con las tareas para el arreglo personal que ellos habían hecho durante la mayor parte de sus vidas. Sea comprensivo al respecto.

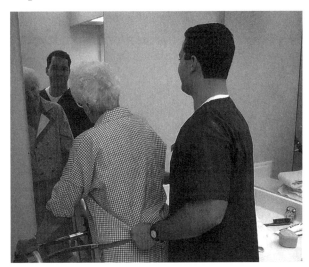

Fig. 6-23. Estar bien aseado ayuda a que las personas se sientan bien sobre sí mismos.

Las uñas de los dedos albergan bacterias. Es importante mantener las manos y las uñas limpias para ayudar a prevenir infecciones. El cuidado de las uñas debe brindarse sólo si es asignado o si las uñas están sucias o tienen orillas puntiagudas. Nunca corte las uñas de los dedos de los pies de un residente. La mala circulación puede tener como resultado infecciones al cortar accidentalmente la piel mientras se brinda el cuidado para las uñas. En un residente diabético, dicha infección puede tener como resultado una herida severa o incluso la amputación. Si a usted le piden que brinde cuidado para las uñas, conozca bien qué cuidado va a brindar. Nunca utilice el mismo equipo de uñas en más de un residente.

Brindar cuidado para las uñas

Equipo: palito de naranja, lima para uñas, loción humectante, vasija, jabón, toallita de tela, 2 toallas, termómetro de baño, guantes

1. Lávese las manos.
   Provee control de infecciones.

2. Identifíquese por su nombre. Identifique al residente por su nombre.
   El residente tiene el derecho de conocer la identidad de su proveedor de cuidado. Dirigirse al residente por su nombre muestra respeto y establece la identificación correcta.

3. Explique el procedimiento al residente. Hable de manera clara, lenta y directa. Mantenga contacto de cara a cara cuando sea posible.
   Promueve el entendimiento y la independencia.

4. Brinde privacidad al residente con cortinas, biombos o puertas.
   Mantiene los derechos del residente de privacidad y dignidad.

5. Si el residente está en cama, ajuste la cama a un nivel seguro para trabajar, usualmente a la altura de la cintura. Ponga el freno en las llantas de la cama.
   Previene que usted y el residente se lesionen.

6. Llene la vasija hasta la mitad con agua tibia. Revise la temperatura del agua con un termómetro o con su muñeca y asegúrese que sea la correcta. La temperatura debe ser de 105° F. Pida al residente que revise la temperatura del agua con la muñeca y ájustela de ser necesario. Coloque la vasija a un nivel cómodo para el residente.
   El sentido del tacto del residente puede ser muy diferente al suyo; por lo tanto, el residente puede identificar mejor si la temperatura del agua está cómoda.

7. Póngase los guantes.

8. Remoje las manos y las uñas del residente en la vasija con agua. Remoje las 10 yemas de los dedos durante 5 minutos por lo menos.
   El cuidado de las uñas es más fácil si se suavizan primero.

9. Quite las manos del agua. Lave las manos con una toallita de tela enjabonada y enjuáguelas. Seque con palmaditas suaves, utilizando una toalla seca, incluyendo el área entre los dedos. Remueva la vasija para las manos.

10. Coloque las manos del residente sobre la toalla. Limpie debajo de cada uña de los dedos con un palito de naranja (Fig. 6-24).
    La mayoría de los patógenos en las manos se encuentran debajo de las uñas.

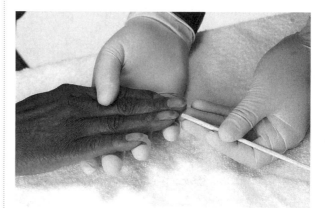

Fig. 6-24. *Tenga cuidado cuando remueva la suciedad que se encuentra debajo de las uñas con un palito de naranja.*

11. Limpie el palito de naranja en la toalla después de limpiar cada uña. Lave las manos del residente otra vez y séquelas completamente, especialmente entre los dedos.

12. Arregle las uñas con una lima para uñas, limando en una curva. Termine con unas uñas lisas y libres de orillas ásperas.
    Limar en curva suaviza las uñas y elimina las orillas ásperas que pueden atorarse en la ropa o rasgar la piel.

13. Aplique loción humectante desde las yemas de los dedos hasta las muñecas.

14. Vacíe, enjuague y seque la vasija. Coloque la vasija en el lugar designado para artículos sucios o regrésela a su lugar apropiado, dependiendo de las reglas de la institución.

15. Coloque la ropa del residente y la ropa de cama sucia en los contenedores apropiados.

16. Quítese los guantes y tírelos. Lávese las manos.
Provee control de infecciones.

17. Regrese la cama a la posición más baja. Remueva las medidas de privacidad.
Bajar la cama brinda seguridad.

18. Coloque el botón de llamadas al alcance del residente.
Permite que el residente se comunique con el personal cuando lo necesite.

19. Reporte a la enfermera cualquier cambio en el residente.
Brinda información a la enfermera para evaluar al residente.

20. Documente el procedimiento utilizando la guía de procedimientos de la institución.
Lo que usted escriba es un registro legal de lo que usted hizo. Si usted no lo documenta, legalmente no pasó.

El cuidado de los pies es extremadamente importante; debe ser parte del cuidado diario de los residentes.

Observaciones y Reportes: El Cuidado de los Pies

Reporte lo siguiente a la enfermera:

O/R Piel seca o con escamas

O/R Piel agrietada o con heridas

O/R Decoloración de los pies, como áreas rojas, grises, blancas o negras

O/R Ampollas

O/R Moretones

O/R Drenaje o sangrado

O/R Uñas largas o descuidadas

O/R Uñas encarnadas

O/R Diferencias en la temperatura de los pies

Brindar cuidado de los pies

Equipo: vasija, tapete de baño, jabón, loción humectante, toallita de tela, 2 toallas, termómetro de baño, calcetines limpios, guantes

Sostenga el pie y el tobillo durante todo el procedimiento.

1. Lávese las manos.
Provee control de infecciones.

2. Identifíquese por su nombre. Identifique al residente por su nombre.
El residente tiene el derecho de conocer la identidad de su proveedor de cuidado. Dirigirse al residente por su nombre muestra respeto y establece la identificación correcta.

3. Explique el procedimiento al residente. Hable de manera clara, lenta y directa. Mantenga contacto de cara a cara cuando sea posible.
Promueve el entendimiento y la independencia.

4. Brinde privacidad al residente con cortinas, biombos o puertas.
Mantiene los derechos del residente de privacidad y dignidad.

5. Si el residente está en cama, ajuste la cama a un nivel seguro para trabajar, usualmente a la altura de la cintura. Ponga el freno en las llantas de la cama.
Previene que usted y el residente se lesionen.

6. Llene la vasija hasta la mitad con agua tibia. Revise la temperatura del agua con un termómetro o con su muñeca y asegúrese que sea la correcta. La temperatura debe ser de 105° F. Pida al residente que revise la temperatura del agua con la muñeca y ajústela de ser necesario.
El sentido del tacto del residente puede ser muy diferente al suyo; por lo tanto, el residente puede identificar mejor si la temperatura del agua está cómoda.

7. Coloque la vasija sobre el tapete de baño o en una toalla de baño en el piso (si el residente está sentado una silla) o una toalla en el pie de cama (si el residente está en cama). Asegúrese que la vasija se encuentre en una posición cómoda para el residente.

8. Póngase los guantes.

9. Quite los calcetines del residente. Sumerja completamente los pies del residente en el agua. Remoje los pies de cinco a diez minutos.

10. Ponga jabón en una toallita húmeda. Remueva un pie del agua. Lave todo el pie, incluyendo las áreas entre los dedos y alrededor de la base de las uñas (Fig. 6-25).

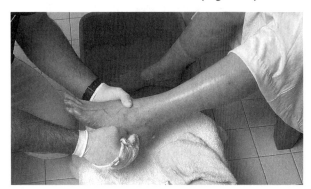

Fig. 6-25. *Remoje los pies del residente antes de lavar todo el pie, incluyendo entre los dedos.*

11. Enjuague todo el pie, incluyendo las áreas entre los dedos.

12. Seque todo el pie, incluyendo las áreas entre los dedos.

13. Repita los pasos del 10 al 12 para el otro pie.

14. Ponga la loción humectante en su mano y caliéntela frotando sus manos juntas.

15. Coloque la loción humectante con masajes en todo el pie (arriba y abajo), a excepción de las áreas entre los dedos. Quite el exceso de la loción humectante con una toalla, de existir algo.

16. Ayude al residente a ponerse los calcetines.

17. Vacíe, enjuague y limpie la vasija. Coloque la vasija en el lugar designado para artículos sucios o regrésela a su lugar apropiado, dependiendo de las reglas de la institución

18. Coloque la ropa del residente y la ropa de cama sucia en los contenedores apropiados.

19. Quítese los guantes y tírelos. Lávese las manos.
Provee control de infecciones.

20. Regrese la cama a la posición más baja. Remueva las medidas de privacidad.
Bajar la cama brinda seguridad.

21. Coloque el botón de llamadas al alcance del residente.
Permite que el residente se comunique con el personal cuando lo necesite.

22. Reporte a la enfermera cualquier cambio en el residente.
Brinda información a la enfermera para evaluar al residente.

23. Documente el procedimiento utilizando la guía de procedimientos de la institución.
Lo que usted escriba es un registro legal de lo que usted hizo. Si usted no lo documenta, legalmente no pasó.

Maneje el cabello de los residentes con delicadeza. El cabello se adelgaza con el envejecimiento. Al peinar o cepillar el cabello se pueden arrancar pedazos de cabello. De igual manera, la piel en la cabeza de los residentes es frágil. Maneje el cabello con cuidado.

La **pediculosis** es una plaga de piojos, los cuales son bichos muy pequeños que muerden la piel y succionan sangre para vivir y crecer. Tres tipos de piojos son los piojos de la cabeza, los piojos corporales y las ladillas o piojos del pubis. Los piojos de la cabeza se encuentran usualmente en el cuero cabelludo. Los piojos son difíciles de ver. Los síntomas incluyen comezón, marcas de mordidas en el cuero cabelludo, úlceras en la piel, cabello y cuero cabelludo con mal olor y cabello enredado. Si usted nota cualquiera de estos síntomas, informe a la enfermera de inmediato. Los piojos se pueden esparcir muy rápido. Se pueden utilizar cremas, lociones o champú especiales para tratar el problema de los piojos. Las personas que tienen piojos se los pueden pasar a otras. Para ayudar a prevenir la propagación de piojos, no comparta los peines, cepillos, ropa, pelucas o sombreros de los residentes.

Peinar o cepillar el cabello

Equipo: peine, cepillo, toalla, espejo, artículos de cuidado para el cabello requeridos por el residente

Utilice los productos de cuidado para el cabello que el residente prefiera para su tipo de cabello.

1. Lávese las manos.
   Provee control de infecciones.

2. Identifíquese por su nombre. Identifique al residente por su nombre.
   El residente tiene el derecho de conocer la identidad de su proveedor de cuidado. Dirigirse al residente por su nombre muestra respeto y establece la identificación correcta.

3. Explique el procedimiento al residente. Hable de manera clara, lenta y directa. Mantenga contacto de cara a cara cuando sea posible.
   Promueve el entendimiento y la independencia.

4. Brinde privacidad al residente con cortinas, biombos o puertas.
   Mantiene los derechos del residente de privacidad y dignidad.

5. Si la cama es ajustable, ajústela a un nivel seguro para trabajar. Ponga el freno en las llantas de la cama.
   Previene que usted y el residente se lesionen.

6. Levante la cabecera de la cama para que el residente se siente. Coloque la toalla bajo la cabeza o alrededor de los hombros.
   Coloca al residente en una posición más natural.

7. Remueva cualquier pinza, liga o broche del cabello.

8. Desenrede el cabello primero dividiéndolo en secciones pequeñas. Sostenga la sección de cabello cerca de la parte donde está enredada para que no jale el cuero cabelludo. Peine o cepille delicadamente en la parte que está enredada.
   Reduce el rompimiento del cabello, irritación y dolor del cuero cabelludo.

9. Después de haber desenredado el cabello, cepille el cabello en secciones de dos pulgadas a la vez. Cepille de la raíz a la punta (Fig. 6-26).

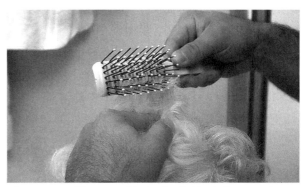

Fig. 6-26. *Cepille con cuidado el cabello de la raíz a la punta.*

10. Cada residente puede preferir un estilo de peinado diferente. Arregle el cabello con el estilo que el residente prefiera. Evite peinados infantiles. Ofrezca un espejo al residente.
    Cada residente tiene el derecho de tomar decisiones. Promueve su independencia.

11. Regrese la cama a la posición más baja. Remueva las medidas de privacidad.
    Brinda seguridad.

12. Coloque el botón de llamadas al alcance del residente.
    Permite que el residente se comunique con el personal cuando lo necesite.

13. Regrese los artículos a su lugar apropiado. Quite el cabello del peine/ cepillo.

14. Coloque la ropa de cama sucia en el contenedor apropiado.

15. Lávese las manos.
    Provee control de infecciones.

16. Reporte a la enfermera cualquier cambio en el residente.
    Brinda información a la enfermera para evaluar al residente.

17. Documente el procedimiento utilizando la guía de procedimientos de la institución.
    Lo que usted escriba es un registro legal de lo que usted hizo. Si usted no lo documenta, legalmente no pasó.

Asegúrese que el residente quiera que usted lo rasure o le ayude a afeitarse antes de iniciar. Respete las preferencias personales sobre la afeitada. Siempre utilice guantes cuando afeite al residente. No comparta los rastrillos entre los residentes. Pregunte al enfermero qué tipo de rastrillo utiliza el residente:

- Un **rastrillo de seguridad** tiene una navaja filosa, pero con un protector especial de seguridad para ayudar a prevenir cortadas. Este tipo de rastrillo requiere el uso de jabón o crema para afeitar.

- Un **rastrillo desechable** requiere el uso de jabón o crema para afeitar. Se desecha después de usarlo en un contenedor para objetos punzantes.

- Una **rasuradora eléctrica** es el método más seguro y fácil de afeitar. No requiere el uso de jabón o crema para afeitar.

Afeitar a un residente

Equipo: rastrillo, vasija llena de agua tibia hasta la mitad (si usa un rastrillo desechable o de seguridad), 2 toallas, toallita de tela, termómetro de baño, espejo, jabón o crema para afeitar (si usa un rastrillo desechable o de seguridad), loción para después de afeitarse, guantes

1. Lávese las manos.
   Provee control de infecciones.

2. Identifíquese por su nombre. Identifique al residente por su nombre.
   El residente tiene el derecho de conocer la identidad de su proveedor de cuidado. Dirigirse al residente por su nombre muestra respeto y establece la identificación correcta.

3. Explique el procedimiento al residente. Hable de manera clara, lenta y directa. Mantenga contacto de cara a cara cuando sea posible.
   Promueve el entendimiento y la independencia.

4. Brinde privacidad al residente con cortinas, biombos o puertas.
   Mantiene los derechos del residente de privacidad y dignidad.

5. Si la cama es ajustable, ajuste la cama a un nivel seguro para trabajar, usualmente a la altura de la cintura. Ponga el freno en las llantas de la cama.
   Previene que usted y el residente se lesionen.

6. Levante la cabecera de la cama para que el residente se siente. Coloque la toalla a través del pecho del residente por debajo de su barbilla.
   Coloca al residente en una posición más natural. La toalla protege la ropa del residente y la ropa de cama.

7. Póngase los guantes.
   Afeitar puede causar sangrado. Usar guantes promueve el control de infecciones y sigue las precauciones estándares.

Afeitado utilizando un rastrillo desechable o de seguridad:

8. Suavice la barba con una toallita de tela húmeda y tibia en la cara durante unos minutos antes de afeitar. Coloque una caja de jabón o crema para afeitar y agua tibia.
   El agua tibia y la capa de jabón o crema para afeitar suavizan la piel y el vello para tener una afeitada más cómoda.

9. Sostenga la piel firme. Rasure en dirección hacia donde crece el vello. Rasure la barba con movimientos hacia abajo en la cara y hacia arriba en el cuello (Fig. 6-27). Enjuague el rastrillo con frecuencia en el agua tibia para mantenerlo limpio y húmedo.
   Maximiza la eliminación del vello al rasurar en la dirección que crece el vello.

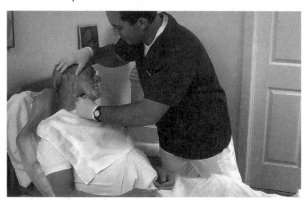

Fig. 6-27. *Sostenga la piel firme, rasure con movimientos hacia abajo en la cara y hacia arriba en el cuello.*

10. Cuando haya terminado, lave, enjuague y seque la cara del residente con una toallita de tela húmeda y tibia. Si el residente puede, deje que lo haga por sí mismo. Ofrezca un espejo al residente.
    Remueve el jabón, lo que puede causar irritación. Promueve la independencia

Afeitado utilizando una rasuradora eléctrica:

8. Utilice un cepillo pequeño para limpiar la rasuradora. No utilice una rasuradora eléctrica cerca de cualquier fuente de agua, cuando el oxígeno esté en uso o si el residente tiene un marcapaso.
    La electricidad cerca del agua puede causar electrocución. La electricidad cerca del oxígeno puede causar una explosión. La electricidad cerca de algunos marcapasos puede causar un latido del corazón irregular.

9. Encienda la rasuradora y sostenga la piel firme. Rasure con movimientos suaves y uniformes (Fig. 6-28). Rasure la barba en dirección hacia donde crece la barba con la máquina de afeitar. Rasure con movimientos circulares con una rasuradora de tres cabezas. Rasure la barbilla y por debajo de la barbilla.

10. Ofrezca un espejo al residente.
    Promueve la independencia.

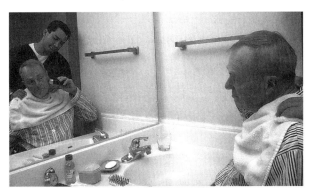

***Fig. 6-28.** Rasure, o pida al residente que se rasure, con movimientos suaves y regulares.*

Pasos finales

11. Aplique la loción para después de afeitar, si así lo desea el residente.
    Mejora el autoestima del residente.

12. Quite la toalla. Coloque la toalla y la toallita en el contenedor apropiado.

13. Limpie el equipo y guárdelo. Para un rastrillo de seguridad, enjuáguelo. Para un rastrillo desechable, tire el rastrillo en un contenedor para objetos punzantes. Para una rasuradora eléctrica, limpie la cabeza de la rasuradora. Quite el vello y vuelva a colocar la cabeza de la rasuradora. Guarde la rasuradora en el estuche.

14. Quítese los guantes y tírelos. Lávese las manos.
    Provee control de infecciones.

15. Asegúrese que el residente y el ambiente estén libres de vello suelto.

16. Regrese la cama a la posición más baja. Remueva las medidas de privacidad.
    Brinda seguridad.

17. Coloque el botón de llamadas al alcance del residente.
    Permite que el residente se comunique con el personal cuando lo necesite.

18. Reporte a la enfermera cualquier cambio en el residente.
    Brinda información a la enfermera para evaluar al residente.

19. Documente el procedimiento utilizando la guía de procedimientos de la institución.
    Lo que usted escriba es un registro legal de lo que usted hizo. Si usted no lo documenta, legalmente no pasó.

5. Mencionar la lista de guías de procedimientos para ayudar al residente a vestirse

Cuando ayude a un residente a vestirse, conozca las limitantes que tiene. Si la persona tiene un lado débil debido a una embolia o una lesión, a ese lado se le llama el **lado afectado**. Este lado será más débil. Nunca se refiera a ese lado como el "lado malo", ni hable sobre la pierna o el brazo "malo". Utilice los términos "más débil" o "**involucrado**" para referirse al lado afectado. Usualmente, el brazo afectado se coloca primero a través de la manga de la ropa (Fig. 6-29). Cuando una pierna es débil, es más fácil si el residente está sentado para subir los pantalones en ambas piernas.

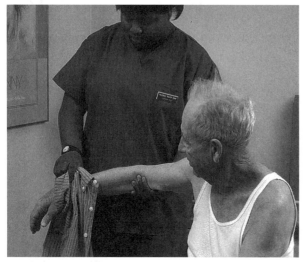

Fig. 6-29. Cuando vista al residente, empiece primero con el lado afectado (más débil).

Guía de Procedimientos: Vestir y Desvestir

G Debe preguntarle al residente sus preferencias y seguirlas.

G Permita que el residente escoja la ropa para ese día. Revise si está limpia, si es apropiada para el clima y si se encuentra en buenas condiciones.

G Anime al residente a vestir ropa regular, en lugar de usar ropa para dormir.

G Al vestirse o desvestirse, el residente debe hacer por sí mismo todo lo que sea posible. Esto puede tomarle más tiempo, pero ayuda a mantener la independencia.

G Brinde privacidad.

G Enrolle o doble las medias o calcetines hacia abajo cuando se los ponga al residente. Deslice sobre los dedos de los pies y sobre los pies, después desenróllelos para que queden en su lugar.

G Para las residentes, asegúrese que las copas de los sostenes (corpiño/brassiere) le cubran los senos. Los sostenes que se abrochan por el frente son más fáciles para que las residentes se los pongan por sí mismas. Los sostenes que se abrochan por detrás pueden ser colocados primero alrededor de la cintura, abrocharlos ahí, rotarlos y después subirlos. Coloque los brazos por los tirantes al final. Siga el orden contrario para desvestir.

G Coloque primero el brazo o la pierna más débil por la prenda de vestir, después el brazo más fuerte. Al desvestir, haga lo opuesto –inicie con el lado más fuerte o el que no está afectado.

Vestir a un residente con el brazo derecho afectado (débil)

Equipo: ropa limpia de la elección del residente, calzado anti-derrapante

Cuando coloque todos los artículos, mueva el cuerpo del residente de manera suave y natural. Evite forzar o estirar de manera excesiva las extremidades y las articulaciones.

1. Lávese las manos.
   Provee control de infecciones.

2. Identifíquese por su nombre. Identifique al residente por su nombre.
   El residente tiene el derecho de conocer la identidad de su proveedor de cuidado. Dirigirse al residente por su nombre muestra respeto y establece la identificación correcta.

3. Explique el procedimiento al residente. Hable de manera clara, lenta y directa. Mantenga contacto de cara a cara cuando sea posible.
   Promueve el entendimiento y la independencia.

4. Brinde privacidad al residente con cortinas, biombos o puertas.
   Mantiene los derechos del residente de privacidad y dignidad.

5. Pregunte al residente qué ropa le gustaría ponerse. Póngale la ropa que haya escogido (Fig. 6-30).
   Promueve el derecho del residente de tomar decisiones.

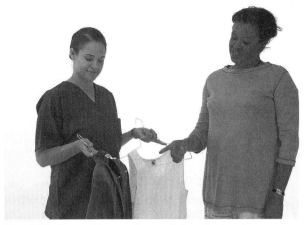

Fig. 6-30. Los residentes tienen el derecho legal para escoger la ropa que quieran ponerse para ese día.

6. Quite la bata del residente. Remueva primero la ropa del lado más fuerte, después remueva la ropa del lado más débil. No destape por completo al residente.
   Mantiene la dignidad y el derecho de privacidad del residente.

7. Ayude al residente a poner o deslizar el brazo derecho (afectado/ débil) a través de la manga derecha de la camisa o suéter antes de colocar la prenda en el brazo izquierdo (no afectado/fuerte).

8. Ayude a que el residente se ponga la falda, los pantalones o el vestido.

9. Coloque la cama en el nivel más bajo. Ponga el freno en las llantas de la cama.

10. Pida al residente que se siente. Ayude a que se ponga calzado anti-derrapante y amarre las cintas.
    Promueve la seguridad del residente.

11. Termine revisando que el residente esté vestido apropiadamente. Asegúrese que la ropa no esté puesta al revés y que las cremalleras ("zipper" en inglés) y los botones estén abrochados.

12. Coloque la bata en el contenedor para la ropa sucia.

13. Mantenga la cama en la posición más baja. Remueva las medidas de privacidad.

14. Coloque el botón de llamadas al alcance del residente.
    Permite que el residente se comunique con el personal cuando lo necesite.

15. Lávese las manos.
    Provee control de infecciones.

16. Reporte a la enfermera cualquier cambio en el residente.
    Brinda información a la enfermera para evaluar al residente.

17. Documente el procedimiento utilizando la guía de procedimientos de la institución.
    Lo que usted escriba es un registro legal de lo que usted hizo. Si usted no lo documenta, legalmente no pasó.

Las siglas IV quieren decir vía **intravenosa**, o dentro de la vena, por sus siglas en inglés. El medicamento, la nutrición o los líquidos se filtran por gotas que bajan de una bolsa suspendida en un poste o que son bombeados con una bomba portátil por medio de un tubo que va hacia adentro de la vena. El capítulo 7 presenta más información sobre los IV.

Guía de Procedimientos: Vestir a un Residente que tiene una IV

G   Nunca desconecte líneas IV, ni apague la bomba. La enfermera será responsable de desconectar los tubos IV de la bomba.

G   Siempre sostenga la bolsa más arriba del sitio donde se encuentra la IV en el cuerpo.

G   Quite primero la ropa del lado que no tiene IV. Después junte la ropa del lado que tiene IV. Levante la ropa sobre el área donde está la IV. Mueva la ropa por arriba del tubo hacia la bolsa de la IV. Quite la bolsa de la IV del gancho donde está colgada y deslice con cuidado la ropa. Cuelgue la bolsa de la IV de nuevo en el gancho.

G. Primero coloque la ropa limpia por el lado que tiene IV. Deslice la manga correcta de la prenda sobre la bolsa, después sobre el tubo y el brazo del residente que tiene IV. Cuelgue la bolsa de la IV de nuevo en el gancho.

G. Revise que la bolsa de la IV esté goteando de manera apropiada. Asegúrese que ninguna parte del tubo esté desacomodada. Revise que las gasas del área donde está la IV estén en su lugar.

Cuando un residente tiene mala circulación hacia las piernas y pies, el uso de medias elásticas es ordenado. Estas medias ayudan a prevenir la inflamación, a prevenir coágulos de sangre y a mejorar la circulación. Estas medias se conocen como "medias para prevenir embolias" o "medias elásticas". Estas medias deben ponerse antes de que el residente se levante de la cama. Siga las instrucciones del fabricante y las ilustraciones sobre la manera de poner las medias.

Poner una media elástica hasta la rodilla en un residente

Equipo: medias elásticas

1. Lávese las manos.
   Provee control de infecciones.

2. Identifíquese por su nombre. Identifique al residente por su nombre.
   El residente tiene el derecho de conocer la identidad de su proveedor de cuidado. Dirigirse al residente por su nombre muestra respeto y establece la identificación correcta.

3. Explique el procedimiento al residente. Hable de manera clara, lenta y directa. Mantenga contacto de cara a cara cuando sea posible.
   Promueve el entendimiento y la independencia.

4. Brinde privacidad al residente con cortinas, biombos o puertas.
   Mantiene los derechos del residente de privacidad y dignidad.

5. Si la cama es ajustable, ajuste la cama a un nivel seguro para trabajar, usualmente a la altura de la cintura. Ponga el freno en las llantas de la cama.
   Previene que usted y el residente se lesionen.

6. El residente debe estar acomodado en posición supina (sobre su espalda) en la cama. Con el residente acostado, quite los calcetines, los zapatos o las pantunflas y deje al descubierto una pierna.

7. Voltee la media de adentro hacia afuera al menos a hasta la altura del talón (Fig. 6-31).

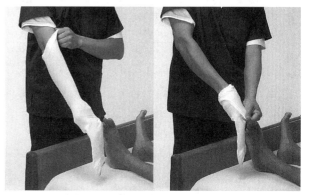

Fig. 6-31. *Voltear la media de adentro hacia afuera permite que la media se enrolle suavemente.*

8. Con cuidado coloque la punta de la media sobre los dedos, pies y talones (Fig. 6-32). Asegúrese que el talón se encuentre en el lugar correcto (el talón del residente debe estar en el talón de la media).

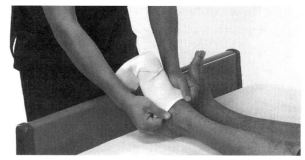

Fig. 6-32. *Coloque el pie de la media sobre los dedos, sobre el pie y el talón. Promueve la comodidad y seguridad del residente. Evite la presión y el estiramiento excesivo de las articulaciones.*

9. Con cuidado, suba la media por el pie, talón y pierna.

10. Asegúrese que no tenga torceduras o arrugas en la media después de que ha sido colocada (Fig. 6-33). Debe quedar muy bien.

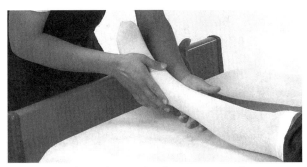

Fig. 6-33. Coloque las medias lisas. Las torceduras o arrugas causan que las medias estén muy apretadas reduciendo la circulación.

11. Repita con la otra pierna.

12. Regrese la cama a la posición más baja. Remueva las medidas de privacidad.
    Brinda seguridad.

13. Coloque el botón de llamadas al alcance del residente.
    Permite que el residente se comunique con el personal cuando lo necesite.

14. Lávese las manos.
    Provee control de infecciones.

15. Reporte a la enfermera cualquier cambio en el residente.
    Brinda información a la enfermera para evaluar al residente.

16. Documente el procedimiento utilizando la guía de procedimientos de la institución.
    Lo que usted escriba es un registro legal de lo que usted hizo. Si usted no lo documenta, legalmente no pasó.

6. Identificar la guía de procedimientos para una higiene bucal apropiada

El **cuidado bucal**, o el cuidado de la boca, dientes y encías, se realiza al menos dos veces al día. El cuidado bucal debe realizarse después del desayuno y después de la última comida o refrigerio del día. También puede realizarse antes de que el residente coma. El cuidado oral incluye el cepillado de dientes, lengua y encías, la limpieza de los dientes con hilo dental y el cuidado de las dentaduras postizas (Fig. 6-34). Cuando brinde cuidado bucal, use guantes y siga las precauciones estándares.

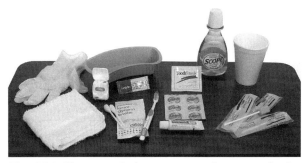

Fig. 6-34. Algunos artículos que se necesitan para el cuidado bucal.

Cuando usted brinde cuidado bucal, observe la boca del residente cuidadosamente.

Observaciones y Reportes: Cuidado Bucal

Reporte lo siguiente a la enfermera:

- °/R Irritación
- °/R Infección
- °/R Áreas levantadas
- °/R Lengua inflamada o con una capa
- °/R Úlceras, tales como aftas o úlceras pequeñas, dolorosas y blancas
- °/R Manchas blancas escamosas
- °/R Labios secos, partidos, agrietados o con sangrado
- °/R Dientes flojos, astillados, quebrados o con caries
- °/R Encías inflamadas, irritadas, blancas o con sangrado
- °/R Mal aliento o aliento con olor a frutas
- °/R El residente reporta dolor en la boca

Brindar cuidado bucal

Equipo: cepillo de dientes, pasta de dientes, riñonera (vasija para émesis), guantes, toalla, vaso con agua

1. Lávese las manos.
   Provee control de infecciones.

2. Identifíquese por su nombre. Identifique al residente por su nombre.
   El residente tiene el derecho de conocer la identidad de su proveedor de cuidado. Dirigirse al residente por su nombre muestra respeto y establece la identificación correcta.

3. Explique el procedimiento al residente. Hable de manera clara, lenta y directa. Mantenga contacto de cara a cara cuando sea posible.
   Promueve el entendimiento y la independencia.

4. Brinde privacidad al residente con cortinas, biombos o puertas.
   Mantiene los derechos del residente de privacidad y dignidad.

5. Ajuste la cama a un nivel seguro para trabajar, usualmente a la altura de la cintura. Ponga el freno en las llantas de la cama. Asegúrese que el residente se encuentre sentado.
   Previene que usted y el residente se lesionen. Previene que los fluidos bajen por la garganta del residente, causando asfixia.

6. Póngase los guantes.
   El cepillado puede causar que las encías sangren.

7. Coloque la toalla a través del pecho del residente.
   Protege la ropa del residente y la ropa de cama.

8. Humedezca el cepillo. Coloque una cantidad pequeña de pasta de dientes.
   El agua ayuda a distribuir la pasta de dientes.

9. Limpie toda la boca (incluyendo la lengua y todas las superficies de los dientes). Utilice movimientos suaves. Primero cepille los dientes superiores y luego los dientes inferiores. Utilice movimientos cortos. Cepille hacia delante y hacia atrás.
   Cepillar primero los dientes superiores minimiza la producción de saliva en la parte inferior de la boca.

10. Brinde al residente agua para enjuagarse la boca. Sostenga la riñonera bajo la barbilla del residente con la curva interna debajo del labio inferior del residente. Pida al residente que escupa el agua en la vasija para émesis (riñonera) (Fig. 6-35). Limpie la boca del residente y quite la toalla.

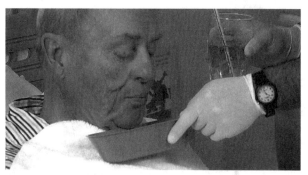

Fig. 6-35. *Enjuagar y escupir remueve las partículas de la comida y la pasta de dientes.*

11. Coloque la ropa de cama sucia en el contenedor apropiado.

12. Limpie y guarde los materiales en el lugar apropiado.

13. Quítese los guantes y tírelos. Lávese las manos.
    Provee control de infecciones.

14. Regrese la cama a la posición más baja. Remueva las medidas de privacidad.
    Brinda seguridad.

15. Coloque el botón de llamadas al alcance del residente.
    Permite que el residente se comunique con el personal cuando lo necesite.

16. Reporte a la enfermera cualquier problema con los dientes, la boca, la lengua y los labios, incluyendo olor, grietas, úlceras, sangrado y cualquier decoloración.
    Brinda información a la enfermera para evaluar al residente.

17. Documente el procedimiento utilizando la guía de procedimientos de la institución.
    Lo que usted escriba es un registro legal de lo que usted hizo. Si usted no lo documenta, legalmente no pasó.

Aunque los residentes que están inconscientes no pueden comer, el respirar por la boca ocasiona que su saliva se seque en la boca. Es necesario tener un buen cuidado bucal con mayor frecuencia para mantener la boca limpia y húmeda. En ocasiones, se puede utilizar un algodón con una mezcla de jugo de limón y glicerina para aliviar las encías; sin embargo, esto puede secar aún más las encías si se utiliza con demasiada frecuencia. Siga el plan de cuidado sobre el uso de paletas con esponja o esponjas bucales.

Con los residentes inconscientes, utilice la menor cantidad de líquido posible al brindarle el cuidado bucal porque el reflejo de deglutir es débil y la persona está en riesgo de aspiración. La **aspiración** es la inhalación de comida, líquidos o material extraño en los pulmones; puede causar neumonía o muerte. Voltear a los residentes inconscientes sobre su costado antes de brindar el cuidado bucal también puede ayudar a prevenir la aspiración (revise el procedimiento más adelante en este capítulo).

Brindar cuidado bucal al residente inconsciente

Equipo: paleta con esponja, abatelenguas alcochonada, toalla, vasija de émesis, guantes, humectante para labios, solución limpiadora (revise el plan de cuidado)

1. Lávese las manos.
   Provee control de infecciones.

2. Identifíquese por su nombre. Identifique al residente por su nombre. Incluso los residentes que están inconscientes pueden escucharlo. Siempre hábleles como lo haría con cualquier residente.
   El residente tiene el derecho de conocer la identidad de su proveedor de cuidado. Dirigirse al residente por su nombre muestra respeto y establece la identificación correcta.

3. Explique el procedimiento al residente. Hable de manera clara, lenta y directa. Mantenga contacto de cara a cara cuando sea posible.
   Promueve el entendimiento. El residente puede ser capaz de escuchar y entender aunque se encuentre inconsciente.

4. Brinde privacidad al residente con cortinas, biombos o puertas.
   Mantiene los derechos del residente de privacidad y dignidad.

5. Ajuste la cama a un nivel seguro para trabajar, usualmente a la altura de la cintura. Ponga el freno en las llantas de la cama.
   Previene que usted y el residente se lesionen.

6. Póngase los guantes.
   Lo protege a usted del contacto con los fluidos corporales.

7. Voltee la cabeza del residente hacia el lado. Coloque una toalla bajo su mejilla y barbilla. Coloque una vasija de émesis al lado de la mejilla y barbilla para el exceso de líquidos.
   Protege la ropa del residente y la ropa de cama.

8. Sostenga la boca abierta con el abatelenguas acolchonada.
   Le permite limpiar la boca en forma segura.

9. Moje la paleta con esponja en la solución limpiadora. Quite el exceso de solución para prevenir la aspiración. Limpie los dientes, las encías, la lengua y las superficies internas de la boca. Cambie la paleta con esponja con frecuencia. Repita hasta que la boca esté limpia (Fig. 6-36).
   Estimula las encías y elimina la mucosidad.

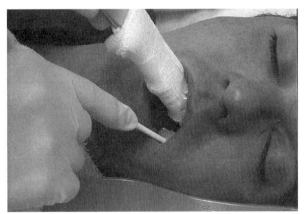

Fig. 6-36. *Pase el abatelenguas por todas las superficies internas de la boca para limpiar la boca, para estimular las encías y para eliminar la mucosidad.*

10. Enjuague con una paleta con esponja limpia que haya sido mojada en agua. Primero exprima la paleta con esponja para remover el exceso de agua.
    Remueve la solución de la boca.

11. Quite la toalla y la vasija. Seque los labios o la cara con palmaditas suaves, de ser necesario y aplique humectante para labios.
    Previene que los labios se sequen o se agrieten. Mejora la comodidad del residente.

12. Coloque la ropa de cama sucia en el contenedor apropiado.

13. Limpie y guarde los materials en su lugar apropiado.

14. Quítese los guantes y tírelos. Lávese las manos.
    Provee control de infecciones.

15. Regrese la cama a la posición más baja. Remueva las medidas de privacidad.
    Bajar la cama brinda seguridad.

16. Coloque el botón de llamadas al alcance del residente.
    Permite que el residente se comunique con el personal cuando lo necesite.

17. Reporte a la enfermera cualquier problema con los dientes, la boca, la lengua y los labios, incluyendo olor, grietas, úlceras, sangrado y cualquier decoloración.
    Brinda información a la enfermera para evaluar al residente.

18. Documente el procedimiento utilizando la guía de procedimientos de la institución.
    Lo que usted escriba es un registro legal de lo que usted hizo. Si usted no lo documenta, legalmente no pasó.

La limpieza de los dientes con hilo dental remueve la placa y la acumulación del sarro alrededor de las líneas de las encías y entre los dientes. Los dientes deben ser limpiados con hilo dental inmediatamente antes o después de que son cepillados, como lo prefiera el residente. La limpieza de los dientes con hilo dental no debe realizarse en ciertos residentes. Siga el plan de cuidado.

Limpiar los dientes con hilo dental

Equipo: hilo dental, taza con agua, riñonera (vasija para émesis), guantes, toalla

1. Lávese las manos.
   Provee control de infecciones.

2. Identifíquese por su nombre. Identifique al residente por su nombre.
   El residente tiene el derecho de conocer la identidad de su proveedor de cuidado. Dirigirse al residente por su nombre muestra respeto y establece la identificación correcta.

3. Explique el procedimiento al residente. Hable de manera clara, lenta y directa. Mantenga contacto de cara a cara cuando sea posible.
   Promueve el entendimiento y la independencia.

4. Brinde privacidad al residente con cortinas, biombos o puertas.
   Mantiene los derechos del residente de privacidad y dignidad.

5. Ajuste la cama a un nivel seguro para trabajar. Ponga el freno en las llantas de la cama. Asegúrese que el residente se encuentre sentado.
   Previene que los fluidos bajen por la garganta del residente, causando asfixia.

6. Póngase los guantes.
   La limpieza de los dientes con hilo dental puede ocasionar que las encías sangren.

7. Envuelva las puntas del hilo dental de manera segura alrededor de cada dedo índice (Fig. 6-37).

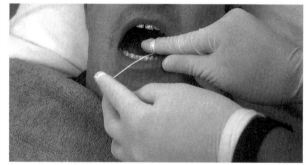

Fig. 6-37. *Antes de iniciar, envuelva las puntas del hilo dental de manera segura alrededor de cada dedo índice.*

8. Inicie con los dientes posteriores, coloque el hilo dental entre los dientes. Bájelo por la superficie del diente. Utilice un movimiento suave como serrucho (Fig. 6-38).

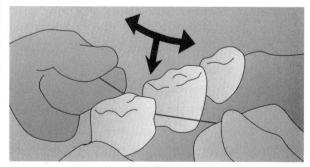

Fig. 6-38. *Limpie con delicadeza los dientes con el hilo dental; esto protege las encías.*

Continúe hacia la línea de la encía, ahí forme una curva con el hilo dental como una letra C. Deslícelo suavemente en el espacio entre la encía y el diente. Después vuelva a subir, rascando ese lado del diente (Fig. 6-39). Repita en el lado del otro diente.
Remueve la comida y previene las caries dentales.

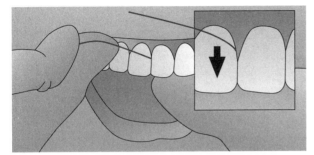

Fig. 6-39. *Limpie con delicadeza los dientes con el hilo dental entre la encía y el diente.*

9. Después de limpiar cada dos dientes, desenrolle el hilo dental de sus dedos. Muévalo para que utilice un área limpia. Limpie todos los dientes con hilo dental.

10. Ofrezca agua para enjuagar la boca y pida al residente que escupa en la vasija.
Limpiar los dientes con hilo dental afloja la comida y enjuagarlos la remueve.

11. Ofrezca al residente una toalla para la cara cuando termine la limpieza con hilo dental de todos los dientes.
Promueve la dignidad.

12. Tire el hilo dental. Vacíe la vasija en el inodoro. Limpie y guarde la vasija y el equipo.

13. Coloque la ropa de cama sucia en el contenedor apropiado.

14. Quítese los guantes y tírelos. Lávese las manos.
Provee control de infecciones.

15. Regrese la cama a la posición más baja. Remueva las medidas de privacidad.
Bajar la cama brinda seguridad.

16. Coloque el botón de llamadas al alcance del residente.
Permite que el residente se comunique con el personal cuando lo necesite.

17. Reporte a la enfermera cualquier problema con dientes, boca, lengua y labios, incluyendo olor, grietas, úlceras, sangrado y cualquier decoloración.
Brinda información a la enfermera para evaluar al residente.

18. Documente el procedimiento utilizando la guía de procedimientos de la institución.
Lo que usted escriba es un registro legal de lo que usted hizo. Si usted no lo documenta, legalmente no pasó.

Las **dentaduras postizas** son dientes artificiales y son muy costosas. Cuide las dentaduras muy bien y manéjelas con cuidado para evitar que se rompan o se piquen. Si las dentaduras postizas de un residente se rompen, la persona no puede comer. Cuando maneje y limpie las dentaduras, use guantes. Notifique a la enfermera si no le quedan bien al residente, si están picadas o si están perdidas.

Cuando guarde las dentaduras postizas, colóquelas en un contenedor para dentaduras con el nombre del residente y el número de habitación. Asegúrese que las dentaduras postizas correspondan al residente correcto y guárdelas en solución o en agua fresca.

Derechos de los Residentes
Cuidado Bucal
El cuidado bucal es muy personal. Siempre coloque la cortina de privacidad y cierre la puerta antes de iniciar. Muchas personas que tienen dentaduras postizas no quieren que las vean sin los dientes puestos. Cuando usted quite las dentaduras, límpielas y regréselas de inmediato.

Limpiar y almacenar las dentaduras postizas

Equipo: cepillo para dentaduras postizas o cepillo de dientes, pastilla o solución limpiadora para dentaduras postizas, contenedor etiquetado para dentaduras, 2 toallas, guantes

1. Lávese las manos.
Provee control de infecciones.

2. Póngase los guantes.
   Lo protege a usted del contacto con los fluidos corporales.

3. Forre el lavabo/ vasija con una(s) toalla(s) o llene parcialmente el lavabo con agua.
   Previene que las dentaduras se quiebren en caso de que se caigan.

4. Lave las dentaduras bajo la corriente de agua fresca antes de cepillarlas. No utilice agua caliente.
   El agua caliente puede dañar las dentaduras.

5. Aplique pasta de dientes o solución limpiadora al cepillo de dientes.

6. Cepille las dentaduras en todas las superficies (Fig. 6-40).

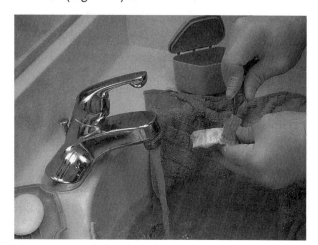

Fig. 6-40. Cepille las dentaduras en todas las superficies para limpiarlas apropiadamente.

7. Enjuague todas las superficies de las dentaduras bajo la corriente de agua fresca. No utilice agua caliente.
   El agua caliente puede dañar las dentaduras.

8. Enjuague el contenedor para dentaduras antes de colocar las dentaduras limpias.
   Elimina los patógenos.

9. Coloque las dentaduras en un contenedor limpio y etiquetado con solución o con agua fresca (Fig. 6-41). Coloque la tapa en el contenedor. Guarde el contenedor de dentaduras en su lugar. Algunos residentes querrán usarlas todo el tiempo y sólo se las quitarán para limpiarlas. Si el residente quiere seguir usando las dentaduras postizas, regréselas. No las coloque en el contenedor.

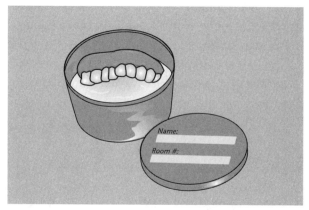

Fig. 6-41. Las dentaduras postizas deben guardarse en una solución especial dentro de un contenedor para dentaduras postizas que se encuentre apropiadamente etiquetado con el nombre y número de habitación del residente.

10. Limpie y guarde el equipo en su lugar apropiado.

11. Vacíe el lavabo y coloque las toallas en el contenedor apropiado.

12. Quítese los guantes y tírelos. Lávese las manos.
    Provee control de infecciones.

13. Reporte a la enfermera cualquier cambio en la apariencia de las dentaduras postizas.
    Brinda información a la enfermera para evaluar al residente.

14. Documente el procedimiento utilizando la guía de procedimientos de la institución.
    Lo que usted escriba es un registro legal de lo que usted hizo. Si usted no lo documenta, legalmente no pasó.

7. Explicar la guía de procedimientos para ayudar a usar el baño

A los residentes que no pueden levantarse de la cama para ir al baño se les puede brindar un cómodo de baño (chata o cuña), un urinal (pato) o un cómodo para fracturados. Un **cómodo para fracturados** es un cómodo de baño que es más plano que uno regular. Se utiliza para los residentes que no pueden levantar sus caderas para usar un cómodo de baño regular (Fig. 6-42). Las mujeres generalmente utilizarán un cómodo de baño para orinar y defecar. Los hombres generalmente utilizarán un urinal (pato) para orinar y un cómodo de baño para la defecación (Fig. 6-43).

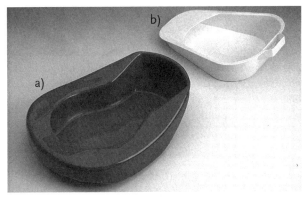

Fig. 6-42. a) Cómodo de baño estándar y b) cómodo para fracturados.

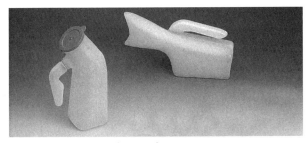

Fig. 6-43. Dos tipos de urinales.

El equipo para la eliminación debe ser limpiado después de cada uso. Es posible que sea necesario colocarlo en un área especial para su limpieza y generalmente se guarda en el baño entre cada uso. Los residentes que comparten baños pueden necesitar tener los urinales y los cómodos de baño etiquetados con su nombre. Siga las reglas de la institución para guardarlos. Nunca coloque este equipo sobre una mesa para la cama o sobre una mesa de noche.

Los desechos como la orina y las heces fecales pueden portar infecciones. Siempre tire los desechos en el inodoro. Tenga cuidado de no derramarlos o salpicarlos. Use guantes cuando maneje cómodos, urinales o bacinicas que contienen desechos, incluyendo el agua sucia que resulta por brindar un baño. Lave estos contenedores completamente, enjuáguelos y séquelos o guárdelos en el área apropiada para su limpieza.

Ayudar al residente con el uso del cómodo de baño

Equipo: cómodo de baño, cubierta para el cómodo de baño, sábana o protector de cama, sábana de baño, papel de baño, toallitas de tela o toallitas húmedas, jabón, toalla, 2 pares de guantes

1. Lávese las manos.
   Provee control de infecciones.

2. Identifíquese por su nombre. Identifique al residente por su nombre.
   El residente tiene el derecho de conocer la identidad de su proveedor de cuidado. Dirigirse al residente por su nombre muestra respeto y establece la identificación correcta.

3. Explique el procedimiento al residente. Hable de manera clara, lenta y directa. Mantenga contacto de cara a cara cuando sea posible.
   Promueve el entendimiento y la independencia.

4. Brinde privacidad al residente con cortinas, biombos o puertas.
   Mantiene los derechos del residente de privacidad y dignidad.

5. Ajuste la cama a un nivel seguro para trabajar, usualmente a la altura de la cintura. Antes de colocar el cómodo de baño, baje la cabecera de la cama. Ponga el freno en las llantas de la cama.
   Cuando la cama está plana, se puede mover al residente sin ir contra la gravedad.

6. Póngase los guantes.
   Evita el contacto con los fluidos corporales.

7. Cubra al residente con una sábana de baño. Pídale que la sostenga mientras que usted baja las cobijas superiores. No destape al residente más de lo que se necesite.
   Mantiene los derechos del residente de privacidad y dignidad.

8. Coloque un protector de cama por debajo de los glúteos y cadera del residente. Para hacer esto, pida al residente que se voltee rodando hacia usted. Si el residente no lo puede

hacer, usted debe voltearlo (revise cómo más adelante en este capítulo). Asegúrese que el residente no se vaya a caer de la cama al voltearse. Muévase al lado vacío de la cama. Coloque el protector de cama en el área donde el residente se acostará sobre su espalda. El lado del protector de cama que se encuentre más cerca del residente debe estar doblado como abanico (doblado varias veces en pliegues).

Pida al residente que se voltee sobre su espalda o voltéelo usted como lo hizo antes. Desdoble el resto del protector de cama para que cubra por completo el área por debajo y alrededor de las caderas del residente (Fig. 6-44).
Previene que la ropa de cama se ensucie.

9. Pida al residente que se quite la ropa interior o ayúdelo a hacerlo.
Promueve la independencia.

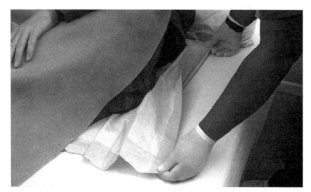

Fig. 6-44. Desdoble el resto del protector de cama para que cubra por completo el área por debajo y alrededor de las caderas del residente.

10. Coloque el cómodo de baño cerca de sus caderas en la posición correcta. El **cómodo de baño estándar** debe estar colocado de manera que la parte más ancha esté alineada con los glúteos del residente. El **cómodo para fracturados** debe estar colocado con la agarradera hacia el pie de la cama.

11. Si el residente puede, pídale que levante sus caderas empujando con sus pies y manos a la cuenta de tres (Fig. 6-45). Deslice el cómodo de baño debajo de sus caderas.

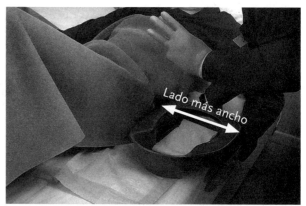

Fig. 6-45. A la cuenta de tres, deslice el cómodo de baño por debajo de las caderas del residente. La parte más ancha del cómodo de baño debe estar alineado con los glúteos del residente.

Si un residente no puede ayudarle a usted de ninguna manera, mantenga la cama plana y voltee al residente hacia el lado contrario a usted. Deslice el cómodo de baño por debajo de las caderas y voltee de nuevo al residente para que quede sobre el cómodo de baño. Mantenga el cómodo de baño centrado debajo del residente.

12. Quítese los guantes y tírelos. Lávese las manos.
Provee control de infecciones.

13. Levante la cabecera de la cama. Acomode al residente en una posición parcialmente sentado utilizando almohadas.
Coloca al residente en una posición cómoda para evacuar.

14. Coloque el papel de baño y las toallitas de tela o toallitas húmedas al alcance del residente. Pida al residente que limpie sus manos con la toallita húmeda cuando haya terminado, si puede hacerlo.

15. Coloque el botón de llamadas al alcance del residente. Pida al residente que lo llame cuando haya terminado. Salga de la habitación.
Asegura el poder comunicarse cuando el residente necesite ayuda.

16. Cuando el residente lo llame, regrese a la habitación y póngase guantes limpios.

17. Baje la cabecera de la cama. Asegúrese que el residente continúe cubierto. No deje al descubierto al residente de manera innecesaria.
Esto coloca al residente en la posición apropiada para remover el cómodo. Promueve la dignidad

18. Remueva el cómodo de baño con cuidado y cúbralo.
Promueve el control de infecciones y del olor. Brinda dignidad al residente.

19. Brinde aseo en el área del perineo, si se necesita ayuda. Recuerde limpiar a las residentes del sexo femenino de adelante hacia atrás. Seque el área del perineo con una toalla. Ayude al residente a ponerse la ropa interior. Coloque la toalla en un contenedor o bolsa y tire los artículos desechables.
Limpiar de adelante hacia atrás evita la propagación de patógenos que puede causar infección de las vías urinarias.

20. Lleve el cómodo de baño al baño y vacíe el contenido en el inodoro a menos que se necesite una muestra. Observe el color, olor y la consistencia del contenido antes de vaciarlos en el inodoro. Si usted nota algo inusual en el excremento u orina (por ejemplo, la presencia de sangre) no lo tire, usted necesitará informar a la enfermera.
Los cambios pueden ser el primer signo de un problema médico.

21. Abra la llave del lavabo con una toallita de papel. Enjuague el cómodo de baño con agua fría primero y tírela en el inodoro. Coloque el cómodo de baño en el área apropiada para limpieza o límpielo siguiendo las reglas.

22. Quítese los guantes y tírelos. Lávese las manos.
Provee control de infecciones.

23. Regrese la cama a la posición más baja. Remueva las medidas de privacidad.
Bajar la cama brinda seguridad al residente.

24. Coloque el botón de llamadas al alcance del residente.
Permite que el residente se comunique con el personal cuando lo necesite.

25. Reporte a la enfermera cualquier cambio en el residente.
Brinda información a la enfermera para evaluar al residente.

26. Documente el procedimiento utilizando la guía de procedimientos de la institución.
Lo que usted escriba es un registro legal de lo que usted hizo. Si usted no lo documenta, legalmente no pasó.

Ayudar a un residente del sexo masculino con un urinal (pato)

Equipo: urinal, sábana o protector de cama, toallitas de tela o toallitas húmedas, 2 pares de guantes

1. Lávese las manos.
Provee control de infecciones.

2. Identifíquese por su nombre. Identifique al residente por su nombre.
El residente tiene el derecho de conocer la identidad de su proveedor de cuidado. Dirigirse al residente por su nombre muestra respeto y establece la identificación correcta.

3. Explique el procedimiento al residente. Hable de manera clara, lenta y directa. Mantenga contacto de cara a cara cuando sea posible.
Promueve el entendimiento y la independencia.

4. Brinde privacidad al residente con cortinas, biombos o puertas.
Mantiene los derechos del residente de privacidad y dignidad.

5. Ajuste la cama a un nivel seguro para trabajar, usualmente a la altura de la cintura. Ponga el freno en las llantas de la cama.
Previene que usted y el residente se lesionen.

6. Póngase los guantes.
Lo protege a usted del contacto con los fluidos corporales.

7. Coloque un protector de cama por debajo de los glúteos y cadera del residente, como se mencionó en el procedimiento anterior.
Previene que la ropa de cama se ensucie.

8. Entregue el urinal al residente. Si el residente no lo puede hacer solo, coloque el urinal entre sus piernas y coloque el pene dentro del urinal (Fig. 6-46). Vuelva a colocar las cobijas de la cama.
Promueve la independencia, dignidad y privacidad.

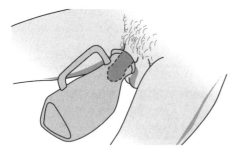

Fig. 6-46. Coloque el pene dentro del urinal si el residente no lo puede hacer por sí solo.

9. Quítese los guantes y tírelos. Lávese las manos.

10. Coloque las toallitas húmedas cerca del alcance del residente. Pídale que limpie sus manos la toallita húmeda cuando haya terminado, si puede hacerlo. Deje el botón de llamadas al alcance mientras que el residente usa el urinal. Pida al residente que lo llame cuando haya terminado. Salga de la habitación.
Asegura el poder comunicarse cuando el residente necesite ayuda.

11. Cuando el residente lo llame, regrese y póngase guantes limpios.

12. Remueva el urinal o pida al residente que se lo entregue. Vacíe el contenido en el inodoro del baño, a menos que se necesite una muestra de orina o que la orina sea medida para el monitoreo de ingresos/egresos. Observe el color, el olor y las cualidades del contenido (por ejemplo: turbio) antes de vaciarlo en el inodoro.
Los cambios pueden ser la primera indicación de algún problema médico.

13. Abra la llave del lavabo con una toallita de papel. Enjuague el urinal con agua fría primero. Luego vacíe el agua en el inodoro. Coloque el urinal en el área apropiada para limpieza o límpielo siguiendo las reglas de la institución.

14. Quítese los guantes y tírelos. Lávese las manos.

15. Regrese la cama a la posición más baja. Remueva las medidas de privacidad.
Bajar la cabecera brinda seguridad al residente.

16. Coloque el botón de llamadas al alcance del residente.
Permite que el residente se comunique con el personal cuando lo necesite.

17. Reporte a la enfermera cualquier cambio en el residente.
Brinda información a la enfermera para evaluar al residente.

18. Documente el procedimiento utilizando la guía de procedimientos de la institución.
Lo que usted escriba es un registro legal de lo que usted hizo. Si usted no lo documenta, legalmente no pasó.

Algunos residentes pueden levantarse de la cama, pero necesitan ayuda para caminar al baño y para usar el baño. Otros residentes que pueden levantarse de la cama no pueden caminar al baño, pero pueden usar un inodoro portátil. Un **inodoro portátil** es una silla con un asiento de inodoro y un contenedor removible por debajo (Fig. 6-47).

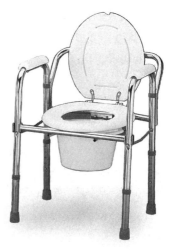

Fig. 6-47. Un inodoro portátil. (FOTOGRAFÍA CORTESÍA DE "NOVA ORTHO MED, INC.")

Ayudar a un residente a usar un inodoro portátil

Equipo: inodoro portátil con bacinica, papel de baño, toallitas de tela o toallitas húmedas, toalla, guantes

1. Lávese las manos.
   Provee control de infecciones.

2. Identifíquese por su nombre. Identifique al residente por su nombre.
   El residente tiene el derecho de conocer la identidad de su proveedor de cuidado. Dirigirse al residente por su nombre muestra respeto y establece la identificación correcta.

3. Explique el procedimiento al residente. Hable de manera clara, lenta y directa. Mantenga contacto de cara a cara cuando sea posible.
   Promueve el entendimiento y la independencia.

4. Brinde privacidad al residente con cortinas, biombos o puertas.
   Mantiene los derechos del residente de privacidad y dignidad.

5. Ayude al residente a levantarse de la cama y sentarse en el inodoro portátil. Asegúrese que el residente traiga puesto calzado anti-derrapante y que las cintas estén amarradas.

6. De ser necesario, ayude al residente a quitarse la ropa y sentarse cómodamente en el asiento del inodoro. Coloque papel de baño y las toallitas de tela o las toallitas húmedas al alcance del residente. Pida al residente que limpie sus manos con la toallita húmeda cuando haya terminado, si puede hacerlo.

7. Brinde privacidad. Deje el botón de llamadas al alcance del residente mientras que usa el inodoro. Pida al residente que lo llame cuando termine. Salga de la habitación.
   Asegura el poder comunicarse cuando el residente necesite ayuda.

8. Cuando lo llame el residente, regrese y pón- gase guantes.
   Lo protege a usted del contacto con los fluidos corporales.

9. Brinde aseo en el área del perineo, si el resi- dente necesita ayuda. Limpie a las residentes del sexo femenino de adelante hacia atrás. Seque el área del perineo con una toalla. Ayude al residente a ponerse la ropa interior. Coloque la toalla en un contenedor o bolsa. Tire los artículos desechables.
   Limpiar de adelante hacia atrás previene la propa- gación de patógenos que pueden causar infecciones en las vías urinarias.

10. Ayude al residente a regresar a su cama.

11. Remueva el contenedor del desperdicio. Vacíe el contenido en el inodoro del baño, a menos que se necesite una muestra. Ob- serve el color, el olor y la consistencia del contenido.
    Cualquier cambio puede ser la primera indicación de problemas médicos.

12. Enjuague el contenedor. Vacíe el agua en el inodoro. Coloque el contenedor en el área apropiada para limpieza o límpielo siguiendo las reglas de la institución.

13. Quítese los guantes y tírelos. Lávese las manos.
    Provee control de infecciones.

14. Remueva las medidas de privacidad. Coloque el botón de llamadas al alcance del residente.
    Permite que el residente se comunique con el per- sonal cuando lo necesite.

15. Reporte a la enfermera cualquier cambio en el residente.
    Brinda información a la enfermera para evaluar al residente.

16. Documente el procedimiento utilizando la guía de procedimientos de la institución.
    Lo que usted escriba es un registro legal de lo que usted hizo. Si usted no lo documenta, legalmente no pasó.

8. Explicar la guía de procedimientos para posicionar y trasladar residentes de manera segura

Los residentes que pasan mucho tiempo en cama, con frecuencia necesitan ayuda para colo- carse en posiciones cómodas. También necesitan cambiar posiciones periódicamente para evitar rigidez muscular y ruptura de la piel o úlceras de presión. Demasiada presión en un área por mucho tiempo puede causar una reducción de la circulación, teniendo como resultado úlceras por presión. **Posicionar** significa ayudar a los residentes a colocarse en posiciones que sean cómodas y saludables para ellos. Los residentes que no se pueden mover de la cama deben ser reposicionados por lo menos cada dos horas. Siga el plan de cuidado. Documente la posición y la hora con cada cambio. Siempre revise si la piel presenta signos de irritación siempre que reacomode a un residente.

A continuación se presentan las cinco posiciones corporales básicas:

1. **Supina** o acostado boca arriba, sobre la espalda (Fig. 6-48)

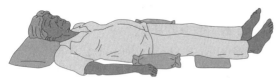

Fig. 6-48. Una persona en posición supina se encuentra acostada sobre su espalda.

2. **Lateral** o acostado sobre el costado (Fig. 6-49)

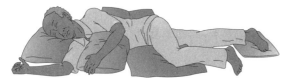

Fig. 6-49. Una persona en posición lateral se encuentra acostada sobre su costado.

3. **Prona** o acostado boca abajo, sobre el estómago (Fig. 6-50)

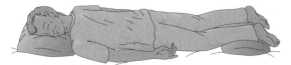

Fig. 6-50. Una persona en posición prona se encuentra acostada sobre su estómago.

4. **De Fowler** o parcialmente sentado (45 a 60 grados) (Fig. 6-51)

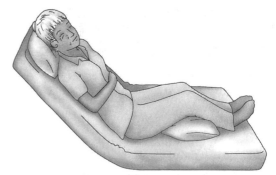

Fig. 6-51. Una persona en posición de Fowler se encuentra parcialmente reclinada.

5. **De Sims** o sobre su costado izquierdo con una pierna hacia arriba (Fig. 6-52)

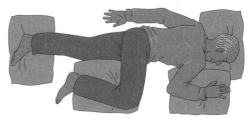

Fig. 6-52. Una persona en posición de Sims se encuentra acostada sobre su costado izquierdo con una pierna acomodada hacia arriba.

Ayudar a un residente a moverse hacia arriba en la cama ayuda a prevenir irritación de la piel que puede tener como resultado úlceras de presión. Usted puede pedirle a una persona que le ayude si alguien está disponible. Pida ayuda si considera que no es seguro mover al residente usted solo.

Mover a un residente hacia arriba de la cama

1. Lávese las manos.
   Provee control de infecciones.

2. Identifíquese por su nombre. Identifique al residente por su nombre.
   El residente tiene el derecho de conocer la identidad de su proveedor de cuidado. Dirigirse al residente por su nombre muestra respeto y establece la identificación correcta.

3. Explique el procedimiento al residente. Hable de manera clara, lenta y directa. Mantenga contacto de cara a cara cuando sea posible.
   Promueve el entendimiento y la independencia.

4. Brinde privacidad al residente con cortinas, biombos o puertas.
   Mantiene los derechos del residente de privacidad y dignidad.

5. Ajuste la cama a un nivel seguro para trabajar, usualmente a la altura de la cintura. Ponga el freno en las llantas de la cama (Fig. 6-53).
   Previene que usted y el residente se lesionen.

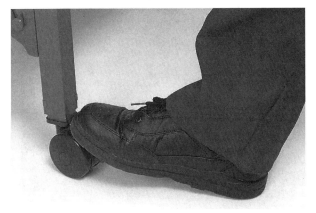

Fig. 6-53. Siempre ponga el freno en las llantas de la cama, si es movible, antes de acomodar o trasladar a un residente.

6. Baje la cabecera de la cama para que esté plana. Mueva la almohada hacia la cabecera de la cama.
   Cuando la cama se encuentra plana, el residente puede ser movido sin ir contra la gravedad. La almohada evita lesiones en caso en que un residente se golpee en la cabecera de la cama.

7. Si la cama tiene barandales, levante el barandal en el otro lado de la cama.

8. Párese al lado de la cama con los pies separados y de frente al residente.

9. Coloque un brazo por debajo de los omóplatos del residente. Coloque el otro brazo bajo los muslos del residente. Use una buena mecánica corporal.
   Colocar su brazo bajo el cuello del residente podría causar una lesión.

10. Pida al residente que doble las rodillas, apoye los pies sobre el colchón y empuje los pies y manos a la cuenta de tres (Fig. 6-54).
    Esto permite que el residente ayude tanto como sea posible y reduce tensión sobre usted.

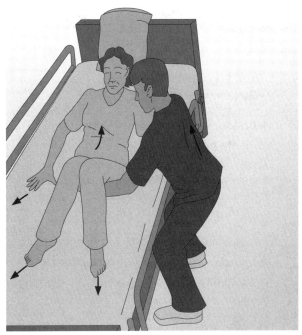

Fig. 6-54. Mantenga su espalda derecha y sus rodillas dobladas.

11. A la cuenta de tres, cambie el peso del cuerpo. Ayude al residente a moverse mientras que el residente se empuja con los pies.
    La comunicación ayuda que el residente le ayude a usted.

12. Coloque la almohada debajo de la cabeza del residente.
    Brinda comodidad al residente.

13. Regrese la cama a la posición más baja. Remueva las medidas de privacidad.
    Bajar la cama brinda seguridad al residente.

14. Coloque el botón de llamadas al alcance del residente.
    Permite que el residente se comunique con el personal cuando lo necesite.

15. Lávese las manos.
    Provee control de infecciones.

16. Reporte a la enfermera cualquier cambio en el residente.
    Brinda información a la enfermera para evaluar al residente.

17. Documente el procedimiento utilizando la guía de procedimientos de la institución.
    Lo que usted escriba es un registro legal de lo que usted hizo. Si usted no lo documenta, legalmente no pasó.

Mover a un residente hacia un lado de la cama

Equipo: sábana de arrastre

1. Lávese las manos.
   Provee control de infecciones.

2. Identifíquese por su nombre. Identifique al residente por su nombre.
   El residente tiene el derecho de conocer la identidad de su proveedor de cuidado. Dirigirse al residente por su nombre muestra respeto y establece la identificación correcta.

3. Explique el procedimiento al residente. Hable de manera clara, lenta y directa. Mantenga contacto de cara a cara cuando sea posible.
   Promueve el entendimiento y la independencia.

4. Brinde privacidad al residente con cortinas, biombos o puertas.
   Mantiene los derechos del residente de privacidad y dignidad.

5. Ajuste la cama a un nivel seguro para trabajar, usualmente a la altura de la cintura. Ponga el freno en las llantas de la cama.
   Previene que usted y el residente se lesionen.

6. Baje la cabecera de la cama.
   Cuando la cama se encuentre plana, el residente se puede mover sin ir contra la gravedad.

7. Párese en el mismo lado de la cama hacia donde moverá al residente.

8. **Con sábana de arrastre**: Enrolle la sábana de arrastre hasta el lado del residente y agarre la sábana con las palmas de su mano hacia arriba. Una mano debe estar a la altura de los hombros del residente, la otra debe estar al nivel de las caderas del residente. Aplique una rodilla contra el lado de la cama e inclínese hacia atrás con su cuerpo. A la cuenta de tres, jale lentamente la sábana de arrastre y el residente hacia usted.

   Sin sábana de arrastre: Suavemente deslice sus manos bajo la cabeza y hombros y muévalo hacia donde está usted (Fig. 6-55). Suavemente deslice sus manos bajo la sección media y muévalo hacia usted. Suavemente deslice sus manos bajo las caderas y piernas y muévalos hacia donde está usted (Fig. 6-56).
   Tener cuidado mientras que desliza al residente protege la piel.

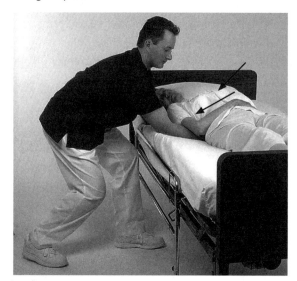

Fig. 6-55.

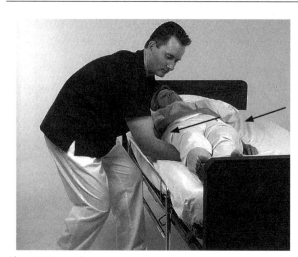

Fig. 6-56.

9. Regrese la cama a la posición más baja. Remueva las medidas de privacidad.
   Bajar la cama brinda seguridad al residente.

10. Coloque el botón de llamadas al alcance del residente.
    Permite que el residente se comunique con el personal cuando lo necesite.

11. Lávese las manos.
    Provee control de infecciones.

12. Reporte a la enfermera cualquier cambio en el residente.
    Brinda información a la enfermera para evaluar al residente.

13. Documente el procedimiento utilizando la guía de procedimientos de la institución.
    Lo que usted escriba es un registro legal de lo que usted hizo. Si usted no lo documenta, legalmente no pasó.

Voltear a un residente

1. Lávese las manos.
   Provee control de infecciones.

2. Identifíquese por su nombre. Identifique al residente por su nombre.
   El residente tiene el derecho de conocer la identidad de su proveedor de cuidado. Dirigirse al residente por su nombre muestra respeto y establece la identificación correcta.

3. Explique el procedimiento al residente. Hable de manera clara, lenta y directa. Mantenga contacto de cara a cara cuando sea posible.
   Promueve el entendimiento y la independencia.

4. Brinde privacidad al residente con cortinas, biombos o puertas.
   Mantiene los derechos del residente de privacidad y dignidad.

5. Ajuste la cama a un nivel seguro para trabajar, usualmente a la altura de la cintura. Ponga el freno en las llantas de la cama.
   Previene que usted y el residente se lesionen.

6. Baje la cabecera de la cama.
   Cuando la cama está plana, se puede mover al residente sin ir contra la gravedad.

7. Párese al lado opuesto de la cama hacia donde será volteado el residente. Si la cama tiene barandales, levante el barandal de la cama del lado más lejano a usted. Baje el barandal lateral que esté más cerca de usted, si se encuentra levantado.

8. Mueva al residente hacia el lado de la cama más cercano a usted utilizando el procedimiento anterior.
   Coloca al residente en posición para voltearlo.

9. ***Voltear al residente hacia el lado contrario a donde está usted:***

   a. Cruce el brazo del residente sobre su pecho. Quite el brazo del lado sobre el cual el residente va a ser volteado. Cruce la pierna del lado más cercano a usted sobre la pierna del lado contrario a usted (Fig. 6-57).

   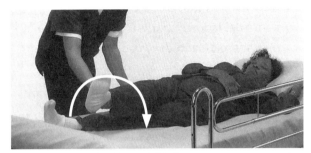

   Fig. 6-57. *Cruce la pierna del lado más cercano a usted sobre la pierna del otro lado.*

   b. Párese con sus pies separados aproximadamente 12 pulgadas. Doble sus rodillas
      Reduce el riesgo de lesiones. Promueve buena mecánica corporal.

   c. Coloque una mano sobre el hombro del residente. Coloque la otra sobre el lado de la cadera del residente más cercano.

   d. Suavemente empuje al residente hacia un lado como si fuera una sola unidad, hacia el otro lado de la cama (hacia el lado que tiene el barandal levantado). Cambie su peso de su pierna trasera hacia su pierna frontal (Fig. 6-58).

   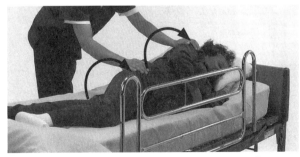

   Fig. 6-58. *Empuje al residente mientras que usted cambia el peso de su pierna trasera a la pierna frontal.*

   Voltear al residente hacia donde está usted:

   a. Cruce el brazo del residente sobre su pecho. Quite el brazo del lado sobre el cual el residente va a ser volteado. Cruce la pierna del lado contrario a usted sobre la pierna del lado más cercano a usted.

b. Párese con sus pies separados aproximadamente 12 pulgadas. Doble sus rodillas.
Reduce el riesgo de lesiones. Promueve buena mecánica corporal.

c. Coloque una mano sobre el hombro del residente del lado contrario a usted. Coloque la otra sobre el lado de la cadera del lado contrario a usted.

d. Suavemente ruede al residente hacia usted (Fig. 6-59). Su cuerpo bloqueará al residente y evitará que se caiga de la cama.

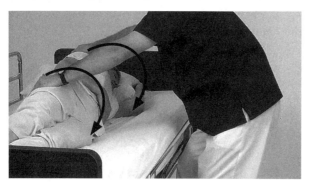

Fig. 6-59. Suavemente ruede al residente hacia usted.

10. Posicione al residente de manera apropiada:
    - La cabeza apoyada en una almohada
    - El hombro acomodado de manera que el residente no se acueste sobre el brazo
    - La parte superior del brazo apoyada sobre una almohada
    - La espalda apoyada sobre un aparato de apoyo
    - La rodilla superior flexionada
    - El aparato de apoyo entre las piernas con la rodilla superior flexionada; la rodilla y el tobillo apoyados

11. Regrese la cama a la posición más baja. Remueva las medidas de privacidad.
    Bajar la cama brinda seguridad al residente.

12. Coloque el botón de llamadas al alcance del residente.
    Permite que el residente se comunique con el personal cuando lo necesite.

13. Lávese las manos.
    Provee control de infecciones.

14. Reporte a la enfermera cualquier cambio en el residente.
    Brinda información a la enfermera para evaluar al residente.

15. Documente el procedimiento utilizando la guía de procedimientos de la institución.
    Lo que usted escriba es un registro legal de lo que usted hizo. Si usted no lo documenta, legalmente no pasó.

La columna vertebral de algunos residentes debe mantenerse alineada. Para voltear a estos residentes en la cama usted los girará como una unidad. **Girar** significa mover a un residente como una unidad (una sola pieza) sin alterar la alineación del cuerpo. La cabeza, la espalda y las piernas deben mantenerse en una línea recta. Esto es necesario en los casos que tienen problemas de espalda o cuello, lesiones en la columna vertebral o cirugías de cadera o espalda. Es más seguro cuando dos personas realizan este procedimiento juntas. Una sábana de arrastre ayuda con el movimiento.

Girar a un residente con ayuda de un compañero

Equipo: sábana de arrastre, compañero de trabajo

1. Lávese las manos.
   Provee control de infecciones.

2. Identifíquese por su nombre. Identifique al residente por su nombre.
   El residente tiene el derecho de conocer la identidad de su proveedor de cuidado. Dirigirse al residente por su nombre muestra respeto y establece la identificación correcta.

3. Explique el procedimiento al residente. Hable de manera clara, lenta y directa. Mantenga contacto de cara a cara cuando sea posible.
   Promueve el entendimiento y la independencia.

4. Brinde privacidad al residente con cortinas, biombos o puertas.
   Mantiene los derechos del residente de privacidad y dignidad.

5. Ajuste la cama a un nivel seguro para trabajar, usualmente a la altura de la cintura. Ponga el freno en las llantas de la cama.
   Previene que usted y el residente se lesionen.

6. Baje la cabecera de la cama.
   Cuando la cama está plana, se puede mover al residente sin ir contra la gravedad.

7. Si la cama tiene barandales y están levantados, baje el barandal lateral del lado más cercano a usted.

8. Los dos compañeros de trabajo deben pararse en el mismo lado de la cama. Una persona se para a la altura de la cabeza y hombros del residente y la otra persona cerca de la parte media del residente.

9. Coloque los brazos del residente a través de su pecho. Coloque una almohada entre sus rodillas.

10. Párese con sus pies separados aproximadamente 12 pulgadas. Doble sus rodillas.
    Reduce el riesgo de lesiones. Promueve buena mecánica corporal.

11. Agarre la sábana de arrastre del lado contrario a usted (Fig. 6-60).

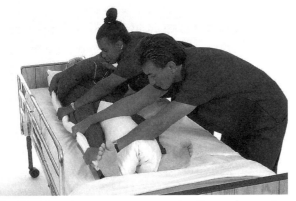

Fig. 6-60. *Las dos personas agarran la sábana de arrastre del lado contrario.*

12. A la cuenta de tres, suavemente ruede al residente hacia usted. Voltee al residente como una unidad (Fig. 6-61). Sus cuerpos bloquearán al residente y evitarán que se caiga de la cama.
    Trabajen juntos por la seguridad de ustedes y del residente.

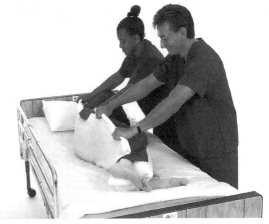

Fig. 6-61. *Tenga cuidado cuando gire al residente. Voltéelo como una unidad.*

13. Reacomode al residente en una posición cómoda.
    Mantiene la alineación.

14. Regrese la cama a la posición más baja.
    Bajar la cama brinda seguridad al residente.

15. Coloque el botón de llamadas al alcance del residente.
    Permite que el residente se comunique con el personal cuando lo necesite.

16. Lávese las manos.
    Provee control de infecciones.

17. Reporte a la enfermera cualquier cambio en el residente.
    Brinda información a la enfermera para evaluar al residente.

18. Documente el procedimiento utilizando la guía de procedimientos de la institución.
    Lo que usted escriba es un registro legal de lo que usted hizo. Si usted no lo documenta, legalmente no pasó.

Antes de levantar a un residente que ha estado acostado, la persona debe quedar colgando. **Quedar colgando** significa sentarse con los pies colgando sobre un lado de la cama para volver a tener balance. Le brinda al residente tiempo para adaptarse a estar levantado después de haber estado acostado.

Ayudar a un residente a sentarse a un lado de la cama: quedar colgado

1. Lávese las manos.
   Provee control de infecciones.

2. Identifíquese por su nombre. Identifique al residente por su nombre.
   El residente tiene el derecho de conocer la identidad de su proveedor de cuidado. Dirigirse al residente por su nombre muestra respeto y establece la identificación correcta.

3. Explique el procedimiento al residente. Hable de manera clara, lenta y directa. Mantenga contacto de cara a cara cuando sea posible.
   Promueve el entendimiento y la independencia.

4. Brinde privacidad al residente con cortinas, biombos o puertas.
   Mantiene los derechos del residente de privacidad y dignidad.

5. Ajuste la altura de la cama a la posición más baja. Ponga el freno en las llantas de la cama.
   Permite que los pies del residente toquen el piso cuando se siente. Reduce la posibilidad de lesiones si el residente se cae.

6. Levante la cabecera de la cama para que el residente se siente.
   El residente se puede mover sin ir en contra de la gravedad.

7. Coloque un brazo debajo de los omóplatos del residente. Coloque el otro brazo debajo de los muslos del residente (Fig. 6-62).
   Colocar su brazo debajo del cuello del residente puede causar lesiones.

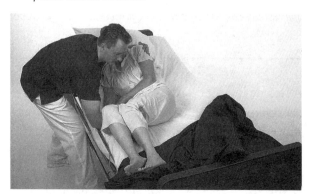

Fig. 6-62. *Coloque una mano debajo de los omóplatos del residente y la otra debajo de los muslos.*

8. A la cuenta de tres, voltee lentamente al residente para que se siente con las piernas colgando sobre el lado de la cama (Fig. 6-63).
   La comunicación ayuda a que el residente le ayude a usted.

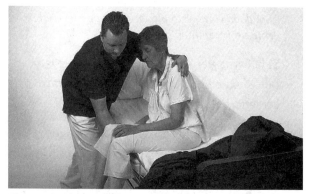

Fig. 6-63. *El peso de las piernas del residente que cuelgan hacia abajo de la cama ayuda al residente a sentarse.*

9. Pida al residente que se sostenga de la orilla del colchón con ambas manos. Ayude al residente a ponerse zapatos o pantuflas anti-derrapantes.
   Evita que se deslice en el piso y protege los pies del residente de contaminación.

10. Pida al residente que permanezca con los pies colgando durante el tiempo indicado. El plan de cuidado puede indicar que usted permita que el residente se quede en esta posición durante varios minutos y que luego se vuelva a acostar o puede indicar que permita que el residente se quede con los pies colgando para que se prepare a caminar o a ser trasladado. Siga el plan de cuidado. No deje al residente solo. Si el residente está mareado por más de un minuto, ayude a que se acueste de nuevo y reporte de inmediato a la enfermera.
    El cambio de posición puede causar mareos debido a una disminución de la presión sanguínea.

11. Tome los signos vitales como se indique (capítulo 7).

12. Quite las pantuflas o zapatos.

13. Suavemente ayude al residente a acostarse en la cama. Coloque un brazo alrededor de los hombros del residente. Coloque el otro

brazo debajo de las rodillas del residente. Suavemente haga girar las piernas del residente sobre la cama.

14. Deje la cama en la posición más baja. Remueva las medidas de privacidad.

15. Coloque el botón de llamadas al alcance del residente.
    Permite que el residente se comunique con el personal cuando lo necesite.

16. Lávese las manos.
    Provee control de infecciones.

17. Reporte a la enfermera cualquier cambio en el residente.
    Brinda información a la enfermera para evaluar al residente.

18. Documente el procedimiento utilizando la guía de procedimientos de la institución.
    Lo que usted escriba es un registro legal de lo que usted hizo. Si usted no lo documenta, legalmente no pasó.

Trasladar a un residente significa que usted lo está moviendo de un lugar a otro. Los traslados pueden mover a un residente de una silla de ruedas a una cama o a una camilla, de una cama a una silla, de una silla de ruedas a la ducha o al baño, etcétera. Una de las consideraciones más importantes durante la transferencia de un residente es la seguridad. En el 2002, la OSHA anunció una nueva guía de procedimientos ergonómicos para traslados. La **ergonomía** es la ciencia encargada del diseño de equipo y de las tareas de trabajo que correspondan con las habilidades del trabajador. OSHA ahora dice que el levantamiento manual de residentes debe ser reducido en todos los casos y eliminado cuando sea posible. Los traslados, reacomodos y levantamientos manuales de residentes pueden aumentar los riesgos de lesiones y dolores.

Por lo tanto, muchas instituciones han adaptado reglas de "cero levantamiento" o "libre de levantamiento". Estas reglas establecen guías de procedimientos estrictas para levantar y trasladar residentes. Algunas instituciones no permiten ningún levantamiento y requieren que se utilice equipo mecánico en todos los residentes que necesiten ser trasladados. Mientras se presenten más restricciones en el levantamiento, habrá menos posibilidades de lesiones. Siga con mucho cuidado las reglas de su institución relacionadas con el levantamiento. Utilice el equipo apropiadamente. Si usted no está seguro de cómo usar el equipo, pida ayuda. Siempre pida ayuda cuando lo necesite.

Un **cinturón de traslado** es un aparato de seguridad que se utiliza para trasladar residentes que están débiles, inestables o con mala coordinación. Se le llama **cinturón para la marcha** cuando se utiliza para ayudar a los residentes a caminar. El cinturón está hecho de lona o de algún otro material pesado y algunas veces tiene agarraderas. Se coloca en la cintura del residente por fuera de su ropa. El cinturón de traslado brinda algo firme de dónde agarrarse. Los cinturones de traslado no pueden usarse si el residente tiene huesos frágiles o fracturas recientes.

Un tablero para traslado o deslizamiento puede ser utilizado para ayudar a trasladar residentes que no puedan soportar peso con sus piernas. Los tableros para deslizamiento pueden ser utilizados para casi cualquier traslado que involucra mover a un residente que está sentado hacia otra posición. Esto incluye traslados de una cama a una silla de ruedas (Fig. 6-64).

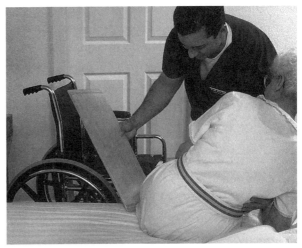

***Fig. 6-64.** Un tablero para traslado o deslizamiento puede ayudar con los traslados de la cama a la silla.*

Guía de Procedimientos: Sillas de Ruedas

G Aprenda la manera en que funciona una silla de ruedas. Los residentes pueden usar sillas manuales (las cuales necesitan poder humano para mover) o sillas de ruedas eléctricas. Aprenda cómo poner y quitar el freno de mano y cómo funcionan los apoyos para brazos y pies (descansabrazos y descansapies). Siempre ponga el freno a las llantas a una silla de ruedas antes de ayudar a un residente a que se siente o se levante (Fig. 6-65). Después de un traslado, quite el freno a la silla de ruedas.

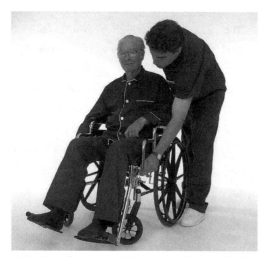

Fig. 6-65. Usted siempre debe poner el freno a las llantas de la silla de ruedas antes de que el residente se siente o levante

G Para abrir una silla de ruedas estándar, incline la silla ligeramente para levantar las llantas en el lado opuesto. Presione uno o ambos rieles del asiento hasta que la silla se abra y el asiento quede plano. Para cerrar una silla de ruedas estándar, levante por debajo del centro de la orilla del asiento.

G Para remover un descansabrazos, quite la llave que está al lado del descansabrazos y levante el brazo por el centro. Para volver a colocarlo, simplemente realice el procedimiento siguiendo los pasos en el orden contrario.

G Para mover un descansapies hacia fuera, presione o jale la palanca. Gire el descansapies hacia fuera de la silla de ruedas. Para quitarlo, levántelo cuando se encuentre hacia el lado de la silla de ruedas (Fig. 6-66). Para volver a colocarlo, simplemente regréselo a la posición a un lado de la silla, después gire de nuevo hacia el frente. Debe quedar trabado en su lugar.

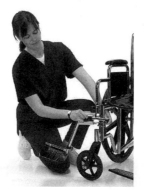 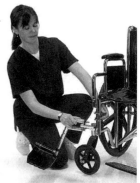

Fig. 6-66. Para quitar un descansapies, gire hacia un lado de la silla de ruedas y levántelo.

G Para trasladar a un residente de una silla de ruedas, el residente debe usar el lado de su cuerpo que pueda apoyar peso para levantar el lado que no puede soportar peso. Los residentes que no puedan soportar peso con sus piernas pueden usar aparatos ortopédicos para las piernas o un trapecio ortopédico elevado para sostenerse ellos mismos.

G Antes de cualquier traslado, asegúrese que el residente tenga puesto calzado anti-derrapante y que lo tenga bien abrochado. Esto promueve la seguridad del residente y reduce el riesgo de caídas.

G Durante los traslados en sillas de ruedas, asegúrese que el residente se encuentre seguro y cómodo. Pregunte al residente cómo le puede ayudar. Puede ser que algunos residentes sólo quieran que usted traiga la silla y la coloque al lado de la cama, mientras que otros quizás quieran que usted se involucre más.

G Cuando un residente se encuentre en una silla de ruedas o en cualquier silla, debe ser reacomodado cada dos horas o como sea necesario. Las razones para hacer esto son las siguientes:

- Promueve la comodidad.
- Reduce la presión.
- Aumenta la circulación.
- Ejercita las articulaciones.
- Promueve el tono muscular.

G Mantenga el cuerpo del residente en buena alineación mientras que se encuentra en una silla de ruedas o en una silla. Se puede utilizar cojines especiales y almohadas para brindar comodidad. Las caderas también deben estar bien acomodadas en la silla. Si el residente necesita ser movido más atrás en la silla de ruedas, vaya a la parte trasera de la silla. Suavemente inclínese hacia el frente y hacia abajo para tomar los brazos del residente. Pida al residente que coloque sus pies en el piso y se empuje hacia arriba. Suavemente jale al residente hacia arriba en la silla mientras que el residente empuja.

Consejo
Caídas

Recuerde los siguientes consejos si un residente empieza a caerse durante un traslado:

- Extienda la postura de sus piernas. Acerque el cuerpo del residente hacia usted para interrumpir la caída. Doble sus rodillas y apoye al residente mientras que lo baja hacia el piso (Fig. 6-67). Es posible que usted tenga que bajarse al piso con el residente para evitar que se lesione el residente o usted.
- No trate de revertir o detener la caída. Usted o el residente se pueden lesionar si trata de revertir la caída en lugar de interrumpirla.
- Pida ayuda. No trate de levantar al residente después de la caída. Reporte la caída a la enfermera, para que se pueda preparar el reporte de incidentes.

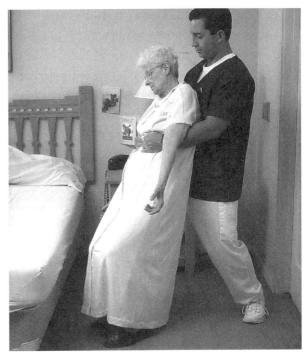

Fig. 6-67. No trate de revertir o detener una caída. Doble sus rodillas y apoye al residente mientras que usted lo baja al piso.

Trasladar a un residente de la cama a la silla de ruedas

Equipo: silla de ruedas, cinturón de traslado, calzado anti-derrapante

1. Lávese las manos.
   Provee control de infecciones.

2. Identifíquese por su nombre. Identifique al residente por su nombre.
   El residente tiene el derecho de conocer la identidad de su proveedor de cuidado. Dirigirse al residente por su nombre muestra respeto y establece la identificación correcta.

3. Explique el procedimiento al residente. Hable de manera clara, lenta y directa. Mantenga contacto de cara a cara cuando sea posible.
   Promueve el entendimiento y la independencia.

4. Brinde privacidad al residente con cortinas, biombos o puertas. Revise el área para asegurarse que no tenga desorden y esté segura.
   Mantiene los derechos del residente de privacidad y dignidad. Mantener el área libre de desorden promueve la seguridad.

5. Quite los descansapies de la silla de ruedas cerca a la cama.

6. Coloque la silla de ruedas cerca de la cabecera de la cama con los brazos de la silla de ruedas casi tocando la cama. La silla de ruedas debe estar colocada con el frente hacia la cabecera de la cama. Debe estar colocada en el lado fuerte, o no afectado, del residente.
El lado no afectado aguanta el peso.

7. Ponga el freno en las llantas de la silla de ruedas.
El freno de las llantas evita que la silla se mueva.

8. Levante la cabecera de la cama. Ajuste el nivel de la cama. La altura de la cama debe ser igual o un poco más alta que la silla. Ponga el freno en las llantas de la cama.
Previene que usted y el residente se lesionen.

9. Ayude al residente a sentarse con los pies planos en el piso.

10. Ponga calzado anti-derrapante en el residente y abroche firmemente.
Promueve la seguridad del residente. Reduce el riesgo de caídas.

11. **Con cinturón para traslado (de marcha):**

a. Párese frente al residente.

b. Párese con los pies separados aproximadamente 12 pulgadas. Doble sus rodillas.
Reduce el riesgo de lesiones. Promueve una buena mecánica corporal.

c. Coloque el cinturón alrededor de la cintura del residente sobre la ropa (no sobre la piel directa). Agarre el cinturón firmemente de ambos lados.

Sin cinturón de traslado:

a. Párese frente al residente.

b. Párese con los pies separados aproximadamente 12 pulgadas. Doble sus rodillas.
Reduce el riesgo de lesiones. Promueve una buena mecánica corporal.

c. Coloque sus brazos alrededor del torso del residente, debajo de los brazos. Pida al residente que utilice la cama para empujarse hacia arriba (o sus hombros, de ser posible).

12. Brinde instrucciones para permitir que el residente ayude con el traslado. Las instrucciones pueden incluir:

"Cuando comience a pararse, empuje con sus manos apoyándose de la cama."

"Una vez que esté parado, si usted puede, dé unos pequeños pasos hacia la dirección de la silla."

"Una vez que se encuentre parado, agarre la silla con su mano más fuerte."

13. Con sus piernas, sujete la parte inferior de las piernas del resiente para evitar que se resbale. Esto lo puede hacer colocando ambas rodillas en frente de las rodillas del residente. También lo puede hacer colocando ambas rodillas afuera de las piernas del residente. Siga las reglas de la institución.

14. Cuente hasta tres para alertar al residente. A la cuenta de tres, lentamente ayude a que el residente se ponga de pie.
La comunicación ayuda a que el residente le ayude a usted.

15. Pida al residente que dé pasos pequeños en dirección hacia donde está la silla mientras que voltea su espalda hacia la silla. Si necesita más ayuda, ayude al residente a empujarse hacia el frente de la silla con la parte trasera de sus piernas apoyándose con la silla de ruedas (Fig. 6-68).
Girar sobre su propio eje es más seguro que voltearse.

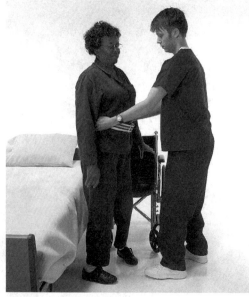

Fig. 6-68. *Ayude a que la residente gire sobre su propio eje al frente de la silla de ruedas. La parte trasera de sus piernas debe estar tocando la silla.*

16. Pida al residente que coloque las manos en los descansabrazos de la silla de ruedas, si puede hacerlo. Cuando la silla esté tocando la parte trasera de las piernas del residente, ayude a que se baje en la silla para sentarse.

17. Reacomode al residente con las caderas tocando la parte trasera de la silla de ruedas. Quite el cinturón de traslado, si se utiliza.
    Usar el asiento completo de la silla es la posición más segura.

18. Coloque los descansapies. Coloque los pies del residente sobre los descansapies. Revise que el residente tenga buena alineación.
    Protege los pies y tobillos.

19. Remueva las medidas de privacidad.

20. Coloque el botón de llamadas al alcance del residente.
    Permite que el residente se comunique con el personal cuando lo necesite.

21. Lávese las manos.
    Provee control de infecciones.

22. Reporte a la enfermera cualquier cambio en el residente.
    Brinda información a la enfermera para evaluar al residente.

23. Documente el procedimiento utilizando la guía de procedimientos de la institución.
    Lo que usted escriba es un registro legal de lo que usted hizo. Si usted no lo documenta, legalmente no pasó.

Elevadores Mecánicos

Las instituciones pueden tener elevadores mecánicos, o hidráulicos, disponibles para trasladar a los residentes. Este equipo evita el uso y el desgaste de su cuerpo. Los elevadores ayudan a evitar lesiones a usted y al residente.

Si usted ha sido entrenado para hacerlo, usted puede ayudar a los residentes con muchos tipos de traslados utilizando un elevador mecánico. Nunca use equipo para el cual usted no ha recibido entrenamiento sobre cómo usarlo. Usted o el residente podría lastimarse si usa el equipo inapropiadamente. Existen muchos tipos diferentes de elevadores mecánicos (Fig. 6-69). Usted debe ser entrenado con el elevador específico que utilizará. La mayoría de las instituciones requiere dos empleados para ayudar a usar el elevador mecánico.

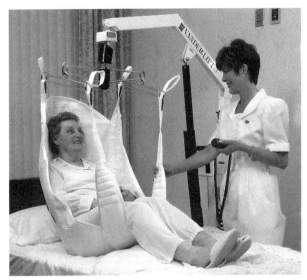

Fig. 6-69. *Existen diferentes tipos de elevadores que trasladan residentes que son completamente dependientes y residentes que pueden apoyar algo de peso.* (FOTOGRAFÍAS CORTESÍA DE "VANCARE INC.", 800-694-4525)

Trasladar a un residente utilizando un elevador mecánico

Este es un procedimiento básico para trasladar a un residente utilizando un elevador mecánico. Pida a alguien que le ayude antes de iniciar.

Equipo: silla de ruedas o silla, compañero de trabajo, elevador mecánico o hidráulico

1. Lávese las manos.
   Provee control de infecciones.

2. Identifíquese por su nombre. Identifique al residente por su nombre.
   El residente tiene el derecho de conocer la identidad de su proveedor de cuidado. Dirigirse al residente por su nombre muestra respeto y establece la identificación correcta.

3. Explique el procedimiento al residente. Hable de manera clara, lenta y directa. Mantenga contacto de cara a cara cuando sea posible.
   Promueve el entendimiento y la independencia.

4. Brinde privacidad al residente con cortinas, biombos o puertas.
   Mantiene los derechos del residente de privacidad y dignidad.

5. Ponga el freno en las llantas de la cama.
   El freno en las llantas evita que se la cama se mueva.

6. Coloque la silla de ruedas al lado de la cama. Ponga el freno.
   El freno en las llantas evita que la silla se mueva.

7. Ayude al residente a voltearse hacia un lado de la cama. Coloque la correa (columpio) por debajo del residente, con la orilla al lado de la espalda del residente. Doble como abanico, de ser necesario. Haga que la parte inferior de la correa llegue al nivel de las rodillas del residente. Ayude al residente a rodar hacia la mitad de la cama. Extienda la orilla doblada de la correa.

8. Mueva el elevador mecánico hacia el lado de la cama. Asegúrese que la base esté abierta en su punto más ancho. Empuje la base del elevador debajo de la cama.

9. Coloque la barra superior directamente sobre el residente.

10. Con el residente acostado sobre su espalda, coloque un par de bandas en cada lado de la correa. Coloque un par de bandas en la barra superior. Pida a un compañero de trabajo que apoye al residente en la cabeza, hombros y rodillas mientras que es levantado (Fig. 6-70). Los brazos del residente deben estar doblados sobre su pecho. Si el aparato tiene ganchos tipo "S", deben estar hacia el lado contrario del residente. Asegúrese que todas las bandas estén conectadas apropiadamente.

11. Siguiendo las instrucciones del fabricante, levante al residente dos pulgadas sobre la cama. Deténgase un momento para que el residente tome balance.

12. Pida a un compañero de trabajo que ayude a apoyar y guiar el cuerpo del residente.

Después usted puede mover el elevador para que el residente sea colocado sobre la silla o silla de ruedas.
Tener la ayuda de otra persona promueve la seguridad durante el traslado y reduce la posibilidad de lesiones.

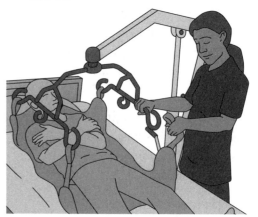

Fig. 6-70. *Con los brazos del residente doblados en su pecho, coloque las bandas al columpio.*

13. Lentamente baje al residente hacia la silla o a la silla de ruedas. Empuje suavemente hacia abajo las rodillas del residente para ayudar a que el residente se siente.

14. Quite las bandas de la barra superior. Deje la correa en su lugar para trasladar de regreso a la cama.

15. Asegúrese que el residente esté cómodamente sentado y de manera correcta en la silla o silla de ruedas. Remueva las medidas de privacidad.

16. Coloque el botón de llamadas al alcance del residente.
    Permite que el residente se comunique con el personal cuando lo necesite.

17. Lávese las manos.
    Provee control de infecciones.

18. Reporte a la enfermera cualquier cambio en el residente.
    Brinda información a la enfermera para evaluar al residente.

19. Documente el procedimiento utilizando la guía de procedimientos de la institución.
    Lo que usted escriba es un registro legal de lo que usted hizo. Si usted no lo documenta, legalmente no pasó.

7
Técnicas Básicas de Enfermería

1. Explicar la admisión, el traslado y dar de alta a un residente

Los asistentes de enfermería tienen un rol muy importante al ayudar a los residentes a tener una transición exitosa hacia una institución de cuidado a largo plazo. Brindar apoyo emocional es una gran parte de esta transición. Mudarse siempre requiere un ajuste, pero con el envejecimiento, puede ser más difícil (Fig. 7-1). Escuchar, ser amable, ser comprensivo y ayudar a los residentes nuevos puede hacerlos sentirse mejor sobre su nuevo hogar.

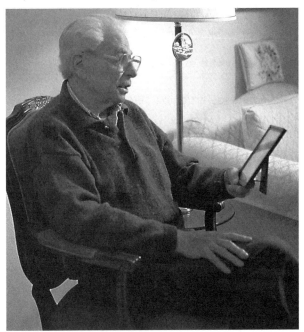

Fig. 7-1. Un residente nuevo debe dejar sus cosas y lugares familiares. Puede haber perdido recientemente a alguien muy cercano. También puede estar experimentando otras pérdidas. Sea comprensivo y hospitalario.

La admisión es, con frecuencia, la primera vez que usted conocerá a un residente nuevo. Éste es momento donde se toman las primeras impresiones. Asegúrese que el residente tenga una buena impresión de usted y de la institución. Debido a que el cambio es un proceso difícil, el personal de la institución debe comunicarse con los residentes nuevos. Explique lo que pueden esperar durante este proceso y responda cualquier pregunta que se encuentre dentro de las obligaciones de la práctica. Si los residentes tienen preguntas que usted no pueda responder, busque a la enfermera. Realice preguntas para saber cuáles son las preferencias y rutinas personales del residente. Su institución tendrá un procedimiento para la admisión de residentes a su nueva casa. Esta guía de procedimientos le ayudará a hacer que esta experiencia sea placentera y exitosa.

Guía de Procedimientos: Admisión

G   Prepare la habitación antes de que el residente llegue. Esto le ayuda a sentirse bienvenido y que lo estaban esperando. Asegúrese que la cama esté tendida y que la habitación esté ordenada. Reabastezca los artículos de los que queden pocos. Asegúrese que tenga un paquete de admisión disponible, si se utiliza en la institución. Estos paquetes de admisión con frecuencia incluyen artículos de cuidado personal como vasijas para el baño, vasijas de émesis, jarra para el agua, vasos para tomar agua, pasta de dientes, jabón, peine, crema humectante y pañuelos desechables (Fig. 7-2). También puede incluir una taza para muestras de orina, etiqueta y bolsa para transportación de la muestra.

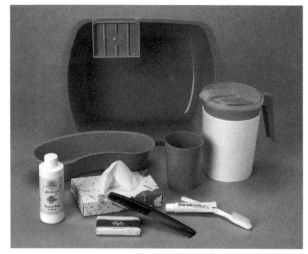

Fig. 7-2. *Un paquete de admisión usualmente se coloca en la habitación del residente antes de que sea admitido. Contiene artículos de cuidado personal que el residente necesitará.* (REIMPRESO CON PERMISO DE "BRIGGS CORPORATION", 800-247-2343, WWW.BRIGGSCORP.COM)

G Cuando un residente nuevo llega a la institución, observe la hora y la condición en que se encuentra. ¿Está en una silla de ruedas, en una camilla o caminando? ¿Quién llegó con el residente? Observe qué tan consciente está el residente y si parece estar confundido. Observe si presenta signos de nerviosismo y si trae algún tipo de tubo como un catéter o un IV.

G Preséntese usted mismo y mencione el puesto que usted desempeña. Sonría y sea amigable. Siempre llame a la persona por su nombre formal hasta que le diga cómo quiere que lo llamen.

G Nunca apresure el proceso ni al residente nuevo. No debe sentir que es una molestia. Asegúrese que el residente nuevo se sienta bienvenido, cómodo y querido.

G Explique la vida diaria en la institución. Ofrezca llevar al residente a un recorrido por la institución (Fig. 7-3).

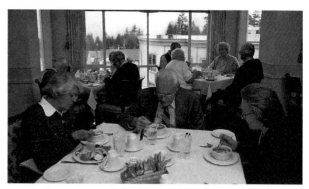

Fig. 7-3. *Asegúrese de incluir la ubicación del comedor cuando lleve a un residente a un recorrido por la institución. Revise los horarios del comedor que estén desplegados.*

G Presente al residente con otros residentes y con empleados que usted vea (Fig. 7-4). Presente al compañero de cuarto, si el residente tiene uno.

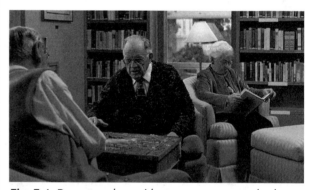

Fig. 7-4. *Presente a los residentes nuevos con todos los otros residentes que usted vea.*

G Maneje los artículos personales con mucho cuidado y respeto. Un residente tiene el derecho legal de que sus artículos personales sean tratados con cuidado. Estos artículos son cosas especiales que el residente ha escogido traerse con él. Cuando organice la habitación, pregúntele lo que le gusta. Coloque los artículos personales donde el residente quiera ponerlos.

G La admisión es un proceso muy estresante. Observe al residente ya que podría tener un problema que no se haya detectado. Reporte a la enfermera si usted nota lo siguiente:

- Si hay tubos que necesitan ser reconectados

- Si el residente parece estar confundido, combativo y/o que no se de cuenta de lo que le rodea

- Si el residente tiene problemas para respirar o cualquier otro signo de angustia o preocupación

- Si el residente se saltó una comida durante el proceso de admisión

G Siga las reglas de su institución sobre cualquier otra tarea que sea requerida durante el proceso de admisión.

G Los residentes nuevos pueden tener días buenos seguidos de días que no sean tan buenos. Permita que los residentes se adapten a sus nuevos hogares a su propio ritmo.

Derechos de los Residentes

Derechos durante la Admisión

Durante el proceso de admisión, los residentes deben ser informados sobre sus derechos. Se les debe entregar una copia por escrito de estos derechos, incluyendo el derecho sobre sus fondos personales y el derecho de presentar una queja ante la agencia estatal.

Admitir a un residente

Equipo: puede incluir papelería de admisión (lista de tareas y forma de inventario), guantes y equipo para tomar signos vitales

1. Lávese las manos.
   Provee control de infecciones.

2. Identifíquese por su nombre. Identifique al residente por su nombre.
   El residente tiene el derecho de conocer la identidad de su proveedor de cuidado. Identificar al residente por su nombre muestra respeto y establece la identificación correcta.

3. Explique el procedimiento al residente. Hable de manera clara, lenta y directa. Mantenga contacto de cara a cara cuando sea posible.
   Promueve el entendimiento y la independencia.

4. Brinde privacidad al residente con cortinas, biombos o puertas. Si la familia se encuentra presente, pídales que salgan un momento hasta que el proceso de admisión haya terminado.
   Mantiene los derechos del residente de privacidad y dignidad.

5. Si lo siguiente es parte de los procedimientos de la institución, realícelo:

   - Tome el peso y la altura del residente (revise el objetivo de aprendizaje 3).

   - Tome los signos vitales de referencia del residente (objetivo de aprendizaje 2). Los signos de referencia son los valores iniciales que podrán ser comparados con medidas futuras.

   - Obtenga un espécimen de orina, de ser requerido (objetivo de aprendizaje 5).

   - Llene la papelería. Tome un inventario de todas las pertenencias personales.

   - Ayude al residente a guardar sus pertenencias personales. Ponga etiquetas en los artículos personales de acuerdo con las reglas de la institución.

   - Brinde agua fresca.

6. Muestre al residente la habitación y el baño. Explique la manera en que funciona la cama (y la televisión, si tiene). Muestre al residente la manera en que funciona el botón de llamadas y explique su uso.
   Promueve la seguridad del residente.

7. Preséntele al residente a su compañero de habitación, si tiene. Preséntele a otros residentes y a los empleados de la institución.
   Esto hace que el residente se sienta más cómodo.

8. Asegúrese que el residente se sienta cómodo. Remueva las medidas de privacidad. Pida a la familia que regrese a la habitación, si se encontraban afuera.

9. Coloque el botón de llamadas al alcance del residente.
   Permite que el residente se comunique con el personal cuando lo necesite.

10. Lávese las manos.
    Provee control de infecciones.

11. Documente el procedimiento utilizando la guía de procedimientos de la institución.

Lo que usted escriba es un registro legal de lo que usted hizo. Si usted no lo documenta, legalmente no pasó.

Los residentes pueden ser transferidos a un área diferente de la institución. En caso de una enfermedad aguda, pueden ser trasladados a un hospital. El cambio es difícil. Esto es especialmente cierto cuando una persona tiene una enfermedad o una condición que empeora. Realice el traslado de la manera más tranquila posible para el residente. Trate de disminuir el estrés. Infórmele sobre el traslado tan pronto como sea posible para que pueda comenzar a adaptarse a la idea. Explique cómo, dónde, cuándo y porqué ocurrirá el traslado.

Por ejemplo, "Sr. Jones, a usted lo vamos a cambiar a una habitación privada. Usted será trasladado a su nueva habitación en una silla de ruedas. Esto lo vamos a hacer el miércoles alrededor de las 10 de la mañana. El personal cuidará muy bien de usted y de sus cosas. Nos aseguraremos de que usted se sienta cómodo. ¿Tiene alguna pregunta?"

Ayude a los residentes a empacar sus artículos personales. Con frecuencia, los residentes se preocupan por perder sus pertenencias. Involúcrelos en el proceso de empaque, de ser apropiado; por ejemplo, permítales que vean el armario y los cajones vacíos, etc.

Derechos de los Residentes

Cambio de Habitación o de Compañero de Habitación

Cambio de Habitación o de Compañero de Habitación

Trasladar a un residente

Equipo: puede incluir silla de ruedas, carrito para las pertenencias, el registro médico, todos los artículos de cuidado personal del residente y los artículos personales empacados

1. Lávese las manos.
Provee control de infecciones.

2. Identifíquese por su nombre. Identifique al residente por su nombre.
El residente tiene el derecho de conocer la identidad de su proveedor de cuidado. Identificar al residente por su nombre muestra respeto y establece la identificación correcta.

3. Explique el procedimiento al residente. Hable de manera clara, lenta y directa. Mantenga contacto de cara a cara cuando sea posible.
Promueve el entendimiento y la independencia.

4. Coloque en el carrito los artículos que serán movidos y lléveselos al lugar nuevo. Si el residente será trasladado a un hospital, las pertenencias pueden ser colocadas en un almacén temporal.

5. Ayude al residente a sentarse en la silla de ruedas (se puede utilizar una camilla). Llévelo al área apropiada.

6. Presente a los residentes nuevos y al personal.
Esto hace que el residente se sienta más cómodo.

7. Ayude al residente a guardar sus artículos personales.

8. Asegúrese que el residente se sienta cómodo.

9. Coloque el botón de llamadas al alcance del residente.
Permite que el residente se comunique con el personal cuando lo necesite.

10. Lávese las manos.
Provee control de infecciones.

11. Reporte a la enfermera cualquier cambio en el residente.
Brinda información a la enfermera para evaluar al residente.

12. Documente el procedimiento utilizando la guía de procedimientos de la institución.
Lo que usted escriba es un registro legal de lo que usted hizo. Si usted no lo documenta, legalmente no pasó.

El día que se da de alta a un residente usualmente es un día feliz para el residente que se va a su casa. Cuando un residente es dado de alta, la persona es liberado del cuidado de la institución por instrucciones del doctor. Usted recogerá las pertenencias del residente y las empacará. Pregunte al residente qué artículos de cuidado personal debe incluir y empáquelos también. Conozca la condición del residente en el momento en que es dado de alta. Infórmese si utilizará una silla de ruedas o una camilla. Es posible que el residente tenga dudas porque ya no recibirá el cuidado de la institución. Sea positivo. Asegure al residente que está listo para este importante cambio. Recuérdele que su doctora considera que está listo; sin embargo, si el residente tiene preguntas específicas sobre su cuidado, informe al enfermero.

El enfermero puede cubrir la información importante con el residente y su familia. Algunas de las áreas que pueden ser mencionadas son:

- Las siguientes citas con el doctor, con el fisioterapeuta, con el terapeuta del habla y lenguaje y con el terapeuta ocupacional (Fig. 7-5)

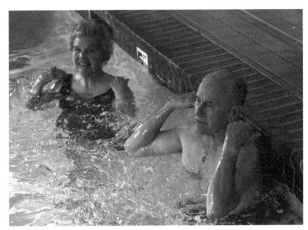

Fig. 7-5. *Después de que un residente es dado de alta, puede continuar recibiendo terapia física.*

- El cuidado en el hogar, el cuidado de enfermería especializado
- El medicamento
- Las instrucciones del doctor sobre la ambulación
- El equipo médico necesario
- La transportación médica
- Cualquier restricción en las actividades
- Ejercicios especiales para mantener al residente funcionando al nivel más alto
- Cualquier requerimiento especial sobre la dieta o la nutrición
- Recursos de la comunidad

Dar de alta a un residente

Equipo: puede incluir una silla de ruedas, carrito para las pertenencias, papelería de salida, incluyendo la lista del inventario realizado al momento de la admisión, todos los artículos del cuidado personal del residente

1. Lávese las manos.
   Provee control de infecciones.

2. Identifíquese por su nombre. Identifique al residente por su nombre.
   El residente tiene el derecho de conocer la identidad de su proveedor de cuidado. Identificar al residente por su nombre muestra respeto y establece la identificación correcta.

3. Explique el procedimiento al residente. Hable de manera clara, lenta y directa. Mantenga contacto de cara a cara cuando sea posible.
   Promueve el entendimiento y la independencia.

4. Brinde privacidad al residente con cortinas, biombos o puertas.
   Mantiene los derechos del residente de privacidad y dignidad.

5. Compare la lista con los artículos que ahí se encuentran. Si todos los artículos están ahí, pida al residente que firme la lista.

6. Coloque los artículos que se va a llevar en el carrito y llévelos al área de donde los puedan recoger.

7. Ayude al residente a vestirse y a sentarse en la silla de ruedas o en la camilla, si acaso se utiliza.

8. Ayude al residente a despedirse del personal y de los demás residentes.

9. Lleve al residente al área donde lo pueden recoger. Ayúdelo a subirse al vehículo. Usted es responsable del residente hasta que se encuentre seguro en el carro y con la puerta esté cerrada.

10. Lávese las manos.
    Provee control de infecciones.

11. Documente el procedimiento utilizando la guía de procedimientos de la institución. Incluya lo siguiente:

    - Hora de salida

    - Método de transporte

    - Quién estaba con el residente

    - Los signos vitales al ser dado de alta

    - Los artículos que se llevó el residente (lista de inventario)

    Lo que usted escriba es un registro legal de lo que usted hizo. Si usted no lo documenta, legalmente no pasó.

2. Explicar la importancia de monitorear los signos vitales

Los asistentes de enfermería monitorean, documentan y reportan los signos vitales de los residentes. Los **signos vitales** son importantes; muestran qué tan bien trabajan los órganos vitales del cuerpo, como el corazón y los pulmones. Esto consiste en lo siguiente:

- Tomar la temperatura corporal

- Contar el pulso

- Contar el número de las respiraciones

- Tomar la presión sanguínea

- Observar y reportar el nivel de dolor

Observar cambios en los signos vitales es muy importante. Los cambios pueden indicar que la condición de un residente está empeorando. Siempre notifique a la enfermera si:

- El residente tiene fiebre (temperatura que está por encima del promedio del residente o fuera del rango normal)

- El residente tiene respiración o pulso demasiado rápido o demasiado lento

- La presión sanguínea del residente cambia

- El dolor del residente empeora o no se alivia al manejar el dolor

Rangos Normales de los Signos Vitales para un Adulto		
Temperatura	**Fahrenheit**	**Celsius**
Oral	97.6°–99.6°	36.5°–37.5°
Rectal	98.6°–100.6°	37.0°–38.1°
Axilar	96.6°–98.6°	36.0°–37.0°

Pulso: 60–100 latidos por minuto
Respiraciones: 12–20 respiraciones por minuto

Presión sanguínea		
Normal:	Sistólica 100–139	Diastólica 60–89
Alta:	140/90 o mayor	
Baja:	Menor de 100/60	

Temperatura

La temperatura corporal normalmente está cerca de los 98.6° F (Fahrenheit) o 37° C (Celsius). La temperatura corporal es un balance entre el calor creado por nuestros cuerpos y el calor perdido en el medio ambiente. Muchos factores afectan la temperatura: edad, enfermedad, estrés, medio ambiente, ejercicio y el ritmo circadiano pueden causar cambios en la temperatura del cuerpo. El ritmo circadiano es el ciclo de 24 horas de día y noche. El aumento en la temperatura corporal puede indicar una infección o una enfermedad. Existen cuatro lugares donde se puede tomar la temperatura corporal:

1. La boca (oral)

2. El recto (rectal)

3. La axila (axilar)

4. El oído (timpánico)

Los diferentes lugares requieren diferentes termómetros. La temperatura normalmente se toma de manera oral. No tome la temperatura oral en una persona que:

- Está inconsciente
- Ha tenido una cirugía facial o bucal reciente
- Tiene menos de 5 años de edad
- Está confundida o desorientada
- Está muy sedada
- Es propensa a tener convulsiones
- Está tosiendo
- Está usando oxígeno
- Tiene parálisis facial
- Tiene un tubo nasogástrico (un tubo de alimentación que ha sido insertado por la nariz y llega hasta el estómago)
- Tiene úlceras, enrojecimiento, hinchazón o dolor en la boca
- Tiene alguna lesión en la cara o cuello

Los tipos de termómetros son los siguientes:

- De vidrio libre de mercurio (Fig. 7-6)
- De vidrio con mercurio (bulbo de vidrio)
- Digital, de baterías o electrónico (Fig. 7-7 y Fig. 7-8)
- Desechables
- Timpánico (Fig. 7-9)
- Arterial temporal

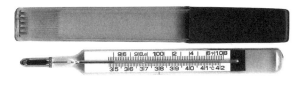
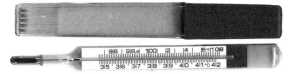

Fig. 7-6. Un termómetro oral libre de mercurio y un termómetro rectal libre de mercurio. Los termómetros usualmente tienen códigos de color para indicar cuál termómetro es de uso oral y cuál es de uso rectal. Los termómetros orales usualmente son verdes o azules; los termómetros rectales normalmente son rojos. (FOTOGRAFÍAS CORTESÍA DE "RG MEDICAL DIAGNOSTICS OF SOUTHFIELD, MI.")

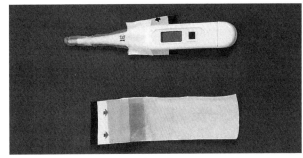

Fig. 7-7. Un termómetro digital con una cubierta desechable por debajo.

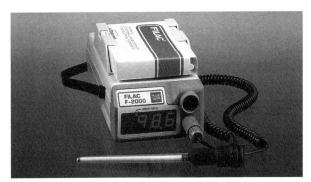

Fig. 7-8. Un termómetro electrónico.

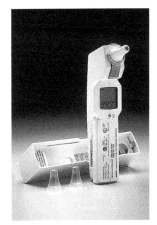

Fig. 7-9. Un termómetro timpánico.

Usar termómetros con bulbos de vidrio o con mercurio para tomar la temperatura oral o rectal antes era algo común; sin embargo, debido a que el mercurio es una sustancia peligrosa y tóxica, muchas instituciones ya no usan productos con mercurio. De hecho, muchos estados del país han aprobado leyes para prohibir la venta de termómetros de mercurio. Hoy en día, los termómetros de vidrio libres de mercurio son más comunes. Pueden utilizarse para tomar la temperatura oral o rectal y son considerados mucho más seguros.

Algunos termómetros libres de mercurio son un poco más largos que los termómetros con bulbos de vidrio; sin embargo, se operan de igual manera. Los números del termómetro permiten leer la temperatura después de que se registra. La mayoría de los termómetros muestran la temperatura en grados Fahrenheit (F). Cada línea larga representa un grado. Cada línea corta representa dos décimos de un grado. Algunos termómetros muestran la temperatura en grados Celsius (C). Las líneas largas representan un grado. Las líneas cortas representan un décimo de un grado. Las flechas pequeñas señalan la temperatura normal: 98.6° F y 37° C (Fig. 7-10).

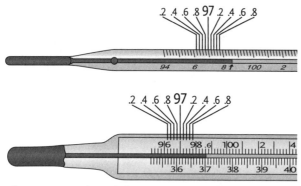

Fig. 7-10. Usted puede leer un termómetro con mercurio y un termómetro libre de mercurio de la misma manera.

Existe un rango de temperaturas normales. La temperatura de algunas personas normalmente es baja. Otras personas en buen estado de salud la tendrán un poco más alta. Las lecturas de temperatura normal también varían de acuerdo al método utilizado para tomar la temperatura. La temperatura rectal es generalmente considerada la más exacta; sin embargo, tomar la temperatura rectal en una persona que no coopera, como con un residente con demencia, puede ser muy peligroso. La temperatura axilar es considerada la menos exacta.

Tomar y registrar la temperatura oral

No tome la temperatura oral en un residente que ha fumado, comido, tomado líquidos, masticado chicle o hecho ejercicio en los últimos 10 ó 20 minutos.

Equipo: termómetro libre de mercurio, digital o electrónico limpio, guantes, cubierta/funda de plástico desechable para el termómetro, pañuelos desechables, papel y pluma

1. Lávese las manos.
   Provee control de infecciones.

2. Identifíquese por su nombre. Identifique al residente por su nombre.
   El residente tiene el derecho de conocer la identidad de su proveedor de cuidado. Identificar al residente por su nombre muestra respeto y establece la identificación correcta.

3. Explique el procedimiento al residente. Hable de manera clara, lenta y directa. Mantenga contacto de cara a cara cuando sea posible.
   Promueve el entendimiento y la independencia.

4. Brinde privacidad al residente con cortinas, biombos o puertas.
   Mantiene los derechos del residente de privacidad y dignidad.

5. Póngase los guantes.

6. **Termómetro libre de mercurio**: Sostenga el termómetro por el bulbo. Antes de introducir el termómetro en la boca del residente, agítelo para que baje la marcación hasta el número más bajo (por lo menos debajo de 96°F ó 35°C). Para agitar el termómetro, sosténgalo del lado opuesto del bulbo con el dedo pulgar y dos dedos de la mano. Con movimientos bruscos de su muñeca agite el termómetro (Fig. 7-11). Párese lejos de los muebles y de las paredes mientras lo agita.
   Sostener el termómetro por el lado opuesto al bulbo previene que se contamine el bulbo. La lectura del termómetro debe estar por debajo de la temperatura real del residente.

   Termómetro digital: Coloque la cubierta desechable. Encienda el termómetro y espere hasta que aparezcan las letras "ready" (lo que significa listo en inglés).

   Termómetro electrónico: Saque el termómetro de la base de la unidad. Coloque la cubierta.

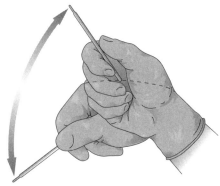

Fig. 7-11. Agite el termómetro para que baje la marcación hasta el número más bajo antes de introducirlo en la boca del residente.

7. **Termómetro libre de mercurio**: Coloque una cubierta desechable, de haber disponibles. Introduzca el lado del termómetro que tiene el bulbo en la boca del residente, por debajo de la lengua y hacia un lado (Fig. 7-12).
El termómetro mide el calor de los vasos sanguíneos que se encuentran debajo de la lengua.

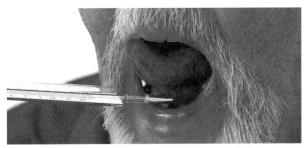

Fig. 7-12. Introduzca el termómetro debajo de la lengua del residente y hacia un lado.

Termómetro digital: Introduzca el lado del termómetro digital en la boca del residente por debajo de la lengua y hacia un lado.

Termómetro electrónico: Introduzca el lado del termómetro electrónico en la boca del residente por debajo de la lengua y hacia un lado.

8. **Termómetro libre de mercurio**: Pida al residente que sostenga el termómetro en la boca con los labios cerrados. Ayude como sea necesario. El residente debe respirar por la nariz. Pida al residente que no lo muerda y que no hable. Deje ahí el termómetro por lo menos tres minutos.
Los labios sostienen el termómetro en posición. Si está roto, pueden presentarse lesiones en la boca.

Puede necesitar más tiempo si el residente abre la boca para respirar o hablar.

Termómetro digital: Deje el termómetro ahí hasta que parpadee una luz o emita un sonido.

Termómetro electrónico: Deje el termómetro ahí hasta que usted escuche un sonido o vea una luz que parpadea o que está fija.

9. **Termómetro libre de mercurio**: Quite el termómetro. Límpielo con un pañuelo desechable desde la orilla que no tiene el bulbo hasta el bulbo o quite la cubierta. Tire el pañuelo desechable o la cubierta. Sostenga el termómetro a la altura de los ojos. Gire hasta que la línea aparezca, deslizando el termómetro entre su dedo pulgar y el dedo índice. Lea la temperatura y recuérdela.

Termómetro digital: Quite el termómetro. Lea la temperatura en la pantalla y recuérdela.

Termómetro electrónico: Lea la temperatura en la pantalla y recuérdela. Quite el termómetro.

10. **Termómetro libre de mercurio**: Lave el termómetro en agua tibia. Séquelo y guárdelo en su contenedor o estuche de plástico.

Termómetro digital: Usando un pañuelo desechable, quite y tire la cubierta. Guarde el termómetro en el estuche.

Termómetro electrónico: Presione el botón de expulsar para tirar la cubierta (Fig. 7-13). Regrese el termómetro a la base.

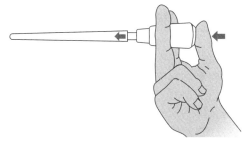

Fig. 7-13. Expulse la cubierta y tírela apropiadamente después de usarse.

11. Quítese los guantes y tírelos.
12. Lávese las manos.
Provee control de infecciones.

13. Anote inmediatamente la temperatura, la fecha, la hora y el método utilizado (oral).
    Escriba la temperatura de inmediato para que no se le olvide. Los planes de cuidado se realizan en base a su reporte.

14. Coloque el botón de llamadas al alcance del residente.
    Permite que el residente se comunique con el personal cuando lo necesite.

15. Reporte a la enfermera cualquier cambio en el residente.
    Brinda información a la enfermera para evaluar al residente.

Usted necesita la cooperación del residente para tomar la temperatura rectal. Siempre explique lo que usted va a hacer antes de iniciar. Pida al residente que no se mueva. Asegúrele que la tarea tomará unos cuantos minutos. Sostenga con su mano el termómetro todo el tiempo en el que esté tomando la temperatura.

Tomar y registrar la temperatura rectal

Equipo: termómetro digital o rectal libre de mercurio limpio, lubricante, guantes, pañuelo desechable, cubierta/funda de plástico desechable, papel y pluma

1. Lávese las manos.
   Provee control de infecciones.

2. Identifíquese por su nombre. Identifique al residente por su nombre.
   El residente tiene el derecho de conocer la identidad de su proveedor de cuidado. Identificar al residente por su nombre muestra respeto y establece la identificación correcta.

3. Explique el procedimiento al residente. Hable de manera clara, lenta y directa. Mantenga contacto de cara a cara cuando sea posible.
   Promueve el entendimiento y la independencia.

4. Brinde privacidad al residente con cortinas, biombos o puertas.
   Mantiene los derechos del residente de privacidad y dignidad.

5. Si la cama es ajustable, ajústela a un nivel seguro para trabajar, usualmente a la altura de la cintura. Ponga el freno en las llantas de la cama.
   Promueve la seguridad.

6. Ayude al residente a acostarse sobre su costado izquierdo (posición de Sims) (Fig. 7-14).

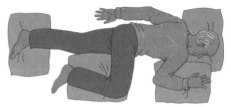

Fig. 7-14. *El residente debe estar acostado sobre su costado izquierdo (posición de Sims).*

7. Doble la ropa de cama para destapar únicamente el área rectal.

8. Póngase los guantes.

9. **Termómetro libre de mercurio**: Sostenga el termómetro por el lado que no tiene el bulbo. Agite el termómetro para que baje la marcación hasta el número más bajo.

   Termómetro digital: Coloque la cubierta desechable. Encienda el termómetro y espere hasta que aparezcan las letras "ready" (lo que significa listo en inglés).

10. Aplique una cantidad pequeña de lubricante en la punta del bulbo o cubierta del termómetro (o coloque una cubierta que esté previamente lubricada).

11. Separe los glúteos. Suavemente introduzca el termómetro una pulgada en el recto (Fig. 7-15). Deténgase si el residente se resiste. No introduzca el termómetro a la fuerza en el recto.

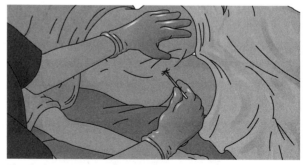

Fig. 7-15. *Suavemente introduzca el termómetro una pulgada en el recto. No lo introduzca a la fuerza.*

12. Vuelva a colocar las sábanas sobre los glúteos mientras que sostiene el termómetro. Sosténgalo en todo momento.

13. **Termómetro libre de mercurio**: Sostenga ahí el termómetro por lo menos tres minutos.

    Termómetro digital: Sostenga el termómetro ahí hasta que parpadee una luz o emita un sonido.

14. Suavemente quite el termómetro. Límpielo con un pañuelo desechable desde la orilla que no tiene el bulbo hasta el bulbo o quite la cubierta. Tire el pañuelo desechable o la cubierta.

15. Lea termómetro sosteniéndolo a la altura de los ojos como lo haría para la temperatura oral. Recuerde la temperatura.

16. **Termómetro libre de mercurio**: Enjuague el termómetro en agua tibia y séquelo. Guárdelo en el contenedor o estuche de plástico.

    Termómetro digital: Tire la cubierta del termómetro. Regrese el termómetro al estuche.

17. Quítese los guantes y tírelos.

18. Lávese las manos.
    Provee control de infecciones.

19. Coloque al residente en una posición cómoda y segura.

20. Anote inmediatamente la temperatura, la fecha, la hora y el método utilizado (rectal).
    Escriba la temperatura de inmediato para que no se le olvide. Los planes de cuidado se realizan en base a su reporte .

21. Coloque el botón de llamadas al alcance del residente.
    Permite que el residente se comunique con el personal cuando lo necesite.

22. Reporte a la enfermera cualquier cambio en el residente.
    Brinda información a la enfermera para evaluar al residente.

Los termómetros timpánicos pueden tomar lecturas de la temperatura de manera rápida y exacta. Informe al residente que usted colocará un termómetro en el canal del oído. Asegúrele al residente que esto no causa dolor. La punta corta del termómetro entrará de un cuarto a media pulgada en el oído. Siga las instrucciones del fabricante.

Tomar y registrar la temperatura timpánica

Equipo: termómetro timpánico, guantes, cubierta/ funda desechable para el termómetro, papel y pluma

1. Lávese las manos.
   Provee control de infecciones.

2. Identifíquese por su nombre. Identifique al residente por su nombre.
   El residente tiene el derecho de conocer la identidad de su proveedor de cuidado. Identificar al residente por su nombre muestra respeto y establece la identificación correcta.

3. Explique el procedimiento al residente. Hable de manera clara, lenta y directa. Mantenga contacto de cara a cara cuando sea posible.
   Promueve el entendimiento y la independencia.

4. Brinde privacidad al residente con cortinas, biombos o puertas.
   Mantiene los derechos del residente de privacidad y dignidad.

5. Póngase los guantes.

6. Coloque una cubierta desechable sobre la parte auricular del termómetro (la parte que se coloca en el oído).
   Protege el equipo y reduce el riesgo de contaminación.

7. Coloque la cabeza del residente de manera que el oído se encuentre frente a usted. Enderece el canal del oído jalando hacia arriba y hacia abajo la orilla externa del oído (Fig. 7-16). Introduzca el termómetro cubierto en el canal del oído y presione el botón.

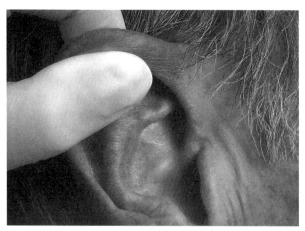

Fig. 7-16. Suavemente jale hacia arriba y hacia atrás la orilla externa del oído para enderezar el canal.

8. Sostenga ahí el termómetro por un segundo o hasta que parpadee una luz o emita un sonido (dependiendo del modelo).

9. Lea la temperatura y recuérdela.

10. Tire la cubierta y guarde el termómetro en su lugar o en el cargador de batería si el termómetro es recargable.

11. Quítese los guantes y tírelos.

12. Lávese las manos.
    Provee control de infecciones.

13. Anote inmediatamente la temperatura, la fecha, la hora y el método utilizado (timpánica).
    Escriba la temperatura de inmediato para que no se le olvide. Los planes de cuidado se realizan en base a su reporte.

14. Coloque el botón de llamadas al alcance del residente.
    Permite que el residente se comunique con el personal cuando lo necesite.

15. Reporte a la enfermera cualquier cambio en el residente.
    Brinda información a la enfermera para evaluar al residente.

La temperatura axilar es mucho menos confiable que la temperatura que se toma en otros lugares; sin embargo puede ser la más segura si los residentes están confundidos, desorientados, no cooperan o tienen demencia.

Tomar y registrar la temperatura axilar

Equipo: termómetro libre de mercurio, digital o electrónico limpio, guantes, pañuelos desechables, cubierta/funda de plástico desechable, papel y pluma

1. Lávese las manos.
   Provee control de infecciones.

2. Identifíquese por su nombre. Identifique al residente por su nombre.
   El residente tiene el derecho de conocer la identidad de su proveedor de cuidado. Identificar al residente por su nombre muestra respeto y establece la identificación correcta.

3. Explique el procedimiento al residente. Hable de manera clara, lenta y directa. Mantenga contacto de cara a cara cuando sea posible.
   Promueve el entendimiento y la independencia.

4. Brinde privacidad al residente con cortinas, biombos o puertas.
   Mantiene los derechos del residente de privacidad y dignidad.

5. Póngase los guantes.

6. Remueva el brazo del residente de la manga de la bata. Limpie el área de las axilas con pañuelos desechables.

7. **Termómetro libre de mercurio**: Sostenga el termómetro de la orilla que no tiene el bulbo y agítelo para que baje la marcación hasta el número más bajo.

   Termómetro digital: Coloque la cubierta desechable. Encienda el termómetro y espere hasta que aparezcan las letras "ready" (lo que significa listo en inglés).

   Termómetro electrónico: Remueva el termómetro de la base de la unidad. Coloque una cubierta.

8. Coloque el termómetro (con el lado del bulbo en los termómetros libres de mercurio) en el centro de la axila. Doble el brazo del residente sobre el pecho.

9. **Termómetro libre de mercurio**: Sostenga ahí el termómetro, con el brazo cerrado hacia el lado, durante 8 ó 10 minutos (Fig. 7-17).

Termómetro digital: Sostenga ahí el termómetro hasta que parpadee una luz o emita un sonido.

Termómetro electrónico: Déjelo ahí hasta que escuche un sonido o vea una luz que parpadea o que se queda fija.

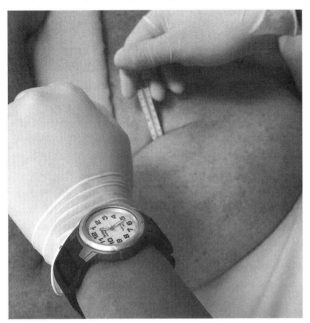

Fig. 7-17. *Despues de colocar el termómetro en la axila, doble el brazo del residente sobre el pecho y déjelo ahí durante 8 ó 10 minutos.*

10. ***Termómetro libre de mercurio***: Quite el termómetro. Límpielo con un pañuelo desechable desde la orilla que no tiene el bulbo hasta el bulbo o quite la cubierta. Tire el pañuelo desechable o la cubierta. Lea la temperatura a la altura de los ojos como lo haría con la temperatura oral. Recuerde la temperatura.

    Termómetro digital: Quite el termómetro. Lea la temperatura en la pantalla y recuérdela.

    Termómetro electrónico: Lea la temperature en la pantalla y recuérdela. Quite el termómetro.

11. ***Termómetro libre de mercurio***: Enjuague el termómetro con agua tibia y séquelo. Guárdelo en el estuche de plástico o contenedor.

    Termómetro digital: Usando un pañuelo desechable, remueva y tire la cubierta. Guarde el termómetro en el estuche.

    Termómetro electrónico: Presione el botón de expulsar para tirar la cubierta. Guarde el termómetro en la base.

12. Quítese los guantes y tírelos.

13. Lávese las manos.
    Provee control de infecciones.

14. Coloque de nuevo el brazo del residente en la manga de la bata.

15. Anote inmediatamente la temperatura, la fecha, la hora y el método utilizado (axilar).
    Escriba la temperatura de inmediato para que no se le olvide. Los planes de cuidado se realizan en base a su reporte.

16. Coloque el botón de llamadas al alcance del residente.
    Permite que el residente se comunique con el personal cuando lo necesite.

17. Reporte a la enfermera cualquier cambio en el residente.
    Brinda información a la enfermera para evaluar al residente.

Pulso

El pulso es el número de latidos del corazón por minuto. El latido que usted siente en ciertos puntos del cuerpo representa la onda de sangre que se mueve. Éste es el resultado del bombeo del corazón. El lugar más común para revisar el pulso es la parte interna de la muñeca, donde la arteria radial corre tan sólo por debajo de la piel. A esto se le llama el **pulso radial**. El **pulso braquial** es el pulso dentro del codo. Se encuentra entre 1-1½ pulgadas arriba del codo. El pulso radial y el pulso braquial participan al tomar la presión sanguínea, la cual se explica más adelante en este capítulo. Otros lugares comunes para tomar el pulso se muestran en la figura 7-18.

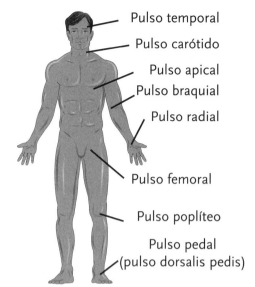

Fig. 7-18. Lugares comunes para tomar el pulso.

Para los adultos, el pulso normal es de 60-90 latidos por minuto. Los niños pequeños tienen un pulso más rápido, con un rango de 100-120 latidos por minuto. El pulso de un recién nacido puede ser tan alto como 120-140 latidos por minuto. Muchas cosas pueden afectar el pulso, como el ejercicio, el miedo, el enojo, la ansiedad, el calor, los medicamentos y el dolor. Es posible que un pulso inusualmente alto o bajo no indique que la persona tiene una enfermedad, pero en ocasiones puede ser una señal de alguna enfermedad seria; por ejemplo, un pulso rápido puede ser el resultado de fiebre, infección o insuficiencia cardiaca. Un pulso lento o débil puede indicar deshidratación, infección o shock.

Respiraciones

La respiración es el proceso de respirar aire hacia adentro de los pulmones, o inspiración, y de exhalar aire hacia afuera de los pulmones, o expiración. Cada respiración consiste en una inspiración y una expiración. El pecho se levanta durante la inspiración y se baja durante la expiración.

El ritmo normal de la respiración para adultos tiene un rango de 12 a 20 respiraciones por minuto. Los bebés y los niños tienen un ritmo de respiración más rápido. Los bebés pueden respirar normalmente a un ritmo de 30 a 40 respiraciones por minuto. Las personas pueden respirar más rápidamente si saben que están siendo observados. Debido a esto, cuente las respiraciones inmediatamente después de haber tomado el pulso. Mantenga sus dedos en la muñeca del residente o el estetoscopio sobre el corazón. No haga obvio que usted está observando la respiración del residente.

Tomar y registrar el pulso radial; contar y registrar las respiraciones

Equipo: reloj con segundero, papel y pluma

1. Lávese las manos.
   Provee control de infecciones.

2. Identifíquese por su nombre. Identifique al residente por su nombre.
   El residente tiene el derecho de conocer la identidad de su proveedor de cuidado. Identificar al residente por su nombre muestra respeto y establece la identificación correcta.

3. Explique el procedimiento al residente. Hable de manera clara, lenta y directa. Mantenga contacto de cara a cara cuando sea posible.
   Promueve el entendimiento y la independencia.

4. Brinde privacidad al residente con cortinas, biombos o puertas.
   Mantiene los derechos del residente de privacidad y dignidad.

5. Coloque las yemas de los dedos sobre la muñeca del residente en el lado del pulgar. Localice el pulso radial (Fig. 7-19).

6. Cuente los latidos durante un minuto completo.

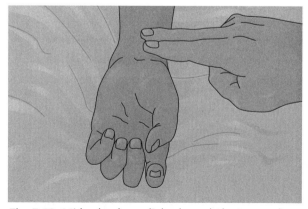

Fig. 7-19. Mida el pulso radial colocando las yemas de los dedos sobre la muñeca del residente en el lado del dedo pulgar.

7. Mantenga las yemas de los dedos sobre la muñeca del residente. Cuente las respiraciones durante un minuto completo. Observe el patrón y carácter de la respiración del residente. La respiración normal es suave y silenciosa.
El conteo será más exacto si el residente no sabe que usted está contando sus respiraciones.

8. Escriba el pulso, la fecha, la hora y el método utilizado (radial). Escriba el número de respiraciones, así como el patrón o carácter de la respiración.
Escriba el pulso y el número de la respiración de inmediato para que no se le olvide. Los planes de cuidado se realizan en base a su reporte.

9. Coloque el botón de llamadas al alcance del residente.
Permite que el residente se comunique con el personal cuando lo necesite.

10. Lávese las manos.
Provee control de infecciones.

11. Reporte a la enfermera cualquier cambio en el residente. Reporte si el pulso es menos de 60 latidos por minuto, más de 100 latidos por minuto, si el ritmo es irregular o si la respiración es irregular.
Brinda información a la enfermera para evaluar al residente.

Presión Sanguínea

La presión sanguínea es una medida importante para la salud. La presión sanguínea se mide en milímetros de mercurio (mmHg). La medición muestra qué tan bien está trabajando el corazón. Existen dos partes de la presión sanguínea, la medición sistólica y la medición diastólica.

En la fase **sistólica**, el corazón está funcionando. Éste se contrae y empuja la sangre del ventrículo izquierdo del corazón. La lectura muestra la presión en las paredes de las arterias mientras que la sangre es bombeada por todo el cuerpo. El rango normal de la presión sanguínea sistólica es de 100-119 mmHg.

La segunda medición refleja la fase **diastólica**. Esto es cuando el corazón se relaja. La medición diastólica siempre es menor que la medición sistólica. Muestra la presión en las arterias cuando el corazón se encuentra descansando. El rango normal para los adultos es de 60-79 mmHg.

Las personas con presión sanguínea alta o hipertensión, tienen presión sanguínea sistólica y/o diastólica elevadas. Una presión sanguínea de 140/90 mmHg o mayor es considerada alta; sin embargo, si la presión sanguínea se encuentra entre 120/80 mmHg y 139/89 mmHg, se le llama pre-hipertensión. Esto significa que la persona no tiene presión sanguínea alta por ahora, pero es muy probable que la tenga en el futuro. Reporte al enfermero si la presión sanguínea del residente se encuentra a 140/90 o más alta.

Muchos factores pueden incrementar la presión sanguínea. Estos incluyen el envejecimiento, el ejercicio, el estrés emocional o físico, el dolor, el medicamento y el volumen de la sangre en circulación.

La presión sanguínea se toma con un estetoscopio y un brazalete para medir la presión sanguínea, o esfigmomanómetro (Fig. 7-20). Puede haber un esfigmomanómetro electrónico disponible. Las lecturas de la presión sistólica, de la presión diastólica y del pulso se presentan digitalmente. Usted no necesita utilizar un estetoscopio con un esfigmomanómetro electrónico.

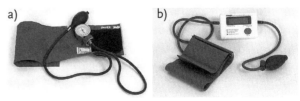

Fig. 7-20. a) Un esfigmomanómetro y b) un esfigmomanómetro electrónico.

Cuando se toma la presión sanguínea, el primer sonido claro que escuchará es para la presión sistólica (el número de arriba). Cuando el sonido desaparece o cambia como a un golpecito suave, indica la presión diastólica (número de abajo).

La presión sanguínea se registra como una fracción. La lectura sistólica se encuentra en la parte superior y la lectura diastólica se encuentra en la parte inferior (por ejemplo: 120/80).

Nunca mida la presión sanguínea en un brazo que tiene colocado un IV o cualquier equipo médico. Evite un lado que esté enyesado, que tenga traumatismo reciente, parálisis por una embolia, quemadura(s) o cirugía de los senos (mastectomía).

Este libro incluye dos métodos para tomar la presión sanguínea, los cuales son el método de un paso y el método de dos pasos. En el método de dos pasos, usted obtendrá un estimado de la presión sanguínea sistólica antes de iniciar. Después de obtener el estimado de la lectura sistólica, usted desinflará el brazalete y comenzará de nuevo. Con el método de un paso, usted no obtendrá un estimado de la lectura sistólica antes de obtener la lectura de la presión sanguínea. El estado del país donde usted se encuentre puede requerir que usted conozca uno o ambos métodos. Algunos estados del país no permiten que las NA tomen la presión sanguínea. Conozca las obligaciones de la práctica y siga las reglas de su institución.

Tomar y registrar la presión sanguínea (método de un paso)

Equipo: esfigmomanómetro (brazalete para la presión sanguínea), estetoscopio, toallitas húmedas con alcohol, papel y pluma

1. Lávese las manos.
   Provee control de infecciones.

2. Identifíquese por su nombre. Identifique al residente por su nombre.
   El residente tiene el derecho de conocer la identidad de su proveedor de cuidado. Identificar al residente por su nombre muestra respeto y establece la identificación correcta.

3. Explique el procedimiento al residente. Hable de manera clara, lenta y directa. Mantenga contacto de cara a cara cuando sea posible.
   Promueve el entendimiento y la independencia.

4. Brinde privacidad al residente con cortinas, biombos o puertas.
   Mantiene los derechos del residente de privacidad y dignidad.

5. Pida al residente que se suba la manga. No tome la presión sanguínea sobre la ropa.

6. Coloque el brazo del residente con la palma hacia arriba. El brazo debe estar al nivel del corazón.
   Se puede obtener una lectura baja falsa si el brazo se encuentra arriba del nivel del corazón.

7. Con la válvula abierta, apriete el brazalete inflable. Asegúrese que se encuentre completamente desinflado.

8. Coloque el brazalete inflable bien ajustado en la parte superior del brazo del residente. El centro del brazalete con la flecha o el sensor es colocado sobre la arteria braquial (1-1½ pulgadas arriba del codo hacia la parte interna del codo) (Fig. 7-21).
   El brazalete debe tener el tamaño apropiado y debe colocarse correctamente en el brazo para que la cantidad de presión en la arteria sea correcta. De lo contrario, la lectura será falsamente alta o baja.

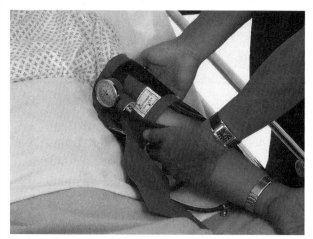

Fig. 7-21. *Coloque el centro del brazalete sobre la arteria braquial.*

9. Antes de utilizar el estetoscopio, limpie el diafragma y las olivas (las partes que se colocan en el oído) con toallitas húmedas con alcohol.
   Reduce los patógenos, previene las infecciones de los oídos y evita la propagación de infecciones.

10. Localice el pulso braquial con las yemas de los dedos.

11. Coloque el diafragma del estetoscopio sobre la arteria braquial.

12. Coloque los auriculares del estetoscopio en los oídos.

13. Cierre la válvula (hacia el lado que giran las manecillas del reloj) hasta que se detenga. No la apriete (Fig. 7-22).
    Las válvulas apretadas son muy difíciles de liberar.

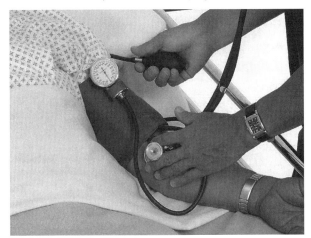

Fig. 7-22.

14. Infle el brazalete a 30 mmHg arriba del punto donde se sintió o escuchó el pulso la última vez.

15. Abra la válvula lentamente con el dedo pulgar y el dedo índice. Desinfle el brazalete lentamente.
    Liberar la válvula lentamente permite que usted escuche los latidos del corazón de manera precisa.

16. Observe el manómetro. Escuche el sonido del pulso.

17. Recuerde la lectura que se muestre cuando se escuche el primer sonido claro del pulso. Ésta es la presión sistólica.

18. Continúe escuchando hasta que se presente un cambio en el sonido del pulso o un sonido que se atenúa. El punto del cambio o el punto en el que el sonido desaparece es la presión diastólica. Recuerde esta lectura.

19. Abra la válvula. Desinfle el brazalete por completo y remuévalo.
    Si se deja el brazalete inflado en el brazo del residente puede ocasionar entumecimiento y hormigueo. Si usted debe tomar la presión sanguínea otra vez, desinfle completamente el brazalete y espere 30 segundos. Nunca desinfle parcialmente el brazalete y luego lo infle de nuevo. Los vasos sanguíneos serán dañados y la lectura será incorrectamente alta o baja.

20. Escriba la presión sistólica y la presión diastólica. Registre tanto la presión sistólica y la presión diastólica. Escriba los números como una fracción, con la lectura sistólica arriba y la diastólica abajo (por ejemplo 120/80). Anote qué brazo utilizó. Escriba "RA" para el brazo derecho y "LA" para el brazo izquierdo (por sus siglas en inglés).
    Escriba las lecturas de inmediato para que no se le olvide. Los planes de cuidado se realizan en base a su reporte.

21. Limpie el diafragma y las olivas del estetoscopio con toallitas húmedas con alcohol. Guarde el equipo.

22. Coloque el botón de llamadas al alcance del residente. Remueva las medidas de privacidad.
    Permite que el residente se comunique con el personal cuando lo necesite.

23. Lávese las manos.
    Provee control de infecciones.

24. Reporte a la enfermera cualquier cambio en el residente.
    Brinda información a la enfermera para evaluar al residente.

Tomar y registrar la presión sanguínea (método de dos pasos)

Equipo: esfigmomanómetro (aparato con brazalete para la presión sanguínea), estetoscopio, toallitas húmedas con alcohol, papel y pluma

1. Lávese las manos.
   Provee control de infecciones.

2. Identifíquese por su nombre. Identifique al residente por su nombre.
   El residente tiene el derecho de conocer la identidad de su proveedor de cuidado. Identificar al residente por su nombre muestra respeto y establece la identificación correcta.

3. Explique el procedimiento al residente. Hable de manera clara, lenta y directa. Mantenga contacto de cara a cara cuando sea posible.
   Promueve el entendimiento y la independencia.

4. Brinde privacidad al residente con cortinas, biombos o puertas.
   Mantiene los derechos del residente de privacidad y dignidad.

5. Pida al residente que se suba la manga. No tome la presión sanguínea sobre la ropa.

6. Coloque el brazo del residente con la palma hacia arriba. El brazo debe estar al nivel del corazón.
   Se puede obtener una lectura baja falsa si el brazo se encuentra arriba del nivel del corazón.

7. Con la válvula abierta, apriete el brazalete inflable. Asegúrese que se encuentre completamente desinflado.

8. Coloque el brazalete inflable bien ajustado en la parte superior del brazo del residente. El centro del brazalete con la flecha o el sensor es colocado sobre la arteria braquial (1-1½ pulgadas arriba del codo hacia la parte interna del codo).
   El brazalete debe tener el tamaño apropiado y debe colocarse correctamente en el brazo para que la cantidad de presión en la arteria sea correcta. De lo contrario, la lectura será falsamente alta o baja.

9. Localice el pulso radial (muñeca) con las yemas de los dedos.

10. Cierre la válvula (hacia el lado que giran las manecillas del reloj) hasta que se detenga. Infle el brazalete lentamente observando el manómetro.
    Si usted infla el brazalete demasiado rápido, no podrá identificar el punto donde se detiene el pulso.

11. Deje de inflar cuando usted ya no pueda sentir el pulso. Revise la lectura. El número es un estimado de la presión sistólica.
    Este estimado le ayuda a no inflar demasiado el brazalete más adelante en el procedimiento. Inflar el brazalete demasiado es doloroso y puede dañar los vasos sanguíneos pequeños.

12. Abra la válvula y desinfle el brazalete por completo.
    Si se deja el brazalete inflado en el brazo del residente puede ocasionar entumecimiento y hormigueo.

13. Escriba la lectura de la presión sistólica estimada.

14. Antes de utilizar el estetoscopio, limpie el diafragma y las olivas con toallitas húmedas con alcohol.
    Reduce los patógenos, previene la infección en los oídos y evita la propagación de infecciones.

15. Localice el pulso braquial con las yemas de los dedos.

16. Coloque el diafragma del estetoscopio sobre la arteria branquial.

17. Coloque las olivas del estetoscopio en los oídos.

18. Cierre la válvula (hacia el lado que giran las manecillas del reloj) hasta que se detenga. No la apriete.
    Las válvulas apretadas son muy difíciles de liberar.

19. Infle el brazalete a 30 mmHg arriba de la presión sistólica estimada.
    Inflar demasiado el brazalete es doloroso y puede dañar los vasos sanguíneos pequeños.

20. Abra la válvula lentamente con el dedo pulgar y el dedo índice. Desinfle el brazalete lentamente.
    Liberar la válvula lentamente permite que usted escuche los latidos del corazón de manera precisa.

21. Observe el manómetro. Escuche el sonido del pulso.

22. Recuerde la lectura que se muestra cuando se escucha el primer sonido claro del pulso. Ésta es la presión sistólica.

23. Continúe escuchando hasta que se presente un cambio en el sonido del pulso o un sonido

que se atenúa. El punto del cambio o el punto en el que el sonido desaparece es la presión diastólica. Recuerde esta lectura.

24. Abra la válvula. Desinfle el brazalete por completo y remuévalo.
    Si se deja el brazalete inflado en el brazo del residente puede ocasionar entumecimiento y hormigueo. Si usted debe tomar la presión sanguínea otra vez, desinfle completamente el brazalete y espere 30 segundos. Nunca desinfle parcialmente el brazalete y luego lo infle de nuevo. Los vasos sanguíneos serán dañados y la lectura será falsamente alta o baja.

25. Escriba la presión sistólica y la presión diastólica. Escriba los números como una fracción, con la lectura sistólica arriba y la diastólica abajo (por ejemplo 120/80). Anote qué brazo utilizó. Escriba "RA" para el brazo derecho y "LA" para el brazo izquierdo (por sus siglas en inglés).
    Escriba las lecturas de inmediato para que no se le olvide. Los planes de cuidado se realizan en base a su reporte.

26. Limpie el diafragma y las olivas del estetoscopio con toallitas húmedas con alcohol. Guarde el equipo.

27. Coloque el botón de llamadas al alcance del residente. Remueva las medidas de privacidad.
    Permite que el residente se comunique con el personal cuando lo necesite.

28. Lávese las manos.
    Provee control de infecciones.

29. Reporte a la enfermera cualquier cambio en el residente.
    Brinda información a la enfermera para evaluar al residente.

Manejo del Dolor

El dolor se le conoce como el "quinto signo vital" porque es muy importante monitorearlo. El dolor es incómodo. También es una experiencia personal, lo que significa que es diferente para cada persona. Usted pasa mayor parte del tiempo con los residentes, por lo que usted tiene un rol muy importante en el monitoreo y prevención del dolor. Los planes de cuidado se realizan en base a sus reportes. Es importante observar y reportar con cuidado el dolor de un residente.

El dolor **no** es una parte normal del envejecimiento. Trate de manera seria las quejas del dolor de los residentes (Fig. 7-23). Escuche lo que dicen los residentes sobre la manera en que se sienten. Tome acciones para ayudarlos. Si un residente se queja de dolor, realice las siguientes preguntas para obtener información más exacta. Reporte de inmediato la información a la enfermera. Soportar el dolor puede tener como resultado alejamiento de los demás, depresión y aislamiento.

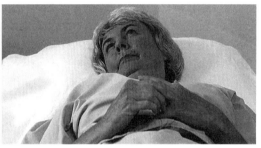

Fig. 7-23. *Crea en los residentes cuando dicen que tienen dolor. Tome acciones rápidas para ayudarles. Tener dolor es desagradable. Realice preguntas y reporte sus observaciones.*

- ¿Dónde tiene el dolor?
- ¿Cuándo empezó el dolor?
- ¿Es el dolor suave, moderado o severo? Para ayudar a definirlo, pida al residente que califique el dolor en una escala del 0 al 5 ó del 0 al 10, siendo el 5 ó 10 el peor (Fig. 7-24).

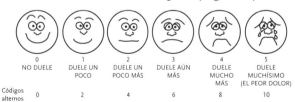

Fig. 7-24. *La escala para calificar el dolor de las CARAS Wong-Baker es un tipo de escala del dolor. Apunte a cada cara. Pida al residente que escoja la cara que mejor describa su dolor.* (PRESENTADO POR HOCKENBERRY MJ, WILSON D, WINKELSTEIN ML: "BASES ESENCIALES DE LA ENFERMERÍA PEDIÁTRICA DE WONG", ED. 7, ST.LOUIS, 2005, PÁG. 1259. UTILIZADO CON PERMISO DE LOS DERECHOS RESERVADOS MOSBY.)

- Pida al residente que describa el dolor. Tome notas si necesita. Use las palabras del residente en el reporte a la enfermera.

- Pregunte al residente qué estaba haciendo antes de que iniciara el dolor.
- Pregunte al residente qué tanto dura el dolor y qué tan frecuente se presenta.
- Pregunte el residente qué mejora el dolor y qué lo empeora.

Los residentes pueden tener preocupaciones sobre su dolor. Estas preocupaciones pueden hacer que duden reportar su dolor. Las barreras para manejar el dolor son las siguientes:

- Miedo a la adicción al medicamento para el dolor
- Creer que el dolor es una parte normal del envejecimiento
- Preocupación sobre estreñimiento y fatiga por el medicamento para el dolor
- Sentir que los proveedores del cuidado están demasiado ocupados para resolver sus problemas de dolor
- Sentir que demasiado medicamento causará la muerte

Tenga paciencia y sea comprensivo cuando ayude a los residentes que tengan dolor. Si están preocupados sobre los efectos del medicamento para el dolor o si tienen preguntas, dígale al enfermero. Entienda que algunas personas no se sienten cómodas diciendo que tienen dolor. La cultura de una persona afecta la manera en la que responde ante el dolor. Algunas culturas consideran que es mejor no reaccionar ante el dolor, mientras que otras consideran expresar el dolor libremente. Observe el lenguaje corporal y otros mensajes que indiquen que el residente puede tener dolor.

Observaciones y Reportes: Dolor

Reporte lo siguiente a la enfermera:

- O/R Aumento en el pulso, respiraciones, presión sanguínea
- O/R Sudoración
- O/R Náusea
- O/R Vómito
- O/R Apretar la quijada

- O/R Apretar los ojos cerrados
- O/R Sostener una parte del cuerpo de manera apretada
- O/R Frente fruncida
- O/R Apretar los dientes
- O/R Aumento de inquietud
- O/R Agitación o tensión
- O/R Cambio en el comportamiento
- O/R Llanto
- O/R Suspiros
- O/R Quejidos
- O/R Respiraciones profundas
- O/R Dificultad para moverse o caminar

Las medidas para reducir el dolor incluyen:

- Reportar oportunamente a la enfermera las quejas de dolor o el dolor no aliviado.
- Colocar suavemente el cuerpo en buena alineación. Use almohadas para brindar apoyo. Ayudar en los cambios de posición si el residente así lo desea.
- Brindar masajes en la espalda.
- Revisar si el residente quiere tomar una ducha o un baño caliente.
- Ayudar al residente a ir al baño o a usar el inodoro portátil u ofrecer el cómodo de baño o urinal.
- Promover respiraciones lentas y profundas.
- Brindar un ambiente callado y tranquilo. Use música suave para distraer al residente.
- Ser paciente, compasivo, amable y sensible.

3. Explicar cómo medir el peso y la altura

Usted revisará el peso y la altura del residente como parte de su cuidado. La altura se revisa con menor frecuencia que el peso. Los cambios de peso pueden ser signos de enfermedad. Usted debe reportar **cualquier** pérdida o aumento de peso, sin importar qué tan poco sea.

Medir y registrar el peso de un residente ambulatorio (que camina)

Equipo: báscula de pie, papel y pluma

1. Lávese las manos.
   Provee control de infecciones.

2. Identifíquese por su nombre. Identifique al residente por su nombre.
   El residente tiene el derecho de conocer la identidad de su proveedor de cuidado. Identificar al residente por su nombre muestra respeto y establece la identificación correcta.

3. Explique el procedimiento al residente. Hable de manera clara, lenta y directa. Mantenga contacto de cara a cara cuando sea posible.
   Promueve el entendimiento y la independencia.

4. Brinde privacidad al residente con cortinas, biombos o puertas.
   Mantiene los derechos del residente de privacidad y dignidad.

5. Asegúrese que el residente use calzado antiderrapante antes de caminar hacia la báscula.

6. Inicie con la báscula balanceada en cero antes de pesar al residente.
   La báscula debe estar balanceada en cero para que el peso sea exacto.

7. Ayude al residente a pararse en el centro de la báscula. Asegúrese que no se esté sosteniendo de algo, tocando algo o apoyándose en algo.
   Esto interfiere con la medición del peso.

8. Determine el peso del residente. Esto se realiza balanceando la báscula. Nivele la barra de la báscula. Mueva los indicadores pequeños y grandes del peso hasta que la barra esté balanceada. (Fig. 7-25). Sume estos dos números juntos.

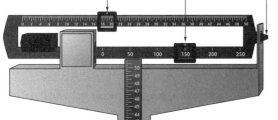

Fig. 7-25. Mueva los indicadores pequeños y grandes hasta que la barra esté balanceada.

9. Ayude al residente a bajarse de la báscula antes de escribir el peso.
   Protege contra caídas.

10. Escriba el peso.
    Escriba el peso de inmediato para que no se le olvide. Los planes de cuidado se realizan en base a su reporte.

11. Remueva las medidas de privacidad.

12. Coloque el botón de llamadas al alcance del residente.
    Permite que el residente se comunique con el personal cuando lo necesite.

13. Lávese las manos.
    Provee control de infecciones.

14. Reporte a la enfermera cualquier cambio en el residente.
    Brinda información a la enfermera para evaluar al residente.

Algunos residentes no podrán pararse de la silla de ruedas fácilmente. El peso de estos residentes se puede tomar en una báscula para sillas de ruedas. Con este tipo de básculas, la silla de ruedas se sube en la báscula (Fig. 7-26). En algunas básculas para sillas de ruedas, usted necesitará restar el peso de la silla de ruedas del peso del residente. En este caso, primero pese la silla de ruedas vacía. Después reste el peso de la silla de ruedas del peso total. Algunas sillas de ruedas tienen el peso marcado.

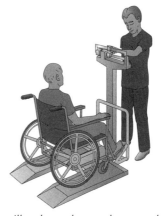

Fig. 7-26. Las sillas de ruedas pueden ser colocadas directamente sobre la báscula para la silla de ruedas para determinar el peso del residente.

Algunos residentes no podrán levantarse de la cama. Para pesar a estos residentes se requiere de una báscula especial (Fig. 7-27). Antes de usar una báscula de cama, aprenda a usarla de manera segura y apropiada. Siga los procedimientos de su institución y las instrucciones del fabricante.

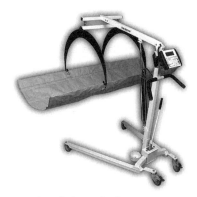

Fig. 7-27. *Un tipo de báscula de cama.* (FOTOGRAFÍA CORTESÍA DE "DETECTO", DETECTO.COM, 800-641-2008)

Medir y registrar la altura de un residente

Algunos residentes no podrán levantarse de la cama. En este caso, la altura se puede medir utilizando una cinta de medir (Fig. 7-28).

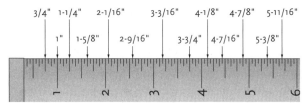

Fig. 7-28. *Cinta de medir.*

Equipo: cinta de medir, báscula de pie, lápiz, papel y pluma

1. Lávese las manos.
   Provee control de infecciones.

2. Identifíquese por su nombre. Identifique al residente por su nombre.
   El residente tiene el derecho de conocer la identidad de su proveedor de cuidado. Identificar al residente por su nombre muestra respeto y establece la identificación correcta.

3. Explique el procedimiento al residente. Hable de manera clara, lenta y directa. Mantenga contacto de cara a cara cuando sea posible.
   Promueve el entendimiento y la independencia.

4. Brinde privacidad al residente con cortinas, biombos o puertas.
   Mantiene los derechos del residente de privacidad y dignidad.

5. Acomode al residente acostado bien derecho en la cama, con la espalda plana y sus piernas en los lados. Asegúrese de que la sábana de la cama no tenga arrugas debajo del residente.
   Esto asegura una lectura exacta.

6. Marque la sábana con un lápiz en la parte superior de la cabeza.

7. También marque la sábana a la altura de los talones del residente (Fig. 7-29).

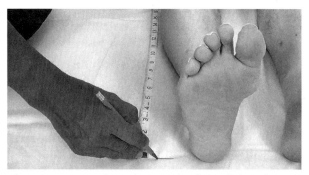

Fig. 7-29. *Marque las sábanas a la altura de la cabeza y de los pies del residente.*

8. Con la cinta de medir, mida la distancia entre las marcas.

9. Registre la altura.
   Escriba la altura de inmediato para que no se le olvide. Los planes de cuidado se realizan en base a su reporte.

10. Remueva las medidas de privacidad. Guarde el equipo.

11. Coloque el botón de llamadas al alcance del residente.
    Permite que el residente se comunique con el personal cuando lo necesite.

12. Lávese las manos.
    Provee control de infecciones.

13. Reporte a la enfermera cualquier cambio en el residente.
    Brinda información a la enfermera para evaluar al residente.

Para los residentes que se pueden levantar de la cama, usted medirá la altura usando una báscula de pie.

Equipo: báscula de pie, lápiz, papel y pluma

1. Lávese las manos.

2. Identifíquese por su nombre. Identifique al residente por su nombre.

3. Explique el procedimiento al residente. Hable de manera clara, lenta y directa. Mantenga contacto de cara a cara cuando sea posible.

4. Brinde privacidad al residente con cortinas, biombos o puertas.

5. Ayude al residente a subirse en la báscula de espaldas.

6. Pida al residente que se pare derecho. Ayude de ser necesario.
   Esto asegura una lectura exacta.

7. Suba la barra de medición que se encuentra en la parte posterior de la báscula. Suavemente baje la barra de medición hasta que se acomode de manera plana sobre la cabeza del residente (Fig. 7-30).

8. Determine la altura del residente.

9. Ayude al residente a bajarse de la báscula antes de anotar la altura. Asegúrese que la barra de medición no le pegue al residente en la cabeza.

10. Escriba la altura.
    Escriba la altura de inmediato para que no se le olvide. Los planes de cuidado se realizan en base a su reporte.

11. Remueva las medidas de privacidad. Coloque el botón de llamadas al alcance del residente.
    Permite que el residente se comunique con el personal cuando lo necesite.

12. Lávese las manos.
    Provee control de infecciones.

13. Reporte a la enfermera cualquier cambio en el residente.
    Brinda información a la enfermera para evaluar al residente.

La barra de medición mide la altura en pulgadas y fracciones de pulgadas. Escriba el número total de pulgadas. Si usted tiene que cambiar las pulgadas a pies, recuerde que un pie tiene 12 pulgadas.

4. Explicar las restricciones y la manera de promover un ambiente libre de restricciones

Una **restricción** es una manera física o química de restringir el movimiento o el comportamiento voluntario. Las restricciones físicas también se llaman apoyos para la postura o aparatos de protección. Algunos ejemplos de restricciones físicas son las restricciones con chaleco y chaqueta, las restricciones con cinto, las restricciones con muñequeras/tobilleras y las restricciones con guantes. Los barandales de cama y las sillas especiales, como las sillas geriátricas, también son restricciones físicas (Fig. 7-31 y Fig. 7-32). Las restricciones químicas son medicamentos que se administran para controlar el comportamiento.

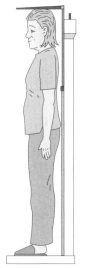

Fig. 7-30. *Para determinar la altura de un residente en una báscula de pie, suavemente baje la barra de medición hasta que se acomode de manera plana en la cabeza del residente.*

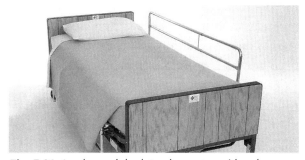

Fig. 7-31. *Los barandales laterales son considerados restricciones porque restringen el movimiento. Algunas instituciones no tienen barandales laterales en ninguna de las camas.*

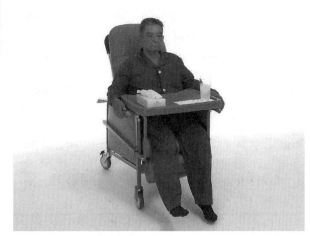

Fig. 7-32. Cuando la charola tipo mesa está colocada o puesta con llave en una silla geriátrica, o geri-silla, se considera una restricción.

En el pasado, las restricciones eran comúnmente utilizadas por las siguientes razones:

- Para evitar que una persona confundida o con demencia estuviera vagando de un lado a otro

- Para evitar caídas

- Para evitar que una persona se lesionara a sí misma o a los demás

- Para evitar que una persona se quitara un tubo que necesitaba para el tratamiento

Los proveedores de cuidado abusaban del uso de las restricciones y los residentes se lesionaban. Esto tuvo como resultado nuevas restricciones y leyes sobre su uso. En muchos estados del país las restricciones son ilegales y, en general, el uso de cualquier tipo de restricción se ha reducido enormemente.

Si el uso de restricciones es legal, un doctor debe prescribirlo. Nunca utilice restricciones a menos que un doctor lo haya indicado en el plan de cuidado y usted haya sido entrenado para usarlas. Es en contra la ley que los empleados utilicen las restricciones por conveniencia o para disciplinar a un residente. Revise con la enfermera las leyes y las reglas sobre el uso de restricciones.

Existen muchos problemas serios que ocurren con las restricciones. Algunos efectos negativos del uso de las restricciones incluyen:

- Reducción de la circulación de la sangre
- Estrés en el corazón
- Incontinencia
- Estreñimiento
- Músculos y huesos débiles
- Pérdida de masa ósea
- Atrofia muscular (debilitación o pérdida de músculos)
- Úlceras por presión
- Riesgo de asfixia (la asfixia es muerte por falta de aire u oxígeno)
- Neumonía
- Menos actividad, ocasionando poco apetito y mala nutrición
- Desordenes del sueño
- Pérdida de dignidad
- Pérdida de independencia
- Aumento de agitación
- Aumento de depresión y/o alejamiento de los demás
- Poco autoestima

Las restricciones también han causado lesiones graves y hasta la muerte.

Las leyes permiten el uso de restricciones sólo cuando es absolutamente necesario para la seguridad de la persona, de las personas que lo rodean y de los empleados. Las agencias estatales y federales alientan a las instituciones a tomar pasos para tener un ambiente libre de restricciones. El cuidado **libre de restricciones** significa que las restricciones no se utilizan por ninguna razón. Las restricciones usualmente no se tienen en la institución. Para alcanzar esta meta, muchas instituciones de cuidado usan algunas ideas creativas llamadas **restricciones alternas**. Las restricciones alternas son cualquier intervención que se utiliza en lugar de una restricción o que reduce la necesidad de una restricción. Ejemplos de restricciones alternas incluyen:

- Mejorar las medidas de seguridad para prevenir accidentes y caídas. Mejorar la iluminación.

- Asegurarse de que el botón de llamadas se encuentre al alcance del residente. Responder a las llamadas oportunamente.

- Caminar con el residente cuando esté inquieto. El doctor o la enfermera pueden agregar ejercicio al plan de cuidado.

- Brindar actividades para las personas que deambulan en la noche.

- Promover actividades y la independencia. Acompañar a las personas a las actividades sociales. Aumentar las visitas y la interacción social.

- Brindar ayuda frecuente para ir al baño. Ayudar con la limpieza inmediatamente después de un episodio de incontinencia.

- Ofrecer comida o bebidas. Ofrecer material de lectura.

- Distraer o redirigir el interés del residente. Brindar a la persona una tarea repetitiva.

- Disminuir el nivel del ruido. Escuchar música tranquilizante. Brindar masajes o usar técnicas de relajación.

- Reducir el nivel del dolor con medicamento. Vigilar muy de cerca al residente y reportar a la enfermera las quejas de dolor.

- Ofrecer unos minutos de tiempo individual con un proveedor de cuidado. Brindar proveedores de cuidado conocidos. Incrementar el número de proveedores de cuidado con familiares y voluntarios.

- Usar un enfoque de equipo para satisfacer las necesidades. Ofrecer entrenamiento para enseñar enfoques amables a las personas difíciles.

También existen varios tipos de almohadillas, cinturones, sillas especiales y alarmas que se pueden utilizar en lugar de las restricciones (Fig. 7-33). Las alarmas para el cuerpo o para la cama pueden ser utilizadas en lugar de barandales laterales. También se pueden utilizar con sillas o sillas de ruedas. Ayudan a prevenir caídas avisando al personal cuando los residentes intentan levantarse de la cama o de la silla. Las alarmas también pueden ser utilizadas en los residentes confundidos que deambulan. Si se ordena que un residente use una alarma para el cuerpo (cama o silla), asegúrese que el residente la traiga puesta y que esté encendida.

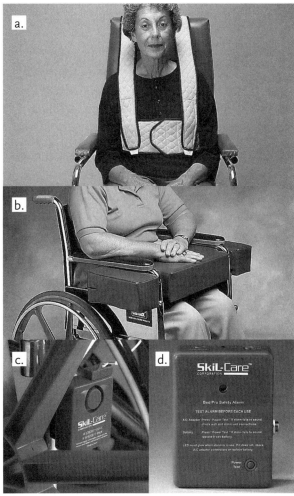

Fig. 7-33. a) Soporte para el torso "Posey"; b) Cojín para el regazo; c) Una alarma de silla avisa al proveedor de cuidado cuando se levanta de la silla; d) Una alarma que se coloca debajo del colchón avisa si la persona se levanta de la cama (FOTOGRAFÍAS A Y B CORTESÍA DE "NORTH COAST MEDICAL, INC.", WWW.NCMEDICAL.COM, 800-821-9319. FOTOGRAFÍAS C Y D REIMPRESAS CON PERMISO DE "BRIGGS CORPORATION", 800-247-2343, WWW.BRIGGSCORP.COM)

Recuerde que una restricción nunca puede ser aplicada sin instrucciones del doctor. Si se ordena utilizar una restricción, coloque el botón de llamadas donde el residente pueda tomarlo fácilmente. Responda de inmediato las llamadas de ayuda. Un residente restringido debe ser vigilado constantemente. El residente debe ser revisado por lo menos cada 15 minutos. Lo siguiente debe realizarse durante intervalos regulares y como se ordene:

- Desamarrar la restricción (o descontinuar su uso).
- Ofrecer ayuda con el baño. Revisar si se presentan episodios de incontinencia. Brindar cuidado para la incontinencia.
- Ofrecer líquidos.
- Revisar si la piel presenta irritación. Reportar de inmediato al enfermero cualquier área roja, morada, azulada, gris, pálida o descolorida.
- Revisar si alguna parte del cuerpo presenta inflamación y reportarlo de inmediato con la enfermera.
- Reacomodar al residente.
- Ambular, si el residente puede.

Si se presentan problemas con la restricción, especialmente si el residente se lesiona, notifique a la enfermera y realice un reporte de incidentes tan pronto como sea posible.

5. Definir el balance de fluidos y explicar los ingresos y egresos (I&O)

Para mantener la salud, el cuerpo debe tomar cierta cantidad de fluidos cada día. Los fluidos se presentan en forma de los líquidos que usted toma. También se encuentran en alimentos semi-líquidos como gelatina, sopa, nieve, pudín y yogurt. Generalmente, una persona saludable necesita tomar de 64 a 96 onzas (oz.) de líquidos al día. Los líquidos que una persona consume se llaman **ingresos**, o **entradas**. Todos los líquidos que son tomados diariamente, no pueden quedarse en el cuerpo. Deben ser eliminados como **egresos**. Los egresos incluyen orina, heces fecales (incluyendo diarrea) y vómito, así como transpiración y la humedad en el aire que exhalamos.

El **balance de los líquidos** es mantener un nivel equivalente de los ingresos y egresos o tomar y eliminar las mismas cantidades de fluidos. La mayoría de las personas hacen esto de manera natural; pero para algunos residentes se debe vigilar y registrar los ingresos y egresos, o los I&O (por sus siglas en inglés). Para hacer esto, usted necesitará medir y documentar todos los fluidos que el residente ingiera por la boca. Usted también necesitará medir y registrar toda la orina y el vómito. Esto se escribe en una hoja para el registro de ingresos/ egresos (I&O) (Fig. 7-34).

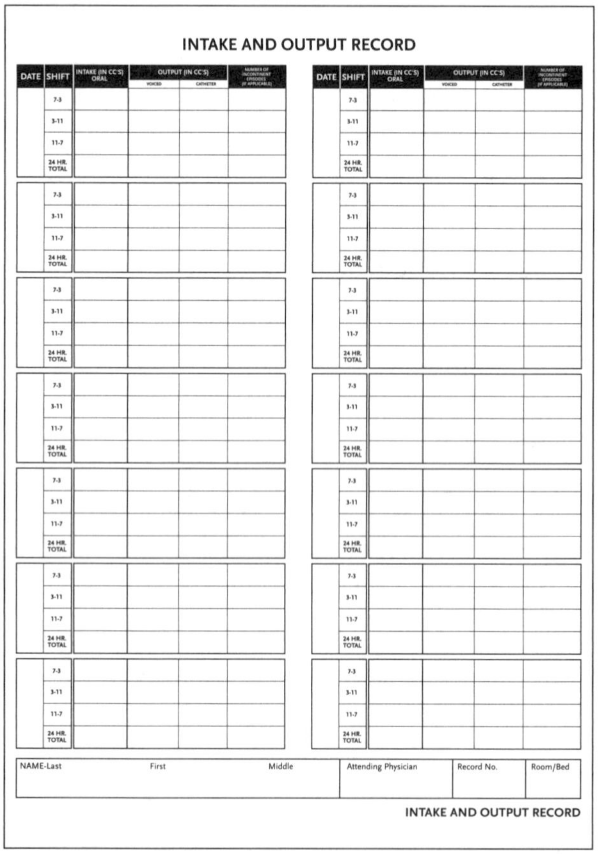
INTAKE AND OUTPUT RECORD

DATE	SHIFT	INTAKE (IN CC'S) ORAL	OUTPUT (IN CC'S) VOIDED	CATHETER	NUMBER OF INCONTINENT EPISODES (IF APPLICABLE)
	7-3				
	3-11				
	11-7				
	24 HR. TOTAL				

NAME-Last	First	Middle	Attending Physician	Record No.	Room/Bed

INTAKE AND OUTPUT RECORD

***Fig. 7-34.** Una muestra de la hoja para el registro de ingresos y egresos.*

Conversiones

Un milímetro (mL o ml) es una unidad de medida equivalente a un centímetro cúbico (cc). Siga las reglas de su institución sobre si debe documentar utilizando "cc" o "ml".

1 oz. = 30 mL ó 30 cc

2 oz. = 60 mL

3 oz. = 90 mL

4 oz. = 120 mL

5 oz. = 150 mL

6 oz. = 180 mL

7 oz. = 210 mL

8 oz. = 240 mL

¼ taza = 2 oz. = 60 mL

½ taza = 4 oz. = 120 mL

1 taza = 8 oz. = 240 mL

Medir y registrar los egresos de orina

Equipo: hoja de registro I&O, contenedor de medición (tazón graduado), guantes, papel y pluma

1. Lávese las manos.
   Provee control de infecciones.

2. Póngase los guantes antes de manejar el cómodo de baño/urinal.

3. Vacíe el contenido del cómodo de baño o urinal en el contenedor de medición. No salpique ni derrame nada de orina.

4. Mida la cantidad de orina a la altura del ojo sobre una superficie plana (Fig. 7-35).
   Ayuda a tener una lectura exacta.

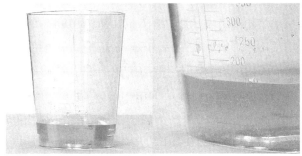

Fig. 7-35. *Mantenga el contenedor de medición en una superficie plana mientras que mide los egresos.*

5. Después de medir la orina, vacíe el contenido del tazón graduado en el inodoro. No salpique.
   Reduce el riesgo de contaminación.

6. Enjuague el tazón graduado. Vacíe el agua que se utilizó para enjuagar en el inodoro.

7. Enjuague el cómodo de baño /urinal. Vacíe el agua que se utilizó para enjuagar en el inodoro.

8. Guarde el cómodo de baño /urinal y el contenedor en el área apropiada para limpieza o límpielo siguiendo las reglas de la institución.

9. Quítese los guantes y tírelos.

10. Lávese las manos antes de anotar el egreso.
    Provee control de infecciones.

11. Escriba el contenido del contenedor en la columna de egresos de la hoja de registros.
    Escriba la cantidad de inmediato para que no se le olvide. Los planes de cuidado se realizan en base a su reporte. Lo que usted escriba es un registro legal de lo que usted hizo. Si usted no lo documenta, legalmente no pasó.

12. Reporte a la enfermera cualquier cambio en el residente.
    Brinda información a la enfermera para evaluar al residente.

Recolección de Especimenes

Es posible que a usted le pidan recolectar un espécimen de un residente. Un **espécimen** es una muestra que se usa en un análisis para intentar realizar un diagnóstico. Se utilizan diferentes tipos de especimenes para diferentes exámenes. Es posible que le pidan a usted recolectar los siguientes tipos de especimenes:

- Orina (rutinario, toma limpia/ mitad de la micción o de 24 horas)

- Excremento (heces fecales)

- Esputo (mucosa expulsada de los pulmones al toser)

Un espécimen de orina rutinario se recolecta en cualquier momento en que el residente evacue. El residente evacuará en un cómodo de baño, urinal o "sombrero". Un "**sombrero**" es un contenedor de plástico para recolección que en ocasiones se coloca en el inodoro para recolectar y medir la orina o el excremento (Fig. 7-36). Los sombreros deben estar etiquetados y se deben limpiar después de cada uso.

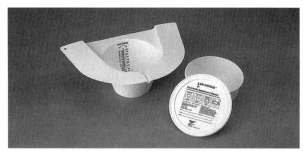

Fig. 7-36. Un "sombrero" es un contenedor que se coloca debajo del asiento del inodoro para recolectar y medir la orina o el excremento.

Algunos residentes podrán recolectar sus propios especimenes, mientras que otros necesitarán de su ayuda. Cuando tome un contenedor para especimenes, asegúrese que el sello esté intacto. Esto ayuda a evitar que el espécimen se contamine.

Derechos de los Residentes
Especimenes

Los desechos del cuerpo y las necesidades de eliminación son asuntos muy privados para la mayoría de las personas. El hecho de que otra persona maneje los desechos del cuerpo puede avergonzar a los residentes. Sea sensible ante esta situación y sea empatético. Compórtese de manera profesional. Si usted siente que ésta es una tarea desagradable, no lo exprese. No haga caras ni gestos. No use palabras que le digan al residente que usted se siente incómodo. Sea profesional cuando recolecte especimenes. Esto puede ayudar a que los residentes se tranquilicen.

Recolectar un espécimen de orina rutinario

Equipo: contenedor y tapa para el espécimen de orina, etiqueta (con el nombre del residente, número de habitación, fecha y hora), guantes, cómodo de baño o urinal (si el residente no puede ir al baño o usar un inodoro portátil), "sombrero" para el inodoro (si el residente puede ir al baño), 2 bolsas de plástico, toallitas de tela, toallas, toallas de papel, artículos para el cuidado del área del perineo, forma para el laboratorio, de ser requerida

1. Lávese las manos.
   Provee control de infecciones.

2. Identifíquese por su nombre. Identifique al residente por su nombre.
   El residente tiene el derecho de conocer la identidad de su proveedor de cuidado. Identificar al residente por su nombre muestra respeto y establece la identificación correcta.

3. Explique el procedimiento al residente. Hable de manera clara, lenta y directa. Mantenga contacto de cara a cara cuando sea posible.
   Promueve el entendimiento y la independencia.

4. Brinde privacidad al residente con cortinas, biombos o puertas.
   Mantiene los derechos del residente de privacidad y dignidad.

5. Póngase los guantes.
   Evita que usted tenga contacto con los fluidos corporales.

6. Ayude al residente a ir al baño, a usar el inodoro portátil u ofrezca el cómodo de baño o urinal.

7. Pida al residente que evacue en el "sombrero", urinal o cómodo de baño. Pida al residente que no ponga papel del baño con la muestra. Brinde una bolsa de plástico para desechar el papel de baño.
   El papel arruina la muestra.

8. Después de orinar, ayude al residente con el cuidado del área del perineo como sea necesario. Ayude al residente a lavarse las manos. Asegúrese que el residente se sienta cómodo.

9. Lleve al baño el cómodo de baño, urinal o el recipiente del inodoro portátil.

10. Vacíe la orina en el contenedor del espécimen, el cual debe llenarse por lo menos hasta la mitad.

11. Cubra el contenedor de la orina con su tapa. No toque la parte interna del contenedor. Limpie la parte externa con una toalla de papel.
    Previene la contaminación.

12. Coloque el contenedor en una bolsa de plástico.
    Brinda una transportación segura.

13. Si se utilizó un cómodo de baño o urinal, deseche la orina sobrante. Enjuague el equipo. Coloque en el área apropiada para limpieza o límpielo siguiendo las reglas de la institución.

14. Quítese los guantes y tírelos.

15. Lávese las manos.
Provee control de infecciones.

16. Coloque el botón de llamadas al alcance del residente.
Permite que el residente se comunique con el personal cuando lo necesite.

17. Reporte a la enfermera cualquier cambio en el residente.
Brinda información a la enfermera para evaluar al residente.

18. Lleve el espécimen y la forma del laboratorio al área apropiada. Documente el procedimiento utilizando la guía de procedimientos de la institución. Anote la cantidad y las características de la orina.
Lo que usted escriba es un registro legal de lo que usted hizo. Si usted no lo documenta, legalmente no pasó.

El espécimen de toma limpia se le llama "**mitad de la micción**" porque la primera y la última parte de la orina no se incluyen en la muestra. El propósito es determinar la presencia de bacteria en la orina.

Recolectar un espécimen de orina de toma limpia (mitad de la micción)

Equipo: paquete para espécimen con contenedor, etiqueta (con el nombre del residente, número de habitación, fecha y hora), solución limpiadora, gasa o toallitas húmedas, guantes, cómodo de baño o urinal (si el residente no puede usar el baño o el inodoro portátil), bolsa de plástico, toallitas de tela, toallas de papel, toalla, artículos para el cuidado del área del perineo, forma para el laboratorio, de ser requerida

1. Lávese las manos.
Provee control de infecciones.

2. Identifíquese por su nombre. Identifique al residente por su nombre.
El residente tiene el derecho de conocer la identidad de su proveedor de cuidado. Identificar al residente por su nombre muestra respeto y establece la identificación correcta.

3. Explique el procedimiento al residente. Hable de manera clara, lenta y directa. Mantenga contacto de cara a cara cuando sea posible.
Promueve el entendimiento y la independencia.

4. Brinde privacidad al residente con cortinas, biombos o puertas.
Mantiene los derechos del residente de privacidad y dignidad.

5. Póngase los guantes.
Evita que usted tenga contacto con los fluidos corporales.

6. Abra el paquete para el espécimen. No toque la parte interna del contenedor o de la tapa.
Previene la contaminación.

7. Si el residente no puede limpiar su área del perineo, usted lo hará. Revise el procedimiento para el baño de cama en el capítulo 6 para recordar cómo realizar el cuidado del perineo.
La limpieza inapropiada puede infectar las vías urinarias y contaminar la muestra.

8. Pida al residente que orine en el cómodo de baño, urinal o inodoro y que se detenga antes de que termine de orinar.

9. Coloque el contenedor debajo del chorro de la orina. Pida al residente que empiece a orinar de nuevo. Llene el contenedor por lo menos hasta la mitad. Pida al residente que termine de orinar en el cómodo de baño, urinal o inodoro.

10. Cubra el contenedor de la orina con su tapa. No toque la parte interna del contenedor. Limpie la parte externa con una toalla de papel.

11. Coloque el contenedor en una bolsa de plástico.
Brinda una transportación segura.

12. Al terminar de orinar, ayude con el cuidado del perineo como sea necesario.

13. Si se utilizó un cómodo de baño o urinal, deseche la orina sobrante. Enjuague el equipo. Coloque en el área apropiada para limpieza o límpielo siguiendo las reglas de la institución.

14. Quítese los guantes y tírelos. Lávese las manos. Ayude al residente a lavarse las manos.

    Provee control de infecciones.

15. Coloque el botón de llamadas al alcance del residente.

    Permite que el residente se comunique con el personal cuando lo necesite.

16. Reporte a la enfermera cualquier cambio en el residente.

    Brinda información a la enfermera para evaluar al residente.

17. Lleve el espécimen y la forma del laboratorio al área apropiada. Documente el procedimiento utilizando la guía de procedimientos de la institución. Anote la cantidad y las características de la orina.

    Lo que usted escriba es un registro legal de lo que usted hizo. Si usted no lo documenta, legalmente no pasó.

Pida al residente que le informe cuando vaya a defecar. Esté listo para recolectar el espécimen.

Recolectar un espécimen de excremento

Equipo: contenedor para el espécimen y tapa, etiqueta (con el nombre del residente, número de habitación, fecha y hora) 2 abatelenguas, 2 pares de guantes, cómodo de baño (si el residente no puede usar el baño o inodoro portátil), "sombrero" para el inodoro (si el residente puede usar el baño o un inodoro portátil), 2 bolsas de plástico, papel de baño, toallita de tela o toalla, artículos para el cuidado del área del perineo, forma de laboratorio, de ser requerida

1. Lávese las manos.

    Provee control de infecciones.

2. Identifíquese por su nombre. Identifique al residente por su nombre.

    El residente tiene el derecho de conocer la identidad de su proveedor de cuidado. Identificar al residente por su nombre muestra respeto y establece la identificación correcta.

3. Explique el procedimiento al residente. Hable de manera clara, lenta y directa. Mantenga contacto de cara a cara cuando sea posible.

    Promueve el entendimiento y la independencia.

4. Brinde privacidad al residente con cortinas, biombos o puertas.

    Mantiene los derechos del residente de privacidad y dignidad.

5. Póngase los guantes.

    Evita que usted tenga contacto con los fluidos corporales.

6. Cuando el residente esté listo para evacuar, pídale que no orine al mismo tiempo. Pídale que no coloque papel de baño en la muestra. Brinde una bolsa de plástico para el papel de baño.

    La orina y el papel arruinan la muestra.

7. Coloque el sombrero en el inodoro del baño o en el inodoro portátil o brinde al residente un cómodo de baño. Pida al residente que lo llame cuando haya terminado de evacuar. Asegúrese que el botón de llamadas se encuentre al alcance del residente

8. Quítese los guantes y tírelos. Lávese las manos. Salga de la habitación.

    Provee control de infecciones. Promueve la privacidad y dignidad del residente.

9. Cuando lo llame el residente, regrese a la habitación. Póngase guantes limpios.

10. Ayude con el cuidado del perineo como sea necesario. Ayude al residente a lavarse las manos.

11. Utilizando las dos abatelenguas, tome dos cucharadas del excremento y póngalo dentro del contenedor. Cúbralo con la tapa bien apretada.

12. Coloque el contenedor en una bolsa de plástico limpia.

13. Envuelva las abatelenguas en papel de baño y tírelas. Póngalas en una bolsa de plástico junto con el papel de baño utilizado. Deseche la bolsa en el contenedor apropiado. Vacíe el cómodo del baño o el contenedor en el inodoro. Enjuague el equipo. Coloque en el área apropiada para limpieza o límpielo siguiendo las reglas de la institución.

14. Quítese los guantes y tírelos.

15. Lávese las manos.
    Provee control de infecciones.

16. Coloque el botón de llamadas al alcance del residente.
    Permite que el residente se comunique con el personal cuando lo necesite.

17. Reporte a la enfermera cualquier cambio en el residente.
    Brinda información a la enfermera para evaluar al residente.

18. Lleve el espécimen y la forma del laboratorio al área apropiada. Documente el procedimiento. Anote la cantidad y las características del excremento.
    Lo que usted escriba es un registro legal de lo que usted hizo. Si usted no lo documenta, legalmente no pasó.

Los especimenes del esputo son recolectados para revisar problemas respiratorios. El mejor momento para recolectar el esputo es muy temprano por la mañana. Su instructor le brindará mayor información sobre la manera de recolectar estos especimenes.

6. Explicar la guía de procedimientos para los diferentes tipos de sondas

Un **catéter** es un tubo delgado que se introduce en el cuerpo para drenar fluidos o inyectar fluidos. Un catéter urinario se utilizar para drenar la orina de la vejiga. Un **catéter directo** no se queda dentro de la persona. Se remueve inmediatamente después de que la orina ha sido drenada. Un **catéter interno** permanece dentro de la vejiga por un período de tiempo (Fig. 7-37). La orina se drena dentro de una bolsa. Las asistentes de enfermería no introducen, remueven o irrigan catéteres. Es posible que a usted le pidan brindar cuidado diario al catéter, limpiando el área alrededor de la abertura del uréter y vaciando la bolsa de drenaje.

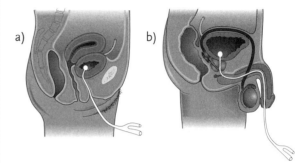

Fig. 7-37. *a) Un catéter interno (femenino). b) Un catéter interno (masculino).*

Un **catéter tipo condón** o externo (también llamado catéter de Texas) tiene una adherencia en la orilla que le queda al pene. La adherencia es amarrada con cinta. El catéter externo se cambia diariamente o como sea necesario.

Guía de Procedimientos: Catéteres

G La bolsa de drenaje siempre debe estar más abajo de las caderas o de la vejiga. La orina nunca debe fluir de la bolsa o del tubo de regreso de la vejiga. Esto puede causar infección.

G La bolsa del drenaje no debe estar en el piso.

G Los tubos deben mantenerse tan rectos como sea posible. No deben tener dobleces.

G El área de los genitales debe mantenerse limpia para prevenir infecciones. Debido a que el catéter llega directamente hasta la vejiga, la bacteria puede entrar a la vejiga más fácilmente. El cuidado diario del área genital es especialmente importante.

Observaciones y Reportes: Cuidado del Catéter

Reporte lo siguiente a la enfermera:

O/R Sangre en la orina o cualquier otra apariencia inusual de la orina

O/R Una bolsa de catéter que no se llena después de varias horas

O/R Una bolsa de catéter que se llena repentinamente

O/R Un catéter que no se encuentra en su lugar

O/R Orina que gotea del catéter

O/R El residente reporta dolor o presión

O/R Olor

Brindar cuidado del catéter

Equipo: sábana de baño, protector de cama, vasija de baño con agua tibia, jabón, termómetro de baño, de 2 a 4 toallitas de tela o toallitas húmedas, 1 toalla, guantes

1. Lávese las manos.
   Provee control de infecciones.

2. Identifíquese por su nombre. Identifique al residente por su nombre.
   El residente tiene el derecho de conocer la identidad de su proveedor de cuidado. Identificar al residente por su nombre muestra respeto y establece la identificación correcta.

3. Explique el procedimiento al residente. Hable de manera clara, lenta y directa. Mantenga contacto de cara a cara cuando sea posible.
   Promueve el entendimiento y la independencia.

4. Brinde privacidad al residente con cortinas, biombos o puertas.
   Mantiene los derechos del residente de privacidad y dignidad.

5. Ajuste la cama a un nivel seguro para trabajar, usualmente a la altura de la cintura. Ponga el freno en las llantas de la cama.
   Previene que usted y el residente se lesionen.

6. Baje la cabecera de la cama. Acomode al residente acostado de manera plana sobre su espalda.

7. Remueva o doble hacia abajo la parte superior de la ropa de cama. Mantenga al residente cubierto con una sábana de baño.
   Promueve la privacidad del residente.

8. Revise la temperatura del agua con el termómetro o con su muñeca y asegúrese que sea la correcta. La temperatura del agua debe estar a 105° F. Pida al residente que revise la temperatura del agua y ajústela de ser necesario.
   El sentido del tacto del residente puede ser muy diferente al suyo; por lo tanto, el residente puede identificar mejor si la temperatura del agua está cómoda.

9. Póngase los guantes.
   Evita que usted tenga contacto con los fluidos corporales.

10. Pida al residente que doble sus rodillas y levante sus glúteos de la cama empujándose contra el colchón con sus pies. Coloque un protector de cama debajo de sus glúteos.
    Evita que la ropa de cama se moje.

11. Destape sólo el área necesaria para limpiar el catéter. Evite poner al descubierto al residente de manera innecesaria.
    Promueve la privacidad del residente.

12. Coloque la toalla o el protector de cama debajo del tubo del catéter antes de asear.
    Evita que la ropa de cama se moje.

13. Aplique jabón a la toallita de tela mojada. Limpie el área alrededor del meato. Utilice un área limpia de la toallita de tela para cada movimiento.

14. Sostenga el catéter cerca del meato. Evite jalar el catéter.

15. Limpie al menos cuatro pulgadas del catéter por la zona más cercana al meato, moviéndose hacia una sola dirección y alejándose del meato. Utilice un área limpia de la toallita de tela para cada movimiento.
    Previene infecciones.

16. Sumerja una toallita de tela limpia en el agua. Enjuague el área alrededor del meato, utilizando un área limpia de la toallita de tela para cada movimiento.

17. Sumerja una toallita de tela limpia en el agua. Enjuague al menos cuatro pulgadas por la zona más cercana al meato. Muévase hacia una sola dirección, alejándose del meato (Fig. 7-38). Utilice un área limpia de la toallita de tela para cada movimiento.

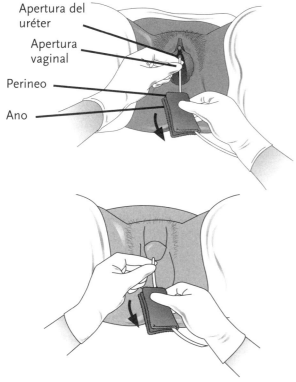

Fig. 7-38. Sostenga el catéter cerca del meato, para que usted no lo jale. Moverse hacia una sola dirección alejándose del meato, ayuda a prevenir infecciones. Utilice un área limpia de la toallita de tela para cada movimiento.

18. Con una toallita, seque al menos cuatro pulgadas del catéter cerca del meato, moviéndose en una sola dirección y alejándose del meato.

19. Remueva la toalla o el protector de cama que se colocó debajo del tubo del catéter. Vuelva a colocar la ropa de cama y quite la sábana de baño.

20. Coloque la ropa de cama en los contenedores apropiados.

21. Vacíe, enjuague y limpie la vasija. Coloque en el área apropiada para limpieza o guarde el equipo.

22. Quítese los guantes y tírelos.

23. Lávese las manos.
    Provee control de infecciones.

24. Regrese la cama al nivel más bajo. Remueva las medidas de privacidad.
    Bajar la cama brinda seguridad.

25. Coloque el botón de llamadas al alcance del residente.
    Permite que el residente se comunique con el personal cuando lo necesite.

26. Reporte a la enfermera cualquier cambio en el residente.
    Brinda información a la enfermera para evaluar al residente.

27. Documente el procedimiento utilizando la guía de procedimientos de la institución.
    Lo que usted escriba es un registro legal de lo que usted hizo. Si usted no lo documenta, legalmente no pasó.

Los residentes con dificultades para respirar pueden recibir oxígeno. Es más concentrado que el que se encuentra en el aire. El oxígeno es recetado por una doctora. Las asistentes de enfermería nunca detienen, ajustan o administran oxígeno. El oxígeno puede llegar a la habitación del residente por medio de una tubería conectada a un sistema central. Puede estar en tanques o puede ser producido por un concentrador de oxígeno, el cual es un aparato parecido a una caja que cambia el aire que se encuentra en la habitación en aire con más oxígeno.

El oxígeno es un riesgo de incendio muy peligroso porque hace que otras cosas se quemen. El oxígeno por sí solo no se quema, básicamente apoya la combustión. **Combustión** es el proceso de incendiar. Trabajar alrededor del oxígeno requiere seguir precauciones especiales de seguridad.

Guía de Procedimientos: Trabajar de Manera Segura Alrededor del Equipo de Oxígeno

G Remueva todos los peligros de incendio de la habitación o del área. Los peligros de incendio incluyen rasuradoras eléctricas, secadoras de pelo u otros aparatos eléctricos; también incluyen cigarros, cerillos y líquidos inflamables. (Fig. 7-39). **Inflamable** significa que se puede encender fácilmente y que es capaz de incendiarse rápidamente. Ejemplos de líquidos inflamables son el alcohol y la gasolina. Informe a la enfermera si se encuentra presente un peligro de incendio y si el residente no quiere que lo quiten.

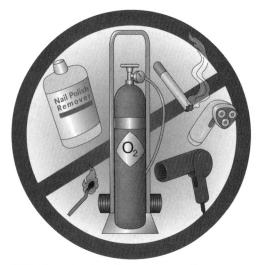

Fig. 7-39. Ejemplos de peligros de incendio.

G Coloque señales de "No Fumar" y de "Oxígeno en Uso". Nunca permita fumar donde se use o se almacene oxígeno.

G No encienda velas o cerillos ni use encendedores cerca del oxígeno. Cualquier tipo de flama abierta que esté presente alrededor del oxígeno es un peligro de incendio.

G Aprenda la manera de apagar el oxígeno en caso de incendio si la institución lo permite. Nunca ajuste el nivel de oxígeno.

G Reporte si la cánula nasal o la mascarilla facial causa irritación. Revise detrás de los oídos si presenta irritación por la sonda (Fig. 7-40).

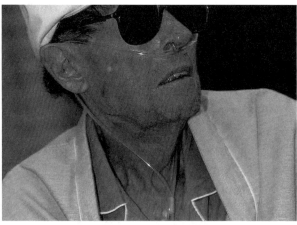

Fig. 7-40. Un residente con cánula nasal.

Las siglas IV quieren decir intravenoso, o dentro de la vena. Un residente que tiene un IV recibe medicamento, nutrición o fluidos por la vena. Cuando un doctor receta un IV, una enfermera introduce una aguja o tubo en la vena. Esto brinda acceso directo al flujo sanguíneo. El medicamento, la nutrición o los fluidos se filtran por gotas de una bolsa suspendida en un poste o son bombeados por una bomba portátil por medio de un tubo hacia la vena (Fig. 7-41). Algunos residentes con condiciones crónicas tendrán una abertura permanente para IV, la cual ha sido quirúrgicamente creada para permitir el acceso fácil de los fluidos del IV. Los asistentes de enfermería nunca introducen o remueven líneas de IV. Usted no será responsable del cuidado del lugar donde está conectado el IV. Su única responsabilidad para el cuidado de IV es reportar y documentar cualquier observación de cambios o problemas con el IV.

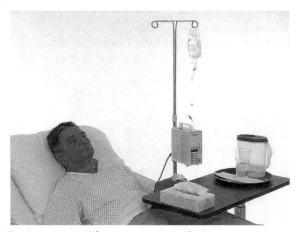

Fig. 7-41. Un residente con terapia de IV.

Observaciones y Reportes: Los IV

Reporte cualquiera de los siguientes cambios a la enfermera:

O/R La sonda/ aguja se cayó o fue removida.

O/R La sonda se desconectó.

O/R Las gasas alrededor del lugar del IV están flojas o no están intactas.

O/R Hay sangre en la sonda o alrededor del lugar del IV.

O/R El lugar del IV está inflamado o descolorido.

O/R El residente reporta dolor.

O/R La bolsa está rota, o el nivel del fluido no parece disminuir.

O/R El fluido del IV no está goteando.

O/R El fluido del IV está por terminarse.

O/R La bomba emite un sonido indicando algún problema.

O/R La bomba se cae.

Como siempre, documente sus observaciones y el cuidado que usted brinda. No moje el lugar donde se encuentra el IV ni baje la bolsa a un nivel más bajo del lugar donde se encuentra el IV. No desconecte el IV de la bomba ni apague una alarma que esté sonando. No tome la presión sanguínea en un brazo que tiene un IV. Tener un IV hace que algunos procedimientos de cuidado sean más difíciles de realizar. Tenga cuidado de no jalar o agarrar un tubo del IV cuando brinde cuidado a los residentes con IV. Hay batas especiales disponibles que tienen mangas que se amarran y desamarran para reducir el riesgo de jalar los IV.

7. Explicar la habitación del residente y el cuidado de ésta

La habitación de un residente es el cuarto o el área donde vive el residente. Tiene muebles y artículos personales. La habitación es el hogar del residente. Debe ser tratada con respeto.

Siempre toque la puerta y espere permiso para entrar. Usted necesitará mantener limpia y ordenada la habitación del residente. Brindar un ambiente limpio, seguro y ordenado es una parte esencial de su trabajo. Después de brindar procedimientos para el cuidado, arregle el área. Limpie y guarde el equipo. No mueva artículos personales sin permiso. Si hay algún peligro de incendio, informe al enfermero. Él le indicará cómo manejar la situación.

Cada habitación puede tener equipo un poco diferente. El equipo estándar incluye:

- Cama eléctrica o manual
- Mesa de noche
- Cómodo de baño/urinal y cobijas
- Vasija de baño
- Riñonera/ vasija de émesis
- Jabón y contenedor para el jabón
- Sábana de baño
- Papel de baño
- Artículos de higiene personal
- Mesa de cama
- Silla
- Botón de llamadas
- Cortina de privacidad

Los artículos pequeños usualmente se guardan en la mesa de noche. La jarra y el vaso para agua frecuentemente se colocan sobre la mesa de noche. Un teléfono y/o un radio y otros artículos, como fotografías, también pueden ser colocados ahí mismo.

La mesa de cama puede ser utilizada para comer o para brindar cuidado personal. Ésta es un área limpia. Se debe mantener limpia y libre de desorden. Los cómodos de baño, urinales, la ropa de cama sucia y otros artículos contaminados no se deben de colocar sobre la mesa de cama.

El sistema de intercomunicación es el sistema de llamadas más común. Cuando un residente presiona el botón, se encenderá una luz y/o se escuchará un timbre en la estación de enfermeras. El botón de llamadas permite que el residente contacte al personal en cualquier momento. Siempre coloque el botón de llamadas al alcance del residente. Responda de inmediato todas las llamadas.

Derechos de los Residentes

Cortinas de Privacidad

Todos los residentes en una institución tienen el derecho legal de privacidad personal. Esto significa que siempre deben ser protegidos de la vista pública al recibir cuidado. Cada cama, usualmente, tiene una cortina de privacidad que se extiende alrededor de toda la cama. Las cortinas evitan que otras personas vean a un residente desvestido o mientras que le brinda procedimientos de cuidado. Mantenga esta cortina cerrada mientras que usted brinda cuidado. Esto ayuda a proteger la privacidad del residente. Aunque las cortinas bloquean la visión, no bloquean el sonido. Mantenga su voz baja. No hable sobre el cuidado de un residente cerca de otras personas. Cierre la puerta siempre que sea posible para brindar una privacidad más completa.

A usted se le enseñará cómo usar muchas piezas del equipo. Aprenda cómo usar y cuidar el equipo apropiadamente. Esto evita infecciones y lesiones. Si usted no sabe cómo utilizar alguna parte del equipo, pida ayuda. No trate de usar equipo que usted no sepa cómo usar.

Guía de Procedimientos: La Habitación del Residente

G   Limpie la mesa de cama después de cada uso. Colóquela al alcance del residente antes de salir de la habitación.

G   Mantenga el equipo limpio y en buena condición. Si cualquier equipo parece estar dañado, repórtelo con la enfermera y/o llene la papelería apropiada para que lo reparen. No use equipo roto o dañado.

G   Mantenga el botón de llamadas al alcance del residente en todo momento. Revise si el residente puede alcanzar el botón de llamadas cada vez que usted salga de la habitación.

G   Remueva las bandejas de comida después de cada comida. Asegúrese que la cama no tenga migajas de comida. Acomode la ropa de cama, como sea necesario. Cambie la ropa de cama si se moja, ensucia o arruga.

G   Reporte de inmediato los signos de insectos o plagas.

G   Reabastezca los artículos de la habitación. Asegúrese que el residente tenga al alcance agua fresca para tomar y una taza limpia. Revise que el residente pueda levantar la jarra y la taza. Asegúrese de que los pañuelos desechables, las toallitas de papel, el papel de baño, el jabón y cualquier otro artículo que se necesite sean reabastecidos diariamente antes de que usted se vaya.

G   Si se necesita vaciar los contenedores de la basura o si el baño necesita ser limpiado, notifique al departamento de limpieza. Los contenedores de basura deben ser vaciados todos los días.

G   No remueva las pertenencias de los residentes. No deseche los artículos de los residentes. Respete las cosas de los residentes.

G   Limpie el equipo o llévelo al área apropiada para limpieza. Ordene la habitación.

8. Explicar la importancia de dormir bien y de tender la cama apropiadamente

Dormir es un periodo natural para descansar la mente y el cuerpo. Mientras que una persona duerme, la energía de la mente y del cuerpo es restaurada. Durante el sueño, las funciones vitales son realizadas, incluyendo reparar y renovar las células, procesar información y organizar la memoria. El sueño es una parte esencial de la salud y del bienestar de una persona.

La mayoría de las personas ancianas, especialmente aquéllas que viven lejos de casa, tienen problemas para dormir. Muchas cosas pueden afectar el sueño, como el miedo, la ansiedad, el ruido, la alimentación, los medicamentos y la enfermedad. Compartir una habitación con otra persona puede perturbar el sueño.

Observaciones y Reportes: Problemas para Dormir

Cuando un residente se queja de que no está durmiendo bien, observe y reporte lo siguiente:

- O/R Duerme demasiado durante el día
- O/R Come alimentos o toma bebidas que contienen demasiada cafeína muy tarde en el día
- O/R Usa ropa para dormir durante el día
- O/R Come alimentos pesados muy tarde en la noche
- O/R Se rehúsa a tomar el medicamento ordenado para el sueño
- O/R Toma medicamento nuevo
- O/R Ve televisión, escucha radio o tiene una luz prendida muy tarde en la noche
- O/R Tiene dolor

La falta de sueño causa muchos problemas. Estos incluyen disminución de las funciones mentales, tiempo de reacción reducido e irritabilidad. La falta del sueño también disminuye la función del sistema inmune.

Algunos residentes pasan mucho o todo el tiempo en cama. El tender la cama con cuidado es esencial para la comodidad, limpieza y salud. La ropa de cama siempre debe ser cambiada después de que se brinda cuidado personal, como baños de cama. Cámbielas cada vez que se encuentren húmedas, sucias o que necesiten ser acomodadas. La ropa de cama debe ser cambiada con frecuencia por las siguientes razones:

- Las sábanas que están húmedas, arrugadas o amontonadas son incómodas. Esto puede evitar que el residente duerma bien.
- Los microorganismos viven en ambientes húmedos y cálidos. La ropa de cama que está húmeda o sucia puede causar infecciones y enfermedades.
- Los residentes que pasan muchas horas en cama tienen riesgo de presentar úlceras de presión. Las sábanas que no se acomodan bien incrementan este riesgo al cortar la circulación.

Guía de Procedimientos: Tender la Cama

G Mantenga la ropa de cama libre de arrugas y bien acomodada. Cambie la ropa de cama cada vez que esté húmeda, arrugada o sucia.

G Lávese las manos antes de manejar ropa de cama limpia.

G Cargue la ropa de cama sucia lejos de usted. Colóquela de inmediato en el contenedor apropiado. Si la ropa de cama sucia toca su uniforme, éste se contaminará (Fig. 7-42).

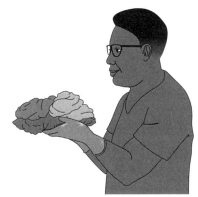

Fig. 7-42. Cargue la ropa de cama sucia lejos de su uniforme.

G No sacuda la ropa del residente ni la ropa de cama ya que pueden propagar contaminantes que se transmiten por aire.

G Póngase los guantes antes de quitar la ropa de cama.

G Busque artículos personales como dentaduras postizas, aparatos para asistencia auditiva, joyería y anteojos, antes de remover la ropa de cama.

G Cuando remueva la ropa de cama sucia, enróllela de manera que el área más sucia se encuentre por dentro. Enrollar pone la superficie más sucia de la ropa de cama hacia adentro. Esto reduce la contaminación.

G Coloque la ropa de cama sucia en una bolsa en el punto de origen. No se la lleve a la habitación de otros residentes.

G Clasifique la ropa de cama sucia lejos de las áreas de cuidado de los residentes.

G Coloque la ropa de cama mojada en bolsas anti-escurrimiento.

G Cambie las almohadillas desechables siempre que se ensucien o se mojen. Deséchelas apropiadamente.

Si un residente no se puede levantar de la cama, usted debe cambiar la ropa de cama con el residente en la cama. Una cama **ocupada** se tiende mientras que el residente se encuentra en cama. Cuando tienda la cama, use una postura amplia. Doble sus rodillas y evite doblarse de la cintura, especialmente cuando meta las sábanas o cobijas por debajo de los colchones. Evite doblarse de la cintura especialmente cuando acomoda las sábanas o cobijas debajo del colchón. Suba la altura de la cama para que sea más fácil y más seguro.

Los colchones pueden ser pesados. Es más fácil tender una cama vacía que una cama con el residente. Una **cama desocupada** es una cama que se tiende cuando el residente no está en cama. Si el residente puede ser movido, su trabajo será más sencillo.

Tender una cama ocupada

Equipo: ropa de cama limpia: protector de colchón, sábana de cajón (inferior) plana o ajustable, protector de cama impermeable de ser necesario, sábana de arrastre de algodón, sábana superior plana, cobija(s), sábana de baño, funda(s) de almohada, guantes

1. Lávese las manos.
   Provee control de infecciones.

2. Identifíquese por su nombre. Identifique al residente por su nombre.
   El residente tiene el derecho de conocer la identidad de su proveedor de cuidado. Identificar al residente por su nombre muestra respeto y establece la identificación correcta.

3. Explique el procedimiento al residente. Hable de manera clara, lenta y directa. Mantenga contacto de cara a cara cuando sea posible.
   Promueve el entendimiento y la independencia.

4. Brinde privacidad al residente con cortinas, biombos o puertas.
   Mantiene los derechos del residente de privacidad y dignidad.

5. Coloque la ropa limpia de cama al alcance en una superficie limpia (por ejemplo, mesa de noche, mesa de cama o silla).
   Previene la contaminación de la ropa de cama.

6. Ajuste la cama a un nivel seguro para trabajar, usualmente a la altura de la cintura. Baje la cabecera de la cama y ponga el freno en las llantas.
   Cuando la cama está plana, se puede mover al residente sin ir contra la gravedad. El ajustar la cama a un nivel seguro para trabajar previene que usted y el residente se lesionen.

7. Póngase los guantes.
   Evita que usted tenga contacto con los fluidos corporales.

8. Afloje la ropa de cama superior de la orilla de la cama en el lado donde se encuentra usted. Desdoble la sábana de baño sobre la sábana superior para cubrir al residente. Remueva la sábana superior.

9. Usted arreglará un lado de la cama a la vez. Si la cama tiene barandales laterales, levante al barandal del lado más lejano a usted. Después de levantar el barandal, vaya al otro lado. Ayude al residente a voltearse sobre su costado, moviéndolo hacia el lado contrario a usted y hacia el lado que tiene el barandal levantado (Fig. 7-43).

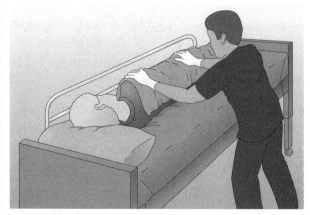

Fig. 7-43. *Voltee al residente sobre su costado, hacia el lado que tiene el barandal levantado.*

10. Afloje la sábana inferior sucia, el protector de colchones y el protector de cama, si la cama los tiene puestos, del lado donde usted está trabajando.

11. Enrolle la ropa de cama inferior sucia hacia donde se encuentra el residente. Acomódela bien ajustada contra la espalda del residente.
Al enrollar la ropa de cama, se coloca la superficie más sucia hacia adentro, reduciendo la contaminación. Mientras más cerca del residente se enrolle la ropa de cama, será más fácil de removerla por el otro lado.

12. Coloque y meta en el colchón la ropa de cama inferior limpia. Termine con una sábana inferior libre de arrugas y forme esquinas de hospital para mantener las sábanas inferiores libres de arrugas (Fig. 7-44).
Las esquinas de hospital evitan que los pies del residente estén restringidos o enredados en la ropa de cama cuando se acueste o levante de la cama.

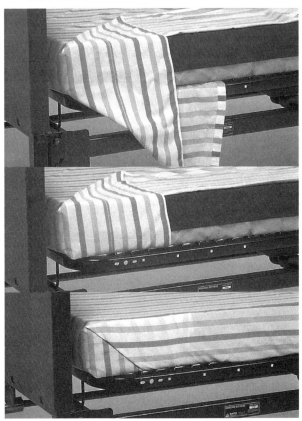

Fig. 7-44. Las esquinas de hospital ayudan a mantener lisas las sábanas debajo del residente. Ayudan a evitar que los pies del residente estén restringidos o que se queden colgados con la ropa de cama cuando se acueste o levante de la cama.

13. Alise la sábana inferior hacia el residente. Asegúrese que el protector de colchón no tenga arrugas. Enrolle el material sobrante hacia el residente y métalo debajo del cuerpo del residente (Fig. 7-45).

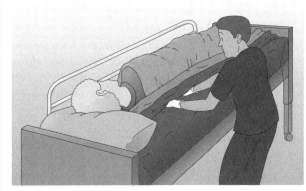

Fig. 7-45.

14. Si utiliza un protector impermeable, desdóblelo y acomódelo en el centro de la cama. Meta la parte del protector del lado donde se encuentra usted por debajo del colchón. Alise hacia el residente y métalo por debajo como le hizo con la sábana.

15. Si utiliza una sábana de arrastre, colóquela en la cama. Métala por el lado donde se encuentra usted, alise y métala debajo como le hizo con la otra ropa de cama.

16. Levante el barandal del lado donde se encuentra usted. Vaya hacia el otro lado de la cama. Baje el barandal y ayude al residente a voltearse hacia el lado de la cama que tiene la ropa de cama limpia (Fig. 7-46). Proteja al residente de cualquier materia sucia en la ropa de cama anterior.

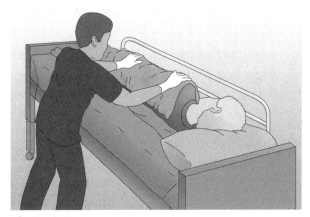

Fig. 7-46.

17. Afloje la ropa de cama sucia. Busque artículos personales. Enrolle la ropa de cama desde la cabecera hacia el pie de cama. Evite

el contacto con su piel o ropa. Colóquela en el cesto o en la bolsa.

Siempre trabaje de la parte más limpia (cabecera de la cama) hacia la parte más sucia (pie de cama) para evitar la propagación de infecciones. Al enrollar se coloca la superficie más sucia hacia adentro, reduciendo la contaminación.

18. Jale y meta la ropa de cama inferior limpia, como lo hizo del otro lado. Termine con una sábana inferior libre de arrugas.

19. Pida al residente que se voltee sobre su espalda. Ayude como sea necesario. Mantenga al residente cubierto y cómodo, con una almohada debajo de la cabeza. Levante el barandal de cama

20. Desdoble la sábana superior. Colóquela sobre el residente y pídale que la sostenga. Saque la sábana de baño deslizándola por abajo. Colóquela en el cesto o en la bolsa.

21. Coloque una cobija sobre la sábana superior. Coloque las orillas superiores a la misma altura y meta las orillas inferiores de la sábana superior y de la cobija por debajo del colchón. Forme esquinas de hospital en cada lado. Afloje la ropa de cama superior sobre los pies del residente. En la cabecera de la cama, doble unas seis pulgadas de la sábana superior sobre la cobija.

Aflojar la ropa de cama superior sobre los pies del residente evita presión sobre los pies, lo cual puede tener como resultado úlceras por presión.

22. Remueva la almohada. No la sostenga cerca de su cara. Remueva la funda sucia volteándola de adentro hacia afuera. Colóquela en el cesto o en la bolsa.

23. Quítese los guantes y tírelos. Lávese las manos.
Provee control de infecciones.

24. Con una mano, agarre la funda de la almohada limpia de la parte cerrada. Voltee la funda de adentro hacia fuera sobre su brazo. Después, utilizando la misma mano que tiene la funda, agarre una orilla angosta de la almohada. Jale la funda sobre la almohada con su mano libre (Fig. 7-47). Haga lo mismo con cualquier otra almohada. Colóquelas debajo de la cabeza del residente con la orilla abierta del lado contrario a la puerta.

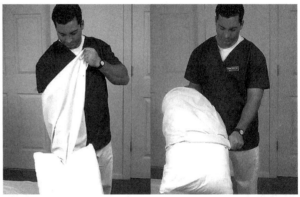

Fig. 7-47. *Después de que la funda de la almohada se voltea de adentro hacia afuera sobre su brazo, tome una orilla de la almohada. Jale la funda sobre la almohada.*

25. Asegúrese que el residente se sienta cómodo.

26. Regrese la cama a la posición más baja. Baje los barandales laterales de la cama, si fueron levantados. Remueva las medidas de privacidad.
Bajar la cama brinda seguridad.

27. Coloque el botón de llamadas al alcance del residente.
Permite que el residente se comunique con el personal cuando lo necesite.

28. Lleve el cesto o la bolsa con ropa sucia al área apropiada.

29. Lávese las manos.
Provee control de infecciones.

30. Reporte a la enfermera cualquier cambio en el residente.
Brinda información a la enfermera para evaluar al residente.

31. Documente el procedimiento utilizando la guía de procedimientos de la institución.
Lo que usted escriba es un registro legal de lo que usted hizo. Si usted no lo documenta, legalmente no pasó.

Tender una cama desocupada

Equipo: ropa de cama limpia: protector de colchón, sábana de cajón (inferior) plana o ajustable, protector de cama impermeable de ser necesario, cobija(s), sábana de arrastre de algodón, sábana superior plana, funda(s) de almohada, guantes

1. Lávese las manos.
   Provee control de infecciones.

2. Coloque la ropa limpia de cama en una superficie limpia al alcance (ej. mesa de noche, mesa de cama o silla).
   Previene la contaminación de la ropa de cama.

3. Ajuste la cama a un nivel seguro para trabajar, usualmente a la altura de la cintura. Coloque la cama en la posición más plana. Ponga el freno en las llantas de la cama.
   Permite que usted tienda la cama de manera ordenada y libre de arrugas.

4. Póngase los guantes.
   Evita que usted tenga contacto con los fluidos corporales.

5. Afloje la ropa de cama sucia. Enróllela (con el lado sucio hacia adentro) desde la cabecera hacia el pie de cama. Evite tener contacto con su piel o ropa. Colóquela en un cesto o en la bolsa.
   Siempre trabaje de la parte más limpia (cabecera de la cama) hacia la parte más sucia (pie de cama) para evitar la propagación de infecciones. Al enrollar se coloca la superficie más sucia hacia adentro, reduciendo el riesgo de contaminación.

6. Quítese los guantes y tírelos. Lávese las manos.
   Provee control de infecciones.

7. Vuelva a tender la cama. Extienda el protector de colchón y la sábana inferior metiéndola por debajo del colchón. Forme esquinas de hospital para mantener la sábana inferior libre de arrugas. Coloque el protector del colchón y la sábana de arrastre. Alise y métalos por debajo de los lados de la cama.

8. Coloque la sábana superior y la cobija sobre la cama. Colóquelas en el centro y métalas por debajo de la orilla de la cama y forme esquinas de hospital. Doble unas seis pulgadas de la sábana superior sobre la cobija. Doble la sábana superior y la cobija hacia abajo para que el residente pueda acostarse fácilmente en la cama. Si el residente no va a regresar a la cama inmediatamente, deje la ropa de cama hacia arriba.

9. Remueva las almohadas y las fundas. Ponga fundas limpias. Vuelva a colocar las almohadas.

10. Regrese la cama a la posición más baja.

11. Lleve el cesto o la bolsa con la ropa sucia al área apropiada.

12. Lávese las manos.
    Provee control de infecciones.

13. Documente el procedimiento utilizando la guía de procedimientos de la institución.
    Lo que usted escriba es un registro legal de lo que usted hizo. Si usted no lo documenta, legalmente no pasó.

Una cama **cerrada** es una cama que está completamente tendida con las sábanas y cobijas en su lugar. Esta cama se tiende así para residentes que estarán fuera de la cama la mayor parte del día. También se tiende así cuando un residente es dado de alta. Una cama cerrada se convierte en una cama **abierta** cuando se dobla la ropa de cama hacia el pie de cama. Una cama abierta es una cama que está lista para recibir a un residente que ha estado fuera de la cama todo el día o que ha sido admitido en la institución.

9. Explicar la limpieza de heridas y los vendajes

El vendaje estéril cubre heridas abiertas o que drenan. Un enfermero cambia estos vendajes. Los vendajes no estériles se aplican en heridas secas y cerradas que tienen menos posibilidad de infección. Los asistentes de enfermería pueden ayudar a cambiar vendajes no estériles.

Cambiar un vendaje seco usando la técnica no estéril

Equipo: paquete de gasas cuadradas, cinta adhesiva, tijeras, 2 pares de guantes

1. Lávese las manos.
   Provee control de infecciones.

2. Identifíquese por su nombre. Identifique al residente por su nombre.
   El residente tiene el derecho de conocer la identidad de su proveedor de cuidado. Identificar al residente por su nombre muestra respeto y establece la identificación correcta.

3. Explique el procedimiento al residente. Hable de manera clara, lenta y directa. Mantenga contacto de cara a cara cuando sea posible.
   Promueve el entendimiento y la independencia.

4. Brinde privacidad al residente con cortinas, biombos o puertas.
   Mantiene los derechos del residente de privacidad y dignidad.

5. Corte pedazos de la cinta lo suficientemente largos para sujetar el vendaje. Cuelgue la cinta en la orilla de la mesa al alcance. Abra un paquete de gasas cuadradas de 4 pulgadas sin tocar la gasa. Coloque el paquete abierto en una superficie plana.

6. Póngase los guantes.
   Evita que usted tenga contacto con los fluidos corporales.

7. Remueva el vendaje sucio desprendiendo suavemente la cinta hacia la herida. Levante el vendaje de la herida. No lo arrastre sobre la herida. Observe si el vendaje presenta olor. Observe el color y el tamaño de la herida. Deseche el vendaje usado en el contenedor apropiado. Quítese los guantes y tírelos.
   Evita alterar la curación de la herida. Reduce el riesgo de contaminación.

8. Lávese las manos.
   Provee control de infecciones.

9. Póngase guantes nuevos. Tocando sólo las orillas exteriores de la gasa nueva de cuatro pulgadas, remuévala del paquete. Colóquela sobre la herida. Sujete firmemente la gasa con cinta (Fig. 7-48).
   Mantiene la gasa tan limpia como sea posible.

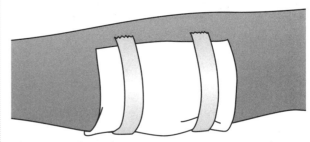

Fig. 7-48. *Coloque la gasa con cinta para sujetar el vendaje. No cubra por completo todas las áreas de la gasa con cinta adhesiva.*

10. Quítese los guantes y tírelos.

11. Lávese las manos.
    Provee control de infecciones.

12. Remueva las medidas de privacidad.

13. Coloque el botón de llamadas al alcance del residente.
    Permite que el residente se comunique con el personal cuando lo necesite.

14. Reporte a la enfermera cualquier cambio en el residente.
    Brinda información a la enfermera para evaluar al residente.

15. Documente el procedimiento utilizando la guía de procedimientos de la institución.
    Lo que usted escriba es un registro legal de lo que usted hizo. Si usted no lo documenta, legalmente no pasó.

Las vendas elásticas, o no estériles (en ocasiones llamadas vendas ACE® o "ACE® bandages" en inglés) se utilizan para sostener las gasas del vendaje en su lugar, para sujetar tablillas y para apoyar y proteger partes del cuerpo. Adicionalmente, estas vendas pueden reducir la inflamación que ocurre con una lesión.

Es posible que se le pida a las NA que ayuden con las vendas elásticas. Las tareas pueden incluir las siguientes:

- Llevar las vendas al residente

- Acomodar al residente para colocar las vendas

- Lavar y almacenar las vendas

- Documentar las observaciones sobre el vendaje

Algunos estados del país permiten que las NA coloquen y quiten vendas elásticas. Siga las reglas de su institución y el plan de cuidado en relación con las vendas elásticas. Si usted tiene permitido ayudar con estos vendajes, revíselos con frecuencia, ya que pueden arrugarse, aflojarse o apretarse. Revise al residente 15 minutos después de que el vendaje fue aplicado para ver si presenta signos de mala circulación. Los signos y síntomas de mala circulación incluyen:

- Inflamación
- Piel azulada o cianótica
- Piel brillosa y apretada
- Piel fresca al tacto
- Úlceras por presión
- Entumecimiento
- Hormigueo
- Dolor o molestia

Afloje las vendas si usted nota cualquier signo que indique mala circulación y notifique a la enfermera de inmediato.

Nutrición e Hidratación

1. Identificar los seis nutrientes básicos y explicar Mi Pirámide nutricional

Una buena nutrición es muy importante. La **nutrición** es la manera en que el cuerpo utiliza la comida para mantenerse saludable. El cuerpo necesita una dieta bien balanceada con nutrientes y suficientes fluidos. Esto nos ayuda a generar nuevas células, a mantener una buena función del cuerpo y a tener energía. La buena nutrición en los primeros años de vida ayuda a asegurar una buena salud después. Para las personas enfermas o ancianas, una dieta bien balanceada ayuda a mantener los tejidos de la piel y de los músculos y a prevenir úlceras de presión. Una buena dieta promueve la curación y también nos ayuda a sobrellevar el estrés.

Un **nutriente** es algo que se encuentra en la comida que brinda energía, promueve el crecimiento y la salud y ayuda a regular el metabolismo. El metabolismo es el proceso por el cual los nutrientes se dividen para ser utilizados por el cuerpo para obtener energía y satisfacer otras necesidades. El cuerpo necesita los siguientes seis nutrientes para su crecimiento y desarrollo:

1. **Proteína.** Las proteínas son parte de todas las células del cuerpo. Son esenciales para el crecimiento y la reparación de los tejidos. Las proteínas también brindan abastecimiento alterno de energía para el cuerpo. Las fuentes de proteínas incluyen pescado, mariscos, aves, carne, huevos, leche, queso, nueces, mantequilla de nueces, chícharos, frijoles secos, legumbres y productos de soya (tofu, tempeh, hamburguesas vegetarianas) (Fig. 8-1). Los cereales de granos enteros, las pastas, el arroz y el pan también contienen algo de proteínas.

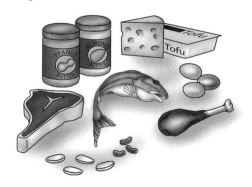

Fig. 8-1. *Fuentes de proteínas.*

2. **Carbohidratos.** Los carbohidratos proporcionan el combustible para las necesidades energéticas del cuerpo. Abastecen proteínas adicionales y ayudan al cuerpo a usar la grasa de manera eficiente. Los carbohidratos también brindan fibra, la cual es necesaria para la defecación. (Fig. 8-2). Los carbohidratos pueden ser divididos en dos tipos básicos: carbohidratos complejos y los carbohidratos simples. Los carbohidratos complejos se encuentran en el pan, cereal, papa, arroz, pasta, verduras y frutas. Los carbohidratos simples se encuentran en la comida como azúcares, dulces, jarabe y jaleas. Los carbohidratos simples no tienen el mismo valor nutricional que los carbohidratos complejos (Fig. 8-2).

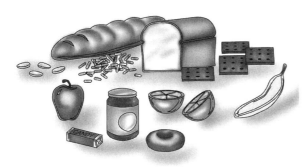

Fig. 8-2. Fuentes de carbohidratos.

3. **Grasas**. La grasa ayuda al cuerpo a almacenar energía. La grasa del cuerpo también brinda aislamiento, protegiendo a los órganos del cuerpo. Además, la grasa también ayuda a que el cuerpo absorba vitaminas y agrega sabor a la comida. El exceso de grasa en la dieta se almacena como grasa en el cuerpo. Algunos ejemplos de grasa son mantequilla, margarina, aderezos de ensaladas, aceites y grasas animales de carnes, productos lácteos, aves y pescado (Fig. 8-3).

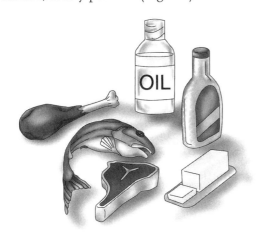

Fig. 8-3. Fuentes de grasa.

La grasa vegetal monoinsaturada (incluyendo el aceite de oliva y el aceite de canola) y las grasas vegetales polinsaturadas (incluyendo el aceite de girasol y de elote) son los tipos de grasa más saludables. Las grasas saturadas, incluyendo las grasas animales como la mantequilla, el tocino y otras carnes grasosas, no son tan saludables. Deben estar limitadas.

4. **Vitaminas**. Las vitaminas son sustancias que el cuerpo necesita para funcionar. El cuerpo no puede producir la mayoría de las vitaminas; únicamente pueden obtenerse de la comida. Las vitaminas A, D, E y K son vitaminas solubles en grasa; esto significa que son transportadas y almacenadas en la grasa del cuerpo. Las vitaminas B y C son solubles en el agua; esto significa que son divididas por el agua que se encuentra en nuestro cuerpo. Éstas no pueden ser almacenadas en el cuerpo; son eliminadas en la orina y en las heces fecales.

5. **Minerales**. Los minerales forman y mantienen las funciones del cuerpo. Brindan energía y controlan procesos. Algunos ejemplos de minerales son el zinc, hierro, calcio y magnesio. Los minerales se encuentran en muchas comidas.

6. **Agua**. Una mitad o dos terceras partes del peso de nuestro cuerpo es agua. Necesitamos alrededor de 64 onzas u ocho vasos de agua o de otros fluidos al día. El agua es el nutriente más esencial para la vida. Sin el agua, una persona sólo puede vivir unos cuantos días. El agua ayuda en la digestión y en la absorción de la comida. Ayuda con la eliminación del desperdicio. Por medio de la transpiración, el agua ayuda a mantener la temperatura normal del cuerpo. Mantener suficientes fluidos en nuestro cuerpo es necesario para tener una buena salud.

Los líquidos que tomamos –agua, jugo, soda, café, té y leche– brindan la mayoría del agua que usa nuestro cuerpo. Algunos alimentos también son fuentes de agua, incluyendo sopa, apio, lechuga, manzanas y duraznos.

La mayoría de los alimentos tienen varios nutrientes. Ninguna comida tiene todos los nutrientes que se necesitan para tener un cuerpo sano. Es por esto que es importante consumir una dieta diaria que esté bien balanceada. No existe ningún plan alimenticio que sea correcto para todos. Las personas tienen diferentes necesidades nutricionales dependiendo de la edad, género y nivel de actividad.

En 1980, el Departamento de Agricultura de Estados Unidos (USDA por sus siglas en inglés) desarrolló una Pirámide Nutricional ("Food

Guide Pyramid" en inglés) como una guía para ayudar a promover la práctica de una alimentación saludable. En el 2005, en respuesta a nueva información científica sobre nutrición y salud y a nuevas tecnologías de herramientas de apoyo, Mi Pirámide ("MyPyramid" en inglés) fue desarrollada (Fig. 8-4). Mi Pirámide reemplaza la Pirámide Nutricional anterior. Mi Pirámide es una versión personalizada de la Pirámide Nutricional anterior que ofrece planes individuales en base a la edad, género y nivel de actividad.

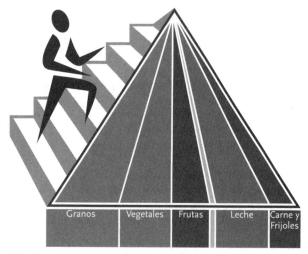

Fig. 8-4. *Mi Pirámide fue desarrollada para ayudar a promover la práctica de una alimentación saludable. Ofrece planes individuales en base a la edad, al género y al nivel de actividad.*

Esta Pirámide está hecha de seis niveles de diferentes tamaños y colores. Cada color representa un grupo de comida - naranja para los granos, verde para los vegetales, marrón para las frutas, amarillo para los aceites, azul para la leche y morado para la carne y los frijoles. Los diferentes tamaños indican que no todos los grupos de alimentos deben formar una parte equivalente de una dieta saludable. El nivel naranja, los granos, es el nivel más grande. Esto significa que los granos deben ser la proporción más alta de la dieta. Los niveles más pequeños, como el nivel morado que representa la carne y los frijoles, deben formar una parte más pequeña de los alimentos consumidos. El nivel más pequeño, el amarillo, representa los aceites. Los aceites contienen ácidos grasos esenciales; sin embargo, este nivel no está enfatizado porque el cuerpo necesita grasa y aceites en cantidades más pequeñas.

Los niveles de la pirámide son anchos en la parte inferior y son delgados en forma de punta en la parte superior. Esto es un recordatorio de que existe una gran variedad de comidas que forman cada grupo. Muchas opciones están disponibles para ayudar a cumplir los requerimientos diarios. Los alimentos que tienen muchos nutrientes y que son bajos en grasa y calorías deben formar la "base" de una dieta saludable. Están representados en la base ancha de la pirámide. Los alimentos que son altos en grasa y azúcares que tienen menos valor nutricional se encuentran en la parte superior angosta. Deben ingerirse con menor frecuencia.

La nueva pirámide también enfatiza la importancia de la actividad física, como se representa por la figura que sube las escaleras. La actividad física va de la mano con la dieta para formar un estilo de vida saludable. El USDA (Departamento de Agricultura de los Estados Unidos por sus siglas en inglés) recomienda al menos 30 minutos diarios de actividad vigorosa para todas las personas. Sesenta minutos o más es todavía mejor.

Granos. El grupo de los granos incluye todos los alimentos hechos de trigo, arroz, avena, harina de maíz, cebada y otros granos. Algunos ejemplos son el pan, la pasta, la avena, los cereales para el desayuno, las tortillas y el salvado de maíz. Una rebanada de pan, una taza de cereal listo para comer, o ½ taza de arroz cocido, pasta o cereal cocido pueden ser considerados como el equivalente a una onza del grupo de los granos.

Al menos la mitad de todos los granos consumidos deben ser granos enteros. Las palabras en las etiquetas de los alimentos que aseguran que los granos son granos enteros incluyen: arroz café, arroz salvaje, trigo integral, avena, elote de grano entero, avena entera, trigo entero y centeno entero.

Vegetales. El grupo de vegetales incluye todos los vegetales frescos, congelados, enlatados y secos, así como el jugo de los vegetales. Una taza de vegetales crudos o cocidos, una taza de jugo de vegetales o dos tazas de vegetales verdes crudos con hojas pueden ser consideradas como una taza del grupo de vegetales. Existen cinco subgrupos dentro del grupo de vegetales organizados por el contenido nutricional; los cuales son vegetales verdes oscuros, vegetales naranjas, frijoles secos y chícharos, vegetales almidonados y otros vegetales. Una variedad de vegetales de estos subgrupos debe ser consumida cada día. Los vegetales verdes oscuros, los vegetales naranjas, los frijoles secos y los chícharos contienen el mejor contenido nutricional.

Los vegetales son bajos en grasas y calorías y no tienen colesterol (aunque las salsas y los sazonadores le pueden agregar grasa, calorías y colesterol). Son buenas fuentes de fibra dietética, potasio, vitamina A, vitamina E y vitamina C.

Frutas. El grupo de las frutas incluye todas las frutas frescas, congeladas, enlatadas, secas y los jugos de frutas. Una taza de fruta, una taza de jugo 100% de fruta o ½ taza de fruta seca pueden ser considerados como una taza del grupo de fruta. La mayoría de las opciones deben tener fruta entera o cortada en lugar de jugo por la fibra dietética adicional que brindan.

Las frutas, como los vegetales, son naturalmente bajos en grasa, sodio y calorías y no tienen colesterol. Son fuentes importantes de fibra dietética y de muchos nutrientes, incluyendo ácido fólico y vitamina C.

Leche. El grupo de la leche incluye todos los tipos de productos lácteos líquidos y de productos derivados de la leche que retienen su contenido de calcio, como el queso y el yogurt. Los alimentos que se producen de la leche y que tienen poco o nada de calcio, como lo son el queso crema, la crema y la mantequilla, no son parte de este grupo. La mayoría de las opciones de los productos lácteos debe ser libre de grasa o bajo en grasa (Fig. 8-5). Una taza de leche o yogurt, una onza y media de queso natural o dos onzas de queso procesado pueden ser consideradas como una taza del grupo de la leche.

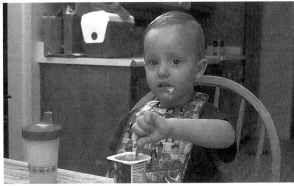

Fig. 8-5. *El yogurt bajo en grasa en una buena fuente de calcio.*

Los alimentos en el grupo de la leche brindan nutrientes que son vitales para la salud y el mantenimiento de nuestro cuerpo. Estos nutrientes incluyen calcio, potasio, vitamina D y proteínas. El calcio se utiliza para formar huesos y dientes y para mantener la masa ósea. Los productos lácteos son la fuente primaria de calcio en la alimentación de los estadounidenses.

Carne y Frijoles. Una onza de carne sin grasa, de carne de aves o de pescado, un huevo, una cucharada de crema de cacahuate, ¼ de taza de frijoles secos cocidos o ½ onza de nueces o semillas pueden ser consideradas como el equivalente a una onza del grupo de carnes y frijoles. Los chícharos y los frijoles secos pueden ser incluidos como parte de este grupo o como parte del grupo de vegetales. Si la carne se come con regularidad, los chícharos y los frijoles secos deben ser incluidos con los vegetales. De lo contrario, deben ser incluidos como parte de este grupo.

La mayoría de la carne y de las aves deben ser sin grasa o bajo en grasa. Las dietas que son altas en grasas saturadas elevan los niveles de colesterol "malo" en la sangre. El pescado, las nueces y las semillas contienen aceites saludables. Estos alimentos son una buena opción en lugar de la carne o de las aves. Algunas nueces o semillas (lino, nuez) son excelentes fuentes de ácidos grasos esenciales. Estos ácidos pueden reducir el riesgo de enfermedad cardiovascular. Algunas semillas o nueces también son buenas fuentes de vitamina E (semillas de girasol, almendras, avellanas).

Los vegetarianos obtienen suficiente proteína de este grupo siempre y cuando la variedad y la cantidad de alimentos seleccionados sean las adecuadas. Las fuentes de proteína para los vegetarianos en este grupo incluyen huevos (para los ovo-vegetarianos), frijoles, nueces, mantequilla de nueces, chícharos y productos de soya (tofu, tempeh, hamburguesas vegetarianas).

Aceites. Los aceites incluyen grasas que son líquidas a la temperatura ambiental, tales como aceite de canola, de elote, de oliva, de soja y de girasol. Algunos alimentos son naturalmente altos en grasa, como las nueces, las olivas, algunos pescados y el aguacate. Los alimentos que principalmente son aceite incluyen la mayonesa, ciertos aderezos para ensalada y la margarina suave.

La mayoría de las grasas que usted come deben de ser polinsaturadas (PUFA por sus siglas en inglés) o monoinsaturadas (MUFA por sus siglas en inglés). Los aceites son la fuente principal de las MUFA y de las PUFA en la alimentación. Las grasas PUFA contienen algunos ácidos grasos que son necesarios para la salud. A éstos se les llaman "ácidos grasos esenciales". La mayoría de los estadounidenses obtienen suficiente aceite en los alimentos que consumen, como nueces, pescado, aceite para cocinar y aderezos para ensaladas.

Actividad. La actividad física y la nutrición trabajan juntos para tener una mejor salud. Estar activo incrementa la cantidad de calorías quemadas. Con el envejecimiento, el metabolismo se vuelve más lento. Mantener el balance de la energía requiere moverse más y comer menos. Para beneficio de la salud, la actividad física debe ser moderada o vigorosa y sumar por lo menos 30 minutos al día. Para mayor información sobre Mi Pirámide, visite la página de Internet: mypyramid.gov.

Los adultos mayores tienen diferentes necesidades nutricionales. La Universidad de Tufts desarrolló una versión de Mi Pirámide específicamente diseñada para los adultos mayores. Debido a que su metabolismo es más lento y la actividad es menor, los ancianos, necesitan comer menos para mantener su peso corporal. Aunque las calorías pueden ser reducidas, las necesidades diarias para la mayoría de los nutrientes no disminuyen. La versión de "Mi Pirámide modificada para los adultos mayores" tiene una base más estrecha para reflejar una disminución en las necesidades de la energía. Enfatiza alimentos con muchos nutrientes, fibra y agua. Los suplementos alimenticios pueden ser apropiados para muchas personas mayores. Para obtener más información sobre la versión de "Mi Pirámide modificada para los adultos mayores", visite la página de Internet: nutrition.tufts.edu

2. Describir factores que tienen influencia sobre las preferencias de la comida

La cultura, el origen étnico, los ingresos económicos, la educación, la religión y la geografía afectan las ideas sobre nutrición. Las preferencias de la comida pueden estar formadas por lo que usted comió de niño, por lo que sabe bien o por las creencias personales sobre lo que debe comer (Fig. 8-6). Algunas personas escogen no comer nada de animales o de productos animales, como la carne, el pollo, la mantequilla o los huevos. Estas personas son vegetarianas o "vegans" (abreviatura en inglés).

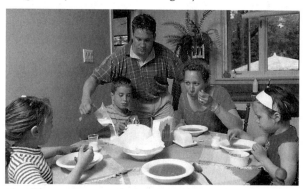

Fig. 8-6. Los gustos y disgustos de la comida son influenciados por lo que usted comió de niño.

La región o la cultura en la que usted creció usualmente afectan sus preferencias sobre la comida. A las personas del suroeste de Estados

Unidos les puede gustar la comida condimentada o picante. La "cocina sureña" puede incluir comida frita, como el pollo frito o la okra frita. Los grupos étnicos con frecuencia comparten alimentos comunes, los cuales se pueden comer en ciertos periodos del año o todo el tiempo. Las creencias religiosas también afectan la alimentación. Algunas personas musulmanas y judías no comen puerco. Es posible que algunos mormones no tomen alcohol, café o té.

Las preferencias de los alimentos pueden cambiar mientras que un residente está viviendo en una institución. Así como usted puede decidir por un tiempo que le gustan más algunos alimentos y luego cambiar de parecer, también le pasa a los residentes. Sin importar cuáles sean las preferencias del residente, respételas. Nunca se burle de las preferencias personales. Si usted nota que ciertos alimentos no se los come el residente -sin importar qué tan pequeña sea la cantidad- repórtelo al enfermero.

Derechos de los Residentes
Selección de Alimentos

Los residentes tienen el derecho legal de tomar decisiones sobre su comida. Ellos pueden elegir qué tipo de comida quieren comer; se pueden rehusar a comer los alimentos y a tomar las bebidas que le están ofreciendo. Usted debe aceptar las preferencias y creencias personales de un residente sobre seleccionar y evitar alimentos específicos. Aunque los residentes tienen el derecho de rehusarse, haga preguntas cuando esto pase; por ejemplo, si un residente se rehúsa a cenar, pregunte si algo está mal con la comida. Quizás el residente le responda que es judío y no se come la chuleta de puerco porque no tiene certificación kosher. Responda ante las solicitudes de diferentes alimentos de manera agradable. Explique que usted lo reportará con la enfermera y le traerán otra comida tan pronto como sea posible. Remueva la bandeja de alimentos y llévesela al nutriólogo o al departamento de alimentos para que puedan ofrecer alguna otra alternativa.

3. Explicar las dietas especiales

En algunas ocasiones, el doctor asigna una dieta especial para los residentes que están enfermos. Estas dietas se les conocen como **dietas tera-**

péuticas, **modificadas** o **especiales**. Ciertos nutrientes o fluidos pueden necesitar ser restringidos. Los medicamentos pueden interactuar con ciertos alimentos, los cuales necesitan ser eliminados. Los doctores pueden ordenar dietas especiales para los residentes que no comen lo suficiente. Las dietas también se utilizan para controlar el peso y las alergias a la comida.

Después de que el doctor prescribe una dieta especial, el nutriólogo planea la dieta. El departamento de nutrición realiza las tarjetas de la dieta (Fig. 8-7). Las **tarjetas de la dieta** incluyen el nombre del residente y la información sobre dietas especiales, alergias, gustos y disgustos y cualquier otra instrucción.

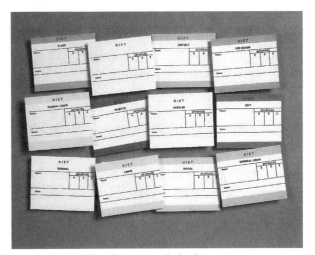

Fig. 8-7. *Ejemplos de tarjetas de la dieta.* (REIMPRESAS CON EL PERMISO DE "BRIGGS CORPORATION", 800-247-2343, WWW. BRIGGSCORP.COM.)

Existen varios tipos de dietas modificadas disponibles. Algunos residentes pueden estar en una combinación de dietas especiales. El plan de cuidado debe especificar cualquier dieta especial en la que se encuentre el residente (Fig. 8-8). Algunos ejemplos de dietas especiales se mencionan a continuación:

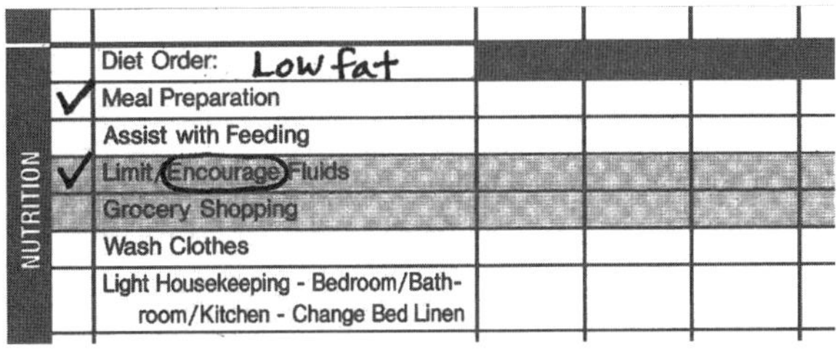

Fig. 8-8. *El plan de cuidado especifica dietas especiales o restricciones alimenticias.*

Dieta baja en sodio: Los residentes con presión sanguínea alta, con enfermedad del corazón, con enfermedad del hígado o con retención de líquidos pueden ser colocados en una dieta baja en sodio. Muchos alimentos tienen sodio, pero las personas están más familiarizadas como el ingrediente en la sal de mesa. La sal es lo primero que se restringe en una dieta baja en sodio porque tiene alto contenido de sodio. La sal no se debe de usar para los residentes con una dieta baja en sodio. Los saleros o los paquetes de sal no se incluirán en la bandeja de comida. Las abreviaturas comunes para esta dieta son "Low Na", lo que significa bajo en sodio en inglés, o "NAS" lo que significa sin sal agregada, por sus siglas en inglés.

Dietas con restricción de líquidos: El fluido que entra al cuerpo por medio de los alimentos y de los líquidos debe ser equivalente al fluido que elimina el cuerpo por medio de la transpiración, el excremento, la orina y la expiración. A esto se le llama balance de fluidos. Cuando la ingestión de fluidos es mayor que la eliminación, los tejidos del cuerpo se inflaman con líquido. Las personas con enfermedad severa de los riñones o del corazón pueden tener dificultad para procesar los líquidos. Para evitar daños adicionales, los doctores pueden restringir la ingestión de líquidos. Para los residentes con restricción de líquidos, usted necesitará medir y documentar las cantidades exactas de la ingestión de líquidos y reportar los excesos a la enfermera. No ofrezca líquidos o alimentos adicionales que cuenten como fluidos, como nieve, pudines, gelatina, etc. Si el residente se queja de sed o pide líquidos, dígale al enfermero. La abreviatura común para esta dieta es "RF" que significa restricción de fluidos por sus siglas en inglés.

Dieta baja en proteínas: Las personas que tienen enfermedad del riñón pueden estar en dietas bajas en proteínas. La proteína es restringida porque se divide en compuestos que pueden dañar a los riñones aún más. La magnitud de la restricción depende de la etapa de la enfermedad y si el residente está en diálisis.

Dieta baja en grasa/colesterol: Las personas que tienen niveles altos de colesterol en la sangre se encuentran en riesgo de un ataque al corazón y de enfermedad del corazón. Las personas con enfermedad de la vesícula biliar, enfermedad que interfiere con la digestión de las grasas, y con enfermedad del hígado también son colocadas en dietas bajas en colesterol/grasa. Estas dietas permiten tomar leche descremada, comer requesón (queso "cottage") bajo en grasa, pescado, carnes blancas de pavo y pollo, carne de ternera y grasas vegetales (especialmente grasas monoinsaturadas como el aceite de oliva, maíz y cacahuate) (Fig. 8-9). Las personas con enfermedad de la vesícula biliar u otros problemas digestivos pueden ser colocadas en una dieta que restrinja todas las grasas. Una abreviatura común para esta dieta es "Low-Fat/Low-Chol", que significa baja grasa/baja colesterol en inglés.

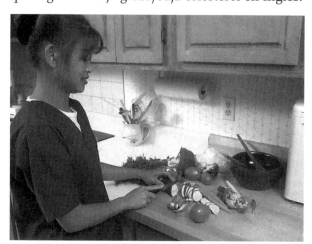

Fig. 8-9. Los vegetales son una parte importante de una dieta baja en grasa/colesterol.

Dieta de calorías modificadas: Algunos residentes pueden necesitar reducir calorías para perder peso o evitar aumentar de peso. Otros residentes pueden necesitar incrementar calorías debido a desnutrición, cirugías, enfermedades o fiebre. Las abreviaturas comunes para esta dieta son "Low-Cal", que en inglés significa baja en calorías, o "High-Cal", que significa alta en calorías.

Manejo alimenticio de la diabetes: Las calorías y los carbohidratos son cuidadosamente controlados en las dietas de los residentes con diabetes. Las proteínas y las grasas también son reguladas. La comida y las cantidades son determinadas por las necesidades nutricionales y energéticas. El nutriólogo y el residente realizarán un plan alimenticio. Esto incluirá todos los tipos y las cantidades correctas de comida para cada día. El residente utiliza listas de intercambio o listas de comidas similares que puedan sustituirse mutuamente, para realizar un menú. Utilizar los planes alimenticios y las listas de intercambio puede controlar la dieta de una persona con diabetes mientras que continúa tomando decisiones sobre su comida.

Para mantener los niveles de glucosa en la sangre cerca de lo normal, los residentes diabéticos deben comer las cantidades correctas de los alimentos correctos en el momento correcto. Deben comer todo lo que se les sirve. Anímelos a que lo hagan. No les ofrezca otros alimentos sin la autorización de la enfermera. Si un residente no se come lo que se indica o si usted cree que la persona no está siguiendo la dieta, informe a la enfermera.

La bandeja de comida de una persona diabética puede incluir endulzantes artificiales, gelatina baja en calorías y miel de maple. Cuando sirva café o té a un residente con diabetes, utilice endulzantes artificiales en lugar de azúcar. Las abreviaturas comunes para esta dieta son "NCS", lo que significa sin dulces concentrados por sus siglas en inglés, o la cantidad de calorías seguidas por la abreviatura "ADA", lo que significa Asociación Americana para la Diabetes, por sus siglas en inglés. Revise el capítulo 4 para mayor información sobre la diabetes.

Las dietas también pueden ser modificadas en consistencia:

Dieta líquida. Una dieta líquida normalmente se ordena por un período corto de tiempo debido a una condición médica o antes o después de un examen o cirugía. Se ordena cuando un residente necesita mantener las vías digestivas libres de comida. Una dieta líquida consiste en alimentos que se encuentran en estado líquido a la temperatura ambiental. Las dietas líquidas usualmente son ordenadas como "claras" o "completas". Una dieta líquida clara incluye jugos líquidos, caldos, gelatina y paletas de hielo. Una dieta de líquidos completa incluye todos los líquidos servidos en una dieta líquida clara agregando sopas cremosas, leche y nieve.

Dieta blanda y dieta mecánica suave: La dieta blanda tiene textura suave y consiste en alimentos suaves o cortados que son fáciles de masticar y deglutir. Las comidas que son difíciles de masticar y deglutir como frutas y verduras crudas y algunas carnes, serán restringidas. Los alimentos altos en fibra, la comida frita y los alimentos condimentados también pueden ser limitados. Los doctores ordenan esta dieta para los residentes que tienen problemas para masticar o deglutir debido a problemas dentales u otras condiciones médicas. También se ordena para las personas que van de una dieta líquida a una dieta regular.

La dieta mecánica suave consiste en alimentos cortados o licuados que son más fáciles de masticar y deglutir. Los alimentos son preparados con licuadoras, procesadores de comida o utensilios para cortar. A diferencia de la dieta blanda, la dieta mecánica suave no limita los condimentos, la grasa y la fibra. Solamente la textura de los alimentos es cambiada. Esta dieta se usa para las personas que se recuperan de una cirugía o que tienen problemas para masticar y/o para deglutir.

Dietas de purés. **Hacer puré** a un alimento significa cortar, mezclar o moler en una pasta espesa con consistencia como comida de bebé. La comida debe ser lo suficientemente espesa para sostener su forma en la boca. Esta dieta no requiere que una persona mastique la comida.

Una dieta de purés normalmente se utiliza en personas que tienen problemas para masticar y/o deglutir comidas con más textura.

> **Suplementos Nutricionales**
>
> Con frecuencia, las enfermedades ocasionan que los residentes necesiten nutrientes adicionales, así como calorías adicionales. En algunas ocasiones, un doctor o un nutriólgo le informará al residente que agregue un suplemento con alto contenido nutricional a la dieta regular o modificada. Usualmente esto se realiza para promover el aumento de peso o la ingestión de proteínas, vitaminas o minerales. Los suplementos nutricionales pueden presentarse en forma de polvo o de líquido. Algunos suplementos pueden estar previamente mezclados y listos para tomar. Algunos suplementos en polvo necesitan ser mezclados con un líquido antes de tomarse. El plan de cuidado incluirá las instrucciones sobre qué tanto líquido se debe agregar. Cuando prepare suplementos, asegúrese que el suplemento se mezcle muy bien. Asegúrese que el residente se tome el suplemento a la hora indicada. Es posible que los residentes que están enfermos, cansados o que tengan dolor no tengan mucho apetito. Puede pasar mucho tiempo antes de que tome un vaso grande de un líquido espeso. Sea paciente y alentador. Si un residente no quiere tomarse el suplemento, no insista en que lo haga. Sin embargo, repórtelo con la enfermera.

4. Describir la manera de ayudar a los residentes a mantener un balance de fluidos

La mayoría de los residentes deben ser alentados a tomar al menos ocho vasos, o 64 onzas de agua u otros líquidos al día. Recuerde que el agua es esencial para la vida (Fig. 8-10). Ingerir la cantidad apropiada de líquidos es importante. Ayuda a prevenir el estreñimiento y la incontinencia urinaria. Sin los líquidos suficientes, la orina es más concentrada, lo cual crea un mayor riesgo de infección. Ingerir la cantidad apropiada de fluidos también ayuda a diluir los desechos y limpiar el sistema urinario. Puede ayudar incluso hasta prevenir la confusión.

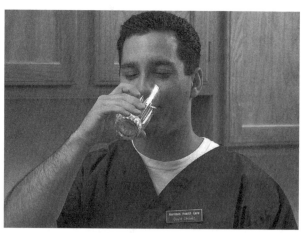

Fig. 8-10. Tomar suficiente agua y otros líquidos promueve una buena salud. Asegúrese de tomar suficientes líquidos todos los días.

La sensación de sed puede reducirse con el envejecimiento. Recuérdeles a sus residentes ancianos que tomen fluidos con frecuencia (Fig. 8-11). Algunos residentes tomarán más fluidos si se les ofrecen en cantidades pequeñas, en lugar de un vaso grande lleno; sin embargo, algunos residentes pueden tener orden de forzar fluidos (FF por sus siglas en inglés) o restringir fluidos (RF por sus siglas en inglés) debido a sus condiciones médicas. **Forzar fluidos** significa alentar a los residentes a tomar más líquidos. **Restringir fluidos** significa que la persona puede tomar líquidos, pero debe limitar la cantidad diaria al nivel establecido por la doctora. Cuando un residente tiene una orden de restricción de fluidos, usted no puede dar al residente ningún líquido extra o una jarra de agua, a menos que la enfermera lo apruebe. Asegúrese de saber cuáles residentes tienen estas órdenes especiales.

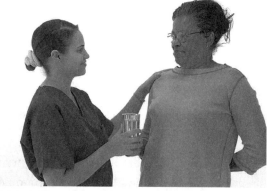

Fig. 8-11. Anime a los residentes a tomar líquidos cada vez que usted los vea.

La abreviatura "NPO" significa "Nada por la Boca", por sus siglas en inglés. Esto significa que a un residente no tiene permitido ingerir nada de comer o beber. Algunos residentes tienen un problema tan severo para deglutir que no es seguro darles nada por la boca. Estos tipos de residentes recibirán nutrición por medio de un tubo de alimentación o de manera intravenosa. Algunos residentes pueden estar en NPO por un periodo corto de tiempo antes de algún examen o cirugía. Usted necesita aprenderse esta abreviatura. Nunca ofrezca ningún alimento ni bebida a un residente con esta indicación, ni siquiera agua.

La **deshidratación** ocurre cuando una persona no tiene suficiente fluidos en el cuerpo. La deshidratación es un gran problema entre los ancianos. Las personas pueden deshidratarse si no toman suficientes líquidos o si tienen diarrea o vómito. Prevenir la deshidratación es muy importante.

Observaciones y Reportes: Deshidratación

Reporte lo siguiente a la enfermera:

O/R El residente toma menos de seis vasos con 8 onzas de líquido al día

O/R El residente toma muy poco o casi nada de fluidos al comer

O/R El residente necesita ayuda para tomar de una taza o de un vaso

O/R El residente tiene problemas para deglutir líquidos

O/R El residente tiene vómito, diarrea o fiebre frecuente

O/R El residente se confunde o se cansa fácilmente

Reporte cualquiera de los siguientes síntomas:

O/R Boca seca

O/R Labios partidos

O/R Ojos sumidos

O/R Orina oscura

O/R Orina con olor fuerte

O/R Pérdida de peso

O/R Quejas de dolor abdominal

Guía de Procedimientos: Prevenir la Deshidratación

G Reporte de inmediato las observaciones y los signos de advertencia a la enfermera.

G Anime a los residentes a tomar líquidos cada vez que usted los vea.

G Ofrézcales agua fresca u otros fluidos con frecuencia. Ofrezca bebidas que el residente disfrute. Es posible que a algunos residentes no les guste el agua y prefieran otros tipos de bebidas, como jugos, sodas, té o leche. Reporte a la enfermera si el residente le dice que no le gusta los líquidos que le están sirviendo. Algunos residentes no quieren hielo en sus bebidas. Respete las preferencias personales.

G Registre el ingreso y egreso de fluidos.

G El hielo raspado, las paletas de hielo congelado con sabor y la gelatina también son líquidos. Ofrézcalos con frecuencia. No ofrezca hielo raspado o paletas de hielo si un residente tiene problemas para deglutir.

G De ser apropiado, ofrezca sorbos de líquidos entre los bocados durante la hora de comida y los refrigerios.

G Asegúrese que la jarra y el vaso se encuentren lo suficientemente cerca y que estén ligeros para que el residente los levante.

G Ofrezca ayuda si el residente no puede tomar líquidos sin ayuda. Utilice tazas adaptables de ser necesario.

Servir agua fresca

Equipo: jarra para el agua, cuchara para el hielo, vaso, popote, guantes

1. Lávese las manos.
   Provee control de infecciones.

2. Identifíquese por su nombre. Identifique al residente por su nombre.
   El residente tiene el derecho de conocer la identidad de su proveedor de cuidado. Identificar al residente por su nombre muestra respeto y establece la identificación correcta.

3. Póngase los guantes.
   Promueve control de infecciones.

4. Coloque el hielo en la jarra de agua. Agregue agua fresca.

5. Utilice y guarde la cuchara para el hielo apropiadamente. No permita que el hielo toque las manos y vuelva a caer dentro del contenedor. Coloque la cuchara en el contenedor apropiado después de cada uso.
   Evita la contaminación del hielo.

6. Lleve la jarra al residente.

7. Llene un vaso de agua para el residente. Deje la jarra y el vaso al lado de la cama.
   Promueve que el residente se mantenga hidratado.

8. Asegúrese que la jarra y el vaso estén lo suficientemente ligeros para que el residente los levante. Deje un popote si el residente quiere.
   Demuestra entendimiento de las habilidades del residente y/o sus limitantes. Evita la deshidratación.

9. Coloque el botón de llamadas al alcance del residente.
   Permite que el residente se comunique con el personal cuando lo necesite.

10. Quítese los guantes y tírelos.

11. Lávese las manos.
    Provee control de infecciones.

El **exceso de fluidos** ocurre cuando el cuerpo no puede manejar el fluido consumido. Esto afecta frecuentemente a las personas con enfermedad del corazón o del riñón.

Observaciones y Reportes: Exceso de Fluidos

Reporte lo siguiente a la enfermera:

- O/R Inflamación/edema de las extremidades (tobillos, pies, dedos, manos); **edema** es la inflamación ocasionada por exceso de fluidos en los tejidos del cuerpo

- O/R Aumento de peso (aumento de peso diario de una a dos libras)

- O/R Menos eliminación de orina

- O/R Falta de aliento

- O/R Incremento en el ritmo del corazón

- O/R Piel que parece apretada, lisa y brillante

5. Mencionar la lista de formas para identificar y prevenir la pérdida de peso involuntaria

La pérdida de peso involuntaria es un serio problema para los ancianos. La pérdida de peso puede significar que el residente tiene una condición médica seria. Puede tener como resultado problemas con la piel, lo que puede causar úlceras de presión. Es muy importante reportar cualquier pérdida de peso que usted note, sin importar qué tan poco sea. Si un residente tiene diabetes, COPD, cáncer, HIV u otras enfermedades tiene mayor riesgo de desnutrición (revise el capítulo 4 para mayor información).

Observaciones y Reportes: Pérdida de Peso Involuntaria

Reporte lo siguiente a la enfermera:

- O/R El residente necesita ayuda para comer o beber

- O/R El residente come menos del 70% de la comida/refrigerios que son servidos

- O/R El residente tiene dolor en la boca

- O/R Las dentaduras postizas no le quedan bien al residente
- O/R El residente tiene dificultad para masticar o deglutir
- O/R El residente tose o se asfixia mientras come
- O/R El residente se siente triste, tiene crisis de llanto o alejamiento de los demás
- O/R El residente está confundido, vaga o pasea sin sentido

Guía de Procedimientos: Prevenir la Pérdida de Peso Involuntaria

- G Reporte las observaciones y los signos de advertencia a la enfermera.
- G Anime a los residentes a comer. Platique sobre la comida que se está sirviendo en un tono de voz positivo y con palabras positivas (Fig. 8-12).
- G Respete los gustos y disgustos de la comida por parte de los residentes.
- G Ofrezca diferentes tipos de alimentos y bebidas.
- G Ayude a los residentes que tienen problemas para comer por sí solos.
- G La comida debe tener un aspecto, sabor y olor bueno. La persona puede tener un sentido del gusto y del olfato pobre.
- G Sazone la comida de acuerdo con las preferencias del residente.
- G Brinde tiempo suficiente para que los residentes terminen de comer.
- G Dígale a la enfermera si el residente tiene problemas para utilizar los utensilios.
- G Registre los ingresos de comida/ refrigerios.
- G Brinde cuidado bucal antes y después de comer, si el residente se lo pide.
- G Siente al residente en posición recta para comer.
- G Si el residente ha sufrido pérdida del apetito y/o parece estar triste, pregúntele sobre el tema.

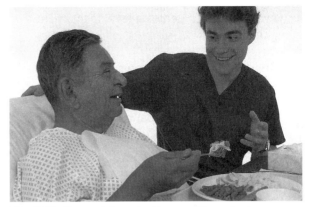

Fig. 8-12. Sea social, amigable y positivo mientras que ayuda a los residentes a comer. Esto ayuda a promover el apetito y a prevenir la pérdida de peso.

6. Identificar maneras de promover el apetito en la hora de la comida

La hora de la comida es una parte importante del día del residente. Es especialmente cierto porque la pérdida de peso y la desnutrición son comunes entre los ancianos. La enfermedad, el dolor y los medicamentos pueden causar pérdida del apetito. La hora de la comida no sólo es tiempo para obtener la nutrición apropiada, sino también es momento para socializar, lo cual tiene un efecto positivo al comer. Puede ayudar a prevenir la pérdida de peso, la deshidratación y la desnutrición. También pueden prevenir la soledad y el aburrimiento.

Promover una alimentación saludable es una parte importante de su trabajo. La hora de la comida debe ser agradable. Siga los siguientes consejos para ayudar a promover el apetito y para hacer que la comida sea agradable:

Guía de Procedimientos: Promover el Apetito

- G Revise el ambiente. La temperatura debe estar cómoda. Atienda cualquier olor. Mantenga el nivel del ruido bajo. No grite o levante su voz. No golpee platos o tazas

G Ayude a los residentes con las tareas de aseo personal e higiene antes de comer, como sea necesario.

G Ayude a los residentes a lavarse las manos antes de comer.

G Brinde cuidado bucal antes de comer, si se lo solicitan.

G Ofrezca una visita al baño o ayude con el baño antes de comer.

G Promueva el uso de las dentaduras postizas, anteojos y aparatos de asistencia auditiva. Si están dañados, informe a la enfermera.

G Acomode a los residentes de manera apropiada para comer. Usualmente la posición apropiada es estar sentado de manera recta en un ángulo de 90 grados. Esto ayuda a prevenir problemas de deglutición. Si los residentes usan una silla de ruedas, asegúrese que se encuentren sentados en una mesa que tenga la altura correcta. La mayoría de las instituciones tienen mesas ajustables para sillas de ruedas. Los residentes que usan una "silla geriátrica" —sillas reclinables con ruedas— deben estar sentados rectos, no reclinados, mientras comen.

G Siente a los residentes al lado de sus amigos o de personas con intereses parecidos. Promueva la conversación.

G Sirva la comida a la temperatura correcta. Mantenga la comida cubierta hasta que esté lista para servir. No lleve comida sin tapas en las bandejas de comida.

G Los platos y las bandejas deben verse apetitosos.

G Brinde al residente las herramientas apropiadas para comer. Utilice utensilios de adaptación, de ser necesario (Fig. 8-13).

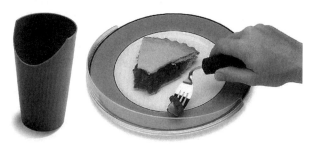

Fig. 8-13. *Las tazas con tapas para evitar derrames y los utensilios con mangos gruesos que son más fáciles de sostener son dos ejemplos de aparatos de adaptación que ayudan a comer y tomar líquidos.* (FOTOGRAFÍAS CORTESÍA DE "NORTH COAST MEDICAL, INC.", 800-821-9319, WWW.NCMEDICAL.COM)

G Sea alegre, positivo y servicial. Entable una conversación si el residente así lo desea

G Brinde más comida cuando se le pida.

7. Demostrar la manera de ayudar con la alimentación

Antes de comenzar a servir o de ayudar a los residentes, lávese las manos. Como aprendió anteriormente en este libro, es muy importante identificar a los residentes antes de entregarles una bandeja de comida. Brindar a un residente la comida equivocada puede causar problemas serios, incluso la muerte. Identifique a cada residente antes de colocar alimentos en frente de él.

Los residentes necesitarán diferentes niveles de ayuda durante la alimentación. Algunos residentes no necesitarán nada de ayuda. Otros solamente necesitan ayuda para preparar todo. Es posible que necesiten ayuda para abrir los botes, cortar y sazonar su comida. Una vez que lo haya hecho, ellos pueden alimentarse por sí solos. Revise a los residentes ocasionalmente para ver si necesitan cualquier otra cosa.

Otros residentes serán completamente incapaces de alimentarse por sí mismos. Su trabajo será alimentarlos. Los residentes que tienen que ser alimentados con frecuencia se sienten avergonzados y deprimidos sobre su dependencia hacia otra persona. Sea sensible al respeto, brinde privacidad mientras comen y no los apresure.

Solamente brinde ayuda como se especifique, cuando sea necesario o cuando el residente así lo pida. Promueva a los residentes que hagan lo que puedan; por ejemplo, si una residente puede sostener y usar una servilleta, debe hacerlo. Si ella puede sostener comida que se puede comer con las manos, ofrezca este tipo de comida. Existen aparatos de asistencia que ayudan a los residentes a comer más independientemente (ver Fig. 8-13). El capítulo 9 presenta más aparatos de asistencia.

Guía de Procedimientos: Ayudar a un Residente a Comer

G Nunca trate al residente como un niño. Esto es vergonzoso e irrespetuoso. Es difícil para muchas personas aceptar ayuda para comer. Sea comprensivo y alentador.

G Siéntese al nivel de los ojos del residente. El residente debe estar sentado recto, a un ángulo de 90 grados. Tenga contacto visual con el residente.

G Si el residente así lo desea, permita tiempo para orar.

G Verifique que usted se encuentre con el residente correcto. Compare la tarjeta de la dieta con el brazalete o la fotografía de identificación del residente. Pida al residente que diga su nombre. Revise que la dieta en la bandeja sea la correcta y que sea igual que la tarjeta de la dieta.

G Revise la temperatura de la comida colocando su mano sobre el plato para sentir el calor de la comida. No toque la comida para revisar la temperatura. Si usted piensa que la comida está demasiado caliente, no sople para enfriarla. Ofrezca otra comida para dar tiempo a que se enfríe.

G Corte los alimentos y sirva los líquidos como sea necesario.

G Identifique los alimentos y fluidos que se encuentren frente al residente. Llame a los alimentos en puré por el nombre correcto; por ejemplo, pregunte: "¿Le gustaría comer ejotes?", en lugar de referirse a la comida como "algo de la cosa verde".

G Pregunte al residente qué desea comer primero. Permita que él escoja, incluso si quiere comer el postre primero.

G No mezcle la comida, a menos que el residente así lo pida.

G No apresure la comida. Permita tiempo para que el residente mastique y degluta cada bocado. Esté relajado.

G Entable una conversación. Utilice temas apropiados como las noticias, el clima, la vida del residente, cosas que disfrute el residente y las preferencias de comida. Mencione cosas positivas sobre la comida que se sirve, como: "Esto huele muy bien", y "El [tipo de comida] se ve muy fresco".

G Brinde al residente toda su atención. No hable con otros empleados mientras que ayuda a los residentes a comer.

G Alterne la comida y la bebida. Alternar las comidas frías y calientes o las comidas insípidas y las dulces puede ayudar a incrementar el apetito.

G Si el residente quiere una comida diferente de lo que se está sirviendo, informe al nutriólogo para que pueda ofrecer una alternativa.

Derechos de los Residentes

Protectores para la Ropa

Los residentes tienen el derecho de rehusarse a usar un protector para la ropa. Ofrezca el protector, pero no insista que un residente lo use. Respete los deseos del residente. Use el término de "protector para la ropa" en lugar de "babero". Esto promueve la dignidad del residente y evita tratarlos como niños.

Alimentar a un residente que no puede hacerlo solo

Equipo: bandeja de comida, protector para ropa, 2-3 toallitas de tela o toallitas húmedas

1. Lávese las manos.
   Provee control de infecciones.

2. Identifíquese por su nombre. Identifique al residente por su nombre.
   El residente tiene el derecho de conocer la identidad de su proveedor de cuidado. Identificar al residente por su nombre muestra respeto y establece la identificación correcta.

3. Explique el procedimiento al residente. Hable de manera clara, lenta y directa. Mantenga contacto de cara a cara cuando sea posible.
   Promueve el entendimiento y la independencia.

4. Tome la tarjeta de la dieta. Pida al residente que diga su nombre. Verifique si el residente ha recibido la bandeja correcta.
   La bandeja debe contener únicamente la comida, los líquidos y los condimentos permitidos en la dieta.

5. Levante la cabecera de la cama. Asegúrese de que el residente se encuentre sentado de manera recta (a un ángulo de 90 grados).
   Promueve la facilidad para deglutir. Previene la aspiración de comida y bebidas.

6. Ajuste la cama a una altura donde usted pueda sentarse al nivel de los ojos del residente. Ponga el freno a las llantas.

7. Coloque la bandeja de la comida donde el residente la pueda ver fácilmente, como en la mesa de cama.

8. Ayude al residente a lavarse las manos con toallitas húmedas si el residente no puede hacerlo por sí solo.
   Promueve buena higiene y control de infecciones.

9. Ayude al residente a ponerse un protector de ropa, si así lo desea.
   Protege la ropa del residente de derrames de comida y bebidas.

10. Siéntese frente al residente y a la altura de los ojos del residente (Fig. 8-14). Siéntese en el lado más fuerte si el residente tiene debilidad en un lado.
    Promueve una buena comunicación. Le avisa al residente que no será apresurado mientras come.

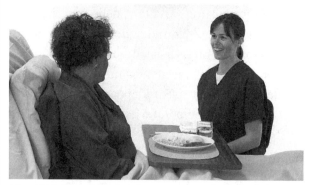

Fig. 8-14. El residente debe estar sentado de manera recta y usted debe estar sentado al nivel de los ojos.

11. Diga al residente qué alimentos están en la bandeja. Pregunte al residente qué le gustaría comer primero.
    El residente tiene el derecho legal de tomar decisiones.

12. Ofrezca la comida en bocados pequeños, informando al residente cuál es el contenido de cada bocado ofrecido (Fig. 8-15). Alterne los tipos de comida, permitiendo las preferencias del residente. No brinde toda la comida de un mismo tipo antes de ofrecer otro tipo. Reporte de inmediato a la enfermera cualquier problema para deglutir.
    Las piezas pequeñas son más fáciles de masticar y reducen el riesgo de asfixia.

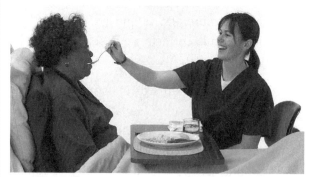

Fig. 8-15. Ofrezca la comida en bocados pequeños. Informe al residente el contenido de cada bocado de comida.

13. Ofrezca al residente sorbos de las bebidas durante la comida.
    Promueve la facilidad de deglutir.

14. Asegúrese que la boca del residente se encuentre vacía antes del siguiente bocado o sorbo.
    Reduce el riesgo de asfixia.

15. Platique con el residente durante la comida (Fig. 8-16).
    Hace que la hora de la comida sea más agradable.

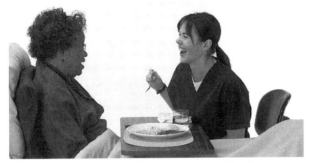

Fig. 8-16. Una conversación y una compañía alegre puede incrementar considerablemente qué tanto come y toma un residente.

16. Utilice toallitas de tela o toallitas húmedas para limpiar la comida de la boca y de las manos del residente como sea necesario durante la comida. Limpie otra vez al terminar de comer (Fig. 8-17).
    Mantiene la dignidad del residente.

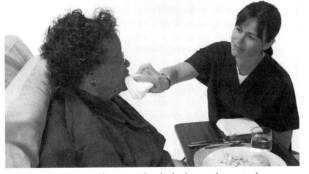

Fig. 8-17. Limpiar la comida de la boca durante la comida ayuda a mantener la dignidad del residente.

17. Remueva el protector de la ropa de ser utilizado. Deséchelo en el contenedor apropiado.

18. Remueva la bandeja de comida. Revise si se encuentran anteojos, dentaduras postizas o cualquier otro artículo personal del residente antes de llevársela. Coloque la bandeja en el área apropiada para ser recogida.

19. Asegúrese que el residente se sienta cómodo. Asegúrese que las sábanas estén libres de arrugas y la cama libre de migajas.
    Las arrugas y las migajas pueden causar problemas en la piel.

20. Regrese la cama a la posición más baja. Remueva las medidas de privacidad.
    Brinda seguridad.

21. Coloque el botón de llamadas al alcance del residente.
    Permite que el residente se comunique con el personal cuando lo necesite.

22. Lávese las manos.
    Provee control de infecciones.

23. Reporte a la enfermera cualquier cambio en el residente.
    Brinda información a la enfermera para evaluar al residente.

24. Documente el procedimiento utilizando la guía de procedimientos de la institución.
    Lo que usted escriba es un registro legal de lo que usted hizo. Si usted no lo documenta, legalmente no pasó.

Las bandejas y los platos de comida también deben ser observados después de la comida. Es importante observar las bandejas de comida y los platos después de la comida. Esto ayuda a identificar residentes con poco apetito. También pueden indicar signos de enfermedad o de algún problema, como que las dentaduras postizas no le quedan bien o un cambio en las preferencias de la comida.

Todas las instituciones mantienen registros de la cantidad de alimentos y líquidos que un residente consume. El método varía. Algunas instituciones utilizan un método de porcentaje; por ejemplo: "R" Rehusada = 0%, nada de la comida fue consumida; "P" Pobre = 25%, muy poca comida fue consumida; "F" Aceptable = 50%, la mitad de la comida fue consumida; "G" Buena = 75%, la mayoría de la comida fue consumida; "A" Toda = 100%, toda la comida fue consumida.

Otras instituciones pueden documentar el porcentaje de alimentos específicos consumidos - proteínas, carbohidratos, grasas, etc. Siga las reglas de su institución. Documente la ingestión de alimentos con mucho cuidado. Es importante ser exactos.

8. Identificar los signos y síntomas de problemas para deglutir

Disfagia significa dificultad para deglutir. Usted necesita ser capaz de reconocer y reportar los signos de que un residente tiene problemas para deglutir. Si usted observa cualquiera de los siguientes signos y síntomas de problemas para deglutir, notifique de inmediato a la enfermera:

- Toser durante o después de la comida

- Asfixiarse durante la comida

- Escurrir saliva, comida o un fluido por la boca

- Residuos de comida dentro de la boca o cachetes durante y después de la comida

- Sonido de gorgoreo en la voz durante o después de la comida o pérdida de la voz

- Comer lentamente

- Evitar comer

- Escupir piezas de comida

- Necesita varias degluciones por bocado

- Limpieza frecuente de la garganta durante y después de la comida

- Ojos llorosos cuando come o toma líquidos

- Comida o fluidos que salen por la nariz

- Esfuerzo visible para deglutir

- Respiraciones cortas o más rápidas mientras que come o bebe

- Dificultad para masticar la comida

- Dificultad para deglutir los medicamentos

Los residentes pueden tener condiciones que dificultan el comer o deglutir. Una embolia, o CVA, puede causar debilidad en un lado del cuerpo y parálisis. El daño a los músculos y nervios por cáncer en la cabeza y cuello, por esclerosis múltiple, por enfermedad de Parkinson y por enfermedad de Alzheimer puede estar presente. Si un residente tiene problemas para deglutir, se le servirá comida suave y líquidos espesos. Una taza especial le ayudará a facilitar la deglutación.

Los residentes con problemas para deglutir pueden tener restricciones de consumir solamente líquidos espesos. El espesar los líquidos mejora la habilidad de controlar los fluidos en la boca y garganta. Un doctor ordena el espesor o la densidad necesaria después de que el residente ha sido evaluado por un terapeuta del habla y lenguaje. Se utilizan productos especiales para espesarlos. Algunas bebidas se reciben previamente espesadas del departamento de nutrición. En otras instituciones, el agente para espesar se agrega en la habitación antes de servirlo. Si se ordena espesar los líquidos, este producto debe utilizarse con todos los líquidos. Usted necesita saber lo que significa líquidos espesos. No ofrezca a estos residentes líquidos regulares. No ofrezca agua, jarras con agua ni alguna otra bebida a un residente que debe consumir líquidos espesos. Siga las instrucciones para cada residente. Las tres consistencias básicas de los líquidos espesos:

1. **Grosor de néctar**: Esta consistencia es más gruesa que el agua. Es la consistencia de un jugo grueso como el néctar de pera o jugo de tomate. Un residente lo puede tomar en una taza.

2. **Grosor de miel**: Esta consistencia tiene el espesor de la miel. Se vierte muy lentamente. Un residente usualmente utiliza una cuchara para consumirlo.

3. **Grosor de pudín**: Con esta consistencia, los líquidos están parcialmente sólidos, como un pudín. Una cuchara debe pararse verticalmente en el vaso cuando se pone en medio de la bebida. Un residente debe consumir estos líquidos con una cuchara.

Los problemas para deglutir ponen a los residentes en alto riesgo de asfixia por comer o beber. Inhalar alimento, fluido o material extraño en los pulmones se le llama aspiración. La aspiración puede causar neumonía o la muerte. Alerte al enfermero de inmediato si ocurre cualquier problema durante la alimentación.

Guía de Procedimientos: Prevenir la Aspiración

G   Coloque al residente en una posición apropiada durante la comida. Deben sentarse de manera recta y vertical. No trate de alimentar a un residente que se encuentre en posición inclinada.

G   Ofrezca piezas pequeñas o cucharadas pequeñas de comida.

G   Alimente al residente lentamente.

G   Coloque la comida en el lado de la boca que no esté afectado o en el más fuerte.

G   Asegúrese que la boca esté vacía antes de ofrecer otro bocado de comida o sorbo de bebida.

G   Mantenga a los residentes en posición recta durante 30 minutos después de comer y de tomar líquidos.

Cuando el sistema digestivo no funciona apropiadamente, se puede necesitar **hiperalimentación** o **nutrición total parenteral** (TPN por sus siglas en inglés). Con la TPN, un residente recibe los nutrientes directamente en el flujo sanguíneo y sobrepasa el sistema digestivo.

Cuando una persona no puede deglutir, la persona puede ser alimentada por medio de un tubo. Un **tubo nasogástrico** se introduce por la nariz y llega hasta el estómago. También se puede colocar un tubo por la piel directamente hacia el estómago. A esto se le llama un tubo de **gastrostopía endoscópica percutánea** (PEG por sus siglas en inglés). La abertura en el estómago y abdomen se le llama **gastrostomía** (Fig. 8-18). La alimentación por tubo se utiliza cuando los residentes no pueden deglutir, pero pueden digerir comida. Las condiciones que pueden evitar deglutir incluyen coma, cáncer, embolia, rehusarse a comer o debilidad extrema. Recuerde que los residentes tienen el derecho de rehusarse al tratamiento, lo cual incluye inserción de tubos.

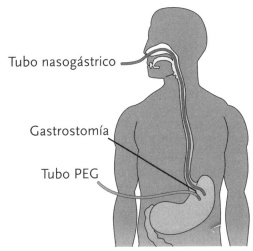

Fig. 8-18. *Los tubos nasogástricos son introducidos por la nariz. Los tubos PEG son introducidos por la piel directamente hacia el estómago.*

Los NA no insertan, remueven tubos, realizan la alimentación, ni limpian los tubos. Usted puede tomar la temperatura de la persona y ensamblar el equipo y los artículos para entregárselos al enfermero. Usted puede ayudar al residente a sentarse. También puede tirar o limpiar el equipo y los artículos utilizados y limpiar o almacenar el equipo y los artículos. Adicionalmente, observe y documente cualquier cambio en el residente o cualquier problema con la alimentación.

Guía de Procedimientos: Alimentación por Tubo

G   Asegúrese que el tubo no esté doblado, que haya sido jalado o que se encuentre debajo del residente.

G   Infórmese si el residente tiene una orden de no brindar "nada por la boca" o NPO (por sus siglas en inglés).

G   El tubo únicamente lo puede introducir o remover un doctor o una enfermera. Si se sale, repórtelo de inmediato.

G Un doctor recetará el tipo y la cantidad de la alimentación. No coloque ninguna otra cosa en el tubo. La alimentación se realizará en forma líquida. El departamento de nutrición prepara los alimentos o son previamente empacados.

G Durante la alimentación, el residente debe permanecer sentado con la cabecera de la cama elevada a un ángulo de por lo menos 45 grados para ayudar a prevenir problemas serios como aspiración. Los ancianos pueden desarrollar neumonía o incluso morir por una mala posición durante la alimentación por tubo. Después de la alimentación, mantenga al residente sentado recto durante el periodo que se indique, al menos durante 30 minutos.

G Si el residente debe permanecer en cama por periodos largos durante la alimentación, brinde buen cuidado para la piel. Esto ayuda a prevenir úlceras de presión en las caderas y el área del sacro.

Observaciones y Reportes: Alimentación por Tubo

Reporte de inmediato a la enfermera lo siguiente:

O/R Enrojecimiento o drenaje alrededor de la abertura

O/R Úlceras en la piel o moretones

O/R Piel cianótica

O/R El residente se queja de dolor o náuseas

O/R Asfixia o tos

O/R Vómito

O/R Diarrea

O/R Abdomen inflamado

O/R Fiebre

O/R El tubo se cae

O/R Problemas con el equipo

O/R La alarma de la bomba de alimentación suena

O/R La posición inclinada del residente cambia

9. Describir la manera de ayudar a los residentes con necesidades especiales

Los residentes con enfermedades o condiciones específicas, como embolia, enfermedad de Parkinson, enfermedad de Alzheimer, otras demencias, lesiones en la cabeza, ceguera o confusión pueden necesitar ayuda especial para comer.

Guía de Procedimientos: Técnicas para Comer

G Los residentes se pueden beneficiar de indicaciones verbales y físicas. La técnica de mano sobre mano es un ejemplo de indicaciones físicas. Si un residente puede ayudar a levantar los utensilios para comer, coloque su mano sobre la mano del residente para ayudar a comer. Después de que la cuchara se encuentre en la mano del residente, coloque su mano sobre la mano del residente. Ayude al residente a poner comida en la cuchara. Maneje la cuchara de la comida a la boca y de regreso. Esto promueve la independencia.

G Las indicaciones verbales deben ser cortas y claras. Deben indicar al residente a hacer algo. Brinde indicaciones verbales una a la vez. Espere hasta que el residente haya terminado una tarea antes de pedir que haga otra. Algunos ejemplos de indicaciones verbales incluyen los siguientes:

- "Tome la cuchara."

- "Coloque unas zanahorias en la cuchara."

- "Levante la cuchara y acérquela a sus labios."

- "Abra la boca."

- "Coloque la cuchara en su boca."

- "Cierre su boca."

- "Saque la cuchara de su boca."

- "Mastique."
- "Trague."
- "Tome agua."

G Utilice aparatos de asistencia como utensilios con agarraderas incluidas, protectores para platos y tazas especiales. Estos son ordenados para ciertos residentes. Deben estar incluidos en la bandeja de la comida.

G Para residentes con impedimento visual, utilice la cara de un reloj imaginario para explicar la posición de lo que se encuentra enfrente de él (Fig. 8-19).

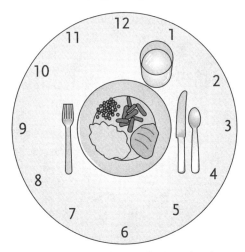

Fig. 8-19. Utilice la cara de un reloj imaginario para explicar la posición de la comida a los residentes con impedimento visual.

G Para los residentes que han sufrido una embolia y tienen un lado más débil o un lado paralizado, coloque la comida en el lado que no está afectado, o en el lado más fuerte, de la boca. Asegúrese que la comida sea deglutida antes de ofrecer otro bocado.

G Si un residente tiene "espacios ciegos", coloque la comida dentro del campo de visión del residente. La enfermera determinará el campo de visión del residente.

G Para los residentes que tienen enfermedad de Parkinson, los temblores o la agitación pueden hacer que una persona tenga dificultad para comer. Ayude utilizando indicaciones físicas. Coloque la comida y la bebida cerca para que el residente pueda tomarla fácilmente. Utilice aparatos de asistencia como sea necesario.

G Si un residente tiene mal balance para estar sentado, siéntelo en una silla regular del comedor con descansabrazos en lugar de una silla de ruedas. La posición apropiada en una silla significa tener las caderas en un ángulo de 90 grados, las rodillas flexionadas y los pies y brazos completamente apoyados. Empuje la silla debajo de la mesa y coloque los antebrazos sobre la mesa. Si un residente tiene la tendencia de inclinarse hacia un lado, pídale que mantenga los codos sobre la mesa.

G Si un residente tiene mal control del cuello, un collarín rígido puede utilizarse para estabilizar la cabeza. Utilice los aparatos de asistencia como sea necesario. Si el residente está en una silla geriátrica, puede utilizar un cojín en forma de media luna detrás de la cabeza y de los hombros.

G Si el residente muerde los utensilios, pídale que abra la boca. No jale el utensilio de la boca. Espere hasta que la mandíbula se relaje.

G Si el residente guarda comida en sus cachetes, pídale que mastique y trague la comida. Toque el lado de los cachetes y pídale que use la lengua para mover la comida. Utilizando sus dedos en el cachete (cerca de la mandíbula inferior), suavemente empuje la comida hacia los dientes.

G Si el residente guarda comida en su boca, pídale que mastique y trague la comida. Es posible que usted tenga que iniciar la deglutación. Para hacer esto, presione suavemente la lengua cuando saque la cuchara de la boca. Usted también puede intentar presionar suavemente la parte superior de la cabeza con su mano. Asegúrese que el residente haya deglutido la comida antes de ofrecer más.

9 Cuidado de Rehabilitación y Restauración

1. Explicar el cuidado de rehabilitación y de restauración

Cuando un residente pierde parte de la habilidad de sus funciones debido a una enfermedad o una lesión, la rehabilitación puede ser ordenada. La rehabilitación es el cuidado manejado por profesionistas. Ayuda a que una persona restaure su funcionamiento hasta el nivel más alto posible. La rehabilitación involucra todas las partes de la discapacidad de una persona. Esto incluye las necesidades físicas (por ejemplo, comer, evacuar) y las necesidades psicosociales (por ejemplo, independencia, autoestima). Las metas del programa de rehabilitación incluyen

- Ayudar a un residente a recobrar el funcionamiento o a recuperarse de una enfermedad
- Desarrollar y promover la independencia de un residente
- Ayudar a un residente a sentir control sobre su vida
- Ayudar a un residente a aceptar o a adaptarse a las limitantes de una discapacidad

El cuidado de restauración usualmente se brinda después de la rehabilitación. La meta es mantener al residente en el nivel alcanzado por los servicios de rehabilitación. Tanto los servicios de rehabilitación y como los servicios de restauración siguen un enfoque de equipo (Fig. 9-1).

Debido a que usted pasa muchas horas con estos residentes, usted es una parte muy importante del equipo. Usted tiene un rol muy importante en la recuperación y en la independencia. Siga esta guía de procedimientos cuando ayude con el cuidado restaurativo:

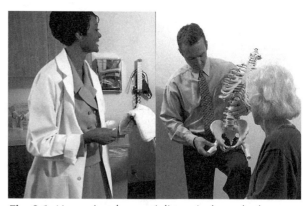

Fig. 9-1. Un equipo de especialistas, incluyendo doctores, fisioterapeutas y otros tipos de terapeutas ayuda a los residentes con la rehabilitación.

Guía de Procedimientos: Cuidado de Restauración

- **G** Tenga paciencia. El avance puede ser lento. Mientras más paciente sea usted, será más fácil para los residentes recuperar sus habilidades y la seguridad en sí mismos.

- **G** Sea positivo y comprensivo.

- **G** Enfóquese sólo en tareas y logros pequeños. Divida las tareas en pasos pequeños. Realice todo un paso a la vez.

- **G** Reconozca que las recaídas ocurren. El avance ocurre en diferentes niveles. Asegure a los residentes que las recaídas son parte normal.

G Sea sensible ante las necesidades del residente. Algunos residentes pueden necesitar más apoyo que otros. Otros pueden sentirse avergonzados con el apoyo. Entienda qué es lo que motiva a sus residentes.

G Promueva la independencia. La independencia mejora la imagen propia y la actitud. También ayuda a acelerar la recuperación

---

Observaciones y Reportes: Cuidado de Restauración

O/R Cualquier aumento o disminución de las habilidades

O/R Cualquier cambio en la actitud o motivación, ya sea positivo o negativo

O/R Cualquier cambio en la salud general, como cambios en la condición de la piel, en el apetito, en el nivel de energía o en la apariencia general

O/R Signos de depresión o cambios en el estado de ánimo

2. Describir la importancia de promover la independencia y mencionar la manera en que el ejercicio mejora la salud

Mantener la independencia es vital durante y después de la rehabilitación y de los servicios de restauración. Cuando una persona activa e independiente se vuelve dependiente, se pueden presentar problemas físicos y mentales; el cuerpo se hace menos móvil y la mente está menos enfocada. Estudios realizados presentan que mientras la persona sea más activa, el cuerpo y la mente funcionan mejor.

La falta de actividad y de movilidad puede tener como resultado muchos problemas, incluyendo:

- Pérdida de autoestima
- Depresión
- Neumonía
- Infección de las vías urinarias

- Estreñimiento
- Coágulos de sangre
- Entorpecimiento de los sentidos
- Atrofia muscular
- Contracturas
- Aumento en el riesgo de úlceras por presión
- Problemas con la independencia y autoestima

El trabajo de los empleados es mantener a los residentes tan activos como sea posible – tanto a los residentes que pueden caminar (ambular) como a los que no se puedan levantar de la cama. La ambulación y el ejercicio habitual ayudan a mejorar lo siguiente:

- La calidad y salud de la piel
- La circulación
- La fortaleza
- El sueño y la relajación
- El estado de ánimo
- El autoestima
- El apetito
- La eliminación
- El flujo sanguíneo
- El nivel de oxígeno

Promover la interacción social y las habilidades del pensamiento también es importante. Muchas instituciones tienen actividades adecuadas para las habilidades y para la edad de los residentes. Se debe promover la participación social. Cuando sea posible, los asistentes de enfermería deben participar en actividades con los residentes. Esto promueve la independencia. También le brinda a las NA una oportunidad para observar las habilidades del residente.

3. Explicar la ambulación, el equipo y los aparatos de asistencia

Ambulación significa caminar. Un residente que es ambulatorio puede levantarse de la cama y caminar. Muchos residentes son ambulatorios, pero necesitan ayuda para caminar de manera segura. Algunas herramientas, incluyendo cinturones para la marcha, bastones, andadores y muletas, ayudan con la ambulación. Revise el plan de cuidado antes de ayudar a un residente a ambular. Platique con la enfermera sobre las habilidades y las discapacidades del residente. Conozca cuáles son las limitantes del residente. Cada vez que usted ayude a un residente, comunique lo que a usted le gustaría hacer. Permítale hacer lo que pueda.

Ayudar a un residente a ambular

Equipo: cinturón para la marcha, calzado anti-derrapante para el residente

1. Lávese las manos.
   Provee control de infecciones.

2. Identifíquese por su nombre. Identifique al residente por su nombre.
   El residente tiene el derecho de conocer la identidad de su proveedor de cuidado. Identificar al residente por su nombre muestra respeto y establece la identificación correcta.

3. Explique el procedimiento al residente. Hable de manera clara, lenta y directa. Mantenga contacto de cara a cara cuando sea posible.
   Promueve el entendimiento y la independencia.

4. Brinde privacidad al residente con cortinas, biombos o puertas.
   Mantiene los derechos del residente de privacidad y dignidad.

5. Antes de ambular, abroche apropiadamente el calzado anti-derrapante en el residente.
   Promueve la seguridad del residente. Previene caídas.

6. Ajuste la cama a una posición baja. Ponga el freno en las llantas de la cama. Ayude al residente a sentarse con los pies planos sobre el piso.
   Evita lesiones y promueve la estabilidad.

7. Párese de frente al residente.

8. Sujete las extremidades inferiores del residente. Doble sus rodillas. Coloque un pie entre las rodillas del residente. Si el residente tiene una rodilla débil, sujétela contra su rodilla.
   Promueve la mecánica corporal apropiada. Reduce el riesgo de lesiones en la espalda.

9. ***Con cinturón para la marcha (de traslado)***: Coloque el cinturón alrededor de la cintura del residente sobre la ropa (no directamente sobre la piel). Doble sus rodillas e inclínese hacia el frente. Tome el cinturón por ambos lados. Sosténgalo cerca de su centro de gravedad. Dígale al residente que se incline hacia adelante, que se empuje de la cama y se pare a la cuenta de tres. Cuando empiece a contar, empiece a balancearse. A la cuenta de tres, balancee su peso hacia la parte trasera de los pies. Ayude al residente a que se ponga de pie.

   Sin cinturón para la marcha: Coloque los brazos alrededor del torso del residente por debajo de las axilas, mientras que ayuda al residente a pararse.

10. ***Con cinturón para la marcha***: Camine ligeramente detrás y hacia un lado del residente durante todo el recorrido, mientras que sostiene el cinturón para la marcha (Fig. 9-2).

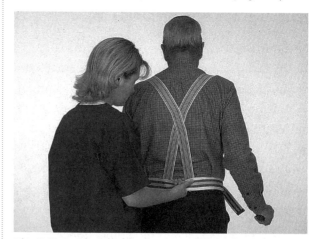

Fig. 9-2. Camine detrás y hacia un lado del resiente mientras que sostiene el cinturón para la marcha cuando ayude con la ambulación.

Sin cinturón para la marcha: Camine ligeramente detrás y hacia un lado del residente durante todo el recorrido. Apoye la espalda del residente con su brazo.

Si el residente tiene un lado más débil, párese de ese lado. Use la mano que no sostiene el cinturón o el brazo que no se está en la espalda para apoyar el lado débil.

11. Después de la ambulación, remueva el cinturón para la marcha, si se utilizó. Ayude al residente a colocarse en la cama o en la silla en una posición cómoda.

12. Regrese la cama a la posición más baja. Remueva las medidas de privacidad.
    Bajar la cama brinda seguridad.

13. Coloque el botón de llamadas al alcance del residente.
    Permite que el residente se comunique con el personal cuando lo necesite.

14. Lávese las manos.
    Provee control de infecciones.

15. Reporte a la enfermera cualquier cambio en el residente.
    Brinda información a la enfermera para evaluar al residente.

16. Documente el procedimiento utilizando la guía de procedimientos de la institución.
    Lo que usted escriba es un registro legal de lo que usted hizo. Si usted no lo documenta, legalmente no pasó.

Cuando ayude a caminar a un residente con deficiencia visual, deje a la persona que camine al lado de usted y ligeramente atrás, mientras que la persona coloca una mano en su codo. Camine a un ritmo normal. Informe a la persona cuando vaya a dar la vuelta en una esquina o cuando se aproxime un escalón. Infórmele si necesita subir o bajar el escalón.

Los residentes que tienen problemas para caminar pueden utilizar bastones, andadores o muletas para ayudarse a sí mismos (Fig. 9-3). Los bastones ayudan con el balance. Los residentes que utilizan bastones deben ser capaces de soportar peso en ambas piernas. Si una pierna es más débil, el bastón debe mantenerse en la mano del lado fuerte.

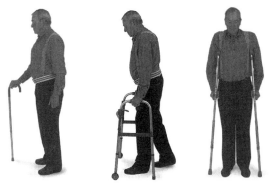

Fig. 9-3. *Los bastones, los andadores y las muletas ayudan a caminar.*

Un bastón C es un bastón recto con un mango arqueado en la parte superior. Tiene una punta de plástico para evitar resbalones. Un bastón C se utiliza para mejorar el balance. Un bastón funcional es similar al bastón C, excepto que tiene un mango derecho, en lugar de una curvo. Esto ayuda a mejorar el control del bastón y brinda un poco más de apoyo que el bastón C. Un bastón cuadrangular tiene cuatro patas con punta de plástico y una base rectangular. Está diseñado para soportar más peso que los otros bastones.

Un andador se utiliza cuando el residente puede soportar algo de peso con las piernas. El andador brinda estabilidad a los residentes que están inestables o que les falta balance. El marco metálico puede tener patas con punta de plástico y/o llantas. Las muletas se utilizan para residentes que no pueden soportar peso o que pueden soportar un peso limitado en una pierna. Algunas personas utilizan una muleta, otras personas utilizan dos.

Su rol es garantizar la seguridad con cualquiera de estos aparatos. Manténgase cerca de la persona en el lado débil. Asegúrese que el equipo se encuentre en la condición apropiada. Deben estar fuertes y deben tener puntas de plástico o llantas en la parte inferior.

Guía de Procedimientos: Uso del Bastón o Andador

G   Asegúrese que el andador o el bastón se encuentre en buena condición. Debe tener puntas de plástico en la parte inferior. El andador puede tener llantas; de ser así, revise las llantas del andador por seguridad.

G   Asegúrese que el residente traiga puesto zapatos anti-derrapantes y que estén bien abrochados.

G   Cuando use un bastón, el residente debe colocarlo en su lado más fuerte.

G   Cuando use un andador, pida al residente que coloque ambas manos en el andador. El andador no debe estar demasiado extendido; debe ser colocado a una distancia no mayor de 12 pulgadas frente al residente.

G   Manténgase cerca del residente, en el lado débil.

G   No cuelgue bolsas de mano o ropa en el andador.

G   Si la altura del bastón o del andador no parece ser la correcta (demasiado bajo, demasiado alto, etc.) informe a la enfermera.

Ayudar a un residente a ambular utilizando bastón, andador o muletas

Equipo: cinturón para la marcha, zapatos anti-derrapantes para el residente, bastón, andador o muletas

1.   Lávese las manos.
   Provee control de infecciones.

2.   Identifíquese por su nombre. Identifique al residente por su nombre.
   El residente tiene el derecho de conocer la identidad de su proveedor de cuidado. Identificar al residente por su nombre muestra respeto y establece la identificación correcta.

3.   Explique el procedimiento al residente. Hable de manera clara, lenta y directa. Mantenga contacto de cara a cara cuando sea posible.
   Promueve el entendimiento y la independencia.

4.   Brinde privacidad al residente con cortinas, biombos o puertas.
   Mantiene los derechos del residente de privacidad y dignidad.

5.   Antes de ambular, abroche apropiadamente el calzado anti-derrapante en el residente.
   Promueve la seguridad del residente. Previene caídas.

6.   Ajuste la cama a una posición baja. Ponga el freno en las llantas de la cama. Ayude al residente a sentarse con los pies planos sobre el piso.
   Evita lesiones y promueve la estabilidad.

7.   Párese de frente al residente.

8.   Agarre las extremidades inferiores del residente. Doble sus rodillas. Coloque un pie entre las rodillas del residente. Si el residente tiene una rodilla débil, sujétela contra su rodilla.
   Promueve la mecánica corporal apropiada. Reduce el riesgo de lesiones en la espalda.

9.   Coloque el cinturón alrededor de la cintura del residente sobre la ropa (no directamente sobre la piel). Tome el cinturón por ambos lados, mientras que ayuda al residente a pararse como se describió anteriormente.
   Promueve la seguridad del residente.

10.   Ayude como sea necesario con la ambulación.

a.   **Bastón**. El residente coloca el bastón a una distancia de 12 pulgadas frente a su pierna más fuerte. Después el residente mueve la pierna más débil a la misma altura del bastón. Luego lleve la pierna más fuerte hacia el frente colocándola ligeramente más adelante del bastón. Repita.

b.   **Andador**. El residente levanta o empuja el andador colocándolo a unas 12 pulgadas frente a él. Las cuatro llantas o patas del andador deben estar en el piso antes de que el residente dé su paso hacia el andador, el cual no debe moverse otra vez hasta que el residente haya movido ambos pies hacia adelante y

se encuentre estable (Fig. 9-4). El residente nunca debe colocar sus pies más adelante del andador.
Promueve estabilidad y evita caídas.

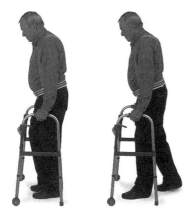

Fig. 9-4. *El andador se puede mover después de que el residente se encuentre estable y ambos pies se encuentren hacia adelante.*

c. **Muletas**. El residente debe ser medido para determinar las muletas apropiadas y un fisioterapeuta o una enfermera deben enseñarle la manera correcta de usarlas. El residente puede usar las muletas de muchas maneras diferentes. Depende de cuál sea la debilidad que tenga el residente. Sin importar cómo las usa, el peso debe estar en los brazos y en las manos del residente, no en el área de las axilas.

11. Camine ligeramente atrás y hacia un lado del residente. Manténgase en el lado más débil, si el residente tiene uno. Sostenga el cinturón para la marcha si se utiliza.
Brinda seguridad.

12. Revise que el camino del residente no tenga obstáculos. Pida al residente que mire hacia al frente y no hacia sus pies.
Promueve la seguridad del residente. Previene lesiones.

13. Anime al residente a descansar si está cansado. Cuando un residente está cansado, aumenta la posibilidad de caídas. Permita que el residente establezca el ritmo. Platique sobre qué tan lejos planea llegar en base al plan de cuidado.
Evita caídas.

14. Después de ambular, quite el cinturón para la marcha. Ayude al residente a colocarse en una posición cómoda y segura.

15. Regrese la cama a la posición más baja. Remueva las medidas de privacidad.

16. Coloque el botón de llamadas al alcance del residente.
Permite que el residente se comunique con el personal cuando lo necesite.

17. Lávese las manos.
Provee control de infecciones.

18. Reporte a la enfermera cualquier cambio en el residente.
Brinda información a la enfermera para evaluar al residente.

19. Documente el procedimiento utilizando la guía de procedimientos de la institución.
Lo que usted escriba es un registro legal de lo que usted hizo. Si usted no lo documenta, legalmente no pasó.

Hay muchos aparatos disponibles para ayudar a las personas que se están recuperando o adaptando a una condición física. Los **aparatos de asistencia** o **de adaptación** son equipo que ayudan a los residentes a realizar sus ADL. Cada aparato apoya una discapacidad en particular.

El equipo personal de cuidado incluye peines y cepillos con mango largo. Los protectores de platos evitan que la comida se caiga del plato. Facilitan el poner la comida en los utensilios. Los alcanzadores de objetos pueden ayudar a que los residentes se pongan la ropa interior o los pantalones. Un aparato de ayuda para calcetines puede jalar los calcetines para ponérselos. Un calzador de zapatos con mango largo ayuda a que se pongan los zapatos sin doblarse. Las esponjas con mangos largos ayudan al bañarse.

Los aparatos de asistencia, como los bastones, los andadores y las muletas se utilizan para ayudar a los residentes con la ambulación. Los aparatos de seguridad como las sillas de baño y los cinturones para la marcha o traslado, ayudan a prevenir accidentes. Con frecuencia, se instalan barras de seguridad en las bañeras y cerca de los inodoros para brindar al residente un lugar de dónde se pueda sostener mientras cambia de posición. Más ejemplos sobre aparatos de adaptación se muestran en la figura 9-5.

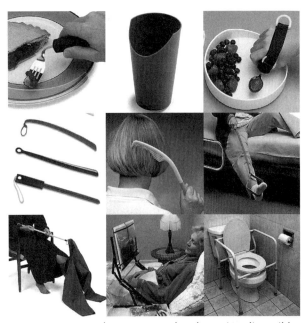

Fig. 9-5. Hay muchos aparatos de adaptación disponibles para ayudar a los residentes a que se adapten a los cambios físicos. (FOTOGRAFÍAS CORTESÍA DE "NORTH COAST MEDICAL, INC.", WWW.NCMEDICAL.COM, 800-821-9319)

4. Explicar la guía de procedimientos para mantener una alineación apropiada del cuerpo

Los residentes que no se pueden levantar de la cama necesitan tener una alineación apropiada del cuerpo. Esto ayuda en la recuperación y evita lesiones en los músculos y en las articulaciones. Esta guía de procedimientos ayuda a los residentes a mantener una buena alineación y a progresar cuando se puedan levantar de la cama:

Guía de Procedimientos: Alineación y Posición

G   Siga los principios de alineación. La alineación apropiada se basa en líneas rectas. La columna vertebral (espina dorsal) debe estar en línea recta. Las almohadas o las sábanas enrolladas o dobladas pueden brindar apoyo en la espalda baja y puedan levantar las rodillas o la cabeza en la posición supina. También pueden brindar apoyo en la cabeza y una pierna en la posición lateral.

G   Mantenga las partes del cuerpo en posiciones naturales. En una posición natural de la mano, los dedos se encuentran un poco flexionados. Utilice una toallita de tela enrollada, un vendaje de gasa o una pelota de plástico dentro de la palma de la mano para brindar apoyo a los dedos en esta posición (Fig. 9-6). Utilice armazones de cama para evitar que las cobijas se apoyen en los pies en la posición supina. Utilice los tableros para pies para mantener los pies del residente con la alineación apropiada.

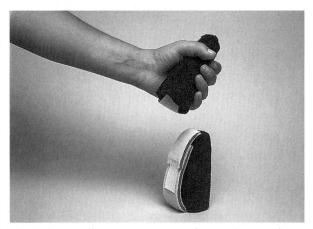

Fig. 9-6. Los rollos para manos ayudan a evitar que los dedos sean flexionados fuertemente (REIMPRESO CON PERMISO DE "BRIGGS CORPORATION", 800-247-2343, WWW.BRIGGSCORP.COM).

G   Evite la rotación externa de la cadera. Cuando las piernas y la cadera se voltean hacia fuera mientras que la persona descansa en la cama, se pueden ocasionar contracturas en la cadera. Una sábana o toalla enrollada y colocada a lo largo de la cadera y del muslo puede evitar que la pierna se voltee hacia afuera.

G   Cambie las posiciones con frecuencia para evitar rigidez muscular y úlceras por presión. Esto debe realizarse por lo menos cada dos horas. Las posiciones utilizadas dependerán de la condición y de la preferencia del residente. Revise la piel cada vez que usted acomode al residente.

G   Tenga muchas almohadas disponibles para brindar apoyo en las diferentes posiciones.

G   Utilice aparatos para posicionar (respaldos para espalda, armazones de cama, sábanas de arrastre, tableros para pies y rollos para manos). Las tablillas pueden ser prescritas por un doctor para mantener las articulaciones de un residente en la posición correcta (Fig. 9-7). Revise el capítulo 6 para obtener más información sobre los aparatos para posicionar.

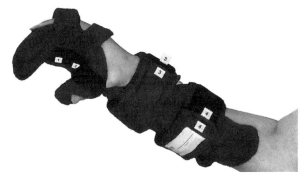

Fig. 9-7. Un tipo de tablilla. (FOTOGRAFÍA CORTESÍA DE "LENJOY MEDICAL ENGINEERING-COMFY SPLINTS™" 800- 582-5332, WWW.COMFYSPLINTS.COM)

G   Brinde masajes en la espalda como se indique para comodidad y relajación.

5. Describir la guía de procedimientos del cuidado para los aparatos prostéticos

Amputación es la extracción parcial o total de una parte del cuerpo; usualmente es un pie, una mano, un brazo o una pierna. La amputación puede ser el resultado de una lesión o enfermedad. Después de la amputación, algunas personas sienten que la extremidad continua estando ahí. Pueden sentir dolor en la parte que ha sido amputada. A esto se le conoce como "**sensación fantasma**" y puede durar poco tiempo o varios años. El dolor o la sensación es causada por las terminaciones de los nervios. Es real y no debe ser ignorado, ni ser motivo de burla.

Una **prótesis** es aparato que reemplaza la parte del cuerpo que faltaba o que está deformada debido a un accidente, una lesión, una enfermedad o un defecto de nacimiento. Se utiliza para mejorar la habilidad de una persona de funcionar y/o mejorar su apariencia. Ejemplos de prótesis incluyen:

•   Extremidades artificiales, como manos, brazos, pies y piernas, hechas para semejar la parte del cuerpo que están reemplazando (Fig. 9-8).

•   Un busto artificial está hecho de material ligero, suave y de esponja.

•   Un ojo artificial, o una prótesis ocular, reemplaza un ojo que se ha perdido debido a una enfermedad o lesión.

•   Las dentaduras postizas son dientes artificiales. Pueden ser necesarias cuando un diente o dientes han sido dañados, perdidos o deben ser removidos.

•   Un aparato de asistencia auditiva es un aparato pequeño que funciona con baterías y que amplifica el sonido para las personas con pérdida del sentido del oído.

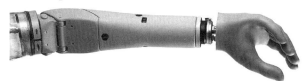

Fig. 9-8. Un tipo de brazo prostético. (BRAZO CON CONTROL DE MOVIMIENTO. FOTOGRAFÍA PRESENTADA POR KEVIN TWOMEY.)

Guía de Procedimientos: Amputación y Cuidado de la Prótesis

G   Los residentes que han sufrido una amputación de una parte del cuerpo deben realizar muchos ajustes físicos, psicológicos, sociales y ocupacionales para su discapacidad. Brinde mucho apoyo.

G   Ayude a los residentes con las ADL.

G   Las prótesis son piezas caras y hechas a la medida (algunas cuestan decenas de miles de dólares). Brinde cuidado como se indica. Manéjelas con mucho cuidado.

G   Un enfermero o un terapeuta demostrarán la aplicación de la prótesis. Siga las instrucciones para aplicar y remover la prótesis. Siga las instrucciones de cuidado del fabricante.

G Mantenga la prótesis y la piel debajo de la prótesis secas y limpias. El conector de la prótesis debe limpiarse al menos una vez al día. Siga el plan de cuidado y las instrucciones de la enfermera.

G De ser así ordenado, coloque un calcetín de muñón (para la zona de la amputación) antes de poner la prótesis.

G Observe la piel en el muñón. Revise si presenta signos de problemas con la piel causados por presión y abrasión. Reporte enrojecimiento o áreas abiertas.

G Nunca trate de arreglar una prótesis. Reporte cualquier problema con la enfermera.

G No muestre sentimientos negativos durante el cuidado del muñón.

G La sensación fantasma es un dolor real. Trátelo de esa manera y reporte las quejas de dolor a la enfermera.

G Si el residente tiene un ojo artificial, revise el plan de cuidado con el enfermero. Los ojos artificiales están hechos de vidrio o plástico. Manéjelos con mucho cuidado. Nunca limpie o moje el ojo en alcohol, ya que romperá el plástico y lo destruirá. Si el ojo debe ser removido, guárdelo en agua o solución salina. Asegúrese de que el contenedor esté etiquetado con el nombre del residente y el número de habitación. El residente usualmente sabrá cómo remover, limpiar y colocar el ojo. Conozca las instrucciones para ayudar con el cuidado.

G Si la persona tiene un aparato de asistencia auditiva, asegúrese que lo traiga puesto y que esté funcionado apropiadamente.

6. Describir la manera de ayudar con los ejercicios del arco de movimiento

Los ejercicios del **arco de movimiento (ROM por sus siglas en inglés)** ejercitan una articulación en todo su arco del movimiento. La meta de los ejercicios ROM es reducir o prevenir contracturas, mejorar la fortaleza y aumentar la circulación. Los ejercicios pasivos del arco de movimiento (PROM por sus siglas en inglés) se utilizan cuando los residentes no se pueden mover por sí solos. Un empleado realiza estos ejercicios sin la ayuda del residente. Cuando ayude con los ejercicios PROM, brinde soporte en las articulaciones del residente. Muévalas por todo el arco de movimiento. Los ejercicios activos del arco de movimiento (AROM por sus siglas en inglés) son realizados por el residente solo. Su rol en los ejercicios AROM es animar al residente a realizarlos. Los ejercicios activos asistidos del arco de movimiento (AAROM por sus siglas en inglés) son realizados por el residente con algo de ayuda y apoyo de un empleado.

Usted no realizará los ejercicios ROM sin instrucciones de la doctora, de la enfermera o del fisioterapeuta. Siga el plan de cuidado. Usted repetirá cada ejercicio de tres a cinco veces, una o dos veces al día. Usted trabajará en ambos lados del cuerpo. Durante los ejercicios ROM, inicie en la cabeza y trabaje hacia abajo del cuerpo. Ejercite las extremidades superiores (brazos) antes de ejercitar las extremidades inferiores (piernas). Brinde apoyo arriba y abajo de la articulación. Detenga los ejercicios si el residente se queja de dolor y repórtelo con la enfermera.

Estos ejercicios son específicos para cada parte del cuerpo e incluyen los siguientes movimientos (Fig. 9-9):

• **Abducción**: mover una parte del cuerpo lejos de la línea media del cuerpo

• **Aducción**: mover una parte del cuerpo hacia la línea media del cuerpo

• **Dorsiflexión**: doblar hacia atrás

• **Rotación**: voltear una articulación

• **Extensión**: enderezar una parte del cuerpo

• **Flexión**: doblar una parte del cuerpo

- **Pronación**: voltear hacia abajo
- **Supinación**: voltear hacia arriba

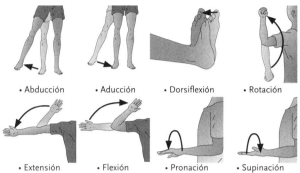
Fig. 9-9. Diferentes ejercicios del arco de movimiento.

Ayudar con los ejercicios pasivos del arco de movimiento

1. Lávese las manos.
   Provee control de infecciones.

2. Identifíquese por su nombre. Identifique al residente por su nombre.
   El residente tiene el derecho de conocer la identidad de su proveedor de cuidado. Identificar al residente por su nombre muestra respeto y establece la identificación correcta.

3. Explique el procedimiento al residente. Hable de manera clara, lenta y directa. Mantenga contacto de cara a cara cuando sea posible.
   Promueve el entendimiento y la independencia.

4. Brinde privacidad al residente con cortinas, biombos o puertas.
   Mantiene los derechos del residente de privacidad y dignidad.

5. Ajuste la cama a un nivel seguro para trabajar, usualmente a la altura de la cintura. Ponga el freno en las llantas de la cama.
   Previene que usted y el residente se lesionen.

6. Acueste al residente en posición supina sobre la espalda- en la cama. Acomode el cuerpo con una buena alineación.
   Reduce la tensión en las articulaciones.

7. Repita cada ejercicio al menos tres veces. Mientras que apoya las extremidades, mueva todas las articulaciones de manera suave, lenta y ligera por todo el arco del movimiento hasta el punto de resistencia. Detenga los ejercicios si se presenta dolor.
   Los movimientos rápidos pueden causar lesiones. El dolor es un signo de advertencia para las lesiones.

8. **Hombro**. Brinde soporte en el brazo del residente en el codo y muñeca mientras realiza los ejercicios ROM para el hombro. Coloque una mano debajo del codo y la otra mano debajo de la muñeca. Levante el brazo extendido de la posición lateral hacia adelante por encima de la cabeza y regrese el brazo al lado del cuerpo (flexión/ extensión) (Fig. 9-10).

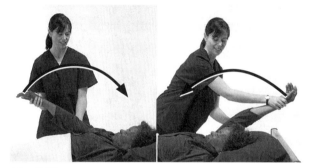
Fig. 9-10.

Levante el brazo a la posición lateral por encima de la cabeza y regrese al lado del cuerpo (abducción/aducción) (Fig. 9-11).

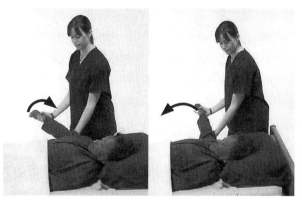
Fig. 9-11.

9. **Codo**. Sostenga la muñeca con una mano. Sostenga el codo con la otra mano. Doble el codo de tal manera que la mano toque el hombro en el mismo lado (flexión). Enderece el brazo (extensión) (Fig. 9-12).

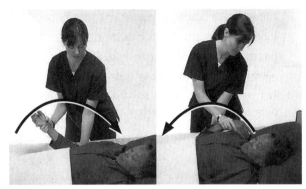

Fig. 9-12.

Ejercite el antebrazo moviéndolo de tal manera que la palma de la mano se encuentre hacia abajo (pronación) y luego hacia arriba (supinación) (Fig. 9-13).

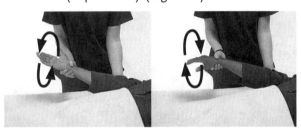

Fig. 9-13.

10. **Muñeca**. Sostenga la muñeca con una mano. Utilice los dedos de la otra mano para ayudar a la articulación durante los movimientos. Doble la mano hacia abajo (flexión). Doble la mano hacia atrás (extensión) (Fig. 9-14).

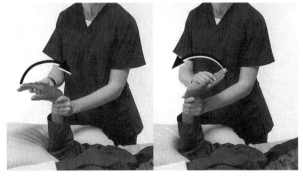

Fig. 9-14.

Voltee la mano hacia la dirección del dedo pulgar (flexión radial). Después voltee la mano hacia la dirección del dedo meñique (flexión cubital) (Fig. 9-15).

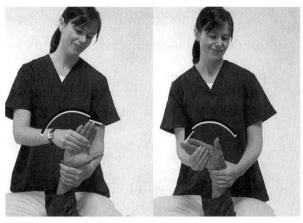

Fig. 9-15.

11. **Dedo pulgar**. Mueva el dedo pulgar alejándose del dedo índice (abducción). Mueva el dedo pulgar de regreso al lado del dedo índice (aducción) (Fig. 9-16).

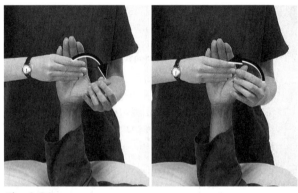

Fig. 9-16.

Toque cada yema de los dedos con el dedo pulgar (oposición) (Fig. 9-17).

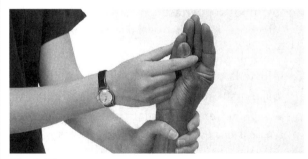

Fig. 9-17.

Doble el dedo pulgar hacia adentro de la palma de la mano (flexión) y hacia fuera (extensión) (Fig. 9-18).

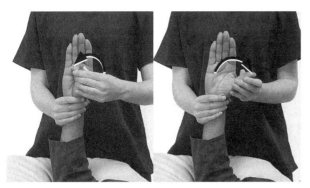

Fig. 9-18.

12. **Dedos de la mano**. Doble los dedos de la mano para hacer un puño (flexión). Suavemente enderece los dedos hacia afuera, soltando el puño (extensión) (Fig. 9-19).

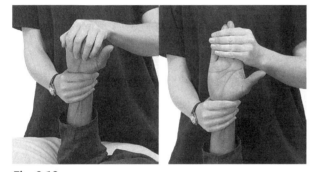

Fig. 9-19.

Extienda los dedos de la mano y el pulgar de tal manera que queden lejos uno del otro (abducción). Junte los dedos de nuevo (abducción) (Fig. 9-20).

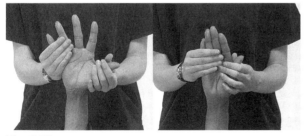

Fig. 9-20.

13. **Cadera**. Apoye la pierna colocando una mano debajo de la rodilla y la otra debajo del tobillo. Enderece la pierna y levántela suavemente. Aleje esta pierna de la otra pierna (abducción). Mueva esta pierna hacia donde se encuentra la otra pierna (aducción) (Fig. 9-21).

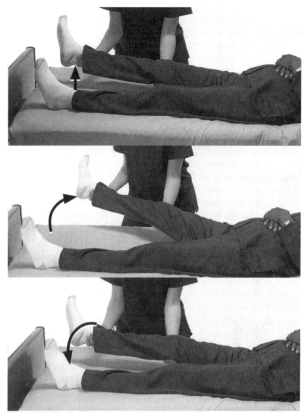

Fig. 9-21.

Suavemente voltee la pierna hacia adentro (rotación interna). Voltee la pierna hacia fuera (rotación externa) (Fig. 9-22).

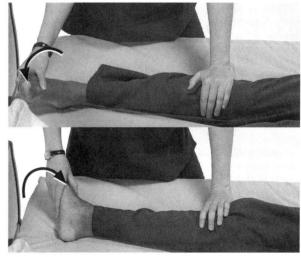

Fig. 9-22.

14. **Rodillas**. Apoye la pierna del residente por debajo de la rodilla y tobillo mientras realiza los ejercicios ROM para la rodilla. Doble la rodilla hasta el punto de resistencia (flexión). Regrese la pierna a la posición normal del residente (extensión) (Fig. 9-23).

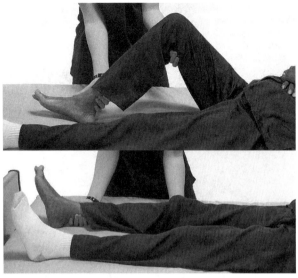

Fig. 9-23.

15. **Tobillos**. Empuje/ jale el pie hacia la cabeza (dorsiflexión). Empuje/ jale el pie hacia abajo, con los dedos apuntando hacia abajo (flexión plantar) (Fig. 9-24).

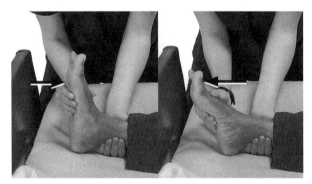

Fig. 9-24.

Voltee la parte interna del pie hacia adentro del cuerpo (supinación). Doble la planta del pie alejándose del cuerpo (pronación) (Fig. 9-25).

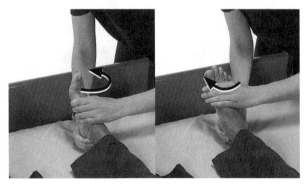

Fig. 9-25

16. **Dedos de los pies**. Flexione y enderece los dedos de los pies (flexión y extensión) (Fig. 9-26).

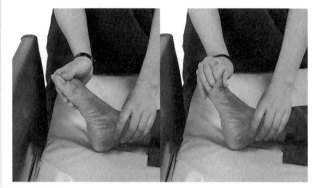

Fig. 9-26.

Suavemente separe los dedos de los pies (abducción) (Fig. 9-27).

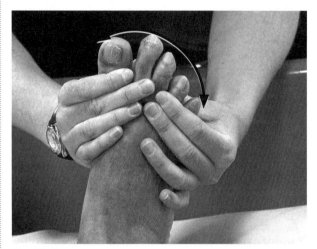

Fig. 9-27.

17. Acomode al residente a una posición cómoda. Regrese la cama a la posición más baja. Remueva las medidas de privacidad.
    Promueve la seguridad del residente.

18. Coloque el botón de llamadas al alcance del residente.
    Permite que el residente se comunique con el personal cuando lo necesite.

19. Lávese las manos.
    Provee control de infecciones.

20. Reporte a la enfermera cualquier cambio en el residente.
    Brinda información a la enfermera para evaluar al residente.

21. Documente el procedimiento utilizando la guía de procedimientos de la institución. Escriba si presenta disminución del rango de movimiento o cualquier dolor que sienta el residente. Notifique a la enfermera o al fisioterapeuta si usted encuentra aumento en la rigidez o resistencia física. La resistencia es un signo de que una contractura se está desarrollando.

Lo que usted escriba es un registro legal de lo que usted hizo. Si usted no lo documenta, legalmente no pasó.

7. Mencionar la guía de procedimientos para ayudar a volver a entrenar la vejiga y el intestino

Las lesiones, las enfermedades o la inactividad pueden causar la pérdida de la función normal de la vejiga y del intestino. Los residentes pueden necesitar ayuda para volver a establecer la función y la rutina regular del baño. Los problemas con la eliminación pueden ser vergonzosos o difíciles de platicar. Sea comprensivo. Siempre sea profesional cuando maneje incontinencia o cuando ayude a reestablecer las rutinas.

Guía de Procedimientos: Reentrenamiento de la Vejiga o del Intestino

G   Siga las precauciones estándares. Utilice guantes cuando maneje los desechos corporales.

G   Explique el horario del entrenamiento al residente. Siga el horario cuidadosamente.

G   Lleve un registro de los hábitos del intestino y de la vejiga del residente. Cuando usted vea un patrón de eliminación, usted podrá predecir cuándo el residente necesitará un cómodo o ir al baño.

G   Ofrezca un cómodo o una visita al baño antes de iniciar procedimientos largos.

G   Aliente a los residentes a tomar suficientes líquidos, incluso si la incontinencia urinaria es un problema. Alrededor de 30 minutos después de haber ingerido los líquidos, ofrezca una visita al baño, un cómodo o urinal.

G   Anime al residente a ingerir alimentos que sean altos en fibra. Anime a los residentes a seguir las dietas especiales, como se indica.

G   Atienda las llamadas de ayuda rápidamente. Los residentes no pueden esperar mucho cuando tienen la necesidad de ir al baño. Deje el botón de llamadas al alcance del residente (Fig. 9-28).

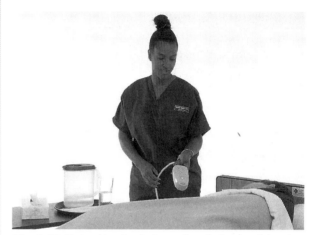

Fig. 9-28. *Deje el botón de llamadas al alcance del residente. Atienda las llamadas de ayuda rápidamente.*

G   Brinde privacidad para la eliminación -tanto en la cama como en el baño.

G   Si el residente tiene problemas para orinar, haga la prueba abriendo la llave del agua del lavabo. Pídale que se incline ligeramente hacia el frente. Esto pone presión en la vejiga.

G   No apure al residente.

G   Ayude a los residentes con un buen cuidado perineal. La orina y las heces fecales son irritantes para la piel. Brindar cuidado regular y apropiado evita problemas con la piel y promueve la higiene apropiada. Observe cuidadosamente los cambios en la piel.

G   Deseche los desperdicios siguiendo las reglas de la institución.

G Deseche los protectores de la ropa y la ropa interior para incontinencias de manera apropiada (Fig. 9-29). Algunas instituciones requieren colocar dos bolsas en estos materiales. Esto detiene la acumulación de olores.

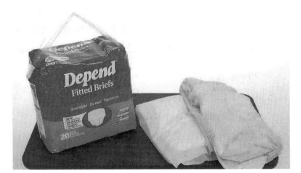

Fig. 9-29. Un tipo de protector para incontinencia.

G Algunas instituciones utilizan protectores de cama o ropa interior que son lavables. Siga las precauciones estándares cuando maneje estos artículos.

G Lleve un registro exacto de la orina y de la defecación, incluyendo los episodios de incontinencia.

G Felicite los éxitos y los intentos de controlar el intestino y la vejiga; sin embargo, no le hable a los residentes como si fueran niños. Mantenga la voz baja, no llame la atención hacia ningún aspecto de reentrenamiento.

G Nunca muestre frustración o enojo hacia un residente que sea incontinente. Esto es considerado comportamiento abusivo. El problema está fuera de su control. Las reacciones negativas solamente empeorarán las cosas. Sea positivo. Tenga paciencia cuando se presenten recaídas.

Cuando el residente es incontinente o no puede hacer del baño cuando se le pide, sea positivo. Nunca haga sentir al residente que es un fracasado. Las felicitaciones y el ánimo son esenciales para tener un programa exitoso. Algunos residentes siempre serán incontinentes. Ofrezca a estas personas cuidado y atención adicional. Los problemas con la piel pueden tener como resultado úlceras de presión si no reciben el cuidado apropiado. Siempre reporte los cambios en la piel.

Derechos de los Residentes

Reentrenamiento de la Vejiga o del Intestino

Cuando los residentes necesiten ayuda con las funciones de la vejiga y/o del intestino, sea amable, brinde apoyo y sea profesional. Esto ayuda a promover la dignidad. Los residentes tienen un derecho legal a la privacidad. No discuta los accidentes o ninguna parte del reentrenamiento en áreas públicas. Cuando se utilice ropa interior desechable para incontinencia, no los llame "pañales". Los residentes no son niños, esto es irrespetuoso.

10
El Cuidado de Uno Mismo

1. Describir la manera de encontrar trabajo

Es posible que pronto usted empiece a buscar trabajo. Las asistentes de enfermería pueden trabajar en instituciones de cuidado a largo plazo, en centros de servicios de asistencia, en hospitales, en el hogar y en otros lugares. Para encontrar trabajo, usted primero debe encontrar posibles empleadores. Después, debe contactarlos para preguntar sobre las oportunidades de trabajo que tienen. Para encontrar empleadores, use el Internet, el periódico, el directorio telefónico o sus contactos personales (Fig. 10-1). Pregunte a su instructor sobre los posibles empleadores. Usted también puede preguntarle a su instructor sobre posibles empleadores.

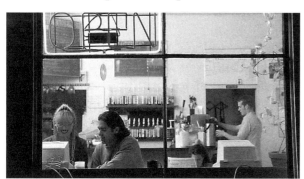

Fig. 10-1. Buscar en Internet es una buena manera de buscar trabajo.

Una vez que usted tenga una lista de posibles empleadores, necesita contactarlos. Llamar por teléfono primero, a menos que ellos le pidan que no lo haga, es una buena manera de saber qué puestos se encuentran disponibles. Pregunte cómo puede aplicar para algún trabajo con cada posible empleador.

Cuando haga una cita, pregunte qué información debe llevar con usted. Asegúrese que usted la lleve cuando vaya a la cita. Algunos documentos que puede necesitar incluyen los siguientes:

- Identificación, incluyendo licencia para manejar, tarjeta de seguro social, acta de nacimiento, pasaporte u otra forma oficial de identificación.

- Prueba de su estatus legal en este país y prueba de que usted puede trabajar legalmente, incluso si usted es un ciudadano estadounidense. Los empleadores deben tener archivos que muestren que los empleados tienen permiso legal para trabajar en este país. No se moleste por este requisito.

- El diploma de la preparatoria o su equivalente, kárdex escolar (lista de materias cursadas y calificaciones) y el diploma o el certificado de su curso de entrenamiento como asistente de enfermería. También lleve el nombre de su instructor y su número telefónico.

- Información de contacto de sus referencias. Las referencias son personas a las que se les pueden llamar para que lo recomienden a usted como empleado. Puede incluir empleadores anteriores o maestros anteriores. No utilice parientes o amigos. Usted puede pedirles con anterioridad que le escriban cartas de recomendación para usted dirigidas "A quien corresponda", explicando cómo lo conocen a usted y describiendo sus habilidades, cualidades y hábitos. Lleve copias de las cartas con usted.

Algunos posibles empleadores le pedirán su curriculum vitae u hoja de vida (a lo que este libro se le hará referencia como "résumé"). Un résumé es un resumen o lista de su experiencia de trabajo importante y de su educación. Cuando realice su résumé, hágalo breve (una página es lo mejor) y claro. Incluya la siguiente información:

- Su información de contacto: nombre, dirección, número telefónico, dirección de correo electrónico.

- Una lista de su experiencia académica, iniciando con la más reciente.

- Una lista de su experiencia laboral, iniciando con la más reciente.

- Cualquier habilidad especial, como conocimientos sobre programas computacionales, habilidades para teclear o si habla otros idiomas.

- Cualquier membresía que tenga en organizaciones profesionales.

- Trabajo voluntario.

Es posible que sea necesario que usted llene una solicitud de trabajo. En una hoja de papel, escriba la información general que usted necesitará. Llévela con usted junto con su résumé, si tiene uno. Esto le ayudará a ahorrar tiempo y evitar errores. Incluya la siguiente información:

- Su dirección y número de teléfono

- Su fecha de nacimiento

- Su número de seguro social

- El nombre y la dirección de la escuela o el programa donde usted recibió entrenamiento y la fecha en la que lo terminó, así como los números de certificación y la fecha

de vencimiento de su tarjeta de certificación como asistente de enfermería, si usted tiene una

- Los nombres, puestos, direcciones y números telefónicos de sus empleadores anteriores y las fechas en las que usted trabajó ahí

- La información del sueldo de sus trabajos anteriores

- La razón por la que usted dejó sus trabajos anteriores

- Los nombres, direcciones y números telefónicos de sus referencias

- Los días y horas en las que usted puede trabajar

- Un escrito breve sobre la razón por la cual usted está cambiando trabajos o la razón por la que usted quiere trabajar como asistente de enfermería

Llene la solicitud con cuidado y de manera ordenada y nunca mienta. Antes de que escriba cualquier cosa, lea toda la aplicación detenidamente. Si usted no entiende lo que le están pidiendo, pregunte antes de llenar ese espacio. No deje ninguna sección sin contestar. Escriba las siglas "N/A" (no aplica) si la pregunta no aplica para usted.

Por ley, su empleador debe realizar una revisión de antecedentes criminales para todos los asistentes nuevos que contrate. Es posible que le pidan que firme una forma otorgando permiso para hacer esto, no lo tome de manera personal. Es una ley con el propósito de proteger a los pacientes, clientes y residentes.

Siga estos consejos para dar la mejor impresión en una entrevista de trabajo:

- Tome un baño o una ducha y use desodorante.

- Lávese los dientes.

- Use poco maquillaje.

- Corte y limpie sus uñas.
- Peine su cabello con un estilo sencillo.
- Rasure o corte su vello facial antes de la entrevista (hombres).
- Vístase de manera limpia y apropiada. Asegúrese que la ropa esté limpia, planchada y que no tenga agujeros. Evite usar pantalones de mezclilla, pantalones cortos (shorts), faldas o vestidos cortos. Los zapatos deben estar limpios y boleados.
- Use poca o nada de joyería.
- No use perfume o loción.
- Llegue de 10 a 15 minutos antes de la cita.
- Preséntese, sonría y salude de mano (Fig. 10-3). Su saludo de mano debe ser firme y con seguridad.

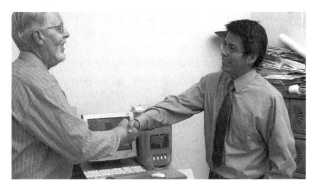

Fig. 10-2. Cuando llegue a la entrevista de trabajo, sonría y salude de mano con seguridad.

- Responda completa y claramente a todas las preguntas.
- Haga contacto visual para demostrar su sinceridad (Fig. 10-3).
- Evite utilizar expresiones coloquiales o modismos ("slang" en inglés).
- Nunca coma, tome líquidos, mastique chicle o fume durante una entrevista.
- Siéntese o párese derecho. Muéstrese contento de estar ahí.
- No lleve amigos o niños con usted.
- Relájese, usted ha trabajado mucho para llegar hasta aquí. ¡Tenga confianza en usted mismo!

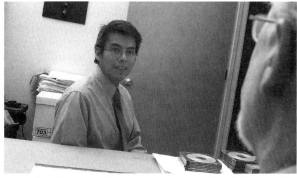

Fig. 10-3. Sea amable y haga contacto visual durante la entrevista.

Sea positivo cuando responda preguntas. Enfatice lo que a usted le gusta o lo que usted considera que disfruta sobre ser un asistente de enfermería. No se queje de los trabajos anteriores. Deje en claro que usted es una persona muy trabajadora y que está dispuesta a trabajar con todos los tipos de residentes, clientes y pacientes.

Usualmente, los entrevistadores le preguntarán si usted tiene preguntas. Tenga algunas preguntas preparadas y escríbalas para que no olvide las cosas que usted realmente quiere saber. Las preguntas que usted podría hacer incluyen:

- ¿En qué horario trabajaría?
- ¿Qué beneficios incluye el trabajo? ¿Se cuenta con seguro médico disponible? ¿Me pagarían días de incapacidad por enfermedad o días festivos?
- ¿Qué tipo de orientación o entrenamiento se brindará?
- ¿Cómo me comunicaré con mi supervisor cuando tenga preguntas?
- ¿Qué tan pronto realizarán una decisión sobre el puesto?

Más adelante en la entrevista, usted querrá preguntar sobre el salario o sueldo, si todavía no se ha mencionado cuál sería. Escuche con cuidado a las respuestas que reciba. Tome notas de ser necesario. Probablemente le dirán cuándo podría esperar que lo contacte el empleador. No espere que le ofrezcan el trabajo durante la entrevista. Cuando la entrevista haya terminado, párese y vuelva a saludar de manos. Agradezca al empleador por la entrevista que le brindó.

Envíe una carta de agradecimiento después de cada entrevista de trabajo. Esto establece su interés continuo en el puesto. Si usted no ha recibido noticias del empleador durante el tiempo que se mencionó en la entrevista, llame y pregunte si el puesto ya fue ocupado.

2. Explicar una descripción estándar de trabajo

Una descripción de trabajo es un acuerdo entre un empleador y el empleado. Menciona las responsabilidades y tareas del trabajo. También incluye la habilidad que se requiere para el trabajo, a quién le debe reportar el empleado y el rango del sueldo.

La descripción del trabajo brinda protección para ambas partes. Protege al empleado de las obligaciones cambiantes de la institución sin notificar al empleado; lo protege de que sea despedido por algo que no está relacionado con su descripción de trabajo. El empleador se protege del empleado diciendo que no realizó ciertas obligaciones que eran parte del trabajo. La descripción de trabajo ayuda a reducir malos entendidos; se puede utilizar como un documento que detalla lo que se acordó, si ocurren asuntos legales.

3. Explicar la manera de manejar y resolver conflictos

Todas las personas tienen conflictos en cierto momento de sus vidas; por ejemplo, las familias pueden discutir en la casa, los compañeros de trabajo pueden no estar de acuerdo sobre el trabajo y así sucesivamente. Si un conflicto en el trabajo no se maneja o resuelve, puede afectar la habilidad de funcionar bien. El ambiente de trabajo puede ser afectado. Cuando se presente un conflicto, existe un momento y lugar apropiado para atenderlo. Es posible que usted necesite hablar con su supervisor para pedir ayuda. En general, siga estos lineamientos:

Guía de Procedimientos: Resolver Conflictos

G Hable sobre el problema en el momento correcto. No inicie una conversación mientras se encuentre ayudando a los residentes. Espere hasta que el supervisor haya decidido el tiempo y el lugar adecuado. La privacidad es importante. Cierre la puerta y limite las distracciones, como la televisión y las conversaciones.

G Acuerde no interrumpir a la persona. No sea rudo o sarcástico ni use apodos. Escuche y tome turnos para hablar.

G No se ponga emocional. Algunas situaciones pueden ser muy molestas; sin embargo, usted será más efectivo si puede dejar sus emociones a un lado.

G Revise su lenguaje corporal. Asegúrese que no esté tenso, molesto o amenazante. Mantenga contacto visual. Use una postura que le diga que usted está escuchando e interesado. Inclínese un poco hacia adelante. No tenga una postura encorvada.

G Mantenga en enfoque en el asunto principal. Cuando hable sobre algún conflicto, mencione cómo se sentía cuando se presentó el comportamiento. Utilice oraciones que digan "Yo". Primero describa el comportamiento real y luego utilice palabras de "sentimientos" que describan la manera en que usted se siente. Dígale a la persona cómo le ha afectado a usted el problema; por ejemplo: "Cuando usted llega tarde al trabajo, me molesta porque yo termino haciendo su trabajo además del mío".

G Es posible que las personas involucradas en el conflicto necesiten definir algunas posibles soluciones. Piense algunas formas en que se puede resolver el conflicto. Su supervisor puede escoger alguna solución que no complazca a todos. Quizás usted tenga que comprometerse. Este preparado para hacerlo.

4. Describir las evaluaciones de los empleados y explicar las respuestas apropiadas ante las críticas

Manejar las críticas es difícil para la mayoría de las personas. Ser capaz de aceptar y aprender de las críticas es importante en todas las relaciones, incluyendo el empleo. Periódicamente, usted recibirá evaluaciones de su empleador. Estas evaluaciones contienen ideas para ayudarle a mejorar su desempeño en el trabajo. Aquí presentamos algunos consejos para manejar las críticas y utilizarlas para su beneficio:

- Escuche el mensaje que le están dando. No se moleste mucho porque no podrá entender el mensaje.

- Las críticas hostiles y las críticas constructivas no son lo mismo. Las críticas hostiles son enfurecidas y negativas. Algunos ejemplos son: "¡Usted es un inútil!" o "Usted es floja y lenta". Las críticas hostiles no deben venir de parte de su empleador o de su supervisor. Usted puede escucharlas de parte de los residentes, familiares u otras personas. La mejor respuesta a esto es decirles algo como: "Siento mucho que usted esté tan decepcionado" y nada más. Brinde a la persona una oportunidad para tranquilizarse antes de tratar de discutir sus comentarios.

- Las críticas constructivas pueden venir de su empleador, de su supervisor y de demás personas. Este tipo de críticas tienen el objetivo de ayudar a mejorar. Algunos ejemplos son: "Usted realmente necesita ser más preciso al documentar en el expediente" o "Usted está llegando tarde con mucha frecuencia. Tiene que esforzarse más para llegar a tiempo". Escuchar las críticas constructivas y tomar acciones al respecto le pueden ayudar a usted a tener más éxito en su trabajo. Ponga atención a este tipo de críticas (Fig. 10-4).

- Si usted no está seguro de la manera de evitar que vuelva a pasar un error que ha cometido, siempre pida sugerencias. Evitar los errores le ayudará a mejorar su desempeño.

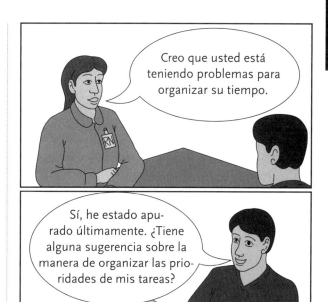

Fig. 10-4. *Pida sugerencias cuando reciba críticas constructivas.*

- Discúlpese y continúe con su trabajo. Si usted ha tenido algún error, discúlpese como sea necesario (Fig 10-5) con su supervisor, con un residente o con otras personas. Aprenda del incidente y déjelo atrás. No piense en eso demasiado ni tenga resentimientos o rencor. Responder de manera profesional a las críticas es importante para ser exitoso en cualquier trabajo.

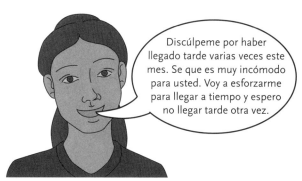

Fig. 10-5. *Tenga la disponibilidad de disculparse si usted ha hecho algun error.*

Las evaluaciones también incluirán conocimiento general, solución de conflictos y trabajo en equipo. La flexibilidad, la amabilidad, la confiabilidad y el servicio al cliente son otras cosas también serán consideradas. Las evaluaciones usualmente son la base para los aumentos de salario. Una buena evaluación le puede ayudar a progresar dentro de la institución. Estar abierto a las críticas y sugerencias para mejorar le ayudará a ser más exitoso.

Si usted decide cambiar trabajos, sea responsable. Siempre brinde a su empleador una notificación por escrito de que dejará su trabajo con al menos dos semanas de anticipación. De lo contrario, la institución se puede quedar sin suficiente personal. Tanto los residentes como los demás empleados sufrirán con su partida. Los empleadores futuros pueden llamar a sus supervisores anteriores. Las personas que cambian trabajos con mucha frecuencia o que no brindan notificación antes de dejar el trabajo tienen menos probabilidades de ser contratadas.

5. Explicar la certificación y el registro del estado

Para cumplir con los requerimientos de la ley de OBRA, los estados del país deben regular el entrenamiento de las asistentes de enfermería, así como la evaluación y la certificación. OBRA requiere un mínimo de 75 horas de entrenamiento inicial y 12 horas de educación continua al año (llamado "entrenamiento en el servicio"). Los requisitos de muchos estados del país exceden este mínimo de horas; es buena idea conocer las reglas de su estado.

Después de cumplir un programa de entrenamiento aprobado, las NA toman un examen de aptitudes (una prueba o un examen de certificación), para que puedan recibir su certificación para trabajar en un estado. Este examen usualmente incluye una sección escrita y una práctica. Usted debe pasar ambas secciones para recibir certificación para trabajar como asistente de enfermería.

OBRA también requiere que cada estado del país mantenga un registro de los asistentes de enfermería. Este registro lo maneja un departamento estatal, usualmente es el Departamento de Salud del estado. El registro contiene información del

entrenamiento de la NA y los resultados de los exámenes de certificación. También tiene cualquier información sobre abuso, negligencia o robo por parte de las asistentes de enfermería. Los empleadores pueden tener acceso a esta lista para revisar si usted pasó el examen de certificación. Ellos pueden ver si su certificación está al día. También pueden ver si usted ha sido investigado o encontrado culpable de abuso o negligencia.

Cada estado del país tiene diferentes requisitos para mantener la certificación. Sígalos exactamente como se indica o no podrá continuar trabajando. Una vez que usted tenga la certificación, la puede perder si no sigue las reglas del estado. Esto puede ocurrir si usted no trabaja en una institución de cuidado a largo plazo por un periodo de tiempo o si no tiene el número requerido de horas de educación continua. Usted también puede perder la certificación por actividades criminales, incluyendo abuso o negligencia. Aprenda los requerimientos de su estado.

6. Describir la educación continua

El gobierno federal requiere que las asistentes de enfermería tengan 12 horas de educación continua cada año. Algunos estados del país pueden requerir más. Los cursos de educación continua en el servicio ayudan a mantener sus conocimientos y habilidades frescas. Las clases también brindan información nueva sobre condiciones, retos al trabajar con residentes o cambios en las reglas. Usted necesita estar actualizado en lo más nuevo de lo que se espera de usted.

Su empleador es responsable de ofrecer los cursos en el servicio. Usted es responsable de asistir y realizarlos de manera exitosa. Usted debe hacer lo siguiente:

- Inscribirse al curso e informarse dónde se ofrece.

- Asistir a todas las sesiones de la clase.

- Poner atención y cumplir con todos los requisitos de la clase.

- Obtener lo mejor del programa de entrenamiento en el servicio. ¡Participe! (Fig. 10-6)

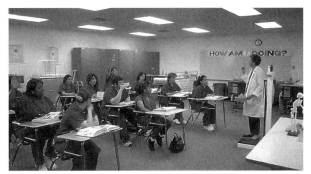

Fig. 10-6. Ponga atención y participe durante los entrenamientos en el servicio.

- Guardar copias originales de todos los certificados y registros de su asistencia exitosa para que usted pueda comprobar que tomó las clases.

7. Explicar las maneras de manejar el estrés

Estrés es el estado de estar asustado, emocionado, confundido, irritado o en peligro. Podemos pensar que sólo las cosas malas causan estrés. Sin embargo, las situaciones positivas también lo causan; por ejemplo, casarse o tener un bebé usualmente son situaciones positivas, pero pueden traer un estrés enorme por los cambios que traen en nuestras vidas.

Usted puede sentirse muy emocionado al conseguir un trabajo nuevo. Comenzar a trabajar también puede causar estrés. Usted puede sentir miedo de cometer errores, puede sentirse emocionado por ganar dinero, por ayudar a las personas o puede sentirse confundido sobre sus tareas nuevas. Aprender la manera de reconocer el estrés y sus causas es de mucha ayuda. Después usted puede dominar algunos métodos sencillos para relajarse y aprender a manejar el estrés.

Un **factor estresante** es algo que causa estrés. Cualquier cosa puede ser un factor estresante; algunos ejemplos son:

- Divorcio
- Matrimonio
- Un bebé nuevo
- Paternidad
- Hijos que crecen
- Hijos que dejan el hogar
- Sentirse que no se está preparado para una tarea
- Iniciar un trabajo nuevo
- Nuevas responsabilidades en el trabajo
- Perder un trabajo
- Problemas en el trabajo
- Supervisores
- Compañeros de trabajo
- Residentes
- Enfermedades
- Finanzas

El estrés no es sólo una respuesta emocional, sino también es una respuesta física. Cuando tenemos estrés, se presentan cambios en nuestro cuerpo. El sistema endocrino puede producir más hormonas de adrenalina. Esto puede aumentar la respuesta del sistema nervioso, el ritmo del corazón y de la respiración y la presión sanguínea. Ésta es la razón por la cual, en situaciones estresantes, su corazón late más rápido, usted respira fuerte y se siente acalorado o transpira.

Cada uno de nosotros tiene un nivel diferente de tolerancia al estrés. Lo que una persona consideraría agobiante, puede ser que a otra persona no le moleste. Su tolerancia del estrés depende de su personalidad, experiencias de vida y salud física.

Guía de Procedimientos: Manejar el Estrés

Para manejar el estrés en su vida, desarrolle hábitos saludables de dieta, ejercicio y estilo de vida:

- G Consuma alimentos nutritivos.
- G Realice ejercicio regularmente (Fig. 10-7). Usted puede hacer ejercicio solo o con un compañero.

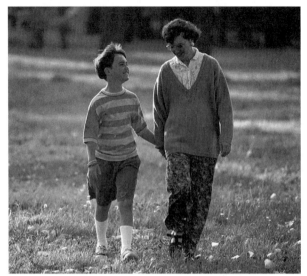

Fig. 10-7. Realizar ejercicios con regularidad, como caminar, es una manera saludable de reducir el estrés.

- G Duerma lo suficiente.
- G Consuma bebidas alcohólicas sólo con moderación.
- G No fume.
- G Encuentre tiempo, al menos dos veces por semana, para hacer cosas relajantes como leer un libro o ver una película.

El no manejar el estrés puede causar muchos problemas. Algunos de estos problemas afectarán la manera en que usted hace su trabajo. Los signos de que no está manejando el estrés incluyen:

- Estar molesto o abusar de los residentes
- Discutir con su supervisor sobre tareas
- Tener malas relaciones con sus compañeros de trabajo y residentes
- Quejarse sobre su trabajo y sus responsabilidades
- Sentirse consumido en el trabajo (consumido es un estado de cansancio mental o físico causado por el estrés)
- Sentirse cansado cuando ha descansado
- Problemas para enfocarse en los residentes y los procedimientos

El estrés puede parecer agobiante cuando trata de manejarlo por usted mismo. En ocasiones, con tan sólo hablar sobre el estrés puede ayudarlo a manejarlo mejor. Algunas veces otras personas pueden brindar sugerencias útiles. Usted puede pensar maneras nuevas de manejar el estrés mientras habla al respecto. Pida ayuda a una o varias de las siguientes personas para manejar el estrés:

- Su supervisor u otro integrante del equipo de cuidado cuando sea estrés relacionado con el trabajo
- Su familia
- Sus amigos
- Su lugar de alabanza
- Su doctor
- Una agencia local de salud mental
- Cualquier línea telefónica gratuita que brinde ayuda para problemas similares o relacionados (revise en el Internet o en el directorio local de la sección amarilla)

No es apropiado hablar con los residentes o sus familiares sobre su estrés personal o el estrés relacionado con el trabajo.

Una de las mejores maneras de manejar el estrés es desarrollar un plan. El plan puede incluir cosas bonitas que usted realizará todos los días y cosas que deba hacer en situaciones estresantes. Antes de hacer un plan, primero necesita responder las siguientes preguntas:

- ¿Cuáles son las razones del estrés en mi vida?
- ¿Cuándo me siento estresado con más frecuencia?
- ¿Qué efectos del estrés veo en mi vida?
- ¿Qué puedo cambiar para reducir el estrés que siento?

- ¿Qué cosas tengo que aprender para poder sobrellevar eso que no puedo cambiar?

Cuando usted haya respondido estas preguntas, tendrá una idea más clara de los retos que enfrenta. Entonces podrá definir estrategias para manejar el estrés.

Algunas veces un ejercicio de relajación puede ayudar a sentirse renovado y relajado en corto tiempo. A continuación se presenta un ejercicio sencillo de relajación. Haga la prueba y vea si le ayuda a sentirse más relajado.

Recorrer el cuerpo Cierre sus ojos. Enfóquese en su respiración y en su postura. Asegúrese que se sienta cómodo. Inicie en las plantas de sus pies y concéntrese en los pies. Encuentre cualquier tensión escondida en sus pies. Trate de relajarse y de liberar la tensión. Continúe muy lentamente. Respire profundamente antes de cambiar a otra parte del cuerpo. Avance de los pies hacia arriba, enfocándose en relajar las piernas, las rodillas, los muslos, la cadera, el estómago, la espalda, los hombros, el cuello, la mandíbula, los ojos, la frente y el cuero cabelludo. Tome varias respiraciones profundas. Abra sus ojos.

Recuerde todo lo que ha aprendido en este programa. Su trabajo como asistente de enfermería es muy importante. Cada día puede ser diferente y retador. En cientos de maneras diferentes, cada semana, usted ofrecerá la ayuda que solamente una persona compasiva como usted puede dar.

Valore el trabajo que usted ha escogido realizar. Es un trabajo muy importante. Su trabajo puede ser la diferencia entre vivir con independencia y dignidad y vivir sin eso. La diferencia que usted hace, en ocasiones, es de vida o muerte. Vea en la cara de los residentes y entienda que usted realiza un trabajo importante. Véase en un espejo cuando llegue a su casa y siéntase orgulloso de la manera en que usted se gana la vida. (Fig. 10-8).

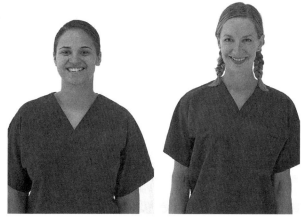

Fig. 10-8. Siéntase orgulloso del trabajo que usted ha escogido realizar. Es un trabajo importante.

Abreviaturas

ā	before *antes*
ADL	activities of daily living *actividades de la vida diaria*
am, AM	morning, before noon *en la mañana, matutino, antes del mediodía*
amb	ambulate, ambulatory *ambular, ambulatorio*
amt	amount *cantidad*
ap	apical *perteneciente al ápex*
as tol	as tolerated *como sea tolerado*
ax.	axillary (armpit) *axilar (axila)*
b.i.d., BID	two times a day *dos veces al día*
BM	bowel movement *movimiento intestinal, defecación*
BP, B/P	blood pressure *presión sanguínea*
BPM	beats per minute *latidos por minuto*
BRP	bathroom privileges *permitido usar el baño*
c̄	with *con*

C	Centigrade *grados centígrado*
cath.	catheter *catéter*
CHF	congestive heart failure *insuficiencia cardiaca congestiva*
c/o	complains of *se queja de*
COPD	chronic obstructive pulmonary disease *enfermedad pulmonar obstructiva crónica*
CPR	cardiopulmonary resuscitation *Resucitación cardiopulmonar*
CVA	cerebrovascular accident, stroke *accidente cerebro vascular, embolia*
DAT	diet as tolerated *dieta como sea tolerada*
DNR	do not resuscitate *no resucitar*
DON	director of nursing *director de enfermería*
Dx, dx	diagnosis *diagnóstico*
F	Fahrenheit or female *grados Fahrenheit o femenino*
FF	force fluids *forzar fluidos*
ft	foot *pie*

h, hr, hr.	hour *hora*
H_2O	water *agua*
HBV	hepatitis B virus *virus de la hepatitis B*
HOB	head of bed *cabecera de la cama*
ht	height *altura*
HTN	hypertension *hipertensión*
hyper	above normal, too fast, rapid *arriba de lo normal, demasiado rápido, acelerado*
hypo	low, less than normal *bajo, menos de lo normal*
I&O	intake and output *ingresos y egresos*
inc	incontinent *incontinente*
isol	isolation *aislamiento*
IV, I.V.	intravenous (within a vein) *intravenoso (dentro de la vena)*
lab	laboratory *laboratorio*
lb.	pound *libra*
LTC	long-term care *cuidado a largo plazo*
meds	medications *medicamentos*

Abreviaturas

mL	milliliter *mililitro*	p.r.n., prn	when necessary *cuando sea necesario*	TPR	temperature, pulse, and respiration *temperatura, pulso y respiración*
mmHg	millimeters of mercury *milímetros de mercurio*	q̄	every *cada*	UTI	urinary tract infection *infección del tracto urinario*
MRSA	methicillin-resistant *Staphylococcus aureus* *estafilococo dorado resistente a la meticilina*	q2h	every two hours *cada dos horas*	VS, vs	vital signs *signos vitales*
		q3h	every three hours *cada tres horas*	w/c, W/C	wheelchair *silla de ruedas*
		q4h	every four hours *cada cuatro horas*	wt.	weight *peso*
N/A	not applicable *no aplica*	R	respirations, rectal *respiraciones, rectal*		
NKA	no known allergies *no se conocen alergias*	rehab	rehabilitation *rehabilitación*		
NPO	nothing by mouth *nada por la boca*	RF	restrict fluids *restringir fluidos*		
O₂	oxygen *oxígeno*	ROM	range of motion *arco de movimiento*		
OBRA	Omnibus Budget Reconciliation Act *Ley de Ómnibus de Reconciliación Presupuestaria*	s̄	without *sin*		
		SOB	shortness of breath *falta de aliento*		
OOB	out of bed *fuera de cama*	spec.	specimen *espécimen*		
oz	ounce *onza*	stat	immediately *inmediatamente*		
p̄	after *después*	std. prec.	Standard Precautions *precauciones estándares*		
peri care	perineal care *cuidado perineal*	T., temp	temperature *temperatura*		
per os, PO	by mouth *por la boca*	TB	tuberculosis *tuberculosis*		
PPE	personal protective equipment *equipo de protección personal*	t.i.d., TID	three times a day *tres veces al día*		

O_2 oxygen

Glosario

abducción: mover una parte del cuerpo lejos de la línea media del cuerpo.

abrasión: una lesión que quita la superficie de la piel.

abuso de sustancias: el uso de drogas o medicamentos legales o ilegales, de cigarros o alcohol de manera que es dañino para el abusador o para los demás.

abuso financiero: el hecho de robar, tomar ventaja o utilizar de manera inapropiada el dinero, las pertenencias u otros recursos de otra persona.

abuso físico: cualquier trato, ya sea intencional o no, que dañe el cuerpo de una persona; incluyendo bofetadas, moretones, cortadas, quemaduras, restricciones físicas, empujones, agresiones o trato brusco.

abuso psicológico: cualquier comportamiento que ocasiona que una persona se sienta amenazada, asustada, intimidada o humillada en cualquier manera.

abuso sexual: forzar a una persona a realizar o participar en actos sexuales en contra de su voluntad; esto incluye tocamientos no deseados, exponer las partes privadas de uno mismo y compartir material pornográfico.

abuso verbal: involucra el uso de lenguaje –oral o escrito– que amenace, avergüence o insulte a una persona.

abuso: ocasionar intencionalmente lesiones o dolor físico, mental o emocional a alguna persona.

accidente cerebrovascular (CVA): una condición que ocurre cuando se corta el abastecimiento de sangre al cerebro por un coágulo o vaso sanguíneo, que se revienta repentinamente; también se le llama embolia.

acoso sexual: cualquier comportamiento o acercamiento sexual no deseado que crea un ambiente de trabajo ofensivo, hostil o intimidante; incluye peticiones de favores sexuales, tocamientos no deseados y otras acciones de naturaleza sexual.

actividades de la vida diaria (ADL por sus siglas en inglés – "Activities of Daily Living"): actividades para el cuidado personal, como bañarse, vestirse, cuidado de los dientes y del cabello, ir al baño, comer y beber, caminar y trasladarse.

Administración de la Salud y Seguridad Ocupacional (OSHA por sus siglas en inglés – "Occupational Safety and Health Administration"): agencia del gobierno federal que define reglas para proteger a los empleados de los peligros en el trabajo.

aducción: mover una parte del cuerpo hacia la línea media del cuerpo.

afasia expresiva: incapacidad para hablar por completo o claramente.

afasia receptiva: incapacidad para entender las palabras escritas o habladas.

agente causal: patógeno o microorganismo que causa una enfermedad.

agresión física: tocar a una persona sin su permiso.

agresión: el hecho de amenazar de tocar a una persona sin su permiso.

aislamiento involuntario: separar a una persona de los demás en contra de su voluntad.

almacenamiento de objetos: juntar cosas y guardarlas en un lugar seguro.

alucinaciones: ilusiones que una persona ve, escucha, huele, prueba o siente.

ambulación: caminar.

amputación: la extracción parcial o total de una parte del cuerpo, usualmente es un pie, una mano, un brazo o una pierna; puede ser el resultado de una lesión o una enfermedad.

andar: manera de caminar.

angina de pecho: el término médico para el dolor en el pecho, presión o molestia debido a una enfermedad de la arteria coronaria.

ansiedad: intranquilidad o miedo que con frecuencia se siente sobre una situación o condición.

antimicrobiano: capaz de destruir o resistir patógenos.

antisepsia de manos: lavado de manos con jabón o con otros detergentes que contienen un agente antiséptico.

aparato ortopédico: un aparato que ayuda a apoyar y alinear una extremidad, a mejorar su funcionamiento y ayuda a prevenir o corregir deformidades.

aparatos de adaptación: equipo especial que ayuda a una persona que está enferma o discapacitada a realizar las ADL; también se le llaman aparatos de asistencia.

aparatos de asistencia: equipo especial que ayuda a una persona que está enferma o discapacitada a realizar las ADL; también se le llaman aparatos de adaptación.

apatía: una falta de interés.

artritis reumatoide: un tipo de artritis donde las articulaciones se inflaman, se ponen rojas, se hinchan, son muy dolorosas y el movimiento es restringido.

aseo personal: prácticas para el cuidado de uno mismo como el cuidado de las uñas y del cabello.

asepsia médica: es el proceso de remover patógenos o el estado de estar libre de patógenos.

asepsia quirúrgica: el estado de estar libre de todos los microorganismos, no sólo de patógenos; también se le llama técnica estéril.

aspiración: inhalación de comida o líquidos o material extraño en los pulmones; puede causar neumonía o muerte.

ataque de isquemia transitorio: es una advertencia de un CVA/embolia que es el resultado de una falta temporal de oxígeno en el cerebro; los síntomas pueden durar hasta 24 horas.

atrofia: los músculos se desperdician, reducen su tamaño y se debilitan por la falta de uso.

balance de los líquidos: tomar y eliminar las mismas cantidades de fluidos.

cadena de infección: manera de describir cómo se transmiten las enfermedades de un ser viviente a otro.

cadena de mando: la línea de autoridad en una institución que ayuda a asegurarse que los residentes reciban el cuidado apropiado para su salud.

cama abierta: una cama tendida con la ropa de cama doblada hacia el pie de cama.

cama cerrada: una cama que está completamente tendida con las sábanas y cobijas en su lugar.

cama desocupada: una cama que se tiende cuando nadie está en cama.

cama ocupada: una cama que se tiende mientras que el residente se encuentra en cama.

cambio cultural: término que se le brinda al proceso de transformar los servicios para los ancianos de manera que estén basados en los valores y las costumbres de la persona que recibe el cuidado; Los valores principales son elección, dignidad, respeto, auto-determinación y vivir con un propósito.

carta de poder legal para atención médica: documento firmado, con fecha y testigos que asigna a una persona para tomar decisiones médicas en el caso en que la persona no sea capaz de tomar decisiones.

catéter directo: un catéter que no se queda dentro de la persona; es removido inmediatamente después de que la orina ha sido drenada.

catéter interno: un tipo de catéter que permanece dentro de la vejiga por un período de tiempo; la orina se drena hacia una bolsa.

catéter tipo condón: catéter que tiene una adherencia en la orilla que le queda al pene; también se le llama catéter externo o catéter de "Texas".

catéter: tubo delgado que se introduce en el cuerpo para drenar fluidos o inyectar fluidos.

Centros para la Prevención y el Control de Enfermedades (CDC, por sus siglas en inglés – "Centers for Disease Control and Prevention"): una agencia del gobierno a cargo del Departamento de Salud y de Servicios Humanos (HHS por sus siglas en inglés – "Department of Health and Human Services") que emite información para proteger la salud de las personas y de la comunidad.

cetoacidosis diabética (DKA por sus siglas en inglés – "diabetic ketoacidosis"): complicación de la diabetes que es causada por tener muy poca insulina; también se le llama hiperglucemia o coma diabético.

cianótica: piel pálida, azulada o gris.

cinturón de traslado: un cinturón hecho de lona o de algún otro material pesado utilizado para ayudar a las personas que están débiles, inestables o con mala coordinación; también se le llama cinturón para la marcha.

cinturón para la marcha: un cinturón hecho de lona o de algún otro material pesado utilizado para ayudar a las personas que están débiles, inestables o con mala coordinación; también se le llama cinturón de traslado.

citar: en una institución de cuidado a largo plazo, encontrar un problema durante una encuesta.

claustrofobia: el miedo de encontrarse en un espacio cerrado.

clichés: frases que se utilizan de manera repetitiva y que en realidad no significan nada.

***Clostridium difficile* (que se abrevia en inglés como "C-diff, C. difficile"):** es una enfermedad bacterial que causa diarrea y que puede causar colitis.

cognición: habilidad para pensar de manera lógica y rápida.

cognoscitivo: relacionado con el pensamiento y aprendizaje.

combativo: comportamiento violento u hostil.

combustión: el proceso de quemar.

cómodo para fracturados: un cómodo de baño que es más plano que uno regular.

compasivo: ser afectuoso, considerado, empático y comprensivo.

comunicación no verbal: comunicarse sin utilizar palabras.

comunicación verbal: comunicarse usando palabras o sonidos ya sean hablados o escritos.

comunicación: el proceso de intercambiar información con los demás enviando y recibiendo mensajes.

confidencialidad: el derecho legal y el principio ético de mantener la información de manera privada.

confusión: la incapacidad de pensar con claridad.

consciente: (adjetivo) el estado de estar mentalmente alerta y tener conocimiento de su alrededor, de las sensaciones y de los pensamientos.

consciente: (verbo) guiado por un sentido del bien y el mal; tener principios.

consentimiento informado: el proceso en el cual una persona, con la ayuda de su doctor, realiza decisiones informadas sobre su cuidado de la salud.

contacto directo: tocar a una persona infectada o sus secreciones.

contacto indirecto: tocar algo contaminado por una persona infectada.

contractura: rigidez permanente y en ocasiones dolorosa de una articulación o músculo.

contraen: estrechar.

control de infecciones: métodos utilizados en las instituciones de cuidado para la salud para prevenir y controlar la propagación de enfermedades.

cuadriplegía: pérdida de la función de las piernas, tronco y brazos.

cuidado a largo plazo (LTC por sus siglas en inglés – "Long Term Care"): cuidado que se brinda en las instituciones de cuidado a largo plazo (LTCF por sus siglas en inglés) para las personas que necesitan cuidado de enfermería supervisado las 24 horas del día.

cuidado agudo: cuidado que se realiza en hospitales y en centros de cirugía ambulatoria para personas que tienen un padecimiento urgente.

cuidado ambulatorio: cuidado que se brinda por períodos menores de 24 horas para las personas que han tenido tratamientos o cirugías y necesitan cuidado especializado a corto plazo.

cuidado bucal: el cuidado de la boca, dientes y encías.

cuidado completo: un tipo de cuidado que involucra considerar a todo un sistema como una misma unidad, en lugar de dividir el sistema en partes.

cuidado de hospicio: cuidado compasivo y completo que se brinda en instituciones o en el hogar para las personas que tienen seis meses o menos de vida.

cuidado de la salud en el hogar: cuidado que se brinda en la casa de la persona.

cuidado del área perineal: el cuidado del área de los genitales y del ano.

cuidado diurno para adultos: cuidado que se brinda en una institución durante el día y en horas de trabajo regulares para las personas que necesitan algún tipo de ayuda, pero que no tienen enfermedades o discapacidades serias.

cuidado especializado: cuidado que es médicamente necesario y lo brinda una enfermera o un terapeuta especializado; está disponible las 24 horas del día.

cuidado paliativo: cuidado que se enfoca en la comodidad y la dignidad del residente en lugar de curarlo.

cuidado posterior a la muerte: cuidado que se brinda al cuerpo después de la muerte.

cuidado subagudo: el cuidado que se brinda en un hospital o en una institución de cuidado a largo plazo para las personas que han sufrido una enfermedad, un problema o una lesión aguda como resultado de un padecimiento.

cultura: un sistema de comportamientos aprendidos y practicados por un grupo de personas, los cuales son considerados como una tradición de esas personas que son pasados de una generación a otra.

de Fowler: posición en la cual una persona está parcialmente sentada (45 a 60 grados).

De Sims: posición en la cual una persona está sobre su costado izquierdo con una pierna hacia arriba; el brazo inferior está en detrás de la espalda y la rodilla superior está flexionada y levantada hacia el pecho.

defecación: el proceso de expulsar desechos sólidos formados por productos de desecho de alimentos que no son absorbidos en las células.

defensor del pueblo: abogado legal de los residentes; ayuda a resolver conflictos y tomar acuerdos sobre disputas.

deficiencia cognitiva: pérdida de la habilidad de pensar de manera lógica; la concentración y la memoria son afectadas.

delirio: creencias falsas persistentes.

demencia: un término general que se refiere a una pérdida severa de las habilidades mentales como el pensamiento, la memoria, el razonamiento y la comunicación.

dentaduras postizas: dientes artificiales.

depresión mayor: un tipo de enfermedad mental que causa que una persona pierda interés en todo lo que antes le importaba.

derechos de los residentes: numerosos derechos identificados en la ley OBRA que se relacionan con la manera en que los residentes deben ser tratados en una institución; brindan un código ético de conducta para los trabajadores del cuidado de la salud.

desechable: que se usa una vez y luego se tira.

deshidratación: una condición que es el resultado de no tener suficiente fluidos en el cuerpo.

desinfección: proceso que mata patógenos, pero no todos los microorganismos; reduce el conteo de organismos a un nivel que generalmente no es considerado infeccioso.

desorientación: confusión sobre la persona, el lugar o el tiempo.

diabetes gestacional: tipo de diabetes que aparece en las mujeres embarazadas que nunca han tenido diabetes antes, pero que tienen un nivel alto de azúcar en la sangre durante el embarazo.

diabetes: una condición en la cual el páncreas no produce suficiente insulina o no la utiliza apropiadamente.

diagnóstico: la determinación de una enfermedad por parte de un doctor.

diastólica: segunda medición de la presión sanguínea; la fase cuando el corazón se relaja o descansa.

dietas especiales: dietas para personas que tienen ciertas enfermedades; también se les llaman dietas terapéuticas o dietas modificadas.

dietas modificadas: dietas para personas que tienen ciertas enfermedades; también se les llaman dietas terapéuticas.

dietas terapéuticas: dietas para personas que tienen ciertas enfermedades; también se les llaman dietas especiales o dietas modificadas.

digestión: el proceso de preparar la comida física y químicamente para que pueda ser absorbida hacia las células.

dilatan: agrandar.

discapacidades del desarrollo: discapacidades que se presentan desde el nacimiento o emergen durante la niñez que restringen las habilidades mentales o físicas.

discriminación contra los ancianos: el prejuicio, los estereotipos y/o la discriminación contra las personas adultas mayores o los ancianos.

disfagia: dificultad para deglutir.

disnea: dificultad para respirar.

diuréticos: medicamentos que reducen el volumen de fluidos en el cuerpo.

diversidad cultural: la variedad de personas con diferentes antecedentes y experiencias viviendo juntas en el mundo.

documentar en el expediente: escribir información importante y las observaciones sobre el residente.

dorsiflexión: doblar hacia atrás.

duración de la estancia: el número de días que una persona se queda en la institución de cuidado para la salud.

edema: inflamación ocasionada por exceso de fluidos en los tejidos del cuerpo.

egresos: todos los fluidos que son eliminados del cuerpo; incluye orina, heces fecales, vómito, transpiración y humedad en el aire que exhalamos.

ejercicios del arco de movimiento (ROM, por sus siglas en inglés – "range of motion"): ejercicios que mueven a una articulación por todo su arco de movimiento.

émesis: es el hecho de vomitar o expulsar el contenido del estómago por la boca.

empatía: entrar en los sentimientos de los demás.

enema: es una cantidad especifica de agua, con o sin aditivo, que es introducida hacia el colon para eliminar el excremento.

enfermedad autoinmune: una enfermedad que causa que el sistema inmune ataque el tejido normal en el cuerpo.

enfermedad crónica: una enfermedad o condición a largo plazo o que dura un largo tiempo.

enfermedad de Alzheimer: enfermedad progresiva e incurable que causa que se formen depósitos de proteínas y fibras nerviosas enredadas en el cerebro, las cuales, eventualmente, causan demencia.

enfermedad de estrés postraumático: una ansiedad relacionado con una enfermedad causada por una experiencia traumática.

enfermedad de obsesión compulsiva: enfermedad en donde una persona utiliza comportamiento obsesivo para sobrellevar la ansiedad.

enfermedad de pánico: una enfermedad donde una persona se asusta por ninguna razón.

enfermedad terminal: una enfermedad o condición que eventualmente causará la muerte.

entrada: el fluido que una persona consume; también se le llama ingresos.

equipo de protección personal (PPE, por sus siglas en inglés – "personal protective equipment"): equipo que ayuda a proteger a los empleados de enfermedades o lesiones serias que se presentan como resultado de estar en contacto con peligros en el lugar de trabajo.

ergonomía: la ciencia sobre el diseño de equipo y tareas de trabajo que correspondan con las habilidades del trabajador.

escaldaduras: quemaduras ocasionadas por líquidos calientes.

espécimen: una muestra que se usa en un análisis para intentar realizar un diagnóstico.

esputo: el fluido que una persona arroja de los pulmones al toser.

esterilización: medida de limpieza que destruye todos los microorganismos, incluyendo los patógenos.

estoma: una abertura artificial en el cuerpo.

estreñimiento: la incapacidad de eliminar excremento o la eliminación difícil y dolorosa de excremento duro y seco.

estrés: el estado de estar asustado, emocionado, confundido, en peligro o irritado.

ética: el conocimiento de lo bueno y lo malo.

evento centinela: un accidente o incidente que tiene como resultado lesiones graves físicas o psicológicas o la muerte.

exceso de fluidos: una condición que ocurre cuando el cuerpo no puede manejar la cantidad de fluidos consumidos.

expiración: exhalar aire hacia afuera de los pulmones.

extensión: enderezar una parte del cuerpo.

extracción de objetos: tomar cosas que le pertenecen a alguien más.

factores estresantes: cualquier cosa que causa estrés.

flexión: doblar una parte del cuerpo.

fobias: una forma intensa de ansiedad.

forzar fluidos: una orden médica para que una persona tome más líquidos.

fractura: un hueso quebrado.

fuga: en medicina, una persona que tiene enfermedad de Alzheimer se aleja del área protegida y no regresa.

gastrostomía: abertura quirúrgica hacia el estómago.

girar: método para mover a un residente como una unidad (una sola pieza) sin alterar la alineación del cuerpo.

glándulas: estructuras en el cuerpo que producen sustancias.

glucosa: azúcar natural.

gónadas: glándulas sexuales.

hacer puré: cortar, mezclar o moler en una pasta espesa con consistencia como comida de bebé.

hemiparesia: debilidad en un lado del cuerpo.

hemiplegía: parálisis en un lado del cuerpo.

hepatitis: inflamación en el hígado causada por una infección.

higiene de las manos: lavarse las manos con jabón simple o jabón antiséptico y agua y utilizar desinfectantes para las manos a base de alcohol.

higiene: prácticas utilizadas para mantener el cuerpo limpio y saludable.

hiperalimentación: una infusión intravenosa de los nutrientes administrados directamente hacia el flujo sanguíneo, sobrepasando el sistema digestivo.

hipertensión: presión sanguínea alta.

homeostasis: la condición en la cual todos los sistemas del cuerpo se encuentran trabajando a su mejor nivel.

hormonas: sustancias químicas creadas por el cuerpo que controlan numerosos procesos del cuerpo.

huésped susceptible: una persona que no está infectada que podría enfermarse.

impedimento: una pérdida de la función o de la habilidad.

incidente: un accidente o evento inesperado que durante el cuidado que no es parte normal de la rutina en una institución de cuidado para la salud.

incontinencia fecal: la incapacidad de controlar los intestinos ocasionando el paso involuntario del excremento; también se le llama incontinencia anal.

incontinencia urinaria: la incapacidad de controlar la vejiga, lo que lleva a una pérdida involuntaria de orina.

incontinencia: incapacidad de controlar la vejiga o los intestinos.

infección localizada: una infección que está limitada a una parte específica del cuerpo y tiene síntomas locales.

infección sistemática: una infección que se encuentra en el flujo sanguíneo y se propaga por todo el cuerpo, causando síntomas generales.

infección: el estado que resulta cuando patógenos invaden al cuerpo y se multiplican.

infecciones adquiridas en un hospital (HAI por sus siglas en inglés – "healthcare-associated infections"): infecciones que los pacientes adquieren dentro de un lugar donde se brinda cuidado para la salud que se presentan como resultado del tratamiento de otras condiciones.

inflamable: que se puede encender fácilmente y que es capaz de incendiarse rápidamente.

inflamación: hinchazón.

información objetiva: información basada en lo que una persona ve, escucha, toca o huele.

información subjetiva: información que una persona no puede observar o no observó, pero que se basa en algo que el residente le reportó que puede ser cierto o no.

ingresos: los fluidos que una persona consume; también se le llaman entradas.

inodoro portátil: una silla con un asiento de inodoro y un contenedor removible por debajo; utilizado para la evacuación.

inspiración: respirar aire hacia los pulmones.

instituciones con servicios de asistencia: para las personas que no necesitan cuidado especializado durante las 24 horas del día, aunque necesitan algo de ayuda durante el cuidado diario.

instrucciones anticipadas: documentos legales que permiten que las personas escojan qué tipo de cuidado médico desean tener si no pueden tomar dichas decisiones por ellos mismos.

insulina: una hormona que convierte la glucosa en energía para el cuerpo.

intravenosa (IV): dentro de la vena.

involucrado: término utilizado para referirse al lado más débil o afectado del cuerpo, después de una embolia o lesión.

labilidad emocional: reír o llorar sin ninguna razón o cuando no es apropiado.

lado afectado: un lado débil debido a una embolia o una lesión; también se le llama el lado más débil o el lado involucrado.

lateral: posición en la cual una persona está acostada sobre el cualquiera de sus costados.

Ley de Ómnibus de Reconciliación Presupuestaria (OBRA, por sus siglas en inglés – "Omnibus Budget Reconciliation Act"): ley aprobada por el gobierno federal que incluye los estándares mínimos para el entrenamiento de las asistentes de enfermería, los requerimientos para ser contratadas, las instrucciones de evaluación para los residentes y la información sobre los derechos de los residentes.

Ley de Portabilidad y Responsabilidad de Seguro Médico (HIPAA, por sus siglas en inglés – "Health Insurance Portability and Accountability Act"): una ley federal que requiere que la información de la salud se mantenga de manera privada y segura y que las organizaciones deben tomar pasos especiales para proteger esta información.

leyes: reglas establecidas por el gobierno para ayudar a las personas a vivir juntos en armonía y garantizar el orden y la seguridad.

libre de restricciones: estar libre de restricciones y no utilizarlas por ninguna razón.

limpio: en el cuidado para la salud, es una condición en la cual los objetos no están contaminados con patógenos.

masturbación: tocar o frotar los órganos sexuales para brindarse a sí mismo o a otra persona el placer sexual.

mecánica corporal: la manera en la que las partes del cuerpo trabajan en conjunto cuando una persona se mueve.

mecanismos de defensa: comportamientos inconscientes utilizados para liberar la tensión o sobrellevar el estrés.

Medicaid: programa de asistencia médica para personas con ingresos bajos.

Medicare: programa de seguro médico federal para las personas que tienen 65 años o más que están discapacitadas o enfermas y que no pueden trabajar.

membranas mucosas: membranas que recubren las cavidades del cuerpo, como la boca, la nariz, los ojos, el recto y los genitales.

menopausia: cuando se detienen los períodos menstruales.

metabolismo: los procesos químicos y físicos por los cuales se producen o se dividen en energía o productos para que los use el cuerpo.

microbio: un organismo o una cosa viviente que es tan pequeño que solamente lo puede ver con un microscopio; también se le llama microorganismo.

microorganismo: un organismo o una cosa viviente que es tan pequeño que solamente lo puede ver con un microscopio; también se le llama microbio.

mitad de la micción: un tipo de espécimen de orina donde la primera y la última parte de la orina no se incluyen en la muestra.

modo de transmisión: método que describe la manera en que el patógeno viaja de una persona a otra.

MRSA (por sus siglas en inglés "methicillin-resistant Staphylococcus aureus"): es un *estafilococo dorado* resistente a la meticilina, una infección que con frecuencia adquieren en hospitales y en otras instituciones de cuidado para la salud las personas que tienen sistemas inmunes debilitados.

necesidades psicosociales: necesidades que se relacionan con interacción social, emociones, intelecto y espiritualidad.

negligencia médica: lesión debido a una conducta profesional indebida a través de negligencia, descuido o falta de habilidades.

negligencia: las acciones, el no hacer nada o el no brindar el cuidado apropiado a un residente que tenga como resultado una lesión no intencionada.

negligente activo: dañar intencionalmente a una persona al no brindar el cuidado necesario.

negligente pasivo: dañar, de manera no intencionada, a una persona física, mental o emocionalmente al no brindar el cuidado necesario.

no resucitación (DNR, por sus siglas en inglés – "do-not-resuscitate"): Una orden que indica al personal médico de no realizar las técnicas de emergencia de CPR.

nutrición total parenteral (TPN, por sus siglas en inglés – "total parenteral nutrition"): una infusión intravenosa de los nutrientes administrados directamente hacia el flujo sanguíneo, sobrepasando el sistema digestivo.

nutrición: manera en que el cuerpo utiliza la comida para mantenerse saludable.

nutriente: algo que se encuentra en la comida que brinda energía, promueve el crecimiento y la salud y ayuda a regular el metabolismo.

objetos filosos: agujas u otros objetos puntiagudos.

obligaciones de la práctica: definen las tareas que usted tiene permitido realizar y la manera en la que se realizan correctamente.

osteoartritis: un tipo común de artritis que usualmente afecta la cadera, las rodillas, los dedos de las manos, los dedos pulgares y la columna vertebral.

osteoporosis: causa que los huesos se vuelvan frágiles y porosos.

ostomía: una abertura quirúrgicamente creada de un área interna del cuerpo hacia el exterior.

padecimiento bipolar: tipo de enfermedad mental que causa que una persona cambie de una depresión profunda a una actividad extrema.

paraplegía: pérdida de la función de la parte baja del cuerpo y de las piernas.

patógenos transmitidos por la sangre: microorganismos que se encuentran en la sangre humana, fluidos del cuerpo, heridas que drenan y membranas mucosas que pueden causar infección y enfermedad en los humanos.

patógenos: microorganismos dañinos.

pediculosis: plaga de piojos.

perineo: el área del ano y de los genitales.

perseverancia: la repetición de palabras, frases, preguntas o acciones.

personal: relacionado con la vida afuera del trabajo, como la familia, los amigos y la vida del hogar.

pie caído: una debilidad de los músculos del pie y de los tobillos que causa problemas con la habilidad de flexionar los tobillos y caminar de manera normal.

piel no intacta: piel que está afectada por abrasiones, cortadas, sarpullido, acne, espinillas o furúnculos.

plan de cuidado: un plan desarrollado para que cada residente logre ciertas metas; establece los pasos y las tareas que el equipo de cuidado debe realizar.

póngase: poner.

portal de entrada: cualquier abertura del cuerpo de una persona que no está infectada que permite que entren los patógenos.

portal de salida: cualquier abertura del cuerpo en una persona infectada que permite que los patógenos salgan.

posicionar: el hecho de ayudar a los residentes a colocarse en posiciones que sean cómodas y saludables para ellos.

postura: la manera en que una persona sostiene y acomoda su cuerpo.

precauciones basadas en la transmisión: método para el control de infecciones utilizadas al brindar cuidado a personas que se encuentran infectadas o que se sospecha que están infectadas con una enfermedad; también se les llaman precauciones de aislamiento.

precauciones de aislamiento: métodos para el control de infecciones utilizadas al brindar cuidado a personas que se encuentran infectadas o que se sospecha que están infectadas con una enfermedad; también se les llaman precauciones basadas en la transmisión.

precauciones estándares: un método para el control de infecciones en el cual toda la sangre, todos los fluidos corporales, toda la piel no intacta y todas las membranas mucosas son tratadas como si estuvieran infectados con una enfermedad infecciosa.

pre-diabetes: una condición en la cual los niveles de la glucosa de la sangre de la persona se encuentran por arriba de lo normal, pero no son lo suficientemente altos para diagnosticar diabetes tipo 2.

presiones abdominales: método para intentar remover un objeto de la vía respiratoria de una persona que se está asfixiando.

primeros auxilios: cuidado de emergencia que se brinda de inmediato a una persona lesionada.

privación ilegal de la libertad: la restricción ilegal de alguna persona que afecta su libertad de movimiento; incluye tanto las amenazas de ser físicamente privado de la libertad como el hecho de ser privado físicamente.

procedimiento: un método, o la manera, de hacer algo.

profesional: relacionado con el trabajo o un empleo.

profesionalismo: la manera en que una persona se comporta cuando está en el trabajo; incluye la manera en que se viste, las palabras que utiliza y los temas sobre los que habla.

prominencias óseas: áreas del cuerpo donde el hueso queda cerca de la piel.

prona: posición en la cual una persona está acostado sobre el estómago.

pronación: voltear hacia abajo.

prótesis: aparato que reemplaza la parte del cuerpo que falta o que está deformada debido a un accidente, una lesión, una enfermedad o un defecto de nacimiento; se utiliza para mejorar la habilidad de una persona de funcionar y/o para mejorar su apariencia.

psicoterapia: un método de tratamiento para enfermedades mentales que involucra hablar de los problemas de uno con los profesionistas de la salud mental.

pulso braquial: el pulso dentro del codo entre 1-1½ pulgadas arriba del codo.

pulso radial: pulso localizado en la parte interna de la muñeca, donde la arteria radial corre tan sólo por debajo de la piel.

puntos de presión: áreas del cuerpo que soportan la mayoría del peso.

quedar colgando: sentarse con los pies colgando sobre un lado de la cama para volver a tener balance.

quítese: quitar.

rastrillo de seguridad: un tipo de rastrillo que tiene una navaja filosa con un protector especial de seguridad para ayudar a prevenir cortadas; requiere del uso de jabón o crema para afeitar.

rastrillo desechable: tipo de rastrillo, usualmente de plástico, que se desecha después de usarlo; requiere el uso de jabón o crema para afeitar.

rasuradora eléctrica: tipo de rastrillo que funciona con electricidad; no requiere el uso de jabón o crema para afeitar.

reacción a la insulina: complicación de la diabetes que puede ser el resultado por demasiada insulina o por muy poca comida. también conocida como hipoglucemia.

reacción catastrófica: reaccionar exageradamente sobre algo.

regla: curso de acciones que debe tomarse cada vez que se presente cierta situación; también se le llama política.

rehabilitación: el cuidado que brinda un especialista para restablecer o mejorar una función después de una enfermedad o una lesión.

reproduzca: crear nueva vida humana.

reservorio: lugar donde vive y crece un patógeno.

respiración: el proceso de inhalar aire hacia los pulmones y eliminar aire de los pulmones.

respiraciones de Cheyne-Stokes: respiraciones lentas e irregulares o respiraciones rápidas y poco profundas.

responsabilidad legal: término legal que indica que una persona puede ser responsable por lastimar a alguien más.

restricción: una manera física o química de restringir el movimiento o comportamiento voluntario.

restricciones alternas: cualquier intervención que se utiliza en lugar de una restricción o que reduce la necesidad de una restricción.

restringir fluidos: una orden médica para limitar los líquidos a una persona.

resucitación cardiopulmonar (CPR por sus siglas en inglés – "cardiopulmonary resuscitation"): procedimientos médicos utilizados cuando el corazón o los pulmones de una persona han dejado de funcionar.

rotación: voltear una articulación.

sábanas de arrastre: sábanas que se colocan debajo de los residentes para ayudar a voltearlos, levantarlos o moverlos en la cama.

sensación fantasma: dolor o sensibilidad en una parte del cuerpo que ha sido amputada; causada por las terminaciones de los nervios remanentes.

Ser negligente: dañar a una persona física, mental o emocionalmente al no brindar el cuidado necesario.

Serie de Datos Mínimos (MDS, por sus siglas en inglés – "Minimum Data Set"): una guía detallada para evaluar a los residentes en una institución de cuidado a largo plazo; también detalla lo que se debe hacer si se identifican problemas con el residente.

shock: (choque o ataque) una condición que ocurre cuando los órganos y los tejidos del cuerpo no reciben el abastecimiento de sangre adecuado.

signos vitales: medidas que muestran qué tan bien trabajan los órganos vitales del cuerpo; consiste en la temperatura del cuerpo, el pulso, las respiraciones, la presión sanguínea y el nivel de dolor.

simpatía: compartir los sentimientos y las dificultades de los demás.

sin tolerancia de peso (NWB, por sus siglas en inglés – "non-weight bearing"): incapaz aguantar ningún peso en una o en ambas piernas.

síndrome del atardecer: ponerse inquieto y agitado en la tarde o por la noche.

sistólica: primera medición de la presión sanguínea; la fase cuando el corazón se encuentra trabajando, se contrae y empuja la sangre del ventrículo izquierdo del corazón.

sombrero: en el cuidado para la salud, un contenedor de plástico para recolección que en ocasiones se coloca en el inodoro para recolectar y medir la orina o el excremento.

sucio: en el cuidado de la salud, una condición en donde los objetos han sido contaminados con patógenos.

supina: posición en la cual una persona está acostada boca arriba, sobre la espalda.

supinación: voltear hacia arriba.

supositorio: un medicamento que se aplica por el recto para causar la defecación.

tacto: la habilidad de entender lo que es apropiado cuando se trata con los demás; poder hablar y actuar sin ofender a los demás.

tarjetas de la dieta: tarjetas que incluyen el nombre del residente y la información sobre dietas especiales, alergias, gustos y disgustos y otras instrucciones.

testamento sobre la voluntad de vida: un documento que establece el cuidado médico que una persona quiere o no quiere recibir, en el caso en que no pueda tomar esas decisiones por sí mismo.

tolerancia completa del peso (FWB, por sus siglas en inglés – "full weight bearing"): una o ambas piernas puede aguantar el 100 por ciento del peso en un solo paso.

tolerancia parcial de peso (PWB, por sus siglas en inglés – "partial weight bearing"): capaz aguantar cierto peso en una o en ambas piernas.

tuberculosis (TB): una enfermedad transmitida por el aire que afecta los pulmones; causa tos, dificultad para respirar, fiebre, pérdida de peso y fatiga.

tubo de gastrostopía endoscópica percutánea (PEG, por sus siglas en inglés – "percutaneous endoscopic gastrostomy"): un tubo colocado por la piel directamente hacia el estómago para ayudar con la alimentación.

tubo nasogástrico: tubo de alimentación que ha sido insertado por la nariz y llega hasta el estómago.

tumor: un grupo de células que crecen de manera anormal.

úlcera por presión: una herida seria que es el resultado de problemas con la piel; también se llaman úlceras de cama y úlceras por decúbito.

vagando de un lado a otro: camina de un lado a otro en la misma área.

vagando sin dirección fija: caminar sin rumbo.

validar: dar valor o aprobar.

vía respiratoria obstruida: una condición donde está bloqueado el tubo por donde entra el aire a los pulmones.

violencia doméstica: el abuso físico, sexual o emocional realizado por cónyuges, parejas íntimas o familiares.

violencia en el lugar de trabajo: el abuso verbal, físico o sexual de los empleados por parte de los residentes o de otros empleados.

VRE (por sus siglas en inglés "vancomycin-resistant enterococcus"): *enterococo* resistente a la vacomicina, una tira mutante de *enterecocos* genéticamente modificados, el cual se desarrolló originalmente en personas que estuvieron expuestas al antibiótico de la vacomicina.

Índice

abducción 254

abreviaturas 26, 270

abuso 15
  observaciones y reportes 16-17
  reportar el 17
  sexual 15
  signos de 16-17
  tipos de 15-16

abuso sexual 15

abuso verbal 15

accidente cerebrovascular (CVA)
  guía de procedimientos 92-93
  guía de procedimientos para la comunicación 93
  problemas que se presentan después del 92
  signos del 47-48
  vestir 93
  y los traslados 93

aceites 230

aceptación
  como etapa del proceso de la muerte 78

actividad 69-70

actividades de la vida diaria (ADL) 3, 134
  y la enfermedad de Alzheimer 125-128

ADL, ver actividades de la vida diaria

Administración de la Salud y Seguridad Ocupacional (OSHA) 38

admisión
  guía de procedimientos para la 183-185

admitir a un residente
  procedimiento para 185-186

adolescencia 72

aducción 254

afasia
  expresiva 92
  receptiva 92

afasia expresiva 92

afasia receptiva 92

afeitar
  procedimiento para 154-155

agente causal 49

agresión 15

agresión física 15

agua
  como un nutriente 227
  procedimiento para servir 236

AIDS, demencia compleja del 114-115

AIDS, ver Síndrome de Inmunodeficiencia Adquirida (AIDS)

aislamiento involuntario 16

alarmas, cuerpo 130, 207

alejamiento
  como signo de abuso 16
  como signo de depresión 76

alimentación
  y los derechos de los residentes 239
  aparatos de asistencia para la 245
  guía de procedimientos para ayudar con la 239
  guía de procedimientos para necesidades especiales 244-245
  independencia con la 239, 244-245
  procedimiento para ayudar con la 240-241

alimentación por tubo 243
  guía de procedimientos 243-244
  observaciones y reportes 244

alimentar residentes, también ver alimentación
  procedimiento para 240-241

alineación
  y la mecánica corporal 34
  y el manejo del dolor 202
  guía de procedimientos para la 252-253
  en una silla o silla de ruedas 178

almacenamiento de objetos 131

altura
  residente que no se puede levantar de la cama 204
  procedimiento para medir y registrar 204-205

alucinaciones
  y la enfermedad de Alzheimer 130

ambiente libre de restricciones 206

ambulación 247-248
  y los residentes con impedimento visual 249
  procedimiento para ayudar con la 248-249
  con aparatos de asistencia 250-251

amputación 253
  guía de procedimientos para el cuidado de la 253-254

andador
  procedimiento para ayudar con el 250-251

andar 94

angina de pecho 98-99
  guía de procedimientos 99

ansiedad
  y el HIV & AIDS 116-117

antimicrobiano 60

antisepsia de manos 52

aparato auditivo 29

aparato ortopédico 139

aparatos de adaptación, también ver aparatos de asistencia 251-252

aparatos de asistencia 251
  para ambular 250
  para la alimentación 245
  para las ADL 251

aparatos de prótesis
  guía de procedimientos 253-254

aparatos de seguridad 177

aparatos para posicionar
  guía de procedimientos para 138-139

apatía 75

apetito
  guía de procedimientos para promover el 237-238

apetito, pérdida del
  y el cáncer 118
  y el COPD 102
  y el HIV/AIDS 116

arco de movimiento (ROM), ejercicios 254
  procedimiento para 255-259
  tipos 254-255

armazones de cama 138

artritis 87
  guía de procedimientos 88
  tipos de 87

artritis reumatoide 87

aseo personal, también ver cuidado personal 134

asepsia
  tipos de 49

asepsia quirúrgica 49

asfixia, también ver vía respiratoria obstruida
  prevenir la 37-38
  procedimiento para liberar vía respiratoria obstruida 42

Índice

asistente de enfermería (NA, CNA)
como integrante del equipo de cuidado — 6
cualidades del — 11
profesionalismo — 10
requerimientos académicos — 12, 266
rol y tareas — 4-5

asistente de enfermería certificada, ver asistente de enfermería

Asociación Americana del Cáncer — 117, 119

aspiración — 161, 243
prevención de la — 243

ataque al corazón
guía de procedimientos — 100
responder ante — 43-44
signos y síntomas del — 43

ataque de isquemia transitorio (TIA) — 47

atrofia — 86

axilar — 188
procedimiento para medir y registrar la temperatura — 194-195

balance de líquidos — 208

bandejas de comida — 238

baño
guía de procedimientos para el — 139-140
importancia del — 139
procedimiento para el baño de cama — 140-143
procedimiento para un baño en la ducha o en la bañera — 147-149
y la enfermedad de Alzheimer — 126

baño de cama
procedimiento para dar un — 140-143

baño en la bañera
guía de procedimientos de seguridad — 147
procedimiento para el — 147-149

baño parcial — 139

barreras
de la comunicación — 26-28

báscula para la silla de ruedas — 203

base de apoyo — 34

bastón
guía de procedimientos para el uso del — 250
procedimiento para ayudar al residente con el — 250-251

bastón cuadrangular — 249

bata
procedimiento para ponerse — 54-55

botón de llamadas — 25, 217
y la seguridad — 33

C. difficile (*C-diff*) — 62-63

cabello
procedimiento para lavar con champú — 145-146
procedimiento para peinar/cepillar — 153

cadena de infección — 49-50

cadena de mando — 8

caídas
prevención de — 36-37

calidad de vida — 13

cama abierta — 223

cama cerrada — 223

cama desocupada — 220
procedimiento para tender — 223

cama ocupada — 220
procedimiento para tender una — 220-222

cambio cultural — 3

cambio de humor — 17, 77

cáncer
factores de riesgo — 117
guía de procedimientos — 118-119
signos de advertencia — 117-118
tratamientos para el — 117

cánula nasal — 216

carbohidratos — 226

carne y frijoles
y la dieta — 229-230

carta de poder legal para atención médica — 78

cataratas — 97

catéter directo — 213

catéter interno — 213

catéter, urinario — 213
directo — 213
guía de procedimientos para el cuidado del — 213
interno — 213
observaciones y reportes — 214
procedimiento para el cuidado del — 214-215
tipo condón — 213

centro de gravedad — 35

centros de cirugía ambulatoria — 2

Centros para la Prevención y el Control de Enfermedades — 50-51

Centros para los Servicios de Medicare y Medicaid (CMS) — 4

certificación, mantener la — 266

cetoacidosis diabética (DKA) — 46

cianótica — 42

cinturón de traslado — 177

cinturón para la marcha — 177

claustrofobia — 76

cliché — 27

Clostridium difficile — 62-63

cognición — 121

colgando — 176-177

colostomía — 107

combustión — 215

cómodo de baño — 164
procedimiento para ayudar con el — 165-167

cómodo para fracturados — 164-165

comportamiento combativo — 32

comportamiento inapropiado — 131

comportamiento indisciplinado
y la enfermedad de Alzheimer — 130-131

comportamiento sexual inapropiado — 131

comportamiento social inapropiado — 131

comportamiento violento
y la enfermedad de Alzheimer — 129

computadoras — 19, 21

comunicación
barreras de la — 26-28
con residentes con necesidades especiales — 28-33
con residentes que tienen enfermedad de Alzheimer — 123-125
no verbal — 23
verbal — 23
y el botón de llamadas — 26
y las consideraciones culturales — 27
y el CVA — 93

comunicación no verbal — 23

comunicación verbal — 23

condiciones crónicas — 1

confidencialidad — 18

conflictos
guía de procedimientos para resolver — 264

confusión — 120

consentimiento informado — 13

consistencias de espesor — 242

contenedor para material biopeligroso — 51, 58

contracturas	86
contraer	85
control de infecciones	49
cadena de infección	49
higiene de las manos	52
lavado de manos	52-53
precauciones basadas en la transmisión	58-60
precauciones estándares	51-52
precauciones para transmisión por aire	59
precauciones para transmisión por contacto	59-60
precauciones para transmisión por gotas	59
responsabilidades del empleado	63
responsabilidades del empleador	63
y el CDC	50-51
y el uso de guantes	55-56
conversión	
tabla de	208
convulsiones	
procedimiento para responder a las	47
cortina de privacidad	218
CPR	41
críticas	
manejar las	265-266
crónico	1
cuadriplegía	95
cuidado a largo plazo (LTC)	1
cuidado agudo	2
cuidado ambulatorio	3
cuidado a.m., también ver cuidado personal	134
cuidado bucal	159
observaciones y reportes	159
procedimiento para	159-160
procedimiento para limpiar los dientes con hilo dental	162-163
procedimiento para un residente inconsciente	161-162
y el cáncer	119
cuidado completo	66
cuidado de hospicio	3
metas del	82-83
y el cáncer	119
cuidado de la boca, ver cuidado bucal	
cuidado de la piel	
guía de procedimientos para el	137-138
y el cáncer	118
y el residente agonizante	79
y la incontinencia	104

cuidado de la salud en el hogar	1-2
cuidado de las uñas	
procedimiento para brindar	150-151
cuidado de los pies	
observaciones y reportes	151
procedimiento para	151-152
y la diabetes	112
cuidado de restauración	
guía de procedimientos	246-247
observaciones y reportes	247
cuidado de uno mismo	67
y la enfermedad de Alzheimer	125
cuidado del área perineal	55, 142-143
cuidado diurno para adultos	2
cuidado paliativo	82
cuidado para las manos y las uñas	
procedimiento para el	150-151
cuidado personal	
afeitar	154-155
aseo personal	149-155
baño de cama	140-143
cuidado a.m.	134
cuidado de las uñas	150-151
cuidado de los pies	151-152
cuidado del cabello	153
cuidado p.m.	134
ducha/bañera	147-149
ir al baño	164-169
lavar con champú	145-146
observaciones y reportes	135
promover la dignidad	134-135
promover la independencia	134
vestir	156-157
cuidado p.m., también ver cuidado personal	134
cuidado posterior a la muerte	
guía de procedimientos	81-82
cuidado subagudo	2
cultura	28
y el dolor	202
y el lenguaje	69
y la comunicación	28
y la dieta	230-231
y tocar	69
dar de alta a un residente	
procedimiento para	187-188
defecación	106, 165
defensor del pueblo	17-18
delirio	120-121
y la enfermedad de Alzheimer	130
demencia	121

dentaduras postizas	163
procedimiento de limpieza para	163-164
depresión	
como etapa del proceso de la muerte	78
guía de procedimientos para la comunicación	32
tipos de	76
y el HIV & AIDS	116-117
y la enfermedad de Alzheimer	130
depresión clínica	75
derechos de los residentes	12-14
rol de la asistente de enfermería	14
derrames, manejo de	58
desarrollo cognoscitivo	121
desarrollo humano	71-74
etapas del	71-73
desastres, guía de procedimientos	40
desechable	58
desempeño	
evaluación	265-266
deshidratación	237
guía de procedimientos para prevenir la	235
observaciones y reportes	235
signos de advertencia de	235
desinfección	57
desmayos	45
desorientación	
y caídas	36
desplazamiento	28
diabetes	110
complicaciones	45-47
cuidado para los pies	112
exámenes de orina y de sangre	112
guía de procedimientos	111-112
signos y síntomas	111
tipos	110-111
y la dieta	231-233
diagnóstico	1
diarrea	107
dientes, también ver cuidado bucal	
limpiar con hilo dental	162-163
dieta baja en colesterol	232
dieta baja en grasa	232
dieta baja en proteínas	232
dieta baja en sodio	232
dieta blanda	233
dieta BRAT	107, 116

dieta con restricción de líquidos 232

dieta de calorías modificadas 232

dieta de purés 233-234

dieta líquida 233

dieta mecánica suave 233

dieta, también ver nutrición

    baja en grasa/ colesterol 232

    baja en proteínas 232

    baja en sodio 232

    blanda 233

    calorías modificadas 232

    diabético 231-233

    hacer puré 233-234

    líquida 233

    mecánica suave 233

    observaciones y reportes 242

    restricción de líquidos 232

dietas especiales

    tipos de 231-234

dietas terapéuticas 231

dietista certificado (RDT) 7-8

diferencias religiosas 69

digestión 105

dignidad

    y el cuidado personal 134-135

    y las necesidades sexuales 65

    y los derechos de los residentes 14, 68

    y los residentes agonizantes 80-81

dilatar 85

director de actividades 8

discapacidad

    y rehabilitación 246

discapacidades del desarrollo 74

    guía de procedimientos 75

    residentes con 74-75

discriminación contra los ancianos 74

disfagia 242

disparadores

    y la enfermedad de Alzheimer 128

diuréticos 98

diversidad cultural 68

doctor (MD o DO) 6

documentación

    guía de procedimientos para la 20-21

documentar el expediente, ver documentación

dolor

    como un signo vital 201

    barreras para manejar 202

escala 201

    manejo del 201-202

    observaciones y reportes 202

    preguntas para el residente 202

    y el cáncer 118

    y el residente agonizante 79

dormir

    importancia de 218

dorsiflexión 254

ducha

    guía de procedimientos de seguridad 147

    procedimiento para dar un baño en la 147-149

edema 236

egresos 208

    procedimiento para medir y registrar la orina 209

egresos de orina

    procedimiento para medir y registrar 209

ejercicio

    y el estrés 267-268

    y la movilidad 86

ejercicio de relajación

    y el estrés 269

elevadores mecánicos 181

    procedimiento para 181-182

eliminación 105

el rol de la asistente de enfermería

    y el sistema circulatorio 97

    y el sistema endocrino 110

    y el sistema gastrointestinal 106

    y el sistema inmune 114

    y el sistema integumentario 85

    y el sistema músculo-esquelético 87

    y el sistema nervioso 91

    y el sistema reproductor 113

    y el sistema respiratorio 101

    y el sistema urinario 104

    y los órganos de los sentidos 96-97

embolia, también ver accidente cerebrovascular (CVA)

    y los traslados 93

    guía de procedimientos 92-93

    guía de procedimientos para la comunicación 93

    guía de procedimientos para vestir 93

emergencia médica, también ver la emergencia específica

    responder a una 40-42

émesis 48

empatía 11

empleo

    búsqueda de trabajo 261-262

    descripción del trabajo 264

    entrevistas de trabajo 262-263

    referencias 262

    solicitud 262

enfermedad, ver la enfermedad específica

enfermedad autoinmune 87

enfermedad de Alzheimer (AD) 121

    comportamientos difíciles 128-132

    lineamientos para la comunicación 123

    terapias para la 132-133

    y el cuidado personal 125

    y el diagnóstico 122

    y las actividades de la vida diaria 125-128

    y los derechos de los residentes 132

    y los problemas nutricionales 127-128

enfermedad de estrés postraumático 76

enfermedad de las arterias coronarias (CAD) 98-99

enfermedad de obsesión compulsiva 76

enfermedad de pánico 76

enfermedad de Parkinson 94

    guía de procedimientos 94

enfermedad del reflujo gastroesofágico 107

enfermedad mental 31

    guía de procedimientos 76

    observaciones y reportes 77

    tipos de 75-76

    y la comunicación 31

enfermedad pulmonar obstructiva crónica (COPD) 101

    guía de procedimientos 102-103

    observaciones y reportes 102

enfermedad terminal 1

enfermedad vascular periférica (PVD) 100-101

enfermedades relacionadas con la ansiedad 76

enfermera 6

enfermera certificada (RN) 6

enojo

    como etapa del proceso de la muerte 77

    guía de procedimientos para la comunicación 33

enterococo resistente a la vacomicina
(VRE) 62

entrenamiento en el servicio
(educación continua) 266

entrevista de trabajo
    preguntas comunes 262-263

envejecimiento
    mitos del 73-74

envejecimiento, cambios normales
del
    para el sistema circulatorio 97
    para el sistema endocrino 110
    para el sistema gastrointestinal 106
    para el sistema inmune 114
    para el sistema integumentario 85
    para el sistema linfático 114
    para el sistema
    músculo-esquelético 86-87
    para el sistema nervioso 90
    para el sistema reproductor 112-113
    para el sistema respiratorio 101
    para el sistema urinario 103
    para los órganos de los sentidos 96

envenenamiento 38

epilepsia 47

equipo
    manejo de 57-58
    protección personal 54-57
    y el aislamiento 60
    y la habitación del residente 217-218

equipo de cuidado 5-6

equipo de protección personal
(PPE) 54-57

equipo del cuidado para la salud 5

ergonomía 177

escaldaduras 37

esclerosis múltiple (MS)
    guía de procedimientos 95

esfigmomanómetro 197

espécimen
    recolectar, toma limpia
    (mitad de la micción) 211-212
    recolectar, orina rutinario 210-211
    recolectar, excremento 212-213

espécimen de excremento
    procedimiento para
    recolectar 212-213

espécimen de orina,
recolectar 209-212

espécimen de toma limpia
    procedimiento para recolectar
    un 211-212

espiritualidad 64

esputo 51

esquelético, ver sistema músculo-
esquelético

estafilococo dorado resistente a la
meticilina (MRSA) 62

esterilización 57

estoma 107

estreñimiento 106

estrés 267
    guía de procedimientos para
    manejar el 267-268

etapa adulta 73

ética 11-12

exceso de fluidos
    observaciones y reportes 236

expediente, médico 19-20

expiración 101

extensión 254

extinguidor de incendio
    uso del 39

extracción de objetos 131

factor(es) estresantes 267

familia
    rol de la 71
    tipos de 70-71

fisioterapeuta (PT) 7

flexión 254

fluidos del cuerpo
    y las precauciones estándares 50

fobias 76

forzar fluidos 234

fractura 36

frutas
    y la dieta 229

fumar
    uso de oxígeno 216

funda de la almohada 222

gastrostomía 243

girar 174
    procedimiento para 174-175

glándula de la próstata 113

glándulas 109

glaucoma 97

granos
    y la dieta 228

grasas 227
    y la dieta 229

guantes
    procedimiento para ponerse 56
    procedimiento para quitarse 56-57
    y el control de infecciones 55

habitación de aislamiento por
infección transmitida por el aire 61

habitación del residente 217-218
    cuidado de la 218
    equipo estándar en la 217

hechos
    vs. opinión 24

hemiparesia 92

hemiplegía 92

hemorroides 107

hepatitis 61
    vacunas para el tipo B 61
    y el HIV & AIDS 115

hidratación
    documentación 208

higiene 134

higiene de las manos 52

HIPAA (Ley de Portabilidad
y Responsabilidad de Seguro
Médico) 18

hiperalimentación 243

hipertensión 98

hipertrofia prostática benigna 113-114

hoja de datos de seguridad del
producto (MSDS) 38

homeostasis 84

hormonas 109

hospitales 2

huésped susceptible 50

ileostomía 107

impactación fecal 106-107

impedimento 28
    auditivo 29-30
    visual 30-31

impedimento auditivo
    guía de procedimientos 29-30

impedimento visual
    y la ambulación 249
    y la comunicación 30-31
    y la alimentación 245
    guía de procedimientos 30-31

inactividad 86, 135

incendios
    guía de procedimientos para
    seguridad de 38-40
    peligros de 215

Índice

incidentes 21
  guía de procedimientos para reportar 22
incontinencia 25
  fecal 106
  guía de procedimientos para el cuidado 104-105
  urinaria 104
incontinencia fecal 106
incontinencia urinaria 104-105
independencia
  y el cuidado personal 134
  pérdida de la 67
  promover la 67-68
indicaciones
  y ayudar con la alimentación 244-245
infancia 71
infarto al miocardio (MI)
  guía de procedimientos 100
  responder a un 43-44
  signos y síntomas 43
infección 49
  adquirida en una institución de cuidado para la salud 49
  localizada 49
  sistemática 49
infección del tracto urinario (UTI) 105
infección localizada 49
infección sistemática 49
inflamable 216
inflamación 87
información objetiva 24
información subjetiva 24
ingresos 208
ingresos y egresos (I&O) 208
  procedimiento para medir y registrar la orina 209
inmovilidad 86, 135
inodoro portátil 168
  procedimiento para ayudar con el 169
inquietud
  y la enfermedad de Alzheimer 128
inspiración 102
institución, cuidado de la salud
  tipos de 1-3
instrucciones anticipadas 78
  y los derechos relacionados 78
  y el residente agonizante 78
insuficiencia cardiaca congestiva (CHF) 100
  guía de procedimientos 100
  observaciones y reportes 100

insulina 110
integumentario
  observaciones y reportes 137
intérprete 23
intravenosa (IV) 157
  observaciones y reportes 217
  vestir a un residente con un 157-158
ir al baño 164-169
Jerarquía de Necesidades 65
Kubler-Ross, Elisabeth 77
labilidad emocional 92
lado afectado 155
  procedimiento para vestir a un residente con un 156-157
lavado de manos, también ver higiene de las manos y antisepsia de manos
  cuándo lavar 52-53
  procedimiento para el 53-54
lavar el cabello con champú
  procedimiento para 145-146
lenguaje
  y la cultura 28
lenguaje corporal 23
lentes
  procedimiento para ponerse 55
lesiones en la cabeza o en la médula espinal
  guía de procedimientos para el cuidado 95-96
lesiones en la médula espinal
  guía de procedimientos 95-96
  tipos de 95
levantamiento, también ver mecánica corporal 34
Ley de Ómnibus de Reconciliación Presupuestaria (OBRA) 12, 266
Ley de Portabilidad y Responsabilidad de Seguro Médico (HIPAA) 18
leyes 12
licenciada en enfermería práctica (LPN) 6
licenciada en enfermería vocacional (LVN) 6
límites, profesional 15
limpiar los dientes con hilo dental
  procedimiento para 162-163
limpio
  y el control de infecciones 49
listas de intercambio 233

llagas por presión, ver úlceras por presión
lugares para tomar el pulso 195-196
manejar el estrés 267-268
maniobra de Heimlich, ver presiones abdominales
masaje, también ver masajes para la espalda
  cuidado de la piel 138
  procedimiento dar un 143-145
masajes para la espalda
  procedimiento para los 143-145
mascarillas, ver equipo de protección personal
Maslow, Abraham 64
masturbación 65
mecánica corporal 34-36
mecanismos de defensa 28
medias elásticas
  procedimiento para poner 158-159
medias para prevenir embolias 158
  procedimiento para poner las 158-159
Medicaid 4
Medicare 4
membranas mucosas 50
menopausia 88
metabolismo 84
Mi Pirámide 227-230
microbio 49
microorganismo 49
minerales 227
modo de transmisión 50
mormones 231
muerte y moribundos, también ver residente agonizante
  cambios físicos después 81
  cuidado posterior a la muerte 81-82
  derechos legales y 80-81
  guía de procedimientos 79-80
  signos inminentes 78-79
  y el cuidado de hospicio 82-83
  y las instrucciones anticipadas 78
  y las etapas del proceso de la muerte de Kubler-Ross 77-78
muletas
  procedimiento para ayudar con las 250-251
nada por la boca (NPO) 235

Índice

necesidades
básicas físicas 64
espirituales 65-66
Jerarquía de Maslow 64-65
psicosociales 64
sexuales 65

necesidades espirituales
ayudar con 65-66

necesidades humanas, básicas 64

necesidades psicosociales 64

necesidades sexuales 65

negación
como etapa del proceso de
muerte 77

negligencia 15

negligente pasivo 15

negociación
como etapa del proceso de la
muerte 77

neumonía 102
y HIV & AIDS 115

niñez 71-72

nitroglicerina 99

nutrición
dietas especiales 231-234
documentación 241-242
factores culturales 230-231
identificar residentes 238-239
nutrientes básicos 226-227
USDA, guía de
procedimientos 227-230
y el apetito 237-238
y el cáncer 118
y el HIV/AIDS 116-117
y la enfermedad de Alzheimer 127-128

nutrición total parenteral (TPN) 243

objetos filosos 51

obligaciones de la práctica 9

OBRA (Ley de Ómnibus de
Reconciliación
Presupuestaria) 12, 266

ojo artificial 253

ojos y oídos
padecimientos comunes 97

opinión
vs. hechos 24

orden de no resucitación (DNR) 78

organizaciones de defensa para los
residentes 66

órganos de los sentidos
cambios normales del
envejecimiento 96

el rol de la NA 96-97
estructura y función 96
observaciones y reportes 97
padecimientos comunes 97

orientación a la realidad 132

osteoartritis 87

osteoporosis 87

ostomía 107
procedimiento para el
cuidado 108-109

oxígeno
guía de procedimientos de
seguridad 216

padecimiento bipolar 76

paraplegía 95

PASS, acrónimo
uso del extinguidor de incendio 39

patógenos 49

patógenos transmitidos por la
sangre 60-61

patólogo del habla y lenguaje (SLP) 7

pediculosis 152

pene sin circuncisión
y el baño 143

pérdida
de la independencia 67

pérdida de peso no intencionada
guía de procedimientos para
prevenir 237
observaciones y reportes 236-237

pérdida del habla
y la embolia 92

perineo 139

perseverancia 130

pertenencias personales 13, 184

peso
procedimiento para medir y
registrar 202-203

pie caído 138

piel, ver sistema

piojos 152-153

pirámide nutricional, ver Mi Pirámide

plan de cuidado 6

política o regla 9

portal de entrada 50

portal de salida 50

posicionar 170
aparatos 138
cuidado de la piel 137
girar 174-175

mover a un residente hacia
arriba de la cama 172-173
mover residentes a un lado de
la cama 172-173
posiciones básicas del cuerpo 170
sentar en un lado de la cama 176-177
voltear a un residente en la
cama 173-174

posición de Fowler 170

posición de Sims 170

posición lateral 170

posición prona 170

posición supina 170

posiciones del cuerpo 169-170

precauciones basadas en la
transmisión 58-59
categorías 59
guía de procedimientos para 60

precauciones de aislamiento, también
ver precauciones basadas en la
transmisión 59

precauciones estándares 51
guía de procedimientos 51-52
importancia de 50-51
y el HIV & AIDS 116

precauciones para transmisión por
aire 59

precauciones para transmisión por
contacto 59-60

precauciones para transmisión por
gotas 59

pre-diabetes 111

prehipertensión 98

presión diastólica 197

presión sanguínea
diastólica 197
procedimiento para el método
de dos pasos 199-201
procedimiento para el método
de un paso 198-199
rango normal 188
sistólica 197
y la hipertensión 98

presión sanguínea alta
guía de procedimientos 98

presión sistólica 197, 198

presiones abdominales 42

prevención de accidentes 36-38

prevenir embolias, medias para
procedimiento para poner 158-159

primera impresión
y la admisión 183

primeros auxilios

 procedimientos para
 responder a   42-48

privacidad

 guía de procedimientos para
 proteger la   19

 y cuidado de la ostomía   108

 y el cuidado personal   134

 y eliminación del intestino   259

 y el residente agonizante   80

 y la orina   259

 y las necesidades
 sexuales   65, 113, 114

 y los derechos de los residentes   13

privación ilegal de la libertad   16

problemas para deglutir   242

procedimiento   9

productos lácteos

 y la dieta   229

profesional   10

profesionalismo   10

 en el empleo   10

programa de transición   83

prominencias óseas   136

pronación   255

protectores faciales, ver equipo de
protección personal

proteína   226

prótesis   253

proyección   28

pubertad   72

pulso

 lugares comunes para
 tomar el   195-196

 procedimiento tomar, radial   196-197

 rango normales   196

pulso braquial   195

pulso radial   171

 procedimiento para tomar el   195-196

puntos de presión   135

quedar colgando   176

quemaduras

 guía de procedimientos para
 prevenir   37

 procedimientos para el
 tratamiento de   45

quimioterapia

 y el cáncer   118

RACE, acrónimo

 y evacuación de incendios   39

racionalización   28

radiación

 y el cáncer   118

rasgaduras   138

rastrillos

 tipos de   154

reacción a la insulina   46

reacción catastrófica   128-129

recuadros de los Derechos de los
Residentes

 abuso sexual   65

 cambio cultural   3

 cambio de habitación o de
 compañero de habitación   186

 comunicación con los residentes   33

 cortinas de privacidad   218

 cuidado bucal   163

 cuidado sensible a la cultura   69

 derechos durante la admisión   185

 diferentes idiomas   23

 dignidad e independencia   68

 el Consejo de Residentes   18

 el residente como un integrante
 del equipo de cuidado   8

 enfermedad de Alzheimer   132

 especimenes   210

 expresión sexual   114

 instrucciones anticipadas   78

 mantener los límites   15

 nombres   24

 ostomías   109

 privacidad durante el baño   147

 protectores para la ropa   239

 reentrenamiento de la vejiga y
 de los intestinos   260

 residentes con HIV/AIDS   117

 residentes que no pueden hablar   94

 responsabilidad para los residentes   5

 selección de alimentos   231

recursos de la comunidad   66,119

reemplazo de cadera

 guía de procedimientos   89-90

 observaciones y reportes   90

reemplazo de rodilla   90

reentrenamiento de la vejiga

 guía de procedimientos para
 ayudar con el   259-260

reentrenamiento del intestino

 guía de procedimientos para
 ayudar con el   259-260

referencias

 en el empleo   261-262

registro estatal   266

registro para asistentes de
enfermería   266

regresión   28

rehabilitación   246

religión

 preferencias de comidas   68, 230-231

 y necesidades espirituales   65-66

reportes orales   23, 25

represión   28

reservorio   50

residente(s)

 como integrante del equipo de
 cuidado   8

 identificación del   37

 relación del asistente de
 enfermería con   9-10

residente agonizante, también ver
muerte y moribundos

 derechos legales y   80-81

 guía de procedimientos   79-80

residente diabético

 y el cuidado de las uñas   149

residente inconsciente

 procedimiento para el
 cuidado bucal   161-162

residentes violentos

 respuestas al   32

respaldos para la espalda   138

respiración   101

 procedimiento para contar y
 registrar la   196-197

respiraciones de Cheyne-Stokes   79

responsabilidad legal   8

restricciones

 problemas asociados con   206

 vigilar   207

restricciones alternas   206

restringir fluidos   234

resucitación cardiopulmonar
(CPR)   41

retraso mental   75

revisión de antecedentes
criminales   262

ritmo circadiano   188

rollos para las manos   139

rollos trocánter   139

ropa de cama, también ver tender la
cama

 guía de procedimientos para
 manejar la   57-58

rotación   254

sábana de arrastre   138

salud mental   31

sangrado
procedimiento para controlar el 44

sarcoma de Kaposi 115

seguridad
durante el baño 147
guía de procedimientos
generales 34-40
y el uso del oxígeno 216

sensación fantasma 253

sentarse
procedimiento para ayudar a
residentes a 176-177

sentidos
observaciones y reportes 24-25

ser negligente 15
tipos 15

servicios de asistencia 2

shock 42
procedimiento para responder
al 42-43

signos vitales
dolor 201-202
presión sanguínea 197-201
pulso 196
rango normal 188
reportar cambios 188
respiración 196-197
temperatura 190-195

signos y síntomas 25

silla de ruedas
guía de procedimientos para
ayudar con 178-179
procedimiento para trasladar
de la cama a la 179-181

silla geriátrica 205

sin tolerancia de peso 89

**Síndrome de Inmunodeficiencia
Adquirida (AIDS), también ver
virus humano de inmunodeficiencia
(HIV)** 114
apoyo emocional 117
dieta 116-117
guía de procedimientos 116-117
transmisión del 61
y la demencia 115
y los derechos de los residentes 117

síndrome del atardecer 128

sistema circulatorio
cambios normales del
envejecimiento 97
el rol de la NA 97
estructura y función 97
observaciones y reportes 98
padecimientos comunes 98-101

sistema endocrino
cambios normales del
envejecimiento 110
el rol de la NA 110
estructura y función 109
observaciones y reportes 110
padecimientos comunes 110-111

sistema gastrointestinal
cambios normales del
envejecimiento 106
el rol de la NA 106
estructura y función 105
observaciones y reportes 106
padecimientos comunes 106-108

sistema inmune
cambios normales del
envejecimiento 114
el rol de la NA 114
estructura y función 114
observaciones y reportes 114
padecimientos comunes 114-119

sistema integumentario
cambios normales del
envejecimiento 85
el rol de la NA 85
estructura y función 84-85
observaciones y reportes 85-86
y las úlceras por presión 135-136

sistema linfático
cambios normales del
envejecimiento 114
el rol de la NA 114
estructura y función 114
observaciones y reportes 114

sistema músculo-esquelético
cambios normales del
envejecimiento 86-87
el rol de la NA 87
estructura y función 86
observaciones y reportes 87
padecimientos comunes 86-90

sistema nervioso
cambios normales del
envejecimiento 90
el rol de la NA 91
estructura y función 90-91
observaciones y reportes 91
padecimientos comunes 91-96

sistema nervioso central
observaciones y reportes 91
padecimientos comunes 91-97

sistema reproductor
cambios normales del
envejecimiento 112-113
el rol de la NA 113

estructura y función 112
observaciones y reportes 113
padecimientos comunes 113-114

sistema respiratorio
cambios normales del
envejecimiento 101
el rol de la NA 101
estructura y función 101
observaciones y reportes 101
padecimientos comunes 101-103

sistema urinario
cambios normales del
envejecimiento 103
el rol de la NA 104
estructura y función 103
observaciones y reportes 104
padecimientos comunes 104-105

**sistemas del cuerpo, ver sistema
individual**

sucio
y el control de infecciones 49

supinación 255

suplementos nutricionales 234

supositorio 106

tablero de deslizamiento 177

tablero de traslado 177

tablero para pies 138

tableros de comunicación 94

tacto 11

tarjetas de la dieta 231

temperatura
lugares para medir la 188
procedimiento para, axilar 194-195
procedimiento para, oral 190-192
procedimiento para, rectal 192-193
procedimiento para,
timpánica 193-194
rango normal 188

**temperatura del cuerpo, ver
temperatura**

temperatura oral
procedimiento para medir y
registrar la 190-192

temperatura rectal
procedimiento para medir y
registrar 192-193

temperatura timpánica
procedimiento para medir y
registrar 193-194

tender la cama
cama abierta 223
cama cerrada 223
guía de procedimientos para 219-220

procedimiento para una cama
desocupada 223

procedimiento para una cama
ocupada 220-222

terapeuta ocupacional (OT) 7

terapia de actividades 133

terapia de la remembranza 133

terapia de la validación 132

terminología médica 25-26, 270

termómetro de vidrio 190

termómetros 189

testamento sobre la voluntad
de vida 78

tiempo militar 20

tolerancia parcial de peso 89

trabajador social médico (MSW) 8

trabajo, ver empleo

trasladar a un residente

de la cama a la silla de ruedas 179-181

utilizando un elevador
mecánico 181-182

traslados

debilidad en un solo lado 93

dentro de la institución 186

y los derechos de los residentes 14

tuberculosis 59

y el HIV & AIDS 115

tubo (PEG) gastrostopía
endoscópica percutánea 243

tubo nasogástrico 243

tubos

guía de procedimientos para
alimentación por tubo 243-244

guía de procedimientos para
catéteres 213

guía de procedimientos para
oxígeno 216

guía de procedimientos para vestir
a una persona con un IV 157-158

observaciones y reportes
alimentación por tubos 244

observaciones y reportes
para IV 217

observaciones y reportes sobre
los catéteres 214

tubos gástricos 243

tumor 117

úlcera(s) por presión

áreas en riesgo 135

etapas de las 136

guía de procedimientos para
el cuidado de la piel 137-138

observaciones y reportes 137

y la incontinencia 104

úlceras de cama, ver úlceras por
presión

úlceras por decúbito, ver úlceras por
presión

urinal

procedimiento para ayudar
con el 167-168

USDA 227

vagando sin dirección fija

y la enfermedad de Alzheimer 129

vagar de un lado a otro 129

vaginitis 113

validar 132

vegan 230

vegetales

y la dieta 228-229

vegetariano 230

vendajes

no estéril 223-224

vendas 224

vestir

con debilidad en un lado 93

guía de procedimientos para
ayudar a 156

guía de procedimientos
para los IV 157-158

procedimiento para residente con
el brazo derecho afectado 156-157

y la enfermedad de Alzheimer 124

vía respiratoria obstruida 41

violencia doméstica 16

violencia en el lugar de trabajo 16

virus humano de inmunodeficiencia
(HIV), también ver Síndrome de
Inmunodeficiencia Adquirida (AIDS)

apoyo emocional 117

dieta 116-117

guía de procedimientos 116-117

transmisión de 60-61

y los derechos de los residentes 117

vitaminas 227